GUÍA MÉDICA DE REMEDIOS CASEROS

MILES DE CONSEJOS Y SUGERENCIAS PARA RESOLVER PROBLEMAS COTIDIANOS DE SALUD

PARSONS/WALTON PRESS

PARSONS/WALTON PRESS

PARSONS/WALTON PRESS es una marca registrada de READER'S DIGEST SELECCIONES.

I.S.B.N.:84-88746-44-X

Derechos reservados © - Titulo Original: THE DOCTORS BOOK OF HOME REMEDIES
Copyright © - 1990 by RODALE PRESS, INC. Publicado mediante acuerdo con RODALE PRESS INC., EMMAUS, PA, EE.UU. - PREVENTION es una marca registrada de RODALE PRESS, INC.

Copyright © 2001 READER'S DIGEST SELECCIONES, Golfo de Salónica, 27, 28033 Madrid.

Impreso en Mateu Cromo, Artes Gráficas, S.A. Pinto (Madrid)

IMPRESO EN ESPAÑA
PRINTED IN SPAIN

NOTA

Este libro se ha concebido como una obra de consulta. Si usted sospecha que padece un problema de salud, busque atención médica competente. La información que aquí le brindamos le ayudará a tomar decisiones relacionadas con su salud fundamentadas en una serie de conocimientos.

Este libro no debe considerarse un sustituto de ningún tratamiento prescrito por su médico.

Sumario

H

I

L

M

N

Introducción

El libro que tiene usted en sus manos contiene la experiencia y sabiduría acumuladas de cientos de profesionales de la medicina, presentadas en forma de las mejores técnicas curativas —simples, asequibles e inocuas— para docenas y docenas de enfermedades y afecciones.

Para elaborar este completísimo compendio, el equipo de redacción de la revista Prevention Magazine, *la principal publicación sobre temas de salud en Estados Unidos, se dedicó durante meses a entrevistar a médicos y especialistas. Gracias a su labor, se recopilaron alrededor de 2.300 métodos para aliviar más de 130 problemas y dolencias, incluyendo desde 27 maneras diferentes de eliminar el colesterol hasta 18 remedios para curar las hemorroides, pasando por 38 formas posibles de aliviar el dolor de las picaduras. Todo este material ha sido revisado y adecuado a la realidad española, convirtiendo Remedios caseros en el libro de consulta indispensable en todos los hogares.

Acidez

23 MANERAS DE APAGAR EL FUEGO

Deje por un momento el libro. Corra hacia la nevera. Prepare dos bocadillos de embutido con abundante mahonesa, tomates y pimientos. Beba cerveza. Coja la pizza que tenía preparada para el viernes por la noche. ¡Ñam, ñam! Sírvase un poco de helado de chocolate. No se olvide del café. Tráguese todo lo más rápidamente que pueda (¡dése prisa!).

¿Ya está?

Bien. Ahora está en condiciones de hablar sobre la acidez.

¿Qué es la acidez? En unos pocos minutos lo sabrá.

¿Qué es lo que la provoca? Varias causas pueden ser responsables, pero en la mayoría de los casos es el *reflujo gástrico*. El jugo gástrico que normalmente se encuentra acumulado en su estómago, y pasa (refluye) hacia el esófago, conducto que va desde la boca al estómago. Este jugo contiene ácido clorhídrico, que es una sustancia corrosiva usada en la industria para limpiar metales.

El estómago tiene un revestimiento protector gracias al cual no es afectado por el ácido, mientras que el esófago carece de dicha protección. Ésta es la razón por la cual los ácidos del estómago provocan, cuando refluyen hacia arriba, una sensación de ardor que puede confundirse con un ataque de corazón.

¿Cuál es la causa por la que el jugo gástrico asciende? Sí, lo ha adivinado: la causa más común es probablemente ese ataque de ansiedad oral que lo ha llevado hacia la nevera, pero no es la única.

Desafortunadamente, algunas personas padecen acidez aunque no cometan excesos. A todos aquellos que sufren acidez y, por consiguiente, necesitan entender un poco más su origen, los remitimos a los expertos.

NO EXAGERE. Los ácidos gástricos pueden ascender al esófago cuando hay mucha comida en el estómago. Cuanto más engulla, mayor será el reflujo de ácidos. Existen muchas razones que explican la acidez, pero para aquellos que la padecen sólo de forma esporádica, la causa más común es sencillamente el hecho de comer mucho y muy rápido.

NO PERMANEZCA ECHADO HORIZONTALMENTE. Sí, usted se siente muy mal y le apetece tumbarse: ¡No lo haga! Si lo hace, tendrá la fuerza de la gravedad en su contra. Por el contrario, si se mantiene erguido, el ácido gástrico probablemente permanecerá en el estómago.

Cuando finalmente se acueste, eleve la cabecera de su cama unos 2-4 cm. Para ello, coloque tacos bajo las patas de la cama o introduzca una cuña bajo el colchón en la cabecera (no lo intente simplemente utilizando más almohadas). Si mantiene la cama inclinada, sin lugar a duda, la acidez se olvidará de usted.

LOS ANTIÁCIDOS AYUDAN

Los remedios digestivos sin receta médica suelen ser efectivos y sanos. Es lo que se espera de ellos. Los antiácidos que obtuvieron la puntuación más alta por parte de los expertos fueron los que son conocidos en el mercado: todos aquellos cuyas etiquetas indican que contienen una mezcla de hidróxido de magnesio e hidróxido de aluminio. (Uno causa estreñimiento y el otro diarrea; combinados, se contrarrestan sus efectos secundarios.)

A pesar de que dicha combinación puede no llegar a provocar efectos secundarios, no es conveniente utilizar estos antiácidos durante más de uno o dos meses. Son demasiado efectivos y pueden enmascarar otros problemas más serios que han de ser tratados por especialistas. Los expertos opinan que los líquidos antiácidos, a pesar de que no son tan convenientes como las tabletas, generalmente son más efectivos.

TOME UN ANTIÁCIDO. Los antiácidos de venta sin receta, como Maalox concentrado® o Gelotrisin® normalmente le proporcionarán un rápido alivio. Para más detalles, véase «Los antiácidos ayudan», arriba.

CONSEJOS MÉDICOS

PUEDE TRATARSE DE UNA ÚLCERA

Si usted padece regularmente acidez sin ninguna causa aparente, es el momento de consultar a un médico. ¿Con qué frecuencia? Por lo general, unas 2 o 3 veces a la semana durante más de 4 semanas. Sin embargo, la acidez normalmente está causada por reflujo gástrico, lo cual también puede ser un signo de úlcera.

Cuando la acidez se acompaña de cualquiera de los siguientes síntomas, usted no debe dudar en hacerse una revisión médica *lo antes posible*. Piense que también puede estar padeciendo un ataque de corazón.

- Dificultad o dolor al tragar.
- Vómito con sangre.
- Deposiciones negras o sangrantes.
- Falta de aliento.
- Mareos.
- Dolor en el cuello y en los hombros.

Considere también que la acidez causada por reflujo gástrico suele empeorar después de las comidas. En cambio, si su acidez empeora antes de comer, éste puede ser un signo de úlcera.

NO EMPEORE SU PROBLEMA SIGUIENDO MALOS CONSEJOS. Tal vez haya oído que algunas sustancias, como la leche o la menta, son buenas para la acidez. Asegúrese de que el que le ha dado ese consejo no intenta venderle gato por liebre. ¿Qué hay de malo con la leche y la menta? La menta es uno de los muchos alimentos que tienden a relajar su esfínter esofágico inferior, pequeña válvula cuyo trabajo es mantener el ácido en el estómago y que, en ocasiones, puede protegerlo de cualquier exceso. ¿Y qué tiene de malo la leche? Que las grasas, las proteínas y el calcio contenidos en ella pueden estimular la secreción gástrica. No obstante, algunas personas la recomiendan porque al beberla produce una sensación de alivio, pero no se debe olvidar lo anterior. La cerveza, el vino y otras bebidas alcohólicas, así como los tomates, pueden relajar su esfínter esofágico, por lo que deben evitarse para mitigar o prevenir la acidez.

CUIDADO CON LA CAFEÍNA. Las bebidas con cafeína como el café, el té y la Coca-Cola pueden irritar aún más un esófago inflamado. La cafeína también relaja el esfínter esofágico.

VUELVA LA ESPALDA A LA PEOR PALABRA DEL MUNDO EN POSTRES. ¿Cuál es la primera palabra que debe desterrar si padece acidez? El chocolate. Este dulce tiene dos inconvenientes: por una parte, está compuesto casi totalmente por grasas y, por otra, contiene cafeína. (Una buena noticia para los grandes consumidores de chocolate: aunque el chocolate blanco contiene grasa, tiene muy poca cafeína.)

OTRAS ALTERNATIVAS
REMEDIOS DEL JARDÍN

En su tienda preferida de comidas saludables probablemente encontrará todo tipo de hierbas recomendadas para combatir la acidez. Los estudios han llegado a la conclusión de que existen algunas hierbas medicinales que alivian y previenen la acidez.

Raíz de jengibre. Parece ser la más efectiva, ya que absorbe el ácido y, además, calma los nervios. Tómesela en forma de cápsula inmediatamente después de comer. Comience por dos cápsulas y aumente la dosis en forma gradual. Cuando comience a sentir el gusto a jengibre en su garganta sabrá que la dosis es la correcta.

Gotas amargas. Una clase de hierbas llamadas gotas amargas, que se usan desde hace muchos años en Europa, son muy efectivas. Ejemplos de ellas son la raíz de genciana, el ajenjo y el botón de oro. Se pueden ingerir en cápsulas o en extractos líquidos, siempre antes de las comidas.

Hierbas aromáticas. Las hierbas aromáticas como la hierba gatera y el cáñamo de la India también tienen reputación de aliviar la acidez.

Algunas hierbas que hay que olvidar. Entre ellas se incluyen el musgo de Irlanda, el plátano y una variedad de olmo (*Ulmus julva*).

Vinagre de sidra de manzana. No es una hierba propiamente dicha, pero su efecto es bastante positivo. Se diluye una cucharadita en medio vaso de agua, que se bebe durante las comidas. La gente suele pensar que no tiene sentido ingerir un ácido cuando se padece un problema de acidez, pero los resultados son buenos. Hay ácidos buenos y malos.

VENTILE EL AIRE. No importa de quién sea el humo del tabaco, ya que relajará su esfínter esofágico e incrementará la producción de ácido. ¡Evítelo!

ELIMINE LAS BEBIDAS GASEOSAS. Esas pequeñas burbujas se pueden expandir por su estómago y provocar las mismas consecuencias sobre su esfínter esofágico que los excesos con la comida.

LAS HAMBURGUESAS PARA EL PERRO. Si se acaba de tragar una *cheeseburguer* triple con patatas fritas y una gaseosa, evidentemente esto explica su malestar. Las comidas grasas y fritas tienden a permanecer en su estómago durante un largo tiempo y estimulan la producción extra de ácido.

VIGILE LA CINTURA. El estómago puede compararse con un tubo de pasta de dientes: si uno aprieta en el centro, algo saldrá por arriba. Una banda de grasa alrededor del vientre ejerce tanta presión sobre el estómago como una mano en un tubo de dentífrico. Y el resultado es la acidez gástrica.

AFLÓJESE EL CINTURÓN. Mucha gente usa tirantes en lugar de un cinturón y, de esta manera, alivian el malestar que les provoca la acidez.

FLEXIONE LAS RODILLAS. Si se agacha y comprime el estómago, los jugos gástricos fluirán hacia arriba. Hágalo flexionando las rodillas; de esta manera no sólo evitará que el ácido ascienda sino que será también mejor para su espalda.

REVISE SU BOTIQUÍN DE PRIMEROS AUXILIOS. Es posible que en éste se encuentre el origen de su dolor. Algunos fármacos, como los antidepresivos y sedantes, pueden ser los causantes de su acidez. Si padece acidez y está tomando algún medicamento, consulte a su médico.

PIENSE EN LAS ESPECIAS PICANTES. Los pimientos y ajíes picantes suelen ser las especies incriminadas, pero no lo crea. Depende de las personas, para algunas resultan nocivos y para otras no.

SEA CAUTELOSO, PERO NO TEMA LOS ALIMENTOS ÁCIDOS. Las naranjas y los limones pueden parecer dañinos, pero el ácido que contienen es inofensivo en comparación con los jugos gástricos que produce su estómago. Se recomienda que sea su propio estómago el que decida lo que le hace bien o mal.

CENE MÁS PRONTO MAÑANA POR LA NOCHE. Asegúrese de cenar al menos 2 1/2 horas antes de irse a dormir. Un estómago hinchado y el efecto de la gravedad, actuando simultáneamente, harán que los jugos gástricos refluyan hacia el esófago.

TÓMESE LA VIDA CON MÁS CALMA. El estrés puede estimular la producción de ácido en el estómago. Practique algunas técnicas de relajación y logrará reducir su nivel de tensión. Esto le permitirá equilibrar el desajuste químico de su cuerpo.

Acné

18 REMEDIOS PARA SUAVIZAR SU PIEL

Mientras usted quita con un paño el vapor del espejo de su cuarto de baño, se encuentra cara a cara con un enorme punto rosado en el extremo de su nariz. Sin lugar a dudas, ésta no es la mejor manera de comenzar la semana.

Frota nuevamente el espejo con su mano, se pone de puntillas y se inclina sobre el lavabo para observarlo mejor. Sí, está allí. Pero ¿qué es? Mueve su barbilla y descubre que tiene comedones bajo su labio inferior.

Esto no le gusta nada por supuesto. Se aproxima aún más al espejo y allí, en el pliegue que se forma entre la nariz y la mejilla, advierte un grano solitario que lo mira fijamente.

Aturdido, se incorpora. Luego, se sienta en el borde de la bañera y esconde su cara llena de espinillas entre las manos. Recuerda la época de los granos y las protuberancias y se pregunta: ¿qué sucede aquí?

La respuesta es muy simple: tiene acné. El acné puede ser el flagelo de la adolescencia, pero también puede aparecer en la gente de mediana edad o, incluso, de edad avanzada. En las mujeres es común que aparezca entre los 25 y 35 años pero, como ya hemos explicado, para el acné nunca es tarde.

El término acné se utiliza, en general, para designar una variedad de síntomas, como granos, comedones y espinillas. Es una afección en la que se obstruyen los poros de la piel y, en consecuencia, se producen lesiones que pueden inflamarse.

Entonces, ¿cuál es la causa de esta obstrucción?

El chocolate, la piel y los cabellos sucios no causan acné así como tampoco el abuso de vida sexual o su ausencia.

¿Cuál es su causa? En su mayor parte, ésta es hereditaria.

CONSEJOS MÉDICOS

RAOCUTAN® AL RESCATE

Un enorme grano en el extremo de la nariz puede constituir un problema muy serio, por supuesto, para el portador de esa nariz, pero también para sus interlocutores, que se quedan mirando fijamente el grano. Pero el acné es más que una simple marca.

El acné se clasifica en cuatro grados de intensidad progresiva desde un cuadro benigno consistente en algunos granos y espinillas hasta la aparición de numerosos granos, pústulas, nódulos y quistes. A menudo, se acompaña de una intensa inflamación que se vuelve roja o púrpura. En este momento es imprescindible acudir a un dermatólogo.

El acné intenso puede dejar marcas permanentes y cicatrices si no se trata adecuadamente. La prescripción de Raocutan® da muy buenos resultados.

Se piensa que el acné es genético, es decir, que tiende a transmitirse de una generación a otra. Es un defecto heredado por nuestros poros.

Si los dos padres tuvieron acné, tres de cada cuatro de sus hijos, probablemente, también lo tendrán. Pero, si su hermana no tiene ningún grano en la cara, mientras que su rostro parece un campo de batalla, debe pensar que existen otros factores responsables. El estrés, la exposición solar, los cambios de estación, el clima, ciertos tipos de maquillaje y de píldoras anticonceptivas pueden desencadenar un acceso de acné.

Las mujeres que trabajan son especialmente vulnerables, ya que son proclives al estrés. Además, por lo general, usan bastante maquillaje.

A continuación se proporcionan algunos consejos para evitar las marcas en el rostro.

CÓMO ESCONDE HOLLYWOOD LAS MARCAS

¿Piensa usted que un grano diminuto y pequeño en su rostro es repugnante? Bien, ahora imagine cómo se sentiría si ese grano tuviera un tamaño equivalente a un recipiente con capacidad para transportar 4.500 litros.

Ésta es, precisamente, la medida que parecería tener si usted fuera una estrella de cine... A Bette Davis no se le notarían los hermosos y grandes ojos si tuviera un grano en la punta de la nariz, que no se pudiera disimular.

Evidentemente, nunca vemos granos, comedones o espinillas en el rostro de las estrellas. Y eso ¿por qué?, ¿acaso esta gente no tiene erupciones? Los maquilladores de los artistas opinan que sí, pero aclaran que la diferencia estriba en que las estrellas, de ninguna manera, pueden permitirse que se les noten las marcas.

La guerra de guerrillas es la única vía que existe para combatir los granos, que suelen aparecer en el peor momento. He aquí una serie de consejos de combate empleados en Hollywood que, por lo tanto, han sido utilizados por los rostros más caros del mundo.

Use una base. La decoloración se puede disimular completamente, tanto si es rosada, roja o púrpura. Para lograrlo hay que emplear un maquillaje de base con un contenido elevado de pigmentos ya que, de esta forma, la superficie queda cubierta con una capa más delgada. La bases normales tienen entre un 15 y un 18 % de pigmentación, y los productos que suelen utilizar los artistas poseen entre 50 y 60 %.

Realice un experimento de prueba. No es posible conocer el porcentaje de pigmento que contiene una base simplemente mirándola, pero se puede probar. Coja una pizca del producto y frótelo sobre la piel; si aquél es suficientemente sólido, no podrá ver las imperfecciones de su piel. Así sabrá si el porcentaje de pigmentación es elevado y será el adecuado para disimular las marcas.

CAMBIE DE MAQUILLAJE. En las mujeres adultas, el maquillaje es el factor más importante en la aparición del acné. El maquillaje con base oleaginosa es el que causa más problemas. En cambio, el colorete, las cremas de limpieza, hidratantes y el agua en los productos son inocuos. Sólo el aceite resulta nocivo. En general se trata de un derivado de ácidos grasos que es más potente que éstos. Por lo tanto, no es recomendable el uso del maquillaje con base oleaginosa si se tiene tendencia al acné.

LEA LAS ETIQUETAS. Se deben evitar los productos cosméticos que contengan lanolinas, ministrato de isopropilo, laurilsulfato sódico y alcohol laurético. Estas sustancias, al igual que el aceite, resultan perjudiciales para la piel.

QUÍTESE EL MAQUILLAJE. Hágalo cada noche. Utilice un jabón suave 2 veces por día y enjuáguese bien. Asegúrese de que no queden restos de jabón en su rostro. Si se enjuaga 6 o 7 veces será suficiente.

¿BUSCA UNA CAUSA?

Quizá resulte inverosímil, pero si usted es propenso al acné, existe al menos un médico que cree que los mariscos y otras comidas que contienen yodo pueden ser las causantes de un ataque. El yodo ingresa en el organismo y en la corriente sanguínea se une a los restos excretados por las glándulas sebáceas. Esta excreción irrita los poros y causa un brote de acné.

Si usted ha intentado dilucidar las causas de su acné, aquí le proporcionamos una lista de comidas y bebidas con las cantidades, en partes por millón (ppm), de yodo que contienen.

Habitualmente, los médicos no saben con exactitud cuál es el porcentaje de yodo que provoca un brote de acné, pero advierten que una ingestión excesiva, a la larga, puede acarrear consecuencias.

Comidas/bebidas	*Yodo (ppm)*
Agua potable	.8
Carnes y aves	
Hígado de ternera	.325
Pavo	.132
Pollo	.67
Hamburguesas	.44
Mariscos	
Kelp (alga marina)	1.020
Calamar	.39
Cangrejo	.33
Lenguado	.24
Almejas	.20
Gamba	.17
Langosta	.9
Ostras	.8
Productos lácteos	
Queso cheddar para untar	.27
Mantequilla	.26
Leche homogeneizada	.11
Nata	.7
Requesón	.5
Yogur	.3

Comidas/bebidas	*Yodo (ppm)*
Sal	
Yodada	.54
De aliño	.40
Vegetales	
Espárragos	.169
Brécol	.90
Cebolla blanca	.82
Maíz	.45
Col de Bruselas	.23
Patatas	.9
Judías	.7
Otros alimentos	
Tortilla de patatas	.80
Germen de trigo	.46
Patatas fritas	.40
Galleta tostada con sal	.15
Pan blanco	.8
Coca-Cola	.3
Azúcar	.2

INTENTE OFRECER UNA APARIENCIA NATURAL. Sea cual fuere el maquillaje que usted usa, para la piel siempre será mejor evitar, en lo posible, su empleo de una forma continuada.

CULPABILICE A LA PÍLDORA. Algunas investigaciones revelan que los anticonceptivos, como Microdiol® o Gynovin®, pueden empeorar el acné. Si usted toma estos medicamentos y tiene problemas de acné, consulte a su médico. Es posible que le recomiende el uso de otra píldora o, en su defecto, que utilice otro método anticonceptivo.

NO SE TOQUE LOS GRANOS. No debe apretarse los granos o comedones. Un grano es una inflamación y, al apretarlo, puede agravarse e, incluso, causar una infección. No se puede acelerar el proceso; por lo general, un grano dura de 1 a 4 semanas, pero no desespere, pues finalmente desaparecerá.

El comedón es un poro obturado no inflamado, cuyo núcleo es mucho más pequeño que el de un grano. En el momento en que usted aprieta el comedón, puede romperse la pared del poro y el contenido de éste se puede filtrar por la piel y causar un grano. Un grano se forma naturalmente por la rotura de la pared de un poro del acné.

CUÁNDO SE DEBE APRETAR. Aunque a la mayoría de los granos es mejor dejarlos en paz, existe un tipo especial que puede ser exprimido para facilitar su desaparición. En efecto, el grano que contiene un poco de pus de color amarillo en el centro puede apretarse suavemente para que expulse su contenido. Una vez eliminado el pus, el grano cicatrizará con más rapidez.

COMBATA LAS ESPINILLAS. Usted también puede liberarse de las espinillas, apretándolas. Las espinillas son poros obturados, que contienen una sustancia sólida y la superficie externa ensanchada. La parte negra de las espinillas no es suciedad. En rigor a la verdad, los mismos dermatólogos no saben con exactitud qué es pero, sea lo que fuere, no llegará a ser un grano.

USE MEDICAMENTOS SIN RECETA PARA ELIMINAR EL ACNÉ. Usted puede ganar la batalla contra el acné si utiliza medicamentos sin prescripción médica. Emplee productos que contengan peróxido de benzoílo. El benzoílo «empuja» el peróxido hacia el poro y libera el oxígeno, el cual, por su parte, mata la bacteria que empeora el acné. Actúan como dos fármacos en uno. Asimismo, el benzoílo elimina las células grasas que irritan los poros.

Estos productos que no requieren receta se venden en el mercado en varias formas: geles, líquidos, lociones o cremas. Se recomienda el uso de geles con base de agua, ya que son los que causan menos irritación en la piel. Es aconsejable su uso durante una hora por la noche y, luego, lavarse bien antes de ir a dormir, especialmente en la zona del cuello y de los ojos.

NO SE DEJE ENGAÑAR POR LOS NÚMEROS. Los medicamentos para el acné contienen concentraciones de peróxido de benzoílo que oscilan entre el 2,5 y el 10 %. El porcentaje, sin embargo, no tiene relación con su eficacia. Muchas investigaciones han demostrado que los productos con menor concentración de benzoílo son tan eficaces como los que contienen más cantidad. En lo que respecta a estos productos, el 5 % resulta tan eficaz como el 10 %.

LAS PIELES SECAS REQUIEREN MÁS ATENCIÓN. Las pieles secas suelen ser muy sensibles al peróxido de benzoílo; por esta razón, se recomienda comenzar con un producto de baja concentración y, luego, incrementarlo gradualmente. La piel adquiere una coloración rojiza, pero es una reacción normal.

MANTÉNGASE ALEJADO DEL SOL. Los medicamentos para el acné pueden causar reacciones adversas al sol. En este caso, hay que disminuir la exposición solar, a lámparas infrarrojas y a los rayos ultravioleta hasta conocer cómo reacciona la piel.

FRÓTESE LA PIEL. Límpiese bien la piel cada vez que se aplique un medicamento de venta libre. Recuerde que una cara limpia es una cara feliz.

NO MEZCLE TRATAMIENTOS. Si está usando medicamentos sin receta para tratar el acné, interrumpa su empleo si su médico le prescribe otra medicación. El peróxido de benzoílo tiene una fórmula muy similar al Dermojuventus® (vitamina A sintética) y a otros productos que contienen derivados de la vitamina A, como el Raocutan®. No deben emplearse ambos simultáneamente.

EVITE LA PROPAGACIÓN DEL ACNÉ. Aplique la medicación para el acné alrededor de 1 cm del área afectada, para evitar que se propague. La medicación realmente no elimina el grano que usted ya tiene, sino que actúa en forma preventiva. El acné se extiende desde la nariz hasta las orejas. Es necesario aplicar el tratamiento más allá del área afectada. Cuando adquiere un producto sin receta médica, le recomiendan aplicarlo sobre la zona afectada, es decir, sobre los granos, pero es conveniente hacerlo de la manera indicada.

Alergia a la hiedra y al roble

19 REMEDIOS PARA SUAVIZAR LA PIEL

Si usted es alérgico a la hiedra y al roble (afección bastante común), es posible que no advierta su alergia hasta un día después de haberse expuesto a ellos, cuando no le alcancen ambas manos para rascarse el salpullido.

El molesto escozor y las manchas rojizas sobre la piel son causadas por el aceite toxicodendrón que se encuentra tanto en la hiedra venenosa como en el roble venenoso. Ciertas personas son más sensibles que otras e, incluso, algunas no lo son en absoluto (podrían impregnarse con la sustancia sin sufrir consecuencia alguna). No obstante, los expertos no recomiendan intentarlo. La reacción a este aceite se puede desarrollar en cualquier momento. Las soluciones para combatirlo consisten en el empleo de sustancias para eliminarlo. Pero recuerde, es posible que una medida eficaz para algunos no lo sea para usted.

ACEITE TOXICODENDRÓN: MALIGNO Y PERSISTENTE

Este aceite, componente activo de la hiedra y el roble venenosos, es una de las toxinas externas más potentes que se conocen. La cantidad necesaria para causar una erupción en las personas muy sensibles se mide en nanogramos: menos de 1 ng puede resultar nocivo. Sin embargo, la mayoría de los individuos sensibles reaccionan frente a unos 100 ng. Considere que un nanogramo es una milmillonésima parte de un gramo. Esto significa que sólo 7 g de aceite toxicodendrón serían suficientes para provocar una reacción en todos los habitantes de la Tierra.

Muchos expertos se han sorprendido de que hasta la fecha no se haya empleado como arma química no letal. El interés por esta planta maligna se originó cuando se intentó lograr un sustituto del papel higiénico.

Si el picor lo atormenta y su persistencia le saca de quicio, piense que se trata de especímenes de hiedra venenosa de varios siglos de antigüedad los que le han causado esta dermatitis.

ELIMINE EL PICOR

Si ha estado en contacto con la sustancia venenosa en cuestión, pronto comprobará si es inmune o no. Inmediatamente aparecerá la erupción, pero será el picor la manifestación más molesta. He aquí lo que puede hacer al respecto.

SIÉNTASE CÓMODO CON LA APRECIADA CALAMINA. La calamina es un popular protector de la piel con un gran poder suavizante, que produce una sensación refrescante y calma el picor. En las alergias a la hierba y al roble se produce la filtración de líquido desde los vasos sanguíneos hacia la piel. Como consecuencia aparecen ampollas que rezuman fluido. Cuando la piel se enfría, los vasos se contraen y disminuye la filtración de líquidos. La loción de calamina también deja un residuo en polvo que ayuda a absorber los líquidos, produce una costra y evita que ésta se adhiera a la ropa. Se recomienda usar una loción de calamina 2 o 3 veces por día. Cuando las ampollas dejan de rezumar se interrumpe su aplicación, para evitar que el salpullido se seque demasiado y el picor empeore.

CONSEJOS MÉDICOS

SIGNOS DE UNA URGENCIA

Alrededor del 15 % de las personas que son alérgicas al veneno de la hiedra y del roble lo son hasta el punto que desarrollan una erupción y comienzan a hincharse a las 4-12 horas del contacto, en vez de a las 24-48 horas habituales. Los ojos parecen estar cerrados, debido a la hinchazón, y aparecen ampollas por toda la piel. Este dato lo proporcionó un estudio realizado en Estados Unidos, y que investigó 120 millones de norteamericanos.
Ésta es una verdadera urgencia en dermatología que requiere la consulta de un especialista. Una inyección de corticoides reducirá la hinchazón.

SUPRIMA LOS ADITIVOS. Las lociones de calamina a menudo contienen antihistamínicos, como el Benadryl®, y calmantes, como la benzocaína y la lidocaína. Estas sustancias pueden ser efectivas en algunos casos, pero la relación coste-beneficio no justifica su empleo y existe el riesgo de que provoquen alergia.

INGIERA UNA PÍLDORA. Los antihistamínicos orales, sin embargo, son otra historia. De hecho, dos de ellos son muy recomendables. Se trata de productos que no requieren prescripción médica, uno es el Fluxal® (cuyo principio activo es el maleato de clorfenamina), y otro el Benadryl® que contiene hidrocloruro de difenhidramina.

PRUEBE OTROS AGENTES SECANTES. Aunque menos populares y suavizantes que la calamina, existen otros calmantes para la piel tan efectivos como aquélla. Algunos de ellos, sin embargo, a menudo contienen mucho alcohol y suelen provocar comezón. Se recomienda usarlos como la calamina, hasta que las lesiones dejen de rezumar líquido, pues de lo contrario, la erupción puede secarse demasiado y, en consecuencia, estallar y provocar más picor. El óxido de cinc, el acetato de aluminio, la solución de Burow y el bicarbonato de sodio son los agentes secantes más comunes.

CUBRA LAS LESIONES CON UN APÓSITO. Aplique un paño de algodón embebido de agua fría sobre la erupción y luego airéela con un ventilador. El efecto de evaporización por frío es similar al de la loción de calamina, si bien no se produce el efecto residual sobre el líquido rezumante.

IRRITACIÓN. Los contrairritantes como el mentol y el fenol actúan sobre las terminaciones nerviosas de la piel y causan una sensación refrescante. Sin embargo, a menudo pueden incrementar la comezón. El mentol y el fenol se encuentran en el mercado en forma de cremas antialérgicas.

CONTRAATAQUE TEMPRANO CON CORTICOIDES. Las cremas con corticoides de venta libre son muy débiles y no tienen la fuerza suficiente para eliminar el salpullido, pero pueden mitigar un poco el picor. Se recomienda su uso después de 2 semanas, cuando la erupción está cicatrizando y, en consecuencia, se forman costras que provocan intenso picor.

INTENTE UN ATAQUE VIOLENTO CON HARINA DE AVENA. La harina de avena coloidal seca las ampollas rezumantes. Existen preparados comerciales para el cuidado de la piel cuya utilización es muy sencilla. Aplíquelos con un paño sobre las ampollas o úselos en el baño, pero tenga cuidado pues la bañera estará resbaladiza.

FAMILIARÍCESE CON LAS HIERBAS. La hierba medicinal más popular para las erupciones es la hierba de Santa Catalina, también conocida como impatiens. No se han llevado a cabo investigaciones exhaustivas al respecto, pero en un estudio clínico se demostró que los resultados eran similares a los obtenidos con las cremas de corticoides de prescripción médica. Se corta el tallo y se esparce el jugo sobre la erupción. El uso de esta hierba ayuda a detener el desarrollo del proceso.

APLIQUE PÓCIMAS DE PLANTAS. Se piensa que otro remedio natural es la hoja de la planta de la hierba mora negra (no confundirla con la belladona). Se pulveriza o tritura la hoja y luego se mezcla con leche o crema, que se aplica sobre el salpullido. Algunas personas han obtenido alivio con el jugo del algodoncillo.

APLIQUE LUSTRE. El betún blanco para zapatos, aunque menos convencional, resulta tan efectivo como la calamina, ya que contiene arcilla blanca, y se aplica igual que ella. La arcilla blanca es un tipo de lustre muy antiguo. Otro ingrediente en el betún para zapatos que tiene un efecto similar es el óxido de cinc.

¡NUNCA, NUNCA OTRA VEZ!

Puede intentar evitar el veneno de hiedra o de roble, simplemente pasando a cierta distancia de ellos, por supuesto si los reconoce. En general, las plantas tienen racimos de tres hojas brillantes que, probablemente, dieron origen al siguiente dicho: «Hojas de a tres, déjalas ser». En distintas regiones del mundo existen diferentes variedades. En el invierno las hojas no son visibles; no obstante, el veneno se esconde en las raíces y los tallos, esperando para atacar. También es posible que su perro o su gato sean portadores de dicha sustancia y la introduzcan en su casa.

Afortunadamente, la madre Naturaleza, los fármacos y la industria de los cosméticos proporcionan sustancias capaces de detener el proceso eruptivo, causado por el veneno, aun después de estar expuesto a la planta.

FROTE LA SUSTANCIA ADVERSA. Limpie la piel expuesta, frotándola con alcohol hasta quitar el aceite de toxicodendrón. No utilice un paño, ya que de esta forma en lugar de quitarlo lo esparcirá.

ESPERE HASTA HABER FINALIZADO LA EXPOSICIÓN. Nunca aplique el alcohol *durante* su paseo o excursión, ya que eliminará los aceites protectores de la piel y, en consecuencia, la exposición a esta clase de venenos será aún más grave.

ENJUÁGUESE BIEN. El agua neutraliza el aceite toxicodendrón. El jabón es innecesario. Después de haber estado expuesto, se debe lavar *inmediatamente* con agua de una manguera, una cantimplora o de un arroyo. El mejor tratamiento es el alcohol seguido por el agua. No use un paño.

LIMPIE TODO. Es decir, todo lo que ha estado en contacto con la planta venenosa: su ropa, su perro, su mochila. Debe revisar bien si el volante de su coche quedó totalmente limpio, ya que se han producido casos de alergia persistente durante meses por esta causa.

ANTES QUE NADA APLIQUE UN DESODORANTE. La mayoría de los desodorantes contienen una arcilla orgánicamente activa, conocida como arcilla orgánica, que mantiene a los otros ingredientes en suspensión; casi todos los antitranspirantes contienen arcilla más clorhidrato de aluminio. Tanto la arcilla como el clorhidrato de aluminio han demostrado ser neutralizadores bastante efectivos del aceite toxicodendrón.

OTRAS ALTERNATIVAS
TODO DEPENDE DE LA CANTIDAD

La orina de caballo, el diluyente de pintura, la acetona, el amoníaco, el brillo para uñas. ¿Acaso suenan apetitosos? No se preocupe, no tiene que beberlos. Todos han sido utilizados con mucho éxito en el tratamiento de la piel expuesta al veneno de la hiedra y el roble, ya que son sustancias que suelen estar fácilmente disponibles.

Los solventes orgánicos como el amoníaco y el diluyente de pintura son muy buenos para evitar que el aceite toxicodendrón penetre en la piel y cause un salpullido. Otros solventes también efectivos son el hiposulfito que se usa en fotografía en el cuarto oscuro y la lejía. Se recomienda su empleo sólo como último recurso. Es mejor no utilizarlos, ya que el remedio puede resultar peor que la enfermedad, pero si es lo único que tiene a mano, siempre será mejor que nada. Además, los solventes extraen todos los aceites protectores naturales de la piel.

Pero, si el objetivo es eliminar el aceite de sus herramientas, de la tapicería de su coche y de otros lugares que usted sospeche que puedan estar contaminados, nada es mejor que los solventes.

Dado que los productos elaborados para prevenir la alergia a la hiedra y al roble se encuentran en fase de investigación, es muy posible que usted prefiera rociar las piernas, los brazos, la ropa, y sus animales domésticos con un desodorante o antitranspirante, antes de exponerse al veneno. Los antitranspirantes son más efectivos debido a que contienen los dos componentes mencionados anteriormente. Las sales de aluminio dan mejores resultados que las arcillas orgánicas, pero son más irritantes, con lo cual no se recomienda su uso sobre el rostro o los pliegues cutáneos.

NO QUEME LAS PLANTAS. No crea que se librará del aceite de toxicodendrón de su jardín simplemente quemando las plantas; con el fuego, aquél se disemina por el aire y, en consecuencia, usted puede inhalar gotitas de aceite y sufrir una afección pulmonar grave, fiebre y una erupción por todo el cuerpo. Por este motivo también es recomendable no merodear cerca de los incendios forestales.

Alergias

15 MANERAS DE ALIVIAR LOS SÍNTOMAS

La alergia es una reacción del organismo frente a un cuerpo extraño que no le agrada. La nariz se obstruye y comienza a gotear, los ojos le escuecen y se le hinchan, y los pulmones se congestionan.

Al igual que las personas, existen múltiples variedades de alergias. No obstante, la mayoría de ellas pueden clasificarse en tres categorías básicas: de contacto, por alimentos o por sustancias inhaladas. Estas últimas son las más comunes y se producen en respuesta a sustancias presentes en el aire respirado: el polvo doméstico, el polen, el pelo de los animales domésticos y los mohos.

El polvo doméstico contiene infinidad de elementos. Las personas son alérgicas, a diferentes cosas (p. ej., partes de las cucarachas, que son bastante potentes), pero el principal problema radica en los ácaros que se encuentran en el polvo doméstico.

Estos ácaros son partículas microscópicas de la familia de las garrapatas y las arañas. Pero el principal problema no reside en los ácaros vivos, sino en la materia fecal que depositan cuando se pasean por las alfombras y los muebles, su hábitat primario, y las reacciones que causan sus cuerpos muertos.

En cuanto a los otros alergenos, el polen proviene del exterior, el pelo de los animales domésticos se cae permanentemente y los mohos crecen en lugares oscuros y húmedos. No importa con cuál de ellos tropiece: si usted es alérgico no parará de estornudar.

Todas las casas no albergan estos cuatro tipos de alergenos, pero debido a que ninguna casa está herméticamente sellada, es muy probable que tengan uno o dos. Entonces, ¿qué hacer? ¿Existe acaso alguna solución para estos omnipresentes moradores de las casas modernas o, por el contrario, las personas alérgicas están condenadas a una vida interminable de estornudos y dificultad para respirar?

Quédese tranquilo: todavía hay muchas cosas que usted puede hacer para reducir las desgracias que la alergia puede causar en su vida. A continuación le brindamos una lista de consejos médicos que lo colocarán en el sendero adecuado para respirar sin dificultad y evitar que se le sequen los ojos.

TRATE SUS SÍNTOMAS. Es imposible evitar que alguna de las sustancias irritantes lo molesten; sin embargo, puede reducirse su efecto.

Las inyecciones antialérgicas que su médico le recomienda pueden ser de gran ayuda cuando realiza incursiones por otros ambientes, pero no debe fiarse enteramente de ellas.

Los antihistamínicos de venta sin receta son muy efectivos para las narices húmedas y los ojos rojos que no paran de escocer. No obstante, si su alergia persiste más de 5-7 días, debe consultar a un médico.

INSTALE AIRE ACONDICIONADO EN SU CASA. Ésta es, probablemente, la medida más efectiva para disminuir los problemas del polen y también puede ayudar a aliviar los del moho y de los ácaros.

DE CÓMO LA CASA SE VUELVE UN REFUGIO PARA LOS ÁCAROS

La calefacción central y la aspiradora fueron recibidas con entusiasmo, la primera hace unos 40 años y la segunda hace alrededor de 50. En menos de la mitad del tiempo podemos limpiar y mantener el calor en cada habitación, no sólo cerca del hornillo de la cocina.

Pero la misma tecnología que permite que nuestras vidas sean hoy más fáciles, contribuyó enormemente al difícil problema médico de las alergias a los ácaros.

Con la aspiradora, sin duda nuestras alfombras resultan más atractivas, y con la calefacción podemos vivir a una temperatura ideal. Si a ellos se añade que las casas son impermeables y aisladas, se obtiene el ambiente perfecto para los ácaros.

La idea básica es crear un oasis. Si usted lo desea, puede hacer que su casa sea un santuario, un lugar en donde pueda recluirse.

El aire acondicionado puede ayudar de dos maneras: manteniendo la humedad baja, lo cual desalienta a los ácaros y al moho, y filtrando el aire mientras lo enfría, en el caso de que también instale un purificador de aire. Sin embargo, lo mejor de todo es cerrar herméticamente la casa. Si las ventanas permanecen abiertas, el interior estará tan lleno de polen como el exterior.

INSTALE AIRE ACONDICIONADO EN SU COCHE. Si caminar por el exterior de su casa le provoca estornudos y respiración con silbidos, imagínese el efecto de todas esas nubes de polen cuando va en coche a cierta velocidad. Sea razonable e instale aire acondicionado también en su coche. Si le resulta oneroso, piense que lo hace por su salud.

INSTALE UN PURIFICADOR AMBIENTAL. Cuando los expertos opinan que se debe instalar un purificador de aire, se refieren a uno de alta calidad industrial, que se instala en la entrada o la salida de aire del sistema central de la calefacción y de la refrigeración.

Los purificadores de aire que se instalan en una habitación eliminan algunas partículas del aire, pero también lo hacen circular, por eso algunos opinan que el remedio es peor que la enfermedad, pero que, sin embargo, sirven para quitar el polen que ya está en el aire.

CONSEJOS MÉDICOS

SIGNOS DE COMPLICACIONES

Si usted tiene una alergia y nota alguno de los siguientes síntomas que nunca antes había experimentado, no dude en consultar a un médico.

- Un ruido con silbido cuando respira (denominado sibilancia).
- Una congestión intensa en el pecho que dificulta la respiración, a menudo acompañada por silbidos (también conocido como asma).
- Un ataque que no puede aliviar con medicamentos de venta libre en una semana.
- La aparición de ronchas como respuesta a una exposición a un alergeno (también denominada urticaria). Éstas pueden indicar el comienzo de un shock anafiláctico, reacción alérgica de gravedad suficiente para provocar la muerte.

El shock anafiláctico —una reacción alérgica muy grave— suele asociarse a las picaduras de abejas y hormigas, pero puede ocurrir como respuesta a otros alergenos. Si tras una picadura aparecen ronchas, éstas pueden interpretarse como una reacción alérgica grave, en cuyo caso es recomendable una consulta urgente con el médico.

UTILICE UN DESHUMIDIFICADOR. Si mantiene el aire limpio en su casa, obtendrá tranquilidad con respecto al polen, el moho y los pelos de los animales. Si mantiene el aire seco, disminuirá la proliferación de los ácaros. Generalmente, éstos no sobreviven a valores inferiores al 45 % de humedad. Cuanto más seco, mejor.

COMBATA LAS ÁREAS HÚMEDAS CON FUNGICIDAS. El Clorex® elimina el moho y, a diferencia de otros productos químicos exóticos, puede adquirirse en cualquier tienda de comestibles. Frote la superficie de su lavabo para evitar problemas. En la etiqueta de Clorex® se indica que puede limpiar suelos, vinílico, losa, molduras y aparatos. Se utiliza una solución de 3/4 de taza de Clorex por cada 4,5 l de agua. Se deja actuar durante 5 minutos y, luego, se enjuaga.

Use regularmente un fungicida en lugares especiales como el sótano.

AÍSLE SUS ANIMALES. La mayoría de la gente es alérgica a los pelos de los animales. En general, los pelos de gato son los más problemáticos. Existe una solución muy fácil: renuncie a tener animales domésticos; sin embargo para muchos ésta no es ni siquiera una opción. ¿Cuál es, entonces, la alternativa? Convierta su dormitorio en un refugio, ciérrelo herméticamente y que los bigotes del gato tengan absolutamente prohibida la entrada. Sólo un pequeño paseo de su animal por su habitación y dé la bienvenida a los estornudos.

UTILICE UNA MASCARILLA. Use una mascarilla cada vez que tenga probabilidad de estar expuesto a la sustancia que le produce alergia. Una tarea sencilla como la de pasar la aspiradora puede originar una enorme cantidad de polvo y, además, en el aire puede haber otras partículas que también quedarán suspendidas durante unos minutos. Piense, por ejemplo, en la cantidad de polen a que se expone cuando trabaja en el jardín de su casa arreglando las plantas. Una pequeña mascarilla que le cubra de forma adecuada la nariz y la boca puede evitar que el alergeno alcance sus pulmones.

CUBRA SU COLCHÓN CON UN PLÁSTICO. Si los ácaros del polvo son la aflicción de su existencia, cubra su colchón y las almohadas con un plástico y se librará de las pequeñas sabandijas, a las que les fascinan las camas. De esta manera, respirará aire limpio y nunca más los desperdicios de los ácaros.

DESHÁGASE DE LAS ALFOMBRAS. Las personas alérgicas sensibles al polvo doméstico, a los pelos de los animales o al moho deben decir un no categórico a las alfombras y tapizados. Son el refugio ideal para los ácaros y el moho, ya que la fibra moderna tan apretada de las alfombras atrae y da cabida a los cuatro grandes alergenos citados.

Incluso la limpieza mediante vapor de las alfombras resulta contraproducente, ya que no logra matar los ácaros y lo que en realidad hace es brindarles un lugar más cálido y más húmedo. El calor y la humedad es la combinación ideal para los ácaros y el moho.

ADQUIERA ALFOMBRILLAS SINTÉTICAS. De esta forma logrará eliminar en gran medida el polvo, el polen, los pelos de las mascotas y el moho que se encuentran en las alfombras de lana y se librará de muchos otros alergenos de menor importancia que también disfrutaban del antiguo refugio. Estas alfombrillas se pueden lavar a temperaturas suficientemente elevadas para eliminar los ácaros, y los suelos que ellas cubren —gracias al tejido menos ajustado— se mantienen frescos y más secos. Tenga siempre presente que los lugares secos y frescos son hostiles al moho y a los ácaros. En honor a la verdad, los ácaros no pueden sobrevivir en suelos secos y lustrados.

COMPRE ALMOHADAS SINTÉTICAS. A los ácaros tanto les da si las almohadas son de fibra sintética o de espuma, pero la diferencia radica en que las almohadas sintéticas pueden lavarse con agua caliente.

Lave el forro del colchón con agua caliente y a menudo. Las almohadas no son el único problema; a los ácaros les gusta también el colchón. Lave el forro del colchón con agua caliente al menos una vez por semana.

Convierta al menos una de las habitaciones en un santuario. Si a usted le resulta muy caro afrontar el gasto de la calefacción central y no quiere quitar las alfombras de todas las habitaciones, todavía tiene una esperanza. La mayoría de las personas pasan parte del día en su dormitorio; por consiguiente, es importante transformarlo en un lugar prohibido para los alergenos. Ponga aire acondicionado en verano, cierre las puertas herméticamente, reemplace las alfombras de lana por alfombrillas sintéticas fácilmente lavables y, sobre todo, aplique todo lo que ha leído aquí.

Alteraciones en la articulación temporomandibular

15 IDEAS PARA ALIVIAR EL MALESTAR

Su odontólogo le explica que padece usted una alteración en la articulación temporomandibular. ¿Queé?, pregunta usted con la boca aún abierta y llena de algodón. La articulación temporomandibular es, simplemente, la articulación de la mandíbula.

Usted quiere saber un poco más acerca de lo que es una alteración. Y, no importa la escuela a la que pertenezca su odontólogo, su explicación será, sin duda, larga y complicada. El síndrome de la articulación temporomandibular se considera una de las enfermedades modernas más complejas y controvertidas.

Pero no entraremos en la polémica de si se trata de un problema de músculos y ligamentos o bien de cartílagos y huesos. Tampoco mencionaremos si su origen primario es el estrés o los dientes desalineados u otra posible causa. A usted sólo le interesa desde el momento en que se lo comunicaron y lo único que desea saber es qué ha de hacer en adelante. A continuación le brindamos información sobre lo que puede hacer en su casa para complementar el tratamiento que lleva a cabo con su médico.

Ir con la corriente. Esto significa hacer todo lo posible por incrementar el flujo de sangre en la zona. Tal vez usted quiera aplicarse calor húmedo o hielo, pero no lo haga al mismo tiempo. Póngase hielo o calor húmedo sobre su mandíbula. Ambos sistemas dan buenos resultados, pero es necesario probarlos por separado para saber cuál de ellos es mejor para usted según sus necesidades particulares.

También puede probar el estiramiento y el masaje y, si de esta manera logra que la sangre fluya por la zona, sentirá un gran alivio.

CONSEJOS MÉDICOS

ALGUNOS SÍNTOMAS SON IMPORTANTES

Los signos más comunes de las alteraciones de la articulación temporomandibular son: dolor de cabeza, de dientes, de cuello, de hombros o de espalda y presencia de un clic o chasquido cada vez que abre o cierra su mandíbula; son problemas relativamente menores, que desaparecerán cuando mejore.

Sin embargo, hay otros síntomas que se consideran más importantes y que su médico debe investigar.

Si no puede abrir la boca o cepillarse los dientes y tiene dolores de cabeza frecuentes, intensos y agudos, es recomendable que consulte a un médico, ya que es evidente que el síndrome de la articulación temporomandibular está empeorando.

SOSTENGA SU MANDÍBULA. Compre un protector bucal de los que se venden en las tiendas de deportes y que se ablandan en agua caliente y muérdalo para que se adapte a su boca. Su uso le permitirá mantener temporalmente firme la mandíbula y, en consecuencia, se aliviarán los síntomas.

RENUNCIE A LOS ALIMENTOS DUROS. Si la boca le duele tanto por fuera como por dentro, considere que ha llegado el momento de tomarse unas vacaciones orales. Esto significa que durante un tiempo debe limitarse a ingerir comidas blandas y líquidos. Pronto comprobará si este tipo de comida alivia su dolor.

TOME UNA ASPIRINA Y FRÓTESE. La aspirina es un fármaco que hace maravillas para todos los problemas musculares y articulares. Se recomienda el uso de un comprimido, acompañado por un enérgico automasaje de la mandíbula con un paño caliente.

COMPRUEBE LA POSICIÓN DE SU CUERPO. Si usted trabaja en un escritorio, compruebe si a lo largo del día se sienta en la posición adecuada. Asegúrese de que ni usted ni su barbilla estén inclinados sobre la mesa. En líneas generales, al permanecer sentado o de pie, su pómulo debe estar por encima de su clavícula y las orejas no demasiado lejos de la parte anterior de los hombros.

Muchas personas que sufren problemas en la articulación temporomandibular también tienen dolores de espalda. De ello se deduce que ambos problemas están interrelacionados.

PRESCINDA DE LAS ALMOHADAS. En lugar de almohadas, utilice una toalla muy fina doblada, de un espesor no mayor que su muñeca, en la parte posterior del cuello. Coloque otra toalla bajo su espalda y una almohada bajo sus rodillas.

Duerma toda la noche boca arriba y, de esta forma, su mandíbula se relajará.

LIMITE EL MOVIMIENTO DE SU MANDÍBULA. Cuando advierta que está a punto de bostezar, evítelo apretando el puño contra la barbilla.

SIETE DESAGRADABLES HÁBITOS QUE SE DEBEN ABANDONAR

En general, la solución de las molestias provocadas por las alteraciones de la articulación temporomandibular consiste en dejar de hacer determinados gestos. Si alguno de los siguientes hábitos es el suyo, ¡ATENCIÓN!, estos consejos pueden serle de ayuda.

- No se tumbe sobre su vientre con la cabeza girada hacia un lado.
- No se tumbe sobre su espalda con la cabeza levantada formando un ángulo agudo para leer o mirar televisión.
- No sostenga el teléfono entre su hombro y la barbilla.
- No sostenga la barbilla con una mano o entre ambas manos durante demasiado tiempo.
- No cargue una bolsa pesada durante mucho tiempo con el mismo hombro.
- No realice trabajos de pintura en el techo que requieran tener que mirar hacia arriba durante largos períodos.
- No lleve tacones altos.

NO RECHINE LOS DIENTES. Sin duda, el rechinar de dientes que los médicos denominan bruxismo, puede originar o exacerbar los trastornos temporomandibulares (para más información sobre el tema, véase Bruxismo).

Amamantamiento

15 SUGERENCIAS PARA EVITAR PROBLEMAS EN LA LACTANCIA

Luisa había criado ya tres niños con el biberón cuando quedó embarazada de Julián. Al conocer las consecuencias positivas que podían lograrse con un buen amamantamiento, decidió probarlo.

Hoy está muy contenta de haberlo hecho y afirma que si hubiera sabido que era tan fácil, habría amamantado a todos sus hijos.

Amamantar es fácil una vez que se familiariza con el procedimiento y, además, requiere mucho menos tiempo que la compra de la leche y la preparación del biberón.

¿Cómo hacer para que el amamantamiento no origine problemas?

He aquí los consejos de los expertos:

ESCOJA UN BUEN SUJETADOR ESPECIAL PARA EL PERÍODO DE LACTANCIA

La mejor manera de elegir el sujetador es seleccionar uno ligeramente más grande que el que usaba durante el embarazo. Se recomienda esperar hasta que se inicie el período de amamantamiento, para establecer el tamaño que se necesita. Durante los primeros 3 o 4 días se pueden utilizar los sujetadores usados en el embarazo.

A continuación, le proporcionamos algunos consejos útiles para la selección de un buen sujetador:

- Escoja uno de algodón.
- Asegúrese de que la abertura para dar de mamar sea suficientemente amplia y no le comprima los pechos. De lo contrario, puede obstruir los conductos de la leche.
- Asegúrese de que con una sola mano puede abrochar o desabrochar con facilidad el sujetador. Así garantizará mayor intimidad.
- Asegúrese de que las tiras le resulten cómodas y de que el sujetador no le quede muy ajustado.

LA POSICIÓN CORRECTA DEL BEBÉ. Nuestros expertos han coincidido en que la clave para un buen amamantamiento radica en la posición adecuada del bebé: éste ha de estar completamente de frente a la madre, con la cabeza, el pecho, los genitales y las rodillas. Sostenga con una mano las nalgas del bebé y coloque su cabecita en el ángulo formado por el codo. Deslice su otra mano por debajo de su pecho y con los dedos sosténgalo pero no apoye sus dedos sobre la aréola, la parte oscura que rodea el pezón.

Haga con su pezón un cosquilleo sobre el labio inferior del bebé para lograr que abra bien la boca. Con un movimiento rápido aproxime el cuerpo del bebé para que su boca quede sobre la aréola. El pezón tiene que entrar profundamente en la boca, para evitar que se mueva durante la succión.

RESPETE SU CUERPO. Una madre que amamanta no debe, forzosamente, sufrir dolor. Convénzase de que no sentirá molestias pero, si éstas aparecen, no dude en consultar inmediatamente a su médico.

Si el bebé succiona incorrectamente, con su dedo interrumpa la succión e intente colocar al niño en la posición aconsejada.

INTERRUMPA LA SUCCIÓN HASTA QUE EL BEBÉ LO HAGA BIEN. Al pasar del pecho al chupete o al biberón, es posible que el bebé no se prenda demasiado bien al pezón. Asegúrese de que tiene la boca bien abierta antes de ofrecerle el pecho; para ello debe coger el pezón de forma que al menos unos 3 cm de la aréola queden dentro de su boca.

OFRÉZCALE LOS DOS PECHOS. Amamante a su hijo con un pecho hasta que note que está perdiendo interés y, entonces, ofrézcale el otro pecho. Cada vez que le dé de mamar, comience por el lado en que finalizó la vez anterior.

DÉLE DE MAMAR A MENUDO. Para las mujeres siempre representa un problema la frecuencia con que deben dar de mamar. Desafortunadamente, la mayoría de los médicos dan instrucciones más precisas a las que utilizarán el biberón. No se desespere si durante las primeras semanas tiene que amamantar a su hijo unas 8 a 12 veces al día.

Debido a que la leche materna debe ofrecerse con mayor frecuencia, se establece un mejor vínculo entre la madre y el bebé.

NO SE ENDUREZCA LOS PEZONES. Los ejercicios o la manipulación para endurecer los pezones no servirán de nada, e incluso, pueden causarle daño. Simplemente, siente al bebé de forma correcta y no sentirá dolor alguno.

USE UN ESTIMULADOR DEL PEZÓN. Es muy conveniente que comience a usarlo en el sexto o séptimo mes de embarazo. Una succión suave la ayudará a sacar el pezón para afuera, pero no debe emplearlo durante más de 15 o 20 minutos por día.

NO SE ENJABONE LOS PEZONES. Está terminantemente prohibido pasarse jabón por los pezones porque los seca. ¿Acaso no ve unas pequeñas protuberancias alrededor de la aréola? Bien, estas glándulas producen un aceite que contiene un antiséptico. Por lo tanto, no necesita usar jabón.

CONSEJOS MÉDICOS

TRATAMIENTO DE LA MASTITIS

Si su pecho está inflamado, tiene fiebre o presenta síntomas de gripe, es recomendable consultar al médico. Es posible que padezca una mastitis, es decir, una infección de la mama.

La mastitis se trata normalmente con antibióticos. En caso de que su médico se los prescriba, asegúrese de cumplir la pauta terapéutica, aunque la infección ya haya desaparecido. Ello la ayudará a prevenir infecciones recurrentes.

Mientras tanto, para acelerar el proceso de curación, métase en la cama, beba mucho líquido y dé de mamar más a menudo a su bebé, puesto que la leche no está infectada; de esta forma le estará proporcionando al bebé anticuerpos muy valiosos.

Si usted deja de amamantarlo mientras tiene mastitis, puede llegar a desarrollar un absceso de mama.

Deje que sus pezones se sequen naturalmente. Asegúrese de secar sus pezones antes de cubrirlos y no use ningún tapón, especialmente los que tienen plástico ya que retienen la humedad.

Use su leche para curar el dolor de los pezones. En realidad, el 95 % de los dolores de los pezones se deben a la manera en que el bebé succiona. El dolor cesa cuando la succión es correcta; sin embargo, la herida puede tardar un poco más en curarse. Para acelerar la curación, seque los pezones cada vez que acabe de dar de mamar, extraiga un poco de leche y frótese. La leche es rica en lubricantes y contiene una sustancia antibiótica.

Tenga cuidado con los conductos obturados. Los conductos de la leche (galactóforos) se pueden obturar debido al uso de ropa demasiado estrecha, a las características anatómicas de la madre, a la fatiga o a la interrupción de la lactancia durante un período prolongado. Un conducto obturado puede ser también la señal de una infección, que debe tratarse rápidamente.

Si usted siente al tacto un fuerte dolor en alguna parte de su pecho, trate de aliviarlo mediante el calor. Masajéese la mama comenzando por su parte externa y realice un movimiento circular hacia dentro. No obstante, lo más importante es que dé de mamar con mayor frecuencia de ese pecho. La succión del bebé ayudará a limpiar el conducto con más rapidez. La obstrucción puede eliminarse antes de que desaparezcan los signos físicos.

Use vitamina E para pezones agrietados. Si nota una grieta en el pezón, la aplicación tópica de una pequeña cantidad de vitamina E puede ser beneficiosa. Abra una cápsula de vitamina E, desmenuce su contenido y frótese el pezón con él. El secreto radica en utilizar pequeñas cantidades.

Utilice paños calientes para combatir el exceso de leche. Si su bebé no consume toda la leche que usted produce y las mamas se hallan llenas de leche, es conveniente colocarse paños húmedos sobre ellas. De esta forma, se abrirán los conductos y la leche fluirá con más facilidad. Dé de mamar al bebé más a menudo y beba líquidos en abundancia a fin de orinar cada hora.

Controle el goteo. El sistema de producción de leche es tan sensible al estímulo que una mujer puede comenzar a gotear leche cuando está comprando y oye llorar a un bebé. Si esto sucede, coloque su mano y comprima el pezón. Si el goteo no cesa, compre unos tapones reutilizables, preferentemente con un 100 % de algodón, que usted misma puede lavar. Los pañuelos de los hombres dan muy buenos resultados.

Ampollas

20 CONSEJOS PARA ALIVIAR EL DOLOR

Las ampollas son la manera que tiene su cuerpo de decir ¡basta! Ya sea causada por demasiada fricción o presión el objetivo de una ampolla, al igual que un calambre o una punzada, es que usted se detenga y se encuentre en mejores condiciones para la actividad física.

En algunos casos, las ampollas son el resultado de usar unos zapatos nuevos, no demasiado apropiados, o de haber trabajado en el jardín durante mucho tiempo.

Pero las ampollas también pueden considerarse una señal, un signo de que hay algo nuevo que justifica el esfuerzo y el dolor. Las ampollas le dan la bienvenida a los nuevos caminantes, a los jugadores de baloncesto y a los ciclistas principiantes. Todos los deportes en su comienzo originan ampollas en diferentes partes del cuerpo, aunque los pies son, sin duda, los más perjudicados.

Si bien los siguientes remedios se refieren sobre todo a las ampollas en los pies, muchas de estas recomendaciones son aplicables a las ampollas producidas por la fricción en las manos, o en otra parte de su anatomía donde su cuerpo ha dicho basta.

CÓMO TRATAR LAS AMPOLLAS

He aquí algunas recomendaciones de los expertos para aliviar el malestar producido por las ampollas.

DECIDA SI SE LAS PINCHA O NO. Cuando usted descubre que tiene una ampolla, ha de decidir qué es lo mejor que puede hacer con ella. Es decir, protegerla y dejar que evolucione o pincharla y dejar que drene el líquido.

Algunos expertos opinan que la conducta frente a una ampolla depende de su tamaño. Un purista le recomendaría que no la tocara, para evitar el riesgo de infección. Pero, para la mayoría, esto no resulta muy práctico.

Los especialistas recomiendan pinchar las ampollas más grandes, que son las más dolorosas, y dejar intactas las pequeñas, que causan menos molestias. Si la ampolla aparece en una zona del cuerpo que debe soportar peso, lo mejor es eliminarla ya que, de lo contrario, se puede hinchar tanto que asemeje un balón.

También deben pincharse las ampollas que se encuentran a punto de reventar, ya que, de esta manera, puede controlarse cuándo y cómo se abren, en lugar de dejarlas libradas a su suerte.

HÁGASE UNA ALMOHADILLA DE VARIHESIVE. Una forma de proteger una ampolla muy delicada para que no drene consiste en cortar una almohadilla de Varihesive, darle la forma de un donut y colocarla sobre la ampolla. Deje abierta la zona central, para que la ampolla quede al descubierto. El protector absorberá la mayor parte de la presión y la fricción ejercidas por las actividades diarias. Siempre que la piel esté limpia y seca, la almohadilla protectora se adherirá por sí sola.

SEA PRUDENTE Y ESTERILICE EL MATERIAL. Si desea drenar una ampolla, lo primero que debe hacer es limpiar su superficie y la piel circundante y, sobre todo, esterilizar el «instrumento» que utilizará, ya sea una aguja, una hoja de afeitar, etc. El alcohol cumple muy bien con este cometido, aunque muchos médicos prefieren utilizar una llama; simplemente, se calienta el instrumento con una cerilla hasta que se vuelva rojo (recuerde dejarlo enfriar antes de aplicarlo sobre la piel).

En definitiva, ambos métodos son adecuados para matar los gérmenes.

PUNCIONE EL INSTRUMENTO. Si una ampolla resulta muy dolorosa, hay que quitarla. Para ello, con una aguja esterilizada, puncione el costado de la ampolla. Asegúrese que el agujero sea suficientemente grande para que apretando drene todo el líquido.

REALICE UN CORTE. Los médicos utilizan un escalpelo esterilizado y recomiendan que en el hogar se utilice una hoja de afeitar esterilizada. Se debe hacer una incisión muy precisa y suficientemente grande para que pueda drenar.

NO QUITE LA COSTRA. El principal error que comete la gente cuando trata sus propias ampollas es quitar luego la costra, la capa que se forma por encima de la ampolla. Esto es muy perjudicial, puesto que la costra no es otra cosa que una tirita natural.

Si usted la quita, acabará teniendo una zona al rojo vivo que le causará un intenso dolor. En cambio, si la deja, acabará por endurecerse y caerá por sí misma, además de contribuir significativamente en la reducción del tiempo de recuperación.

CONSEJOS MÉDICOS

CUIDADO CON LAS INFECCIONES

Hay una regla que establece que todas las heridas, con independencia de su tamaño, deben mejorar día a día. Esta regla es también aplicable a las ampollas. Es importante tener en cuenta que los signos clásicos de infección son el color rojo, la hinchazón, el calor y el dolor progresivo.

Una ampolla está definitivamente infectada cuando el líquido que sale de ella no es claro como el agua o cuando tiene olor. En este caso, se ha de consultar con el médico, ya que las infecciones mal tratadas pueden acabar en el quirófano.

INTENTE CON UN TRIPLE «ENEMIGO» PARA COMBATIR LOS GÉRMENES. Recientes investigaciones han demostrado que los antibióticos triples (p. ej., Bacisporin®) pueden eliminar la contaminación bacteriana de las ampollas después de sólo dos aplicaciones, mientras que todos los viejos remedios como el yodo y el fenol alcanforado, en realidad retrasan la curación.

Los expertos opinan que los antibióticos triples son una buena elección, mientras que el yodo y el fenol alcanforado son adecuados para matar gérmenes pero, cuando se usan en concentraciones elevadas, pueden incluso matar las células que uno está intentando curar.

APLIQUE UN VENDAJE SIMPLE. Una vez tratada la ampolla, debe mantenerla cubierta y protegida mientras cura. A pesar de que la gasa y los vendajes especiales son los que comúnmente recomiendan los podólogos, nuestros expertos opinan que existe una solución mejor.

Una primera aproximación podría ser un vendaje adhesivo de tela flexible; sin embargo, la gente suele preferir un vendaje estéril, puesto que nunca recuerda que las tiritas son estériles; así, éstas ya contienen una gasa estéril y la parte adhesiva para fijarla en su lugar. Resulta, en realidad, muy conveniente.

La gasa, no obstante, se recomienda para ampollas que resultan demasiado grandes para utilizar tiritas. Las gasas se fijan a la piel mediante tiras adhesivas impermeables.

USE COMPEED PARA UNA SEGUNDA OPORTUNIDAD. Si usted ha tratado y cubierto la ampolla pero no puede esperar hasta que se cure completamente para volver a su estilo de vida activo, puede emplear el vendaje Compeed. Se trata de un material esponjoso que absorbe la presión y reduce la fricción sobre las ampollas y la piel circundante.

Se considera un buen producto y, además, numerosos deportistas lo usan (durante los fines de semana y, muchas veces, también otros días). Se debe aplicar vaselina sobre la ampolla antes de cubrirla con el vendaje y colocar la cinta adhesiva.

DEJE PASAR EL AIRE. La mayoría de los médicos opinan que es conveniente cambiar el vendaje cada noche y dejar la ampolla al aire libre. El agua y el aire son muy buenos para la curación. Lo mejor de todo es embeber la ampolla en agua y dejarla descubierta durante la noche.

CAMBIE LOS VENDAJES HÚMEDOS. Los médicos aconsejan dejar la venda durante 2 o 3 días, pero cambiarla si por alguna razón se humedece, ya que podría estar contaminada. Así pues, si sus pies sudan o usted realiza actividades intensas, debe cambiarla con mayor frecuencia.

CÓMO PREVENIR LAS AMPOLLAS

La prevención es siempre la mejor opción. Por lo tanto a continuación expondremos las recomendaciones de los expertos para evitar la aparición de ampollas.

INTENTE LEVANTAR EL TACÓN. Las ampollas que aparecen en la planta del pie son generalmente el resultado de un ajuste inadecuado del pie en el zapato. Para contrarrestarlo, puede colocarse un soporte en el tacón, a fin de que se eleve.

NO SE QUITE LOS CALCETINES. Por razones de moda, muchas personas no usan calcetines y, como consecuencia, es muy común que padezcan ampollas en la planta de los talones. Para todos aquellos que quieren lucir sus tobillos, los expertos recomiendan el uso de calcetines que sólo cubren el pie. Hoy en día existen en el mercado para hombres y para mujeres y, sin duda, son menos dañinos que prescindir totalmente de ellos.

PÓNGASE POLVOS TALCO CADA DÍA. Los polvos de talco son muy adecuados. Es conveniente utilizarlos diariamente en los pies, como parte de la rutina.

A las personas que usan zapatos cómodos pero que aún les provocan ampollas, se les recomienda el empleo de polvos de talco para bebé antes de ponerse los calcetines. Esto ayuda a que se deslicen sobre el pie y previenen las ampollas.

DESDE LOS CALCETINES DE ALGODÓN HASTA LOS ACRÍLICOS

Existe una gran polémica con respecto al tipo de calcetines que se deben usar para evitar las consecuencias de las ampollas en los pies de caminantes de fines de semana y participantes de maratones olímpicas. El problema radica en la «fricción». Especialistas en el cuidado de los pies han llevado a cabo un estudio que demuestra que los calcetines acrílicos son realmente mejores para prevenir las ampollas que los de algodón o de cualquier otra fibra natural.

Durante años, las fibras y los materiales naturales (como los calcetines de algodón y los zapatos de piel) han sido los más recomendados por la mayoría de los podólogos. El descubrimiento reciente del acrílico —fibra elaborada por el hombre— ofreciendo mayor protección, chocaba contra la sabiduría convencional e iba firmemente en contra del consejo de la mayoría de los entrenadores, de los médicos, de los especialistas en deportes y de los deportistas.

No obstante, las investigaciones hoy en día demuestran que los calcetines de algodón producen el doble de ampollas en los corredores que los acrílicos y que las ampollas originadas por el uso de calcetines de algodón suelen ser tres veces más grandes que las causadas por los acrílicos. Algunos podólogos que tratan a corredores de carreras de larga distancia opinan que no les sorprenden en absoluto las consecuencias del uso de los calcetines de algodón, ya que la fibra se vuelve abrasiva por el uso repetido, además de perder la forma cuando se humedecen. La forma del calcetín es crucial cuando está dentro del zapato.

Mucha gente cree que la fibra acrílica es un equivalente de la fibra de seda como el nailon. Además, el acrílico hilado es muy parecido al algodón y mantiene la suavidad y la energía, aun cuando se humedece.

En definitiva, se recomienda el uso de calcetines acrílicos para cualquier tipo de actividad deportiva, como caminar, correr, jugar al tenis, etc., debido a su capacidad para evitar la formación de ampollas. En todo caso, vale la pena intentar su uso.

DÉSE UNA CAPA PROTECTORA DE VASELINA. Si planea hacer una larga caminata, una carrera, un partido de tenis o lo que sea, una manera de combatir las ampollas en los pies cansados por el calzado nuevo consiste en aplicar vaselina sobre el área en la cual suelen aparecer ampollas. Esto evitará la fricción. Los ungüentos utilizados para el salpullido por pañales son más espesos que la vaselina; cuanto más espeso, mejor es el resultado. Para aquellos que insisten en no llevar calcetines es muy recomendable aplicar una capa de esta sustancia gelatinosa al caminar o correr.

UTILICE CALCETINES NUEVOS PARA ZAPATOS NUEVOS. Si un par de zapatos nuevos le originan ampollas, intente cambiar de calcetines. Se recomiendan los de acrílico (se adquieren en las tiendas de deportes) porque están especialmente diseñados para absorber la fricción, a fin de que ésta no llegue al pie.

FORTALECIMIENTO CON ÁCIDO TÁNICO. Las investigaciones han demostrado que si se aplica un 10 % de ácido tánico sobre las partes vulnerables de la piel 2 veces por día durante 2 o 3 semanas, ésta se endurecerá y será menos propensa a las ampollas. Si usted es un deportista empedernido o un corredor de larga distancia, es aconsejable el uso de un producto como éste. Pero si sólo es un deportista de fin de semana o un principiante, no necesitará utilizar el ácido tánico, a menos que su médico se lo recete.

CUIDADO CON LOS CALCETINES TUBULARES. Los calcetines tubulares son fáciles de poner porque no tienen forma en los tobillos; sin embargo, no son recomendables ya que no se adecuan perfectamente y, por lo tanto, no previenen las ampollas.

Angina de pecho

17 MANERAS DE ALIVIAR EL DOLOR

Ernesto se deja caer pesadamente sobre el sofá después de haber engullido la comida preferida que le preparó su mujer, Berta: jamón asado, patatas asadas con nata, mazorca de maíz con mantequilla y pastel de manzana. Enciende un pitillo, pero no puede relajarse porque ya se ha enfrascado en una discusión con su mujer. Esta vez se trata de quién quitará la nieve con la pala. Al cabo de un rato, con la cara enrojecida, Ernesto se levanta del sofá y sale a la noche fría de enero, nuevamente vencido.

Unos minutos más tarde, Ernesto, jadeando y apretando su pecho, siente, un intenso dolor opresivo que irradia de su corazón. «Dios mío —se queja—. ¡Berta!, ¡Berta! ¡Esto es serio! ¡Voy a morir! ¡Quiero vivir!»

Pero a Ernesto aún no le ha llegado la hora. Cinco minutos más tarde el dolor ha disminuido y Ernesto recuerda lo que le dijo el doctor hace justamente una semana. Su dolor no se debe a un ataque de corazón, ni a acidez, sino a una angina de pecho, que es un signo de que las arterias del corazón de Ernesto están obstruidas. La sangre no puede circular por ellas para irrigar el corazón. El festín que se ha dado Ernesto, rico en grasas y sal, sumado a la discusión con Berta y la salida al frío para recoger la nieve han contribuido a desencadenar el ataque de angina.

El médico le había recetado unas píldoras que debía tomar en cuanto apareciera el dolor, pero también le había advertido que si no cambiaba de vida seguiría teniendo problemas.

¿Qué puede hacer el pobre Ernesto, y otros como él, al respecto? Aquí le brindamos algunos consejos de los expertos.

ADOPTE UN ESTILO DE VIDA DIFERENTE. Algunos especialistas opinan que los pacientes con angina deben modificar su enfoque de la vida e introducir cambios persistentes en ella.

CONSEJOS MÉDICOS

SIGNOS DEL PROBLEMA

Le han diagnosticado angina: episodios de dolor en el pecho como consecuencia de una reducción en el aporte de sangre a su corazón. Usted sabe qué es lo que provoca un ataque y cómo evitarlo. También sabe qué debe hacer cuando siente que sufrirá uno. Pero ¿sabe usted cuándo los síntomas le están advirtiendo algo más, cuándo algo serio puede llegar a ser grave? En caso de que no lo sepa, he aquí unos cuantos signos cuya aparición obliga a acudir con urgencia al médico.

- Las actividades habituales que *no* le ocasionaban crisis de angina ahora están empezando a provocarlas.
- La angina aparece en un nivel INFERIOR de ejercicio que anteriormente.
- Ha sufrido episodios de angina estable (sólo aparecen con el esfuerzo), pero ahora su angina es inestable (aparece cuando se encuentra en reposo).

Todos éstos pueden ser signos de que la obstrucción arterial esté empeorando.

Otro signo de advertencia es el dolor anginoso que dura más de 15 o 20 minutos. Esto puede ser un signo de un ataque de corazón, también denominado insuficiencia coronaria, que es la forma más grave de angina inestable.

La insuficiencia coronaria causa un dolor prolongado, pero sin causar el daño irreversible de un ataque de corazón o infarto. De todas formas, usted no puede reconocer la diferencia. Simplemente, debe considerarlo una urgencia médica.

Para muchos médicos es motivo de gran preocupación el hecho de que sus pacientes ingieran fármacos pero no adopten cambios en sus estilos de vida. De esta manera, sólo logran tener una angina nuevamente. A veces, esperamos respuestas rápidas para problemas importantes. Pero esta actitud no es posible frente a la angina y a las enfermedades del corazón. Los médicos dedican mucho tiempo a explicar a los pacientes sus síntomas, qué deben hacer cuando aparecen y la importancia de una vida sana. No obstante, nunca están satisfechos hasta que el paciente reacciona con una buena actitud y el deseo de llevar una vida más sana.

LIMPIE EL AIRE. Para los que fuman, la mejor medida es abandonar el hábito. En una escala del uno al diez, fumar representa el diez. Fumar incrementa los niveles en sangre de monóxido de carbono, que desplaza al oxígeno.

Dado que la angina de pecho se produce por una arteria obstruida del corazón, que pide a gritos un poco de oxígeno, fumar es lo peor que usted puede hacer. Las personas que abandonan el hábito tabáquico experimentan una reducción inmediata en los episodios de angina.

Es más: el humo del cigarrillo favorece la adhesión de las plaquetas, lo cual obstruye aún más las arterias ya bloqueadas. Por último, fumar disminuye el efecto de todas las medicaciones que usted esté tomando.

He aquí otro hecho que lo estimulará para dejar el hábito. Las investigaciones han puesto de manifiesto que los individuos con angina que dejan de fumar ganan más de la mitad de su vida en relación con los que continúan.

CUANDO COMA PIENSE: «MENOS ES MEJOR». Esto significa menos sal, menos grasas y menos calorías. Una sola comida con demasiada grasa y sal puede provocar una crisis de angina, porque la presión de la sangre aumenta repentinamente.

Para controlar el nivel de grasa en su dieta, la mayoría de los médicos y la American Heart Association aconsejan una dieta que contenga menos del 30 % de calorías en grasas. Esto significa eliminar completamente los alimentos que contienen mucha grasa, como la mantequilla, y colesterol. A continuación, le proporcionamos unas cuantas sugerencias para comenzar.

- No coma más de 180 g diarios de carne de vaca o de ave o mariscos.
- Coma sólo carne magra sin grasa y sáquele toda la grasa *antes* de cocinarla. La carne picada tiene que llevar una etiqueta que indique que no tiene más de un 15 % de grasa.
- Si es posible, quite la piel del ave antes de cocinarla. De lo contrario, sáquela antes de comer.
- Acostúmbrese a comer poca carne, pescado o pollo en las comidas. Por ejemplo, fríalos rápidamente removiendo en un aceite monoinsaturado, que no resulta perjudicial para la salud, del tipo del aceite de oliva, o poliinsaturado, como el aceite vegetal, y acompañe cada plato con muchas verduras.
- Limite el consumo diario de aceite a 5-8 cucharadas de té y use sólo aceites monoinsaturados o poliinsaturados.
- Elimine carnes orgánicas ricas en colesterol, como el hígado, el riñón o el corazón.
- Coma sólo productos lácteos desnatados o que contengan sólo 1 % de grasa. Tenga cuidado con el queso, porque puede ser de bajas calorías pero contener mucha sal.
- Incremente su consumo diario de frutas frescas y vegetales y coma más cereales, en particular harina de avena de salvado, que se ha comprobado que ayuda a reducir los niveles de colesterol (para más información sobre este tema, véase pág. 93).

EL EJERCICIO AYUDA. La mayoría de las personas que padecen angina creen que no es conveniente practicar ejercicio porque aumenta el esfuerzo del corazón y, como el esfuerzo origina angina, piensan que la actividad física debe evitarse. Esto no es verdad. En un estudio realizado, un grupo de pacientes desarrolló un programa de ejercicios mientras esperaba para someterse a un trasplante de corazón, con el fin de fortalecerse antes de la operación. Pues bien, al cabo de unos meses la función cardíaca había mejorado tanto que no fue necesaria la intervención.

Habitualmente, al iniciar las sesiones de un programa de ejercicios se producen episodios de angina, pero éstos no constituyen una razón para interrumpirlos.

Las personas que padecen angina deben armonizar el ejercicio a sus organismos, es decir, cuando advierten que sufrirán un ataque deben disminuir la actividad, pero no es necesario que la interrumpan totalmente.

¿Por qué el ejercicio es tan importante? Debido a que es un liberador de estrés y también porque ayuda a perder peso. Tanto el estrés como el sobrepeso son contraproducentes para la salud del corazón. Asimismo, reduce la frecuencia cardíaca y la presión sanguínea y, con el tiempo, lo ayudará a prescindir de la medicación.

El ejercicio produce los siguientes cambios: los músculos en ejercicio pueden extraer más oxígeno de la sangre arterial, con lo cual disminuye también la cantidad de trabajo que el corazón tiene que hacer para bombear la misma cantidad de oxígeno a los músculos. El ejercicio, por sí solo, no es una panacea: se debe *combinar* con una dieta para que resulte efectivo.

Antes de comenzar con los ejercicios, consulte a su médico y sométase a una prueba de estrés. Así sabrá cuál es su límite y ganará confianza. Debe comentar con su médico acerca de lo que ambos consideran que es un dolor tolerable. Asegúrese de realizar precalentamientos graduales, especialmente si ha de exponerse a temperaturas frías.

APRENDA A RELAJARSE. Ya sea mediante ejercicios de relajación o de meditación, es importante aprender a controlar las emociones, en lugar de que sean éstas las que lo dominen. Algunos pacientes nunca sufren episodios de angina, excepto cuando se pelean con sus cónyuges; por lo tanto, no tienen ningún problema para hacer ejercicios. Tratar de resolver sus conflictos lo ayudará tanto a mejorar su angina como a utilizar fármacos de forma adecuada.

TOME UNA ASPIRINA POR DÍA. Para los que tienen una angina inestable (es decir, que puede ocurrir sin realizar esfuerzos, por ejemplo al estar en reposo o incluso durmiendo), la aspirina puede ser como un salvavidas.

Los médicos opinan que la aspirina previene la activación inicial del mecanismo de la coagulación sanguínea. Si la sangre coagula con demasiada facilidad, por supuesto, no puede circular por la arteria estrechada y, en consecuencia, puede desencadenar un ataque cardíaco.

En un estudio efectuado en un hospital de Canadá, se llegó a la conclusión de que la ingestión de cuatro aspirinas diarias reduce hasta el 51 % las probabilidades de sufrir un ataque de corazón. Como resultado de esta investigación, muchos médicos recomiendan una aspirina diaria para obtener al menos una efectividad mínima.

OTRAS ALTERNATIVAS

GRASA: ¿HASTA DÓNDE PUEDE CONTROLARLA?

¿Puede usted vivir prescindiendo totalmente de la mantequilla, la nata, los pasteles y los huevos? ¿Puede desterrar de su dieta las comidas grasas, como las costillas, y los alimentos salados, como las patatas fritas, y basar su dieta en vegetales, frutas y cereales integrales? Seguro que puede, puesto que miles de personas lo han hecho y continúan haciéndolo y han evidenciado una notable mejoría en su salud.

Se recomienda que las grasas de la dieta aporten, cómo máximo, el 10 % de las calorías totales. Esto quiere decir que sólo se pueden comer unos 120 g por día de pescado, ave o carne magra.

No cabe duda de que es difícil. Algunas personas comienzan la dieta y luego la abandonan. Pero es una alternativa fabulosa a una intervención de *bypass* o al continuo temor a sufrir dolores en el pecho ante cualquier actividad física. La dieta requiere compromiso, una actitud positiva y cierta dosis de esfuerzo.

Pero la recompensa puede ser importante. La tensión arterial baja, el colesterol se reduce, los episodios de dolor se vuelven menos frecuentes y se manifiesta una mejoría en los síntomas.

Un estudio realizado con 893 pacientes de un hospital, por ejemplo, demostró un descenso medio de colesterol de un 25 % después de apenas dos semanas de dieta. El 62 % de los pacientes de angina de pecho se marcharon a casa sin necesidad de medicación, mientras muchos otros pudieron reducir sus dosis después del programa de dieta, ejercicio e información.

Pero ¿hasta qué punto puede considerarse realista un programa donde sólo el 10% de las calorías proceden de las grasas? Algunos expertos señalan que apenas el 10 % de la población podría alcanzar este objetivo. Las recomendaciones de la mayoría de las instituciones sanitarias y de la *American Heart Association* de reducir el consumo de grasas al 30 % de la ingesta calórica son más realistas. Estos consejos son eficaces y accesibles a la mayoría de la población. Sin embargo, los científicos quisieran que esta cifra se redujera aún más. Consideran que no se trata de una dieta, sino de un estilo de vida.

Todos los pacientes cardiópatas deben consultar con su médico antes de tomar aspirinas en forma sistemática. Aunque se trata de un fármaco de venta libre puede tener efectos secundarios y, además, interacción con otros medicamentos.

INCLINE SU CUERPO POR LA NOCHE. Si usted sufre un episodio de angina por la noche, levante la cabecera de su cama unos 10 cm. De esta forma reducirá el número de ataques, ya que aumentará la cantidad de sangre en las piernas y, por consiguiente, el flujo sanguíneo que vuelva al corazón por las arterias estrechas será menor. Esto ayuda a reducir la necesidad de nitroglicerina.

COLOQUE SUS PIES HACIA ABAJO. Si usted suele padecer ataques anginosos por la noche, una alternativa a la nitroglicerina consiste simplemente en sentarse en el borde de la cama con los pies apoyados sobre el suelo (esto equivale al efecto de la nitroglicerina), pero, si sus síntomas no comienzan a disminuir rápidamente, debe recurrir a la medicación.

Arrugas

24 CONSEJOS PARA DISIMULAR LA EDAD

La edad trae aparejadas muchas cosas buenas, como la sabiduría, los nietos y los descuentos en algunos precios. Pero hay muchas cosas que no son tan alentadoras, como el cabello blanco y las arrugas.

El cabello blanco tiene una solución muy fácil: el teñido; las arrugas, sin embargo, son otra historia. Usted no puede estirarlas ni tampoco hacer como Peter Pan o Dorian Grey, simplemente, desear que desaparezcan. Por fortuna, algunos expertos sugieren ciertas estrategias para evitar que usted aparente más edad de la que tiene.

NO SEA UNA PASA DE UVA DE CALIFORNIA. En otras palabras, manténgase a resguardo del sol. Éste es un consejo de primera línea para defenderse de las arrugas. El exceso de sol provoca en su piel el mismo efecto que en la fruta seca: se arruga. Esto es especialmente cierto hoy en día, ya que la reducción de la capa de ozono de la Tierra permite que los rayos más dañinos del sol alcancen su vulnerable piel. (Para mayores detalles sobre cómo evitar las arrugas del sol, véase el recuadro de la pág. 48.)

EVITE LAS LÁMPARAS DE RAYOS ULTRAVIOLETA. Éstas provocan las mismas arrugas que los rayos del sol.

NO FRUNZA EL ENTRECEJO. De tanto en tanto puede hacerse una mueca, pero estar constantemente frunciendo el entrecejo o los ojos o torciendo los labios, con el tiempo provoca arrugas o empeora las que ya existen.

CONTROLE SU CARA. ¿Cómo saber si frunce la cara? Mírese en el espejo mientras habla por teléfono o intente utilizar un pedazo de celofán sobre su frente (mientras anda por la casa, por supuesto). Cada vez que frunza el entrecejo sentirá que el celofán se arruga.

EVITE TENER DESCUBIERTA LA CABEZA. Una buena manera de tener muchas arrugas es exponerse al sol sin gafas de sol o sin un sombrero con ala. En este caso, no sólo tendrá que vérselas con los rayos dañinos del sol que caen directamente sobre su cara, sino que fruncirá los ojos, provocándole pequeñas arrugas alrededor de ellos.

NO APOYE SU ROSTRO EN LA ALMOHADA. Cuidado con las arrugas cuando duerme. Éstas se originan cuando usted presiona la cara contra la almohada. Si usted es propenso a esto, intente dormir boca arriba o en cualquier otra posición en la cual su rostro no presione sobre la almohada. Verá cómo desaparecen las líneas.

EXPOSICIÓN Y ARRUGAS AL SOL

Los médicos dicen que el exceso de sol puede causar arrugas. El problema, por supuesto, es que a menos que usted sea un vampiro o un carrete de fotografía, no querrá evitar la luz del sol por completo. A continuación le brindamos las sugerencias de nuestros expertos para equilibrar la exposición al sol y las arrugas.

Deje el sol del mediodía para los perros y los turistas. Cerca del 95 % de los rayos solares que provocan las arrugas corresponden a los que caen en la Tierra entre las 10.00 de la mañana y las 2.00 de la tarde.

Protéjase del sol. Siempre que se exponga al sol debe usar un protector solar (cuanto mayor sea el factor de protección mejor será el resultado). Para una mayor eficacia se recomienda aplicarlo media hora antes de la exposición y nuevamente después de cada baño en el agua.

Cuidado con las superficies reflectantes. Siempre es el mismo sol, pero las circunstancias en la Tierra cambian. Tenga presente que los efectos del sol en las arrugas serán más fuertes en las superficies de colores claros (y por ello reflectantes), como la nieve, la arena y el cemento.

Preste atención a la localización geográfica. Los rayos del sol que provocan las arrugas en la piel son tanto más potentes cuanto mayor es la altura (donde el aire es más enrarecido) y cuanto más cercanas al Ecuador son las latitudes.

Asegúrese de ingerir suficiente vitamina D. Si usted reduce su exposición al sol, recuerde que normalmente la luz solar nos provee de una vitamina esencial: la vitamina D. No obstante, ésta puede obtenerse de la leche enriquecida o de un complejo vitamínico.

MANTENGA CONSTANTE EL PESO. Ganar peso puede estirarle la piel y, por el contrario, perderlo (especialmente si usted es mayor y su piel es menos elástica) puede ocasionarle arrugas, ya que la piel no recupera su medida original. En todo caso, se recomienda en primer lugar evitar el sobrepeso, pero, si éste existe, hay que tratar de perder ese exceso de grasa y evitar volver a tenerlo antes de los 40 años.

PRACTIQUE EJERCICIO REGULARMENTE. La gente que generalmente se mantiene en buena forma parece tener una piel más elástica y más saludable que los que no hacen ejercicio.

Un estudio llevado a cabo en Finlandia demostró que los deportistas de mediana edad tenían la piel más densa, más gruesa y más dura que los individuos de un grupo similar pero que no practicaban ejercicio. Asimismo, la cualidad de elasticidad que hace que la piel vuelva a su forma original después de haberse estirado era también significativamente mejor en los deportistas.

COMA BIEN. Las vitaminas y los minerales son esenciales para mantener la piel joven. Entre los más importantes se encuentran el complejo vitamínico B (carne, pollo, huevos, trigo integral y harina y leche enriquecidas, además de otras comidas) y vitaminas A y C (fruta fresca y vegetales). Las mejores comidas para una piel sana son los vegetales de hoja verde, las zanahorias y las frutas frescas.

NO FUME. El tabaco, además de perjudicar la salud en general, puede originar arrugas prematuras alrededor de la boca debido a todos esos años en que estuvo torciendo los labios para sostener el cigarrillo. Fumar también disminuye el aporte de sangre a la piel, lo cual puede exacerbar las arrugas.

ABSTÉNGASE DE BEBER LOS SÁBADOS POR LA NOCHE. Los que acuden a fiestas y los adictos a la bebida pueden advertir que al tiempo que el alcohol ahoga sus penas, también les provoca arrugas. ¿Por qué? Porque después de una noche de exceso de alcohol el rostro se hincha y estira temporalmente la piel. Esta dilatación y la siguiente contracción pueden originar arrugas de la misma manera que ocurre cuando se engorda y luego se sigue una dieta estricta.

USE UNA CREMA HIDRATANTE. Ninguna crema hidratante del mercado puede impedir el proceso de envejecimiento. Si usted tiene la piel seca, sin embargo, el uso de una loción hidratante puede disimular alguna de las pequeñas arrugas que se forman en la superficie. Es importante humedecer la piel antes de aplicar la crema hidratante.

OTRAS ALTERNATIVAS
TRATE LAS ARRUGAS A LA MANERA ORIENTAL

¿Es posible detener o reducir las arrugas? Los médicos orientales afirman que ellos lo hacen siempre. Tratan a las arrugas desde dentro hacia fuera. Esto quiere decir que enseñan a los pacientes un número de ejercicios destinados a desarrollar el tono y la simetría en sus rostros y cuellos. Se aplican tratamientos de acupresión. Pero ¿qué podemos nosotros hacer en casa sin este tratamiento especializado?
Masajee su cara con las puntas de sus dedos, los pulgares y las palmas de sus manos. Frote cada parte de su rostro y de su cuello. Todo tipo de masaje ayudará a aumentar la estimulación y la circulación. También frote los músculos faciales, cuya simetría siempre suele perderse con expresiones rígidas. Se recomienda una vida sana, feliz y libre de estrés. Se dice que los chinos con familias numerosas, que hablan y ríen mucho, tienen menos arrugas. Y cuando éstas aparecen, no son consideradas como un rasgo negativo.

NO SE DEJE ENGAÑAR CON CREMAS «MILAGROSAS». Desde el advenimiento del producto de primera línea Dermojuventus®, sustancia tópica de estricta prescripción que realmente reduce las arrugas, han aparecido propagandas sobre lociones de venta libre supuestamente con las mismas propiedades que aquélla.

NO ABUSE DEL JABÓN. Casi todas las personas se lavan excesivamente, lo cual produce la sequedad del cutis y, por consiguiente, puede originar arrugas temporales. ¿Cuál es la solución? Lávese menos, use jabones extrasuaves y enjuáguese con abundante agua. Debe dedicar más tiempo a enjuagarse que a lavarse, ya que una película de jabón que quede sobre la piel exacerbará su sequedad.

USE UN HUMIDIFICADOR. Mantenga el aire de su casa húmedo para que su piel se conserve joven. También le ayudará a prevenir las arrugas pequeñas y pasajeras causadas por la sequedad de la piel.

UTILICE UNA BASE EN POLVO. A menudo, al tratar de esconder las arrugas con el maquillaje, lo que realmente se hace es remarcarlas. Esto ocurre si se frota la crema o el maquillaje oleaginoso sobre la piel, quedando adherido entre las arrugas. La clave para esconder las arrugas es usar sólo productos en polvo. No obstante, no espere grandes milagros con su uso ni con los productos hidratantes.

VIVA CON MENOS ESTRÉS. Muchos médicos opinan que la relación entre las arrugas y las emociones es bastante superficial. Sin embargo, la gente feliz tiende a sonreír, y las sonrisas no suelen asociarse a un rostro fruncido.

Artrosis

22 REMEDIOS PARA ALIVIAR EL DOLOR

Es probable que la artrosis sea la enfermedad más antigua de la Tierra. Ya las momias descubiertas en Egipto la tenían, al igual que el hombre prehistórico; cientos de miles de españoles la padecen en la actualidad y su número seguirá incrementándose.

Cuando lea estas páginas, quizás usted mismo tenga artrosis o conozca a alguien que también la padece. A pesar de los numerosos libros que diariamente brindan información sobre nuevos tratamientos con fármacos potentes e, incluso, cirugía, aquí no le ofreceremos ningún «milagro» nuevo para su curación, sino simplemente la forma de evitar el dolor sin necesidad de recurrir a los fármacos o a la consulta del médico. Hay mucho que usted puede hacer en su casa, sin un equipo demasiado costoso, dolor o riesgo. (A menos que se indique lo contrario, los siguientes consejos son útiles para cualquier tipo de artrosis.)

PIERDA PESO, GANE ALIVIO. No existe una comida o dieta mágica que haga desaparecer el dolor de artrosis. Pero, si usted tiene un peso excesivo y logra rebajar esos kilos de más, a base de ejercicio y una dieta equilibrada, reducirá una cantidad significativa de estrés y dolor que siente en su columna vertebral, rodillas, caderas, tobillos y pies.

La razón es que cuanto mayor es el sobrepeso, mayores serán la tensión y la presión ejercidas sobre sus articulaciones. Esto incrementa la tensión sobre el cartílago, que a su vez actúa sobre el hueso, aumentando la inflamación, la hinchazón y el dolor.

La solución consiste en hallar junto con su médico la dieta más adecuada para usted y cumplirla escrupulosamente.

ESTÍRESE SUAVEMENTE PARA ADQUIRIR MAYOR FUERZA Y MOVILIDAD. Cuando existe artrosis, el movimiento produce dolor, pero la *inmovilidad* es aún más perjudicial. Los movimientos incorrectos causan daño, mientras que los adecuados promueven la curación. Muchos médicos prescriben yoga a los pacientes que sufren artrosis, puesto que sus movimientos favorecen la alineación de las articulaciones deformadas. Los músculos se alargan y vigorizan. Considere la posibilidad de acudir a sesiones con un profesor experimentado o, en su defecto, cómprese un libro que le informe sobre las posiciones correctas del yoga. Lo importante es recordar que un ejercicio de yoga bien concebido es la clave para restituir la salud a las articulaciones artrósicas. Practique ejercicios dentro de los límites impuestos por su enfermedad, pero no se quede inmovilizado.

BUSQUE ALIVIO CON MENOS ESTRÉS. Si usted siente dolor y se le contraen los músculos, aquél será aún mayor. Las personas que logran cierto control de su vida tienen más posibilidad de dominar el dolor. Recientes investigaciones han demostrado la importancia que ejerce la actitud psicológica en la artrosis.

NO CORRA. Las personas con artrosis deben aprender a caminar con pasos lentos y a no tratar de hacer todo aquello que suelen hacer cuando se sienten bien, ya que lo único que consiguen de esta manera es cansarse y sentir dolor al día siguiente. Intente hacer un poco cada día, aunque coja un gran enfado.

APRENDA A RELAJARSE. Las lecciones de preparto pueden ser de utilidad. El parto es muy doloroso, pero las mujeres aprenden a enfrentarse al dolor mediante la relajación. Los libros y los vídeos que enseñan las técnicas de relajación se pueden adquirir en la mayoría de las librerías. Las articulaciones inmóviles se vuelven dolorosas. Si uno se centra en el dolor, éste aumenta, pero si uno dirige la atención hacia otras cosas que son también importantes, aquél disminuye o, incluso, desaparece.

PREVENCIÓN NOCTURNA PARA ALIVIAR LA RIGIDEZ MATINAL. Alrededor del 90 % de los pacientes que sufren artrosis padecen cierto grado de rigidez matinal. Se aconseja aplicar un ungüento sobre el músculo antes de irse a la cama, ya que relaja y brinda también un impulso psicológico. ¿Cuál es la razón? Las personas con artrosis tienden a sentirse mejor durante el día si cuando se levantan por la mañana no están rígidos.

FLOTAR AYUDA A DISMINUIR EL DOLOR. Las investigaciones han demostrado que flotar en los llamados tanques flotantes, también conocidos como tanques de aislamiento, en los que uno se encuentra privado de las percepciones sensoriales, puede aliviar el dolor.

Se recomienda permanecer alrededor de una hora en el tanque. El dolor disminuye debido a que se produce una reducción de la tensión. El cuerpo y los músculos se relajan y esto hace que se estimule la liberación de las endorfinas, sustancias calmantes naturales secretadas por el organismo.

El agua de los tanques se halla a 20 ºC, (la misma temperatura de la piel) y, como el aire en el ambiente es caliente y tranquilo, se consigue así una relajación profunda.

MEZCLE ACEITE Y AGUA. Se han efectuado experimentos en pacientes que padecían de artrosis en las manos y los resultados logrados fueron positivos.

Se recomiendan el calor y un ungüento de eucalipto, que contiene una base oleaginosa, utilizado tanto para la artrosis como para la artritis reumática.

Este producto puede utilizarse en combinación con el calor húmedo, especialmente cuando una persona siente cierta rigidez o dolor.

Simplemente, se ha de frotar y cubrir la articulación. El calor húmedo puede aplicarse mediante toallas calientes o introduciendo las manos o los pies directamente en agua caliente.

LOS EJERCICIOS EN EL AGUA HACEN MARAVILLAS. Pregunte a varios médicos sobre los méritos de cualquier tratamiento para la artrosis y obtendrá diferentes opiniones. Pero si les pregunta sobre los ejercicios en el agua, sorprendentemente todos coincidirán.

Los ejercicios en el agua son excelentes, ya que el dolor disminuye de manera significativa y, además, su cuerpo adquiere mayor flexibilidad.

Las técnicas de los ejercicios para principiantes son muy fáciles de aprender. Consisten en flotar, caminar y flexionar el cuerpo en el agua a la altura del pecho. Los movimientos más avanzados se asemejan a los pasos de una danza acuática concebida para obtener una mayor ventaja de la resistencia natural del agua y una posibilidad de flotación mayor.

HAGA PARTÍCIPE A SU PAREJA. Como es natural, los miembros de una pareja suelen hacer todo lo que está en sus manos para ayudarse mutuamente, pero a veces esta ayuda puede causar más daño. Por ejemplo, cuando uno de ellos intenta hacer todo por el otro, que sufre artrosis, y le pregunta constantemente cómo se siente, en verdad lo que está haciendo es reforzando el dolor.

Se recomienda ser atento y colaborador no sólo cuando el cónyuge se siente mal, sino también cuando se encuentre bien y activo. Éste es el momento para decirle: ¡qué feliz me siento al verte hacer cosas! Las alabanzas son muy importantes y a menudo se olvidan.

OTRAS ALTERNATIVAS
EL CASO DEL COBRE

A veces la longevidad confiere respeto. Objetos que en su época no tuvieron gran trascendencia, adquieren un significado y un valor diferentes si persisten a través del tiempo. Tal es el caso de la pulsera de cobre, que se ha usado durante décadas para calmar el dolor de la artrosis y que hoy aún sigue siendo popular.

Algunas investigaciones han demostrado que ciertas personas con artrosis tienen dificultad para metabolizar el cobre contenido en los alimentos que consumen. Este exceso de cobre aumenta el dolor. Por consiguiente, es conveniente que dichas personas obtengan el cobre a partir de otras fuentes. El cobre disuelto que tiene una pulsera de cobre no ingresa en el organismo por vía oral sino que penetra a través de la piel. Muchos médicos opinan que a veces ésta es la única manera que tienen los enfermos con artrosis de recibir el cobre que su organismo necesita (el cual se ha demostrado que alivia el dolor). No obstante, en el ambiente médico existe cierto escepticismo con respecto al empleo de esas pulseras. A pesar de ello, la gente las usa porque siente que le hace bien. En definitiva, se piensa que una deficiencia de cobre puede incrementar la inflamación en las articulaciones y que el complemento por vía oral no tiene el mismo efecto que el uso de las pulseras. Los médicos no estimulan dicho uso, pero tampoco desalientan a quienes desean utilizar las pulseras.

USE HIELO PARA PREVENIR EL DOLOR. Se recomienda el frío como tratamiento para las articulaciones cuando éstas se encuentren fatigadas debido al exceso de trabajo físico. Se puede aplicar tanto un trozo de hielo como una bolsa plástica con cubitos durante 15-20 minutos; luego se retira 10-15 minutos y, si es necesario, se puede repetir la secuencia durante horas.

APLIQUE CALOR PARA REDUCIR EL DOLOR. Cuando las articulaciones se calientan, se hinchan y se vuelven más sensibles, el calor es la mejor solución; el frío, en cambio, las dañaría más.

NO SOBREPROTEJA LAS ARTICULACIONES. Es importante que las personas con artrosis sigan un programa de ejercicios de *aerobic*. Es aconsejable caminar, montar en bicicleta o nadar, porque de esta manera las articulaciones no se resienten en exceso.

Puede efectuarse cualquier tipo de ejercicio tolerable, con el objetivo de que la velocidad del pulso se eleve al menos a 120 pulsaciones por minuto, lo cual redundará en un beneficio para los pulmones y el corazón.

Algunas investigaciones han demostrado que el ejercicio vigoroso puede dar excelentes resultados en los pacientes con artritis reumática, así como mejorías en los planos fisiológico y psicológico.

En una prueba cuyo objetivo era comprobar si los síntomas de la fatiga y de la depresión eran el resultado de malas condiciones físicas, se sometió a 54 pacientes a un programa con ejercicios de *aerobic* de bajo impacto.

Se concluyó que el ejercicio vigoroso no provoca inflamaciones en las articulaciones y, en cambio, mejora el andar, las actividades físicas y el estado físico general, al mismo tiempo que favorece la disminución del dolor en las articulaciones, la hinchazón y el malestar general.

ABANDONE LOS CALMANTES. Las píldoras para dormir, los tranquilizantes y los narcóticos forman una parte importante de la vida de los que padecen artrosis. Evidentemente, dan buenos resultados pero cada vez se requieren dosis mayores para obtener el mismo efecto y, a la larga, terminan por ocasionar más problemas de los que resuelven.

A pesar de que es preferible consultar con un profesional, se recomienda sustituir gradualmente el uso de los fármacos mencionados por la biorretroacción u otra terapia similar o, en ocasiones, calmantes como la aspirina y el ibuprofeno, que no son narcóticos.

ALGUNAS HIERBAS A VECES SON BENEFICIOSAS

En general, las hierbas no son útiles para aliviar el dolor de la artrosis, aunque algunas pueden serlo en ocasiones. Probablemente la más beneficiosa es la corteza de sauce, ya que contiene salicina, que es muy similar a la aspirina. Pero para tratar la artrosis se necesita una gran cantidad. Otra hierba bastante usada es la hierba de carmín de grana. No obstante, no se han llevado a cabo estudios al respecto y se desconoce si puede tener algún efecto tóxico.

ACEITE DE PESCADO PARA CALMAR EL DOLOR. Mucha gente utiliza el aceite de pescado como calmante. En algunas investigaciones se comprobó una mejoría en la fatiga y la sensibilidad de las articulaciones en pacientes con artritis reumática que habían ingerido cápsulas de aceite de pescado.

A pesar de que en los últimos años se ha observado una presión en contra del uso de aceite de pescado, su ingrediente activo (los ácidos grasos omega-3) está presente en el aceite de hígado de bacalao. Una cucharadita al día puede ayudar a aliviar los síntomas de la artritis reumática, brindando al organismo una cantidad importante de vitaminas D y A. La vitamina D es necesaria para el fortalecimiento de los huesos, y la vitamina A tiene efectos antiinflamatorios. Los aceites de pescado también compiten con otro tipo de ácidos grasos que se cree que son los causantes de las inflamaciones artríticas.

Hay que tener en cuenta que tanto la vitamina A como la D pueden resultar tóxicas si se ingieren en cantidades excesivas. Su ingestión debe limitarse a una cucharadita de aceite de hígado de bacalao por día. Con el tiempo, una mayor cantidad podría causar problemas hepáticos. Consulte con su médico si considera que necesita un suplemento de aceite de pescado o de vitamina D. Asimismo, puede optar por una dieta baja en calorías que incluya pescado como la caballa o el salmón, que también contienen ácidos omega-3.

LOS MASAJES. El masaje para aliviar el dolor debe hacer trabajar los músculos cuyos tendones se insertan en las articulaciones dolorosas. Por ejemplo, si usted tiene artrosis en las manos, ha de efectuar el masaje en el antebrazo, desde las muñecas hasta el codo, usando la técnica de la compresión. Para ello, debe ejercer presión sobre el músculo, con la base de la palma de las manos, el pulgar o el codo, mantenerla durante varios segundos y luego soltarlo. Para la artrosis en el talón o en el pie, se masajean la pantorrilla y la cara anterior de la pierna.

ESTIMULE LA INGESTIÓN DE VITAMINA C. Los estudios han demostrado que las personas con artritis reumática son deficientes en vitamina C. La falta de esta vitamina empeora la artritis reumática, y un aumento de su aporte, en cambio, puede ocasionar una regresión de la enfermedad.

La vitamina C es un muy buen remedio casero para los que padecen artritis reumática y su toxicidad es prácticamente nula. Si una persona ingiere alrededor de 500 mg a lo largo del día, cantidad que no es excesiva, logrará la proporción necesaria para obtener sus beneficios. No obstante, antes de embarcarse en una terapia con vitamina C consulte con su médico.

ABSTÉNGASE DE CIERTOS ALIMENTOS. Cuando los pacientes con artritis reumática evitan ciertos alimentos y productos lácteos los resultados son muy significativos. Entre ellos cabe citar las patatas blancas, los tomates, las berenjenas y todos los pimientos, excepto la pimienta negra.

Quien padece artrosis debe seguir una dieta personalizada, que ha de establecer mediante una prueba para conocer las comidas que lo perjudican. Tendrá que eliminar muchas de sus comidas preferidas, pero que le producen reacciones alérgicas.

Por ejemplo, si usted desea comer tomates, elimínelos de su dieta durante una semana. Asegúrese de que no haya tomate en nada de lo que usted coma, lo cual significa verificar las etiquetas de todas las comidas envasadas, así como evitar los tomates crudos. Si sus síntomas empeoran durante los siguientes 3 o 4 días, esto revelará que tiene alergia al tomate ya que dicho empeoramiento es un signo de adicción. A los 5 o 6 días se sentirá mejor y será el momento de consultar con el médico para someterse a un estudio sobre la alergia.

ELIMINE LOS ACEITES VEGETALES. No hay duda de que los aceites vegetales son beneficiosos para la mayor parte de la gente pero, según se ha demostrado, las personas con artrosis constituyen un caso especial y necesitan disminuir su consumo y, al mismo tiempo, aumentar el de aceites ricos en ácidos grasos omega-3.

Esto no significa que se deban eliminar completamente los vegetales, sino que se trata de evitar productos como las ensaladas condimentadas, las comidas fritas y las margarinas, puesto que contienen aceite. Estas comidas contienen una alta proporción de ácidos grasos omega-6, que se ha demostrado causan inflamación a los enfermos con artritis reumática. Hay dos aceites que son bajos en ácidos omega-6: el aceite de canola, que se obtiene de la colza, y el aceite de oliva. Ambos deben usarse con moderación, para obtener un nivel máximo de grasa inferior al 30 % de las calorías totales.

CONSUMA ZUMO DE ZANAHORIA. El ayuno con jugo de vegetales reduce significativamente el dolor en los pacientes con artritis reumática.

Son muy recomendables los zumos de zanahoria, apio, col o tomate. Para comenzar, se debe hacer un ayuno estrictamente basado en el consumo de zumos vegetales un solo día de la primera semana. La siguiente semana el ayuno se efectúa dos días, por ejemplo lunes y miércoles, y la tercera tres días (lunes, miércoles y viernes). Sin embargo, consulte con su médico antes de comenzar cualquier dieta.

Asma

20 MANERAS DE PARAR UNA CRISIS

El asma significa que las vías respiratorias están obturadas. Las vías respiratorias bronquiales se contraen súbitamente y usted siente una opresión en el pecho, sensación de falta de aire, tose y respira ruidosamente.

En las personas menores de 40 años, probablemente el 90 % de los casos de asma son provocados por una alergia. El polen de los árboles, de las malas hierbas y del césped, el pelo de los animales, los ácaros del polvo y el moho son los causantes del asma más comunes (para mayor información sobre estos alergenos, véase pág. 28). En las personas mayores de 40 años, estos agentes son responsables del 50 % de los casos. El otro 50 % es provocado por un trastorno pulmonar denominado enfisema.

Con independencia de su causa, el asma puede llegar a ser una sentencia de por vida. No obstante, usted puede controlar sus problemas respiratorios, ya que el asma es una enfermedad reversible. Y no es necesario que se vaya al desierto del Sahara en busca de un remedio para su enfermedad, ya que es mucho lo que puede hacer desde su propia casa.

MANTÉNGASE LEJOS DE LAS HABITACIONES LLENAS DE HUMO. Las personas que padecen asma no deberían fumar, pero, además, según demuestran los estudios, la gente que rodea a los asmáticos tampoco debería hacerlo. Si alguien en la casa fuma, contribuye a empeorar al individuo afectado, y, especialmente, a los niños.

NO ENCIENDA FUEGO. Arrojar otro leño al fuego o a la estufa es también como aprovisionar de combustible al asma. Las estufas de leña y las chimeneas representan un serio problema para los asmáticos. Si usted tiene que encender el fuego, asegúrese de que tanto la estufa de madera como la chimenea estén herméticas, para reducir la cantidad de partículas que queden desprendidas por la habitación y, en consecuencia, por los pulmones. Asegúrese de que la habitación esté bien ventilada y que la chimenea funcione correctamente.

TOME UN ANTIÁCIDO ANTES DE IRSE A LA CAMA. Irse a la cama con el estómago lleno también puede favorecer la aparición de una crisis asmática. El reflujo gástrico puede producir el mismo efecto, ya que el contenido del estómago —que asciende hacia el esófago— puede filtrarse y alcanza las vías respiratorias mientras usted está descansando. Coloque un soporte bajo su cama y eleve la almohada para prevenir el reflujo gástrico y tome un antiácido antes de ir a la cama para reducir la acidez del estómago.

MANTÉNGASE LEJOS DEL FRÍO. Usted abre la puerta de su casa, da un paso hacia fuera y siente un fuerte golpe causado por un soplo de aire frío (que parece venir del polo norte). ¿Qué puede hacer? Los médicos recomiendan quedarse en casa cuando hace mucho frío.

CÓMPRESE UNA BUFANDA QUE ABRIGUE. Si no puede quedarse en su casa, cuando salga, al menos cúbrase bien la boca y la nariz. El aire frío puede provocar asma, pero si se cubre la nariz y la boca con una bufanda, respirará un aire caliente y húmedo.

NO VAYA HASTA EL DESIERTO EN BUSCA DE ALIVIO. Un clima cálido y seco lo ayudaría, sin duda alguna, pero es difícil conseguir el clima ideal. Muchas regiones áridas y montañosas eran, hasta hace poco, un paraíso para los asmáticos, pero en los últimos años, las cosas han cambiado, especialmente a partir de la urbanización y el regadío.

CÓMO REDUCIR EL EJERCICIO QUE INDUCE AL ASMA

¿Sufre una crisis de asma después de andar cinco o seis calles? Cuando efectúa un esfuerzo físico intenso, ¿siente que le cuesta trabajo respirar? Si sus respuestas son afirmativas, usted padece la denominada asma inducida por el ejercicio y pertenece a un privilegiado grupo de asmáticos.

En los juegos olímpicos de 1984, celebrados en Los Ángeles, casi el 20 % de los participantes padecía este tipo de asma. En la población general, su incidencia es del 10 %. Si usted es uno de los afortunados, a continuación le brindamos los siguientes consejos.

Abra sus fosas nasales, no su boca. Si usted abre la boca para intentar respirar cuando realiza un ejercicio físico intenso, su garganta se seca y se enfría, lo cual favorece la aparición de asma. Mantenga cerrada la boca y respire por la nariz.

Nade para humedecer sus vías respiratorias. La natación es el mejor deporte para los asmáticos, ya que la humedad impide que se les seque la boca. También son buenos los deportes que requieren esfuerzos físicos en períodos breves e intensos como el baloncesto, el tenis, el golf, etc.

Lleve consigo la medicación. Tome la medicación aproximadamente unos 15 minutos antes de vestirse para hacer ejercicio. Esto, por supuesto, está sancionado por el Comité Olímpico Internacional, pero usted no se preocupe por ello.

Ahora el aire contiene sustancias que no existían hace 25 años, de forma que los asmáticos que viven en esas zonas tienen tantos o más problemas que en otros lugares. Si usted aún insiste en salir al exterior, busque una zona de clima templado y seco y poco industrializada. Luego, tómese unas vacaciones durante 2 o 3 semanas y compruebe cómo le ha ido.

INSTALE AIRE ACONDICIONADO AUTORREGENERADOR DE AIRE. El aire acondicionado puede ser conveniente para los asmáticos, siempre que el aire no provenga del exterior, puesto que éste contiene partículas de polen. El aire frío con polen es lo peor para el asma. Instale un sistema de aire acondicionado con recirculación.

CONTROLE SUS COMIDAS. Comer alimentos inadecuados puede resultar la mejor receta para desencadenar una crisis asmática. Las comidas que suelen provocar asma son: leche, huevos, almendras y mariscos. Si usted es asmático trate de comprobar cuáles son las comidas que le provocan un ataque y evítelas.

MANTÉNGASE FUERA DE LA COCINA. El olor de las comidas puede provocar un ataque asmático, incluso el olorcillo a huevo frito en una paella o un mínimo aroma que se desprenda de cualquier comida.

SEA COMEDIDO CON LA SAL. Los estudios han demostrado que la sal de mesa puede, a la larga, tener efectos sobre el asma. Existe una importante correlación entre el consumo de sal de mesa y la tasa de mortalidad tanto de hombres como de niños. Comprar sal no mata a nadie, pero comerla ya es otro cantar.

CONTROLE LOS ADITIVOS EN LAS COMIDAS. Los aditivos en las comidas, sobre todo los metabisulfitos y, posiblemente, el glutamato monosódico, pueden provocar un ataque de asma. Los metabisulfitos más comunes se pueden encontrar en las cervezas, el vino, los camarones y los frutos secos.

En el pasado, se solía rociar con sulfitos las frutas y los vegetales cortados para ensaladas, para darles una apariencia más fresca, pero ahora esta práctica ha sido prohibida.

Cuando coma fuera de su casa, pregunte si las comidas llevan aditivos del tipo del glutamato monosódico o de los metabisulfitos y, si es así, pida que no se los pongan.

USE ANALGÉSICOS SIN ASPIRINA. La «tríada de la aspirina» es, en términos médicos, un conjunto de trastornos formados por sensibilidad a la aspirina, asma, pólipos nasales y sinusitis. Los médicos aseguran que los pacientes que padecen pólipos nasales, sinusitis y asma no deben recibir ningún antiinflamatorio no esteroideo, como aspirina o ibuprofeno, puesto que pueden poner en peligro la vida.

La sensibilidad a la aspirina puede manifestarse en cualquier momento, por lo que no se recomienda su empleo. Sin embargo, este problema no existe cuando se usa paracetamol.

PRESTE ATENCIÓN A LOS NUEVOS SÍNTOMAS

El asma no es una enfermedad para pasar por alto. La tasa de mortalidad por asma ha aumentado al 23 % y seguirá aumentando año tras año. Esto preocupa, sobre todo, a los médicos, puesto que se trata de una enfermedad reversible y, por lo tanto, nadie debería morir por su causa. ¿Por qué ocurre esto? Por un lado, porque los pacientes no se dan cuenta de la gravedad de la enfermedad y, por otro, porque muchas veces no toman la medicación de forma correcta o sólo acuden al médico cuando ya presentan complicaciones.

¿Cómo saber cuándo se necesita ayuda? Cuando usted advierta que su asma va en aumento y, en consecuencia, debe tomar más medicación de la habitual.

Por ejemplo, si normalmente usted trata su asma con una o dos inhalaciones semanales y de pronto necesita más de tres o cuatro por día, esto ya es un signo muy convincente de que tiene que acudir a un especialista. Siempre debe controlar el uso que hace de la medicación.

También se recomienda ver al médico si presenta dificultades para respirar.

USE CORRECTAMENTE LOS INHALADORES. El inhalador, ya sea prescrito por el médico o bien de venta libre, puede brindar un alivio inmediato en una crisis asmática siempre que se utilice correctamente.

El inhalador no es un refrescante bucal. No se debe rociar con él la garganta, ya que no llegaría hasta los pulmones. Si observa una especie de vapor que sale de la boca, entonces no lo está haciendo bien.

Tampoco piense que sólo es cuestión de dar unos cuantos golpecitos con el inhalador apoyado contra su boca. Sostenga el inhalador a unos 2 cm de la boca, abierta, respire lenta y profundamente, inmediatamente después de iniciar una respiración, presione el inhalador. Continúe respirando y luego contenga la respiración entre 3 y 5 segundos.

La primera inhalación abre las vías respiratorias; si usted efectúa dos seguidas, la segunda no tendría efecto alguno. Por el contrario, si espera 2-5 minutos para realizar la segunda inhalación, será beneficioso.

RECURRA A LA CAFEÍNA. Usted se encuentra lejos de la civilización y de pronto se da cuenta de que se ha dejado el inhalador en casa. ¿Qué hacer si siente que se aproxima un ataque? Busque la cafetera. Unas cuantas tazas de café fuerte ejercerán un efecto muy beneficioso. Los asmáticos ingieren cierto tipo de píldoras que contienen una cantidad de cafeína equivalente a dos tazas de café. La cafeína permite respirar mejor y, en consecuencia, el asma mejora. La cafeína y el popular fármaco para el asma, la teofilina, son casi idénticos (el organismo en realidad no nota la diferencia). Sin embargo, la cafeína no es un sustituto de su medicación. No se la recomiendo para un tratamiento, pero sí para una emergencia. Entonces, cuando no tenga el remedio a mano, dos tazas de café muy fuerte, cacao caliente o un par de barras de chocolate le vendrán de perilla hasta que consiga un inhalador.

ALISTE VITAMINA B$_6$ PARA LA BATALLA. El conocimiento acerca de la efectividad de la vitamina B$_6$ en el asma se debió al azar. Cuando los investigadores estudiaron los efectos de la vitamina en los enfermos de anemia de células falciformes, descubrieron que algunos miembros del grupo que no padecía dicha enfermedad tenían antecedentes de asma.

La ingestión de 50 mg diarios de vitamina B$_6$ redujo su asma. Dosis elevadas de vitamina B$_6$ pueden ser tóxicas y, por lo tanto, no son recomendables. Aunque 50 mg son bien tolerados, se aconseja la supervisión de su médico.

ESCUCHE SUS PULMONES. La mejor manera de combatir una crisis asmática es, por supuesto, que no llegue a producirse.

Aprenda a reconocer sus características y los primeros signos, para, de esta forma, acudir inmediatamente al médico.

El asma grave se instaura gradualmente, de manera que ante los primeros signos es posible intervenir en el proceso y detenerlo. Cuanto antes actúe, menor será la intensidad del asma.

Bronquitis

9 CONSEJOS PARA DEJAR DE TOSER

Comienza con un cosquilleo. Una mano invisible le roza con una pluma la garganta. Luego, sigue el retumbo desde lo más profundo de su pecho. Inmediatamente, el volcán que tiene en sus pulmones erupciona y durante los siguientes minutos se acumula un montón de flema, que no es otra cosa que la lava de los pulmones.

Usted tiene bronquitis o, mejor dicho, la bronquitis lo tiene a usted. La bronquitis lo domina debido a que no puede hacer gran cosa para controlarla.

En cierta forma, la bronquitis se parece mucho a un resfriado. Habitualmente es causada por un virus, frente al cual los antibióticos resultan ineficaces. Sin embargo, a veces el responsable es una bacteria y, por fortuna, en estos casos los antibióticos sí pueden actuar.

Por lo general, la bronquitis aguda desaparece en el término de 1 o 2 semanas, mientras que los que padecen una bronquitis crónica no cesan de toser y respirar con dificultad durante meses. Aunque es recomendable dejar que esta enfermedad siga su curso normal, hay algunas cosas que usted puede hacer para respirar mejor.

ABANDONE EL CIGARRILLO. Es lo mejor que puede hacer, especialmente si padece una bronquitis crónica. Deje de fumar y las probabilidades de librarse de esta enfermedad aumentarán en forma espectacular. El 90-95 % de las bronquitis crónicas están directamente relacionadas con el tabaco. Si usted ha fumado durante un largo período de su vida, el daño causado a sus pulmones puede ser irreversible. En cambio, si lo ha hecho durante poco tiempo, tiene muchas probabilidades de recuperarse totalmente.

CONSEJOS MÉDICOS

CUÁNDO DEBE CONSULTAR AL MÉDICO

La bronquitis requiere la presencia del médico cuando:
• Su tos no sólo no mejora sino que empeora después de una semana.
• Tiene fiebre o elimina sangre con la tos.
• Tiene una edad avanzada y cada vez que enferma sufre accesos de tos seca.
• Siente que le falta el aliento y tiene un tos muy abundante.

NO SE CONFORME CON SER FUMADOR PASIVO. Evite a los fumadores y, si su pareja fuma, intente que deje de hacerlo. Su bronquitis puede ser la consecuencia del hábito tabáquico de los otros.

Debe tratar de alejarse del humo del tabaco. Aunque usted no fume, si está expuesto al humo de los demás —es decir, es un fumador pasivo— sufrirá bronquitis.

DEJE QUE LOS LÍQUIDOS FLUYAN. Beber líquidos ayuda a fluidificar la mucosidad y, por lo tanto, es más fácil expectorarla. Se recomienda beber entre 4 y 6 vasos de líquido al día para que la mucosidad se disuelva sin dificultad.

Lo mejor es beber líquidos calientes o agua natural. Evite la cafeína y las bebidas alcohólicas ya que son diuréticas y, en consecuencia, orinará más y perderá más líquido del que originariamente quería ganar.

RESPIRE AIRE CALIENTE Y HÚMEDO. El aire caliente y húmedo también lo ayudará a fluidificar la mucosidad. Si ésta es muy espesa y difícil de eliminar, sin duda un vaporizador lo ayudará a aflojar las secreciones.

Si no dispone de un vaporizador, puede dejar correr el agua caliente del grifo de la ducha y respirar el vapor caliente y húmedo que desprende.

NO TIRE LA TOALLA. Inhalar vapor puede ser muy beneficioso. Llene el lavabo del cuarto de baño con agua caliente y cubra con una toalla su cabeza y el lavabo, formando una tienda. Inhale el vapor durante 5-10 minutos cada 2 horas.

NO ESPERE DEMASIADO DE LOS EXPECTORANTES. No existen pruebas científicas de que alguna medicina seque la mucosidad. Beber mucho líquido es lo más recomendable para eliminar las secreciones.

FUMADORES: SÍ A LA LECHE

A los fumadores que padecen bronquitis crónica se les indica que beban leche. En estudios científicos realizados en 2.539 fumadores se ha demostrado que los individuos que fumaban cigarrillos y bebían leche tenían una frecuencia de ataques de bronquitis crónica sustancialmente menor que los que fumaban pero no bebían leche.

Los fumadores que bebían leche consumían un promedio de un vaso diario. Se aconseja definitivamente a todos los fumadores que beban leche.

Todavía hoy no se sabe a ciencia cierta por qué la leche ayuda a suprimir la bronquitis en los fumadores, ya que este efecto no se observa en los no fumadores. De todas maneras, no se recomienda la leche como un antídoto para los fumadores que padecen bronquitis.

Para concluir, la mejor forma de deshacerse de la bronquitis crónica es dejar de fumar.

ESCUCHE SU TOS. ¿Su tos es productiva o improductiva? Si es productiva, es decir, si con ella expectora esputo, usted no debe eliminarla completamente, ya que no permitiría que sus pulmones se libraran de las secreciones perjudiciales. Un consejo: resista todo lo que pueda.

REDUZCA LA TOS. En cambio, si su tos es improductiva, es decir, no elimina esputo, se recomienda tomar una medicina para suprimir la tos. Elija un remedio que contenga el principio activo dextrometorfano.

Bruxismo

10 MANERAS PARA EVITAR EL RECHINAR DE DIENTES

Como los vampiros, los que padecen bruxismo hacen ruido al masticar pero, a diferencia de ellos, no les atraen los cuellos. En cambio, lo que hacen es apretar los dientes superiores contra los inferiores una y otra vez.

No lo hacen voluntariamente, sino que el estrés les produce la necesidad de apretar y rechinar. (Algunos dicen que es un instinto primario, una reacción frente al estrés o al enfado.)

Si bien el bruxismo resulta del estrés, puede tener muchas consecuencias perjudiciales. Si no se trata a tiempo, puede conducir a la pérdida de los dientes, dolores de cabeza, de cuello y de espalda y otra gran cantidad de síntomas conocidos como síndrome de la articulación temporomandibular. En ocasiones, el ruido de rechinamiento (si ocurre durante la noche) puede llegar a arruinar un matrimonio.

Pero antes de acudir a un abogado para tramitar un divorcio o comenzar a dormir con un calcetín en la boca, siga los remedios caseros que le sugerimos a continuación.

DURANTE EL DÍA, MANTENGA LA CABEZA EN LA POSICIÓN MÁS SALUDABLE. Sus dientes deben entrar en contacto sólo cuando mastique comida o trague. Si usted practica mantener los dientes separados, reducirá su necesidad de apretar y rechinar. Coloque notas por toda la casa y en su lugar de trabajo para recordar que no debe olvidarse que no tiene que rechinar ni apretar los dientes. Puede repetirse a sí mismo la siguiente frase: «Labios juntos, dientes separados».

MASTIQUE UNA MANZANA. Si usted rechina los dientes por la noche, intente cansar su mandíbula masticando una manzana, una coliflor o zanahorias crudas antes de irse a la cama. Esto puede ayudarlo a reducir la hiperactividad de su boca. Esta actividad puede ser beneficiosa para los niños, ya que es muy común que por las noches rechinen los dientes.

APLIQUE CALOR SOBRE SUS MANDÍBULAS. Doble un paño, colóquelo debajo del grifo de agua caliente, escúrralo y aplíquelo a ambos lados de la cara. Hágalo tantas veces como pueda, ya que ello lo ayudará a relajar los músculos que están muy apretados y que a menudo le provocan dolores de cabeza.

POR LA NOCHE, CUANDO LE RECHINEN LOS DIENTES, INTENTE USAR UN PROTECTOR BUCAL. En las tiendas de deporte venden protectores bucales para evitar el rechinar de dientes durante la noche. Debe mojar el protector en agua caliente, colocarlo dentro de la boca y morder hasta que se acomode adecuadamente. Este tipo de ayuda se puede utilizar de forma temporal y, si le da resultado, puede consultar con su odontólogo para que confeccione uno de mejor calidad y a su medida.

ANTES QUE NADA, CÁLMESE. Los expertos coinciden en que el bruxismo está intrínsecamente relacionado con el estrés. Por lo tanto, lo mejor que puede hacer para evitar el rechinamiento es relajarse y, para ello, debe:

- Desterrar de su dieta la cafeína y los hidratos de carbono como las golosinas y los postres. Esto también lo ayudará a mejorar su nutrición general.
- Tomar baños calientes en la bañera.
- Encontrarse a gusto consigo mismo.
- Aprender técnicas de relajación general, como las de relajación progresiva y meditación.

Bursitis

8 MANERAS PARA SUPRIMIR EL DOLOR

El cuerpo humano presenta 8 pequeñas bolsas en cada hombro, 11 alrededor de cada rodilla y unas 78 a cada lado. Muchas de ellas ni siquiera se conocen.

Si una sola de estas bolsas deja de cumplir su función inmediatamente comprenderá la importancia de esas pequeñas cavidades llenas de líquido y sabrá lo dolorosa que es la enfermedad denominada bursitis.

Estas cavidades (bolsas) permiten que las articulaciones del cuerpo trabajen de forma suave y sin fricción. Los médicos opinan que llevan a cabo una función tan perfecta e inadvertida que cuando una de ellas falla, en general se atribuye a otras causas más importantes del organismo.

La bursitis nunca avisa cuándo atacará; aparece, se retira y vuelve a aparecer. Éste es el curso de una bursitis aguda; así, los que la padecen notan que por momentos se agrava y por momentos desaparece. Además, resulta muy frustrante, ya que no se sabe a ciencia cierta cuáles son los tratamientos más efectivos.

Hasta que la ciencia médica encuentre el remedio más adecuado para la bursitis, he aquí unas sugerencias que pueden ayudarlo a aliviar temporalmente el dolor.

EL REPOSO ES LA MEJOR MEDICINA. Ante la aparición de dolor en una articulación, lo primero que se debe hacer es dejarla en reposo. Hay que interrumpir la actividad que provoca el daño y no hacer trabajar la articulación. Olvídese de los viejos consejos acerca de que el deporte ayuda a disminuir el dolor.

QUÉDESE QUIETO Y PÓNGASE HIELO. Alterne 10 minutos con hielo, 10 de descanso, 10 con hielo y así sucesivamente. Mientras la articulación esté caliente, no aplique calor sobre ella.

INTENTE CON LOS OPUESTOS. Si el dolor o la hinchazón son soportables y la articulación no está caliente, se puede combinar el tratamiento con calor y frío de la siguiente manera: 10 minutos con hielo, 10 minutos con calor y así sucesivamente.

TOME REMEDIOS DE VENTA LIBRE. Si no es alérgico puede utilizar un antiinflamatorio como la aspirina. Su efecto es prolongado, por lo que no se requiere tomarla muy a menudo. Por otra parte, las aspirinas con recubrimiento entérico son absorbidas por el intestino y resultan muy apropiadas para los que padecen úlceras.

CALME EL DOLOR CON ACEITE DE CASTOR. El dolor agudo de la bursitis suele desaparecer en 4 o 5 días. Sin embargo, puede durar más tiempo. Cuando el dolor deja de ser agudo, se debe cambiar la terapia. Es en este momento cuando el calor debe reemplazar al frío y el ejercicio a la inmovilización.

Se recomienda utilizar aceite de castor, que es muy simple de obtener y muy efectivo. Distribuya aceite de castor sobre la articulación afectada. Cúbrala con un paño de lana o de algodón y luego aplíquese un paño caliente. ¡Eso es todo!

APRENDA A BALANCEAR EL MIEMBRO AFECTADO. Si el dolor se localiza en el codo o en el hombro, puede balancear el brazo para disminuir la molestia. Efectúe este ejercicio sólo un par de minutos al principio, pero repítalo varias veces al día.

Si usted quiere mantener la movilidad, para no tener un hombro rígido, pero no desea producir un sobreestiramiento, puede inclinarse hacia delante y sostener todo su cuerpo sobre una silla con el brazo y la mano sanos. En esta posición, deje que el otro brazo caiga hacia abajo y balancéelo hacia un lado y hacia otro, hacia delante y hacia atrás y, finalmente, describiendo círculos en ambos sentidos.

INTENTE CON UN MOVIMIENTO GATUNO. No se debe sobrevalorar la importancia del ejercicio después de una bursitis. Nuestros expertos recomiendan las técnicas del estiramiento para volver al estado normal y completo de las articulaciones.

Un ejercicio de estiramiento primario y efectivo para las articulaciones rígidas del hombro es el denominado estiramiento de gato. Póngase con las manos y las rodillas sobre el suelo, colocando las manos un poco más adelante que la cabeza. En esta posición, con los codos extendidos, lleve su cuerpo hacia atrás y descienda sobre los talones.

Hay médicos que recomiendan a sus pacientes apoyar las manos en la pared e ir elevándolas moviendo los dedos, hasta que las axilas entren en contacto con ella. ¡Esto es lo que se considera un ejercicio efectivo!

TÓMESE TIEMPO DURANTE DIEZ DÍAS. Muchos médicos opinan que la mejor medicina es el tiempo. Tómese una dosis diaria de tiempo durante 10 días. A veces será suficiente con menos, o con más, pero el tiempo siempre es efectivo. Si todo lo demás falla, el tiempo curará la herida.

Cabello graso

16 SOLUCIONES PARA NEUTRALIZARLO

Esta mañana usted se ha pasado casi 20 minutos con el secador en una mano y el gel en la otra, tratando de dar forma a sus rebeldes mechones.

Hacia el mediodía se da cuenta de que ha perdido la batalla. Una rápida ojeada en el espejo y su estado anímico se derrumba como su peinado. Esa fábrica de aceite (como usted llama a su cuero cabelludo) sencillamente no para.

¿Qué ocurre?

Es posible que usted tenga demasiado cabello. Cuanto más fino es éste, mayor es su cantidad por centímetro cuadrado de cuero cabelludo. En la base de cada pelo se encuentran las glándulas sebáceas, que producen una secreción sebácea (el aceite graso que específicamente tienen los cabellos grasos). Cuanto más cabello tiene, mayor es el número de glándulas sebáceas y, en consecuencia, más aceite produce. Las personas con cabello fino tienen unas 140.000 glándulas sebáceas en el cuero cabelludo. Los pelirrojos, que presentan un promedio de 80.000 a 90.000 pelos en la cabeza, muy raras veces tienen el cabello graso. En cambio, los rubios, en su mayoría, tienden a tener un cabello sedoso y fino como el de los bebés y, por ello, son los que más problemas de grasa tienen.

La textura del cabello también es importante. Los mechones finos tienden a alisarse con mucha facilidad y la grasa se vuelve muy evidente. Por el contrario, los cabellos resistentes y ondeados no parecen tan grasientos. Todo esto tiene mucho que ver con la percepción.

El calor intenso y la humedad pueden acelerar la producción de aceite, así como también los cambios hormonales. Los andrógenos, hormonas básicamente masculinas, pueden activar las glándulas sebáceas. El estrés eleva los niveles de andrógenos en la sangre tanto en los hombres como en las mujeres.

Pero los andrógenos no son los únicos responsables de la grasa de los cabellos en los hombres. Éstos suelen tener el cabello más fino que las mujeres. Tienen un promedio de 311 pelos por centímetro cuadrado de cuero cabelludo, mientras que en las mujeres es de 278. La diferencia representa un 10-15 %.

¿Qué se puede hacer con la fábrica de aceite en su cuero cabelludo? He aquí lo que nuestros expertos aconsejan.

APLIQUE CHAMPÚ CON FRECUENCIA. Nuestros expertos coinciden en que lo mejor que se puede hacer para combatir el exceso de grasa en el cuero cabelludo es lavarse con champú una vez al día, sobre todo, si usted vive en una gran ciudad. En el verano se aconseja hacerlo dos veces al día, ya que el calor y la humedad estimulan las glándulas sebáceas.

ESCOJA UN CHAMPÚ TRANSPARENTE. Este tipo de champú tiende a contener menos componentes pegajosos, por lo cual, limpia mejor la grasa y no deja residuos.

HÁGASE USTED MISMO UN MASAJE CAPILAR. Éste debe hacerse en el momento en que utiliza el champú, nunca entre lavados pues estimularía la secreción de grasa.

DOBLE LAVADO. Los cabellos excesivamente grasos requieren, en general, lavarse dos veces con champú en cada sesión. Debe dejar que actúe durante 5 minutos en cada lavado. No es perjudicial para el cabello ni para el cuero cabelludo.

NO USE ACONDICIONADORES. Si usted tiene el cabello graso, lo último que debe hacer es utilizar un acondicionador que dejará el cabello aún más grasoso. No los emplee.

EMPLÉELOS SÓLO EN LAS PUNTAS. Si realmente piensa que necesita un acondicionador, compre uno que contenga la menor cantidad de aceite o, si es posible, nada en absoluto. Distribuya el producto por las puntas, pero nunca por las raíces.

OBSERVE SU CABELLO DESPUÉS DE UTILIZAR CHAMPÚ. Una cantidad pequeña de champú puede quitar sólo un poco de grasa, de manera que no lo economice. Hágase usted mismo una prueba. Una vez que se haya lavado con champú y se haya secado el cabello, observe si éste todavía está grasoso. Si lo está, quiere decir que no lo ha lavado bien.

APLIQUE UN ASTRINGENTE SOBRE EL CUERO CABELLUDO. Usted puede ayudar a reducir la secreción de grasa aplicando un astringente casero directamente sobre el cuero cabelludo. Se recomienda pasar una mezcla de hamamelis y enjuague bucal en partes iguales, con un algodón sólo por el cuero cabelludo. El agua de hamamelis actúa como un astringente y el enjuague tiene propiedades antisépticas. Si su cuero cabelludo es muy grasoso, aplíquese esta mezcla cada vez que utilice champú.

NO SE CEPILLE DEMASIADO. Las personas que tienen el cabello graso han de ser muy cuidadosas y no cepillarse enérgicamente, puesto que arrastrarían la grasa desde el cuero cabelludo hasta las puntas del cabello.

CORTE SU CABELLO PARA DARLE CUERPO. Para dominar el cabello lacio y achatado, córtelo de forma que le dé cuerpo. Si se corta desde abajo, se ayuda a levantar el cabello. Se debe cortar escalonado. Si a usted no le gusta llevar el pelo sin forma, evite que tenga un solo largo.

SÉQUESE EL CABELLO EN DIRECCIÓN OPUESTA A SU CRECIMIENTO. Si lo deja a su aire, el cabello graso tiende a ser lacio y caído. Intente mimarlo y le dará más plenitud. Cuando se seque el cabello sea creativo con las técnicas que aplique. Use un cepillo para levantarlo a la altura de las raíces o inclínese hacia delante y con suavidad cepille el cabello por encima de su cabeza.

APRENDA A RELAJARSE. Las hormonas influyen en la producción de grasa. Cuando usted está estresado, su cuerpo produce más andrógenos, los cuales estimulan la secreción de grasa. Se aconseja practicar técnicas de relajación.

CONSULTE ACERCA DE LAS PÍLDORAS ANTICONCEPTIVAS. Estos medicamentos tienen un efecto decisivo en el equilibrio de las hormonas femeninas, las cuales afectan la producción de grasa. Consulte a su ginecólogo al respecto.

PÁSESE A LA CERVEZA. La espuma para el cabello lo reseca y obstruye los poros. Muchos expertos aconsejan el uso de cerveza como loción para los cabellos grasos. Guarde la cerveza en un recipiente de plástico y téngalo cerca de la bañera; en caso contrario, no se mantendrá más de un par de días.

REFRÉSQUESE CON LIMÓN. Exprima el jugo de dos limones en un cuarto de litro de agua, preferentemente destilada. Enjuáguese bien y el efecto será sorprendente.

ENJUÁGUESE CON VINAGRE DE SIDRA DE MANZANA. Mezcle una cucharada de vinagre en medio litro de agua y utilícela como enjuague final. Esta solución es tónica para el cuero cabelludo y elimina todo el residuo de jabón impidiendo que éste alise el cabello.

Cabello seco

10 MANERAS DE OBTENER UNA CABELLERA DÓCIL

El número medio de cabellos en la cabeza de los seres humanos es 150.000. Cuando uno de ellos se seca, *todos* ellos se secan. Pero, a diferencia de una flor de jardín, la solución no consiste simplemente en agregar agua. De hecho, ésta puede ser la responsable, en particular si es salada, clorada o jabonosa.

La natación y abuso de champú son dos causas comunes de los mechones secos y encrespados. Otros culpables pueden ser las permanentes, los colorantes, las tenacillas eléctricas, el uso excesivo del secador y la exposición al viento y al sol.

Sea quien fuere el culpable, su pobre y maltratado cabello necesita ayuda ¡imperiosamente! Si presta atención, podrá oír a sus 150.000 pelos con las puntas abiertas pedir a gritos: ¡Sálvenme!

A continuación le indicamos cómo rescatar su cabello seco.

ATENCIÓN CON EL CHAMPÚ. En los últimos tiempos se ha puesto de moda lavarse el pelo a diario; el champú elimina no sólo la suciedad, sino también los aceites protectores del cabello. Si su cabello se ha secado debido al uso excesivo del jabón, es evidente que debe darle un respiro. Intente lavarse con menor frecuencia y utilice siempre un champú suave indicado para cabellos secos o dañados.

USE UN ACONDICIONADOR. Cuando el cabello se seca, la capa externa, denominada cutícula, se desprende de la parte central. Los acondicionadores regeneran las cutículas, lubrican el cabello y evitan la electricidad estática (la causante de que el cabello se encrespe). Escoja un acondicionador adecuado para usted y aplíquelo cada vez que se lave la cabeza.

NO SE RESISTA A LA MAHONESA. La mahonesa se considera un excelente acondicionador de cabello. Se recomienda dejar esta pegajosa sustancia en el cabello entre 5 minutos y una hora, antes de lavarlo.

RECÓRTESE LAS PUNTAS DEBILITADAS. El cabello seco tiende a sufrir más en las puntas. ¿Qué hacer? Recórtelas cada 6 semanas o, de lo contrario, intente tenerlas bajo control.

DÉ FORMA A SU CABELLO SIN CALOR. El calor hace más desierto el desierto más grande; es decir, contribuye a secar el cabello. Dos de las fuentes de calor más intenso son las tenacillas y los rizadores eléctricos. Se sugiere volver al uso de las tenacillas de plástico.

Para estirarse el cabello, envuelva con los mechones húmedos las tenacillas durante aproximadamente 10 minutos.

Para rizar u ondear, use tenacillas de esponja durante la noche o duerma con una trenza húmeda.

PROTEJA EL CABELLO DE LOS ELEMENTOS. Los fuertes vientos y el sol pueden encresparle el cabello. ¿Qué hacer? Use un sombrero, tanto para un día de brisa, un clima balsámico de verano o un día lluvioso y frío de invierno.

NO NADE CON LA CABEZA DESCUBIERTA. El cloro es uno de los elementos más destructivos para el cabello. Por ello se recomienda usar una gorra de goma cuando se nada. Si desea una protección extra, frótese el cabello con aceite de oliva antes de ponerse la gorra.

USE CERVEZA. La cerveza es una loción muy eficaz, que vuelve brillante y sano el cabello, incluso si éste es seco. El truco consiste en aplicar la cerveza mediante un aerosol sobre la cabeza después de lavarla con champú y secarla parcialmente con la toalla. El cabello no debe estar totalmente seco ni peinado.

No se preocupe por el olor, ya que desaparece muy pronto.

CONSIDERE LA POSIBILIDAD DE ACUDIR A UNA PELUQUERÍA ESPECIALIZADA. Nuestros expertos opinan que un tratamiento profesional de humedecimiento para cabellos secos puede hacer maravillas. Un tratamiento con vapor, aceites y cremas requiere una hora, y realmente después se comprueban resultados.

Cálculos renales

12 LÍNEAS DE DEFENSA

Muchas personas aseguran que son capaces de tratarse los dientes sin anestesia, pero que cuando han sufrido un cólico nefrítico han llorado de dolor.

Si usted padece de cálculos renales, es muy probable que no pueda evitar el llanto. Los médicos no siempre saben por qué algunas personas forman esos pequeños cristales de sal y minerales en sus riñones. Una cosa sí está clara: provocan un intenso dolor.

OTRA ALTERNATIVA

¿QUÉ HAY DEL JUGO DE ARÁNDANOS?

Según la tradición, el jugo de arándanos es bueno para las enfermedades del riñón e, incluso, para los cálculos renales. Pero ¿qué hay de verdad en ello?

Algunos expertos creen que es posible que el jugo ácido de los arándanos acidifique la orina, efecto que impediría la formación de cálculos de calcio. Sin embargo, se muestran escépticos en cuanto a su efectividad, ya que dudan de que pueda beberse suficiente cantidad para acidificar la orina.

¿Quiere decir esto que beber jugo de arándanos no sirve para nada? No exactamente. En cierta medida es una fuente de líquidos, lo cual puede ser útil. Pero el agua natural servirá para los mismos propósitos y no aportará calorías.

Muchas personas pueden tardar meses de paciencia y dolores hasta superar el cálculo renal. Por fortuna, usted no será uno de ellos. Actualmente, los médicos disponen de muchas técnicas para liberarlo de los cálculos renales, sin embargo, no podrán evitar que se forme otro.

Los especialistas dicen que, una vez que se ha padecido un cálculo, las posibilidades de volver a presentar otro aumentan, y, cuando esto ocurre, las posibilidades de un tercero aumentan aún mucho más.

Una medicación correcta lo ayudará a reducir la tendencia a que se formen cálculos renales, como le ocurrió a un paciente que tuvo seis cálculos renales antes del último, hace 10 años. Desde entonces, su forma de vivir ha cambiado totalmente.

Antes de que *usted* cambie *su* estilo de vida, debe saber que hay varios tipos de cálculos renales y que sólo su médico puede informarle de cuál es el tipo concreto de cálculo que usted padece. Los consejos que siguen a continuación ayudarán a reducir las posibilidades de que se formen nuevos cálculos.

BEBA MUCHO LÍQUIDO. Sea cual fuere el tipo de cálculo renal que usted padece, la medida aislada más importante de prevención es incrementar el consumo de agua. Ésta diluye la orina y ayuda a impedir que las sales y los minerales alcancen concentraciones elevadas y formen un cálculo renal.

¿Qué cantidad de líquido debe beber? La suficiente para orinar unos 2,2 l por día. Si, por ejemplo, ha estado trabajando en el jardín bajo el sol durante todo el día, necesitará beber unos 9 l de líquidos. Es la cantidad de orina lo que importa. Por eso es aconsejable que orine en un envase calibrado para saber la cantidad de orina eliminada.

VIGILE EL CALCIO. El 92 % de los cálculos renales están constituidos por calcio o productos cálcicos. Por lo tanto, si su médico le informa que el último cálculo renal que ha padecido estaba formado de calcio, debe vigilar la ingestión de este elemento. Si está tomando suplementos de calcio, debe preguntar a su médico si realmente son indispensables. Además, debe reducir (pero no eliminar) los alimentos ricos en calcio que forman parte de su dieta habitual como la leche, el queso, la mantequilla y otros productos lácteos.

CONTROLE LOS MEDICAMENTOS. Algunos antiácidos de amplio uso tienen un contenido muy elevado en calcio. Si sufre un cálculo renal y está tomando un antiácido, compruebe su composición en la etiqueta para asegurarse de que no contiene calcio. En caso contrario cambie de marca.

NO COMA MUCHOS ALIMENTOS RICOS EN OXALATOS. Aproximadamente el 60 % de los cálculos renales están constituidos por oxalato cálcico. Si todo funciona bien en su organismo, el oxalato que consuma al comer algunas frutas y vegetales será excretado. Pero si ya ha tenido cálculos renales, debe reducir el consumo de alimentos ricos en oxalato, entre los que se incluyen las habas, las remolachas, las moras, el apio, el chocolate, las uvas, los pimientos verdes, el perejil, las espinacas, las fresas, las calabazas y el té.

PRUEBE EL MAGNESIO Y LA VITAMINA B$_6$. Algunos investigadores han comprobado que un suplemento diario de magnesio disminuye la recurrencia de cálculos renales casi en el 90 % de los pacientes. Se cree que la efectividad del magnesio se debe a su capacidad (al igual que el calcio) para unirse al oxalato. Pero, a diferencia de lo que ocurre con el calcio, la unión magnesio-oxalato es menos propensa a formar cálculos dolorosos. La vitamina B$_6$ puede realmente reducir los niveles de oxalato en la orina. Según un estudio realizado, una dosis de 10 mg diarios es adecuada para conseguir este objetivo.

TOME ALIMENTOS RICOS EN VITAMINA A. En cualquier tipo de cálculo renal, la vitamina A es necesaria para mantener la integridad del tracto urinario y disminuir las posibilidades de que se formen nuevos cálculos renales. La ración dietética aconsejada (RDA) de vitamina A para los adultos es 5.000 unidades internacionales (UI).

CONSEJOS MÉDICOS

TRES BUENAS RAZONES PARA ACUDIR AL MÉDICO

Si usted ha sufrido un cálculo renal y presenta dolor, hay posibilidades de que tenga otro. Debe visitar al médico para estar seguro.

- Cualquier dolor intenso o la presencia de sangre en la orina requiere el asesoramiento de un médico.
- Si elimina un cálculo renal, debe llevárselo al médico para su análisis ya que, sabiendo qué tipo de cálculo padece, podrá ayudarlo a evitar que se produzca otro.
- Puede ser conveniente que su médico lleve a cabo una exploración radiológica. Esto es importante puesto que, por ejemplo, si el cálculo es grande podría provocar una obstrucción e, incluso, una infección. La terapia mediante onda de choque y otras técnicas no invasivas, como el tratamiento con láser, no causan dolor. También se puede prescribir medicación para evitar la recurrencia de los cálculos renales.

Esta cantidad se alcanza fácilmente. Por ejemplo, media taza de boniatos enlatados le proporcionará 7.892 UI, y la misma cantidad de zanahorias, 10.055 UI. Otros alimentos ricos en vitamina A son: albaricoques, brécol, calabazas e hígado de ternera. (Los suplementos de vitamina A deben tomarse bajo la supervisión de su médico. La vitamina A en grandes dosis es tóxica.)

PERMANEZCA ACTIVO. Las personas que permanecen inactivas tienden a acumular calcio en la sangre. La actividad ayuda a devolver el calcio a los huesos, que es donde debe estar. En otras palabras, si usted es propenso a que se le formen cálculos renales de calcio, no permanezca sentado todo el día a la espera de que aparezcan. Salga afuera, dé un paseo, haga volar una cometa o monte en bicicleta.

CONTROLE LA INGESTIÓN DE PROTEÍNAS. Hay una correlación directa entre la incidencia de cálculos renales y la cantidad de proteínas ingeridas. Las proteínas aumentan la concentración de ácido úrico y de fósforo en la orina, los cuales favorecen en determinadas personas la aparición de cálculos renales. Si alguna vez ha tenido cálculos renales no consuma una cantidad excesiva de proteínas, especialmente si aquéllos han sido de uratos o de cistina. Limite la ingestión de alimentos ricos en proteínas a 189 g diarios. Entre dichos alimentos se incluyen la carne, el queso, las aves y el pescado.

DESPÍDASE DE LA SAL. Si ha padecido cálculos renales, es el momento de eliminar la sal. Debe reducir el consumo de sal a 3 o 4 g diarios. Esto significa reducir el consumo de sal de mesa, los embutidos y las comidas saladas, como fiambres, patatas fritas y quesos procesados.

ECHE UN VISTAZO A LA VITAMINA C. Si es usted propenso a desarrollar cálculos de oxalato de calcio, debe restringir el consumo de vitamina C. Dosis elevadas de esta vitamina (más de 3-4 g por día) pueden aumentar la producción de oxalato y, por consiguiente, el riesgo de cálculos. Su preocupación debe centrarse en los suplementos de alto contenido en vitamina C, puesto que es muy improbable que en su dieta diaria pueda llegar a consumir esa cantidad de vitamina C (debería comerse al menos 30 naranjas). En cuanto a los suplementos, un consejo: no los tome.

NO TOME DEMASIADA VITAMINA D. Cantidades excesivas de vitamina D pueden producir un exceso de calcio en todo el organismo. No debe tomar más de las 400 UI que corresponde a la RDA.

Callos y callosidades

20 MANERAS DE CALMARLOS Y SUAVIZARLOS

Usted puede tener la fuerza de Hércules y la sabiduría de Atenea, pero si le duelen los pies, tiene un talón de Aquiles. De hecho, los dolorosos callos y callosidades pueden hacer que se tambalee.

Esas feas y pequeñas protuberancias son un montón de desechos de células muertas, como resultado de la fricción de sus pies con el calzado o incluso entre huesos adyacentes.

Las callosidades son la forma que tiene su cuerpo de protegerse de las presiones. Cuando la presión es extrema, la callosidad se vuelve cada vez más gruesa. Si se desarrolla un núcleo duro, entonces pasa a ser un callo. Los callos blandos que se forman entre los dedos de los pies y permanecen blandos a causa del sudor, se deben al roce constante de los huesos adyacentes de los dedos de los pies. La piel entre ellos se vuelve más gruesa para amortiguar la presión constante ejercida.

Resulta más fácil soportar las callosidades que los callos. El dolor que provoca un callo en los dedos de los pies es similar al dolor de muelas. Esta situación puede llegar a arruinarle el día. Para empezar el día con el pie derecho, siga los siguientes consejos.

MANTENGA ALEJADOS LOS INSTRUMENTOS AFILADOS. La primera recomendación de todos los especialistas es que no juegue usted a ser cirujano. Resístase a la tentación de cortarse los callos con una hoja de afeitar o con unas tijeras u otros instrumentos similares.

La cirugía de andar por casa es terriblemente peligrosa. Puede causarle infecciones y cosas peores. Los diabéticos, en particular, nunca deben tratarse ellos mismos los problemas de los pies (véase el recuadro de la pág. 123).

UTILICE APÓSITOS MEDICAMENTOSOS CON PRECAUCIÓN. Si usa emplastos para los callos o cualquier otro producto de venta libre, basado en el ácido salicílico, en forma de líquidos, ungüentos o crema, siga escrupulosamente los siguientes consejos de los expertos. Aplique el producto sólo en la zona afectada y no en la piel normal circundante. Si se trata de un callo, coloque primero un protector con forma de *donut* para cubrir la piel que lo rodea. No use este tipo de productos más de 2 veces por semana y consulte a un médico si no observa mejoría al cabo de 2 semanas.

MEJOR AÚN, EVÍTELOS COMPLETAMENTE. Algunos especialistas no recomiendan el uso de apósitos medicamentosos ni otros productos de venta sin receta debido a que son ácidos y no diferencian entre el tejido sano y el de los callos, por lo que pueden ocasionar quemaduras y úlceras.

DISFRUTE DE UN BUEN REMOJO. El dolor causado por un callo puede provenir de una pequeña bolsa situada entre el callo y el hueso, que se llena de líquido y puede inflamarse y agrandarse. Para calmar temporalmente el dolor, ponga en remojo el dedo en una solución de sales Rodell y agua caliente. Esto hará que se reduzca el tamaño de la cavidad y disminuya la presión sobre las terminaciones nerviosas. Pero tenga cuidado, pues si vuelve a poner los pies en un calzado demasiado estrecho, la bolsa se hinchará otra vez y volverá a causarle dolor.

CELEBRE UNA FIESTA DE TÉ. Si tienen mucho tejido calloso, los expertos recomiendan sumergirlo en una infusión muy diluida de té de manzanilla. El té tiene propiedades calmantes y suavizantes de la piel dura. Aunque este brebaje le manche los pies, no se preocupe pues los podrá limpiar muy fácilmente con agua y jabón.

REMOJE SUS PIES. Antes de tratarse los callos, ponga en remojo su pie en agua templada durante varios minutos. Luego, con una lima para callos o piedra pómez, frote ligeramente el área afectada para que se desprendan capas de piel. Por último, aplique una crema de manos que lo ayudará a disolver la piel dura. Si sufre habitualmente callos, este procedimiento debería formar parte de la rutina diaria, después de la ducha o del baño. No obstante, los médicos recomiendan no utilizar técnicas abrasivas con los callos duros, puesto que ablandan el área y, en consecuencia, aquéllos resultan más dolorosos.

CUBRA LOS CALLOS. Si presenta callos grandes o agrietados, sobre todo en el talón, pruebe a mezclar en una hoja de papel encerado cantidades iguales de ungüento Monis y una crema de hidrocortisona, los cuales se pueden obtener sin receta médica. Aplíquese la mezcla en la piel por la noche y cúbralo con una bolsa de plástico y un calcetín. Déjelo hasta la mañana siguiente. Al levantarse frótese el callo con una toalla áspera o un cepillo duro. Hágalo de forma regular, para controlar los callos resistentes.

UTILICE ASPIRINAS (PERO NO SE LAS TRAGUE). Otra forma de ablandar los callos duros consiste en deshacer cinco o seis aspirinas hasta convertirlas en polvo y luego mezclarlo con media cucharadita de agua y zumo de limón. Se aplica la pasta obtenida en las zonas del pie donde la piel es dura, se introduce el pie en una bolsa de plástico y se envuelve con una toalla caliente (las personas alérgicas o sensibles a la aspirina no deben utilizar este procedimiento debido a la remota, pero posible, reacción de la piel). La combinación de la bolsa de plástico y la toalla caliente hará que la pasta penetre en su piel. Siéntese durante unos 10 minutos y luego descúbrase el pie y frótese el área con piedra pómez. Toda la piel dura y muerta se ablandará y podrá quitarse las escamas con facilidad.

ACTÚE CON RAPIDEZ. Lo mejor que puede hacer es emprender alguna acción en cuanto vislumbre la aparición de un callo. Inicialmente, el callo no es más que un círculo duro de piel que produce escaso o nulo dolor. Debe masajear el área inmediatamente con lanolina para ablandarlo y hacer que reaccione menos a la presión. Después fabrique una pequeña almohadilla para proteger el área.

PROPORCIONE ESPACIO A SUS DEDOS. Puesto que los callos blandos se producen a causa del rozamiento entre los huesos de los dedos del pie, debe poner algo blando entre ellos para separarlos. Puede usar separadores de dedos, o espaciadores, que son simplemente pequeñas piezas de espuma que se colocan entre los dedos.

UTILICE LANA DE CORDERO. Debe emplear lana de cordero de buena calidad, que no sea áspera. Coloque las hebras formando una capa delgada y homogénea y enróllela alrededor de los dedos. Quítese la lana antes de tomarse un baño.

Algunos especialistas recomiendan no usar algodón entre los dedos del pie, puesto que éste se endurece e incrementa la irritación (el efecto contrario al que ejerce la lana).

FABRÍQUESE HERRADURAS. Para forrar los callos no use almohadillas para callos con abertura oval, puesto que la parte oval ejercerá presión sobre el área que la rodea, y el callo se hinchará. Si tiene este tipo de almohadilla corte uno de sus extremos para que adquiera forma de herradura. Coloque la almohadilla suficientemente por detrás del callo de forma que cuando camine (si su pie se desliza hacia delante dentro del zapato) la almohadilla no roce con el callo que se supone hay que proteger.

TENGA UN ALIVIO PUNTUAL. Mejor aún que las almohadillas para callos son las tiritas Urgo-Call que presentan la ventaja de tener una gasa esterilizada en su centro. Evite los vendajes que cubren totalmente el dedo del pie, ya que pueden causar irritación y malestar.

CONSEJOS MÉDICOS

CUÁNDO MANTENER LAS MANOS LEJOS DE LOS PIES

Las personas diabéticas o que presentan cualquier tipo de limitación de sensibilidad en los pies nunca deben autotratarse. La diabetes afecta todas los vasos sanguíneos pequeños del organismo y, especialmente, los de los pies. Esta afectación causa problemas de circulación y la tendencia a que las heridas no se curen y se infecten.

Toda persona con trastornos circulatorios estará bien mientras su piel esté intacta, pero cualquier corte o lesión en ella puede convertirse en algo muy peligroso. Las personas con alteraciones de la sensibilidad para la presión y las heridas en sus pies, a menudo no advierten la gravedad de sus lesiones y, por consiguiente, éstas se infectan.

ALMOHADILLE LA ZONA. Una buena forma de disminuir la presión sobre el callo consiste en poner un algodón absorbente o una pequeña gasa sobre el área, que luego se cubre con un trozo delgado de Varihesive. Se recomienda quitarlo por la noche y al ducharse o bañarse para que la piel respire y el exceso de humedad no se acumule en la almohadilla.

Para quitar la almohadilla de Varihesive mantenga tirante la piel de la suela de su pie mientras *lentamente* tira de la almohadilla hacia el talón. Si lo hace rápidamente y en la dirección contraria, corre el riesgo de lastimarse la piel.

ADECUE SUS PLANTILLAS. Se trata de un sistema sencillo para modificar las plantillas y disminuir la presión sobre las callosidades. Cómprese un par de plantillas de gomaespuma y úselas durante una semana. Sus callosidades dejarán una huella que le indicará las áreas de mayor esfuerzo, alrededor de las cuales deberá fortalecer cada plantilla para distribuir la presión en forma homogénea.

Si el callo se halla en la mitad de la parte anterior de la planta del pie, corte dos trozos de espuma o fieltro de unos 3 mm de grosor (1,2 cm de anchura por 5 cm de longitud). Péguelos a ambos lados de la depresión de la plantilla formada por el callo. Tome otro trozo del mismo material (de 5 cm de longitud por 5 cm de anchura), y colóquelo detrás de la depresión. Si el callo está hacia un lado del pie, use la apropiada combinación de trozos de espuma. Con estas plantillas modificadas, las almohadillas distribuirán el peso y reducirán la presión sobre el callo.

ESTIRE SUS ZAPATOS. Algunas veces se puede aliviar el dolor de un callo duro estirando los zapatos para eliminar la presión que causa la fricción. Su zapatero puede estirárselos o, en su defecto, puede adoptar el siguiente remedio casero. Aplique una solución para estirar el cuero de sus zapatos. Ésta permite que sus fibras se alarguen mientras anda. Aplique la solución varias veces y camine con los zapatos (mientras el cuero esté húmedo) hasta que el calzado le resulte confortable.

COLOQUE UNA BARRA EN EL CALZADO. Para las callosidades de la base del pie, puede modificar sus zapatos pidiéndole a un zapatero que le añada una goma o una barra de cuero para el metatarso en la suela del zapato. Se coloca de forma que la protuberancia del pie se balancee sobre la barra sin presionar sobre los huesos. Asegúrese de cambiar la barra cuando ésta se gaste.

No obstante, debe prestar atención, pues estas barras pueden engancharse en la escalera, alfombras y rebordes y, en consecuencia, provocar caídas. Por este motivo, estas barras no son aconsejables para los ancianos. Para ellos pueden ser más seguras, aunque menos efectivas, las barras planas que se continúan con la suela. Pero recuerde que estas barras no impedirán que los huesos del metatarso presionen dolorosamente contra la cara *interna* de sus zapatos.

PÓNGASE TACONES ADECUADOS. Los tacones altos son una fuente de innumerables problemas para las mujeres que los usan. Algunos especialistas opinan que el calzado debe quedar ajustado tanto en longitud como en anchura. Sin embargo, otros admiten que se utilice un lazo que sujete el calzado de manera que la parte posterior del pie se mantenga sin movimiento dentro del zapato. Eso impide que el pie se deslice hacia delante poniendo la presión en la parte delantera en el momento en que se camina.

Para evitar estos problemas los especialistas recomiendan usar zapatos de la talla adecuada procurando que los tacones no sean excesivamente altos.

Los hombres no presentan ningún problema: no es difícil convencerlos para que usen un buen calzado. En cuanto a las mujeres se aconseja que lleven tacones de altura mediana para el trabajo. Si se usan tacones altos esporádicamente no causarán daño, pero en las actividades diarias es preferible llevar tacones bajos.

Si debe usar tacones altos, adquiera unos que tengan un almohadillado extra en la parte delantera del zapato y, si no lo consigue, encárgueselo a su zapatero. Si tiene callosidades molestas en la parte posterior de su talón, evite el uso de zapatos abiertos en la parte posterior hasta que esa zona se cure.

CÓMPRESE UN CALZADO ADECUADO. Lo más importante cuando compre un par de zapatos es que sean de la medida apropiada.

No importa que unos zapatos le cuesten 3.000 o 30.000 pesetas, si no se los compra a la medida le traerán problemas. Asegúrese de que la longitud del zapato sea la adecuada: debe procurar tomar la distancia de forma que quede 1 cm de espacio libre entre el dedo más largo del pie (que no necesariamente es el dedo gordo) y la parte delantera del zapato, mientras que, de ancho, deben ser lo suficientemente holgados para que los dedos no sufran ninguna presión.

Debe buscar materiales que permitan la respiración, como el cuero. Recuerde que es tan perjudicial para el pie usar un zapato demasiado grande como uno demasiado pequeño. Si el zapato es excesivamente grande el pie resbalará en su interior y provocará fricción. La fricción del zapato sobre la piel puede causar una callosidad o un callo tan fácilmente como unos zapatos demasiado estrechos.

LAS CALLOSIDADES. ¿QUIÉN LAS NECESITA? Quizá las necesite usted. Lo crea o no, algunas veces las callosidades son buenas. Las personas que andan descalzas desarrollan callosidades en la planta de los pies, y eso es deseable, puesto que protegen la piel de los terrenos ásperos y calientes. Si están suficientemente desarrolladas y endurecidas pueden incluso protegerlo de cortes con objetos afilados. Estas callosidades rara vez son dolorosas.

En ocasiones, para protegerse de una uña encarnada, aparecen callosidades. Puesto que la uña se clava en el tejido que la circunda, la piel se hace más gruesa y se endurece para protegerse de la intrusión de la uña.

Si desarrolla alguna callosidad de este tipo, debería, de acuerdo con los especialistas, dejarla en paz. Si en algún momento se vuelve molesta, puede aliviarla temporalmente mojándola con agua jabonosa caliente, pero nunca intente eliminarla. Si se vuelve demasiado dolorosa, consulte a un médico para que intente curar la uña encarnada.

Cardenales

6 IDEAS PARA DISIMULARLOS

A menos que usted se envuelva en algodón, nunca estará protegido de los cardenales. Sin embargo, puede reducir la probabilidad de que aparezcan y, en su caso, curarlos cuando ocasionalmente los padezca.

APLÍQUESE HIELO. El frío es adecuado para tratar cualquier tipo de lastimadura que pueda causarle un cardenal. Aplique hielo sobre la zona afectada inmediatamente y manténgalo durante 24 horas si el golpe o lesión ha sido intenso, efectuando descansos cada 15 minutos. No proporcione calor entre las aplicaciones pero deje que su piel se caliente naturalmente.

El frío provoca constricción de los vasos sanguíneos y, por consiguiente, se vierte menos sangre en los tejidos y disminuye la zona morada. El frío también reduce la hinchazón y entumece la zona, de forma que el dolor disminuye.

DESPUÉS DEL FRÍO, APLIQUE CALOR. Después de 24 horas, aplique calor para dilatar los vasos sanguíneos y mejorar la circulación de la zona.

MANTENGA LOS PIES ELEVADOS. Los cardenales son pequeños depósitos de sangre. Ésta, al igual que cualquier líquido, se desplaza por efecto de la gravedad. Si usted permanece de pie durante muchas horas, la sangre que se acumula en el cardenal se filtrará a través de los tejidos blandos y encontrará otros sitios donde instalarse.

UN CARDENAL BAJO OTRO NOMBRE

Si usted advierte la aparición de numerosos cardenales e ignora la causa, debe consultar a su médico. A menudo, los cardenales son el signo de una enfermedad. Algunos trastornos en la sangre pueden ocasionar cardenales.

El síndrome de inmunodeficiencia adquirida (SIDA) puede originar manchas de color púrpura que parecen ser realmente cardenales y que con el tiempo no desaparecen.

AÑADA VITAMINA C A SU DIETA DIARIA. Algunos estudios llevados a cabo en Carolina del Norte han revelado que las personas que siguen una dieta deficiente en vitamina C tienden a presentar cardenales con mucha facilidad y una curación más lenta de las heridas.

La vitamina C ayuda a desarrollar tejido colágeno protector de la piel, alrededor de los vasos sanguíneos. La cara, las manos o los pies contienen menos colágeno que, por ejemplo, los muslos, y es por esta razón que los cardenales en esta zona son generalmente más oscuros.

Si usted es propenso a que le aparezcan cardenales, puede ingerir 500 mg de vitamina C 3 veces al día para ayudar a sintetizar colágeno. A pesar de que la vitamina C no se considera tóxica, si toma dosis muy elevadas puede ser perjudicial para su salud.

CUIDADO CON LA MEDICACIÓN. En las personas que toman aspirina o anticoagulantes como prevención de enfermedades cardíacas, los golpes se convierten muy fácilmente en cardenales. Otros fármacos que también pueden causar estos problemas son los antiinflamatorios, los antidepresivos o los medicamentos para el asma, ya que pueden inhibir la coagulación de la sangre bajo la piel.

Si usted está tomando alguno de estos remedios, consulte al médico.

EL GOLPE NO DEBE DERIVAR EN UN CARDENAL

Los deportistas domingueros pueden notar la presencia de cardenales los lunes o martes después de un excitante partido de fútbol o de un programa de *aerobic* de bajo impacto. El ejercicio, a veces, provoca la filtración de pequeñas cantidades de sangre debajo de la piel, que pueden diseminarse por el tejido y ocasionar la aparición de un cardenal.

Si 1 o 2 días después de hacer ejercicio presenta cardenales aplíquese calor para iniciar el proceso de la curación.

Caspa

18 CONSEJOS PARA EVITAR LA DESCAMACIÓN

Si usted tiene problemas de caspa, debe saber que no es el único. Los dermatólogos opinan que casi todo el mundo la padece en cierto grado. Muchos peluqueros afirman que es una de las quejas más comunes en relación con el cuero cabelludo.

Si usted está harto de rascarse la cabeza, siga los consejos que le ofrecen nuestros expertos.

OCÚPESE DE LA CASPA. Haga lo que haga con la caspa, no debe pasar por alto su presencia, pues se iniciaría un círculo vicioso de picores y rascado que causaría mayor descamación del cuero cabelludo. Éste puede lesionarse con el rascado enérgico e, incluso, infectarse.

LÁVESE LA CABEZA CON FRECUENCIA. Los expertos están de acuerdo en que el lavado frecuente con champú, a veces diariamente, es muy efectivo para controlar la caspa.

COMIENCE CON UN CHAMPÚ SUAVE. A menudo un champú suave puede resultar efectivo. En general, la causa de la caspa reside en un cuero cabelludo muy graso. Si usted se lava con un champú suave diluido en una cantidad equivalente de agua destilada, podrá controlar la grasa sin empeorar el cuero cabelludo.

SUSTITÚYALO POR UN CHAMPÚ MÁS FUERTE. Si con el champú suave no obtiene buenos resultados, cambie por uno que contenga una fórmula anticaspa. Los champúes para la caspa se clasifican según sus ingredientes activos, los cuales actúan de diferentes maneras. Los expertos opinan que los que contienen sulfuro de selenio o piritiona de cinc actúan con mayor rapidez y modifican la velocidad de multiplicación de las células del cuero cabelludo.

Los champúes que contienen ácido salicílico y sulfuros aflojan la escamosidad, que se desprende con mucha facilidad al lavarse. Los que contienen agentes antibacterianos también la eliminan y reducen la probabilidad de una infección. Los que contienen alquitrán retrasan el crecimiento de las células.

PRUEBE CON EL ALQUITRÁN. En casos difíciles puede recomendarse un champú con base de alquitrán. Enjabónese el pelo con el champú y deje que actúe durante 5-10 minutos. Con frecuencia se comete el error de enjuagar el cabello enseguida sin dar tiempo a que actúe. Si a usted este tipo de champúes no le agrada debido a que en el pasado tenían un olor muy desagradable, considere que las fórmulas nuevas han mejorado al respecto.

¿ES CASPA O DERMATITIS?

La caspa muy severa puede ser una enfermedad que se conoce con el nombre de dermatitis seborreica, la cual requiere un tratamiento con prescripción médica. Debe acudir al médico si tiene:

- Irritación del cuero cabelludo.
- Escamosidad espesa, a pesar del uso regular de champúes.
- Una costra amarillenta.
- Manchas rojas, especialmente en el cuello.

ALTERNE. Si los champúes con base de alquitrán o cualquier otra preparación para la caspa son demasiado fuertes para el uso diario, altérnelos con champúes normales.

NO MEZCLE EL RUBIO CON EL NEGRO. Si usted tiene el cabello rubio o plateado, tal vez prefiera no usar champúes con base de alquitrán, ya que pueden alterar el color.

ENJABÓNESE DOS VECES. Siempre que utilice un champú anticaspa, enjabónese dos veces, la primera vez apenas entre en la ducha, para que el champú tenga tiempo suficiente de acción. Déjeselo hasta que esté por salir de la ducha. Luego enjuáguese con mucha dedicación. Vuelva entonces a enjabonarse y enjuagarse, pero esta vez en forma más superficial, a fin de dejar restos de champú en el cuero cabelludo para que actúen hasta que vuelva a ducharse o bañarse.

PÓNGASE UN GORRO. Algunos expertos opinan que para mejorar la efectividad de los champúes medicinales puede colocarse un gorro de baño sobre el cabello húmedo y enjabonado. Después de una hora, se enjuaga como lo hace habitualmente.

CAMBIE DE MARCA. Si usted ha encontrado una marca de champú que le resulta efectiva, siga usándola. Sin embargo, piense que su piel se adapta con facilidad a los ingredientes del champú, por lo cual para mantener la efectividad puede ser conveniente cambiar de marca con cierta frecuencia.

DÉSE MASAJE. Cuando aplique el champú, masajéese con las puntas de los dedos para ayudar a aflojar las escamas y láminas, pero no se rasque, puesto que puede lastimarse y provocar una infección.

PRUEBE CON EL TOMILLO. El tomillo es conocido por sus propiedades antisépticas, que resultan óptimas para tratar la caspa. Hierva cuatro cucharadas de tomillo seco en dos tazas de agua durante 10 minutos. Filtre la infusión y déjela enfriar. Vierta la mitad sobre el cabello limpio y húmedo, asegurándose de que el líquido cubra el cuero cabelludo, y masajéelo suavemente. No se enjuague y guarde la otra mitad para el próximo día.

NO UTILICE CERVEZA. Si utiliza cerveza para enjuagarse, puede agravar el problema de la caspa. La cerveza puede secar el cuero cabelludo y, con el tiempo, provocarle más caspa.

UTILICE ACONDICIONADORES. Aunque los champúes para la caspa son efectivos, pueden resultar duros para su cabello. Nuestros expertos aconsejan aplicar un acondicionador después de cada lavado, para contrarrestar su efecto negativo.

USE ACEITE. Si bien el exceso de aceite en el cuero cabelludo puede causar problemas, es aconsejable efectuar de vez en cuando un tratamiento con aceite caliente, puesto que ayuda a aflojar y ablandar las costras de caspa.

Caliente un poco de aceite de oliva hasta que esté templado. Humedézcase el cabello (de lo contrario, el aceite sólo mojará su cabello y no llegará al cuero cabelludo) y luego aplique el aceite directamente sobre el cuero cabelludo con un cepillo o un disco de algodón. Abra con los dedos las raíces para que le resulte más fácil. Póngase un gorro de baño y deje que actúe durante 30 minutos. Luego, lávese el aceite con un champú para la caspa.

DEJE QUE BRILLE EL SOL. La exposición solar no abusiva ayuda a controlar la caspa. Esto ocurre así, ya que los rayos ultravioletas tienen un efecto antiinflamatorio directo sobre las pieles escamosas. Esto explica también la causa por la cual en verano la caspa es significativamente menor.

No obstante, se aconseja ser moderado con el sol. No debe permanecer durante horas al sol, sino un tiempo prudencial de 30 minutos o menos al día. Recuerde que debe usar la pantalla solar habitual para la piel. En verdad, ha de valorar los beneficios de la exposición solar para su caspa y las desventajas para su piel en general.

TRANQUILÍCESE. No debe desesperarse ante la presencia de caspa o de una dermatitis. En primer lugar cálmese, de lo contrario, las consecuencias serán peores. El estrés es un enemigo peligroso, de manera que intente hacer ejercicios, meditar o lo que sea para tranquilizarse. Incluso, ¡olvídese de su caspa!

Celulitis

18 FORMAS DE COMBATIRLA

Para parafrasear a una reina con pelo de cuervo de un cuento de hadas, «Espejito, espejito, ¿cuál es la piel más bella del mundo?». «La vuestra y sólo la vuestra, mi reina», respondió el espejo mágico.

Y todo fue bien. Hasta que un fatal día, a la hora de acostarse, la reina consultó a su espejo sobre sus bellos y celulíticos muslos. A partir de entonces las cosas empeoraron, y con razón, la reina se ponía de un humor endiablado cuando oía llegar a Blancanieves y los siete enanitos cantando por el sendero.

El espejo de la reina no mentía. Y tampoco lo haría con usted si tuviera esos poco agradables cúmulos de grasa en los muslos, las nalgas o en los brazos. La celulitis no es otra cosa que acumulación de grasa. Algunas personas tienen mayor tendencia a padecerla, sobre todo las mujeres, que suelen presentar más grasa y menos músculo en los muslos, las nalgas y las caderas que los varones.

Algunos especialistas no médicos consideran que la celulitis es algo más que grasa. Para ellos, es una combinación de glóbulos de grasa, material de desecho y agua aprisionada en el tejido conectivo.

Los médicos e investigadores pueden no estar de acuerdo con esta teoría, ni tampoco están dispuestos a reconocer que se puede hacer mucho para liberarse de este trastorno una vez que se ha iniciado. La celulitis puede evitarse mediante el ejercicio y el mantenimiento de un peso normal. Aquellos que padecen celulitis probablemente estarán deseosos de intentar algo para resolverla. Entre todas las sugerencias y propuestas eliminamos las más raras y, al final, nos quedamos con las siguientes, que usted puede probar.

ELIMINE EL EXCESO DE PESO. Dado que la celulitis es grasa, el sobrepeso contribuye a ella. Pierda peso gradualmente, y es muy posible que parte de lo que pierda sea celulitis.

Coma muchas frutas frescas y verduras (bajas en calorías y con algunos nutrientes) y beba zumos de fruta y vegetales para perder algunos kilogramos de peso y desintoxicar su cuerpo.

RECUPERE EL EQUILIBRIO COMIENDO BIEN. Sobre todo coma una dieta equilibrada y sana, puesto que contribuirá a que la química de su cuerpo alcance un estado de equilibrio en el cual la celulitis será menos propensa a desarrollarse.

RECUPERE EL EQUILIBRIO DESCANSANDO. Relájese en su bañera tomando un baño con sales marinas. Llene la bañera con agua templada y añádale dos tazas de sal de mar; métase en ella y relájese durante 20 minutos. Sentirá que su piel se suaviza.

COMBATA EL ESTREÑIMIENTO. La gente que suele padecer estreñimiento tiene celulitis. Los alimentos avanzan más rápidamente por el tracto digestivo si come a diario fibras, como las que contienen las verduras de hoja verde, y cereales. Para una estimulación extra puede espolvorear salvado crudo en las comidas y bebidas. Además:

- Practique los hábitos de comer que su madre (seguramente) le ha enseñado, como masticar bien la comida y abstenerse de las comidas rápidas y tardías por la noche.
- Beba bebidas a la temperatura ambiente en vez de heladas. El frío constriñe el esófago y el estómago, impidiendo el flujo de sus enzimas digestivas al estómago.

PERMITA QUE SU PIEL SEA UNA SALIDA DE EMERGENCIA. Manteniendo limpias las vías naturales de su cuerpo se proporciona una salida fácil a la celulitis. Los especialistas dicen que las técnicas que se explican a continuación abrirán los capilares sanguíneos de su piel y permitirán que su sistema de eliminación de residuos actúe correctamente.

- Beba mucha agua. Se ha comprobado que muchas personas que padecen celulitis no beben suficiente agua. Beba como mínimo 6-8 vasos de agua (corriente o embotellada) por día.
- Elimine la sal, ya que contribuye a retener agua y añade más problemas a la celulitis.
- Abandone el hábito del tabaco y del café. Estas sustancias constriñen sus vasos sanguíneos y pueden, por lo tanto, aumentar la celulitis.
- Seque y frote su piel para mejorar su circulación. Presione ligeramente su piel con un cepillo suave de cerdas y muévalo de forma circular desde la cabeza a los pies o en las zonas afectadas por la celulitis.

OTRA ALTERNATIVA
LOCIONES Y POCIONES

Los esteticistas creen que ciertas fórmulas de hierbas tienen el poder de suavizar la piel afectada por la celulitis. Usted mismo deberá decidir si son efectivas.

Añada aceite de salvia, de ciprés o de enebro a su baño. Estos fragantes aceites de plantas, a menudo usados para un tipo de masaje denominado aromaterapia, son inmediatamente absorbidos por su piel y combaten la celulitis desde su interior. Los aceites para la aromaterapia están disponibles en cualquier tienda de dietética.

EMPIECE CON EJERCICIOS DE TONIFICACIÓN MUSCULAR. Los ejercicios para desarrollar fuertes músculos, como el Nautilus o las pesas, pueden ayudarlo a vaciar el tejido en las áreas celulíticas.

MASAJEE LAS ZONAS PROBLEMÁTICAS. Refuerce los beneficios del ejercicio físico con un masaje suave y adecuado, que puede hacer usted misma en áreas como los muslos y la cara interna de las rodillas.

RESPIRE PROFUNDAMENTE. Aprenda a respirar profundamente desde el diafragma. El oxígeno ayuda a quemar la grasa. Una respiración profunda también ayuda a eliminar el anhídrido carbónico de sus células.

VENZA EL ESTRÉS. La celulitis se produce cuando los músculos se tensan, y esto ocurre cuando se siente estresado. Usted necesita relajarse. Si tiene dificultades para conseguirlo, las siguientes sugerencias pueden resultarle de ayuda.

- Pruebe el yoga como método ideal para el antiestrés y la anticelulitis. Esta disciplina le enseña a respirar profundamente, estira sus músculos y lo relaja.
- Libere su mente de las preocupaciones gastando algunos minutos en una tabla inclinada. Acuéstese en la tabla inclinada con la cabeza hacia abajo durante unos 20 minutos cada día. Puede obtener los mismos beneficios apoyando los pies en la pared por encima de la altura de su cabeza.

Cicatrización de heridas

10 MANERAS DE DISMINUIR EL DAÑO

¿Quiere tener el aspecto de una persona mala y dura? Vístase de negro, fume un grueso cigarro, lleve consigo una caja de violín y, sobre todo, tenga una cicatriz enorme atravesándole el rostro. Pero, si no es éste su deseo, hay varias cosas que puede hacer. La manera en que trate un corte determinará el tipo de cicatriz que se desarrollará (si se desarrolla una), así como la rapidez con que desaparecerá (las cicatrices desaparecen con el tiempo).

AYUDE A CURAR ADECUADAMENTE LAS HERIDAS. Una herida que se cura pulcra y rápidamente tiene menos probabilidades de desarrollar una cicatriz que una herida que se ulcera. Asegúrese de limpiar en forma adecuada todos sus cortes y rasguños (el peróxido de hidrógeno es un excelente agente limpiador) e intente mantener la herida ligeramente húmeda mediante un ungüento antibiótico mientras se esté curando. (Para mayor información sobre la curación de cortes y rasguños véase la pág. 106.)

NO SE ARRANQUE LAS COSTRAS. Arrancarse las costras de una herida en proceso de curación aumenta las posibilidades de que quede una cicatriz permanente.

UTILICE UN VENDAJE ESPECIAL. Si el corte es muy profundo, se recomienda acudir al médico para que cosa la herida, especialmente si se localiza en la cara (donde la cicatriz será muy visible). Pero, en cambio, si la herida es pequeña y a usted le preocupa una eventual cicatriz, puede consultar a su farmacéutico para efectuar un vendaje especial que permite que la herida se cierre con una cicatriz mínima. Nunca aplique una venda sobre una superficie que no esté suficientemente limpia.

SIGA UNA DIETA EQUILIBRADA. Las heridas sólo se curarán si su organismo tiene todo lo necesario para su curación.

¿Qué necesitan las heridas? Proteínas y vitaminas, que se obtienen con una alimentación adecuada y equilibrada. El cinc es esencial para este proceso. Las mejores fuentes de cinc son el zapallo, las semillas de girasol, las nueces de Brasil, los quesos cheddar y suizos, los cacahuetes, el pavo de carne oscura y la ternera magra.

TRATE LAS CICATRICES CON SUAVIDAD. Las glándulas sudoríparas, sebáceas y del cabello se destruyen con las cicatrices, dejándolas más expuestas que el resto de la piel. Los médicos recomiendan que las cicatrices más profundas, como las de una quemadura de tercer grado, se mantengan lubricadas con una buena crema para la piel con el fin de protegerlas de la abrasión.

CUIDADO CON LA DUCHA. Los abrasivos más comunes que ablandan las cicatrices son los paños de mano o las esponjas utilizadas para frotarse en la ducha. Se recomienda lavarse con mucho cuidado.

CÚBRASE LAS CICATRICES CON UN PROTECTOR SOLAR. Las cicatrices tienen menos pigmentos que el resto de su piel. Por lo tanto, tienen menos capacidad para desarrollar una capa bronceadora protectora y, en consecuencia, son más vulnerables a las quemaduras del sol. Se aconseja el uso de pantallas solares cada vez que se exponga a los rayos del sol.

NO SE ALARME. Por lo general, las cicatrices recientes son bastante visibles; sin embargo, no debe alarmarse puesto que tienden a desaparecer por sí solas con el tiempo.

Cistitis

11 REMEDIOS PARA UN PROBLEMA MUY FASTIDIOSO

Usted ya ha ido varias veces al lavabo. Necesita ir con *mucha frecuencia*. Pero, una vez allí, no sucede mucho y, cuando ocurre, ¡queeeeema!

¿De qué estamos hablando? De un problema de salud que se ha convertido en una plaga que sufre alrededor de la mitad de las mujeres en algún momento de sus vidas: la cistitis o infección de la vejiga. (Los hombres pueden padecerla también, pero es poco frecuente.) Las infecciones de la vejiga se conocen con el nombre de infecciones de las vías urinarias inferiores. Se las considera una enfermedad característica de las mujeres y son muy comunes.

Alrededor del 50 % de las mujeres tienen al menos una cistitis a lo largo de sus vidas, mientras que otro 20 % o más presentan múltiples infecciones. Algunas mujeres padecen una o dos infecciones al año.

¿Cuál es la causa?

Las infecciones urinarias están causadas por una bacteria denominada *Escherichia coli*, que se instala en la vagina y luego desciende hacia la uretra, el conducto a través del cual fluye la orina.

Dicha bacteria no causa problemas en la vagina, pero sí cuando entra en la vía urinaria.

Escherichia coli se halla normalmente presente en todas las mujeres. Aquellas que padecen infecciones en las vías urinarias no presentan diferencias anatómicas con respecto a las que no sufren dichas infecciones; pero por razones aún desconocidas, algunas mujeres son más susceptibles a las infecciones.

Las infecciones de la vejiga son, en verdad, infecciones de la propia orina. Las bacterias irritan las paredes de la vejiga, lo que produce un dolor urente (quemante) al orinar.

Las cistitis resultan muy molestas. Sin embargo, usted puede hacer muchas cosas para aliviarse y recuperarse más rápidamente.

A continuación le brindamos una serie de consejos reconocidos por los expertos.

BEBA MUCHO LÍQUIDO. Éste es quizás el consejo más importante, por dos razones: el bienestar y la salud.

Algunas mujeres con cistitis piensan que si beben menos cantidad de líquido disminuirá la necesidad de ir al lavabo y, por consiguiente, el ardor al orinar. Esto es lo peor que pueden hacer.

Cuanto más tiempo permanece la orina en la vejiga, no importa su *cantidad*, mayor es el número de bacterias. La bacteria *E. coli* duplica su población cada 20 minutos y, cuantas más bacterias están presentes, mayor es el dolor.

Para combatir el ardor hay que beber muchos líquidos, con el fin de eliminar las bacterias que causan la infección. La ingestión de líquidos es útil tanto para prevenir la infección de las vías urinarias como para tratarlas. En estudios realizados en voluntarias, a las que se les introdujo mecánicamente bacterias en el organismo, se comprobó que tras dos evacuaciones urinarias las pacientes esterilizaban eficazmente la vejiga. En resumen, cuanto más beba, más rápidamente desaparecerá el dolor. Si su orina es clara, significa que está bebiendo lo necesario. Si, en cambio, su color es oscuro, debe incrementar la ingestión de líquidos.

OTRA ALTERNATIVA
¿ACASO EL JUGO DE ARÁNDANOS DILUIDO CURA?

Toda mujer que ha padecido una infección en las vías urinarias, y todo hombre que la ha padecido junto a ella, ha oído probablemente hablar del jugo de arándanos. ¡La gran pregunta!: ¿Da resultado? La respuesta dependerá de la persona interrogada. Algunos médicos opinan que sí, mientras que otros aseguran que no. En los últimos años, algunos estudios han demostrado sus efectos pero la controversia persiste acerca de *por qué* se producen dichos efectos.

Algunos especialistas opinan que pueden deberse tanto al incremento de la ingestión de líquidos como a cualquier otra razón.

Otros expertos sostienen que el jugo de arándanos contiene ácido quinólico (que se transforma en ácido hipúrico en el hígado) y está fortificado con vitamina C. Tanto la vitamina C como el ácido hipúrico tienen efectos beneficiosos en la infección; sin embargo, para que éstos se manifiesten es necesario tomar más de 4,5 l de jugo diarios. Aunque es muy dudoso que el jugo de arándanos *cure* su infección, vale la pena probarlo, puesto que no le causará el menor daño.

DÉSE UN BAÑO CALIENTE. Algunas mujeres dicen que les produce un gran alivio, puesto que ayuda a disminuir la inflamación.

INGIERA UNA ASPIRINA O IBUPROFENO. Son antiinflamatorios y ayudan a calmar el dolor. Disminuyen la inflamación de la vejiga y, por lo tanto, reducen el ardor.

TOME VITAMINA C. Si ingiere unos 1.000 mg de esta vitamina a lo largo del día, acidificará la orina e impedirá el crecimiento de las bacterias. Los médicos opinan que la vitamina C es muy recomendable para las personas que padecen reinfecciones frecuentes o sufren una cistitis mientras se encuentran lejos de un centro de asistencia y, en consecuencia, no pueden recibir la ayuda de un profesional médico.

Precaución: algunos antibióticos prescritos para las infecciones urinarias no ejercen efecto si la orina es ácida. Por lo tanto, debe informar a su médico que está ingiriendo vitamina C y su cantidad. La vitamina C no es tóxica, pero 1.000 mg se consideran una dosis elevada, por lo que se aconseja contar con la aprobación del médico.

CONSEJOS MÉDICOS

SIGNOS DE ALARMA

Si usted padece una infección urinaria (la primera o la quinta) y presenta algunos de los cuatro síntomas siguientes debe consultar a un especialista:

- Sangre en la orina.
- Dolor en la parte inferior de la espalda o el flanco.
- Fiebre.
- Náuseas o vómitos.

En alrededor del 90 % de las mujeres que tienen una infección urinaria, ésta desaparece al ingerir el primer o segundo comprimido antibiótico, pero los síntomas persisten durante algunos días. Una proporción menor de mujeres puede sufrir problemas más graves debido a una complicación renal.

Si presenta alguno de los síntomas mencionados, se recomienda consultar con urgencia a un especialista.

Los síntomas asociados a una infección urinaria pueden ser similares a los de otras enfermedades, como el cáncer (especialmente si hay sangre en la orina). Por eso es imprescindible el apoyo profesional.

HACIA ATRÁS. Limpiarse de adelante hacia atrás ayuda a prevenir la recurrencia de la infección. En cambio, hacerlo en la dirección contraria es una de las causas más comunes de infección y la manera más segura de que se repita. Esta dirección de adelante hacia atrás permite eliminar las bacterias y evita que éstas pasen de la vagina a la uretra.

ACUDA AL LAVABO ANTES DE TENER RELACIONES SEXUALES. Esto ayuda a eliminar las bacterias que pueden estar presentes en la vagina. De lo contrario, podrían alcanzar, por el contacto físico, la vejiga.

ACUDA AL LAVABO DESPUÉS DE TENER RELACIONES SEXUALES. El pene del hombre puede empujar las bacterias presentes en el orificio de la uretra y llevarlas hacia la vejiga. Si se lava adecuada y profundamente, eliminará las bacterias.

No hay duda de que las infecciones de las vías urinarias son más comunes en las mujeres sexualmente más activas. Sin embargo, ello se debe más al desconocimiento de cómo protegerse que al acto sexual en sí mismo. Si las bacterias han sido empujadas hacia la vejiga, al orinar las eliminará.

RECONSIDERE EL DIAFRAGMA. Se ha demostrado que los diafragmas contribuyen a la aparición de infecciones vaginales persistentes. Se han postulado dos mecanismos: por una parte, las bacterias colonizan el propio diafragma, que es introducido profundamente en la vagina, y, por otra, el diafragma interfiere en el vaciado de la vejiga e impide eliminar las bacterias. Si usted utiliza el diafragma, es conveniente que consulte a su ginecólogo para cambiar de método anticonceptivo.

USE COMPRESAS EN LUGAR DE TAMPONES. Nadie sabe con certeza por qué algunas mujeres parecen ser más susceptibles a sufrir reinfecciones, pero las manipulaciones vaginales (relaciones sexuales, colocación del diafragma o de un tampón) siempre parecen preceder al problema.

Las mujeres que sufren infecciones crónicas deberían abandonar los tampones durante la menstruación y reemplazarlos por compresas.

PRACTIQUE UNA BUENA HIGIENE. Una buena higiene significa usar ropa interior de algodón, que le permite mantenerse seca, evitar las mallas o pantalones ajustados, puesto que disminuyen la ventilación, y lo más importante de todo: mantenerse limpia (razonablemente limpia). Si usted no se lava para eliminar las bacterias de la región perineal (entre la vagina y el recto), obviamente corre el riesgo de sufrir una reinfección. Sin embargo, el lavado excesivo es tan perjudicial como el lavado escaso. Ducharse con mucha frecuencia puede introducir bacterias dentro de la vagina y eliminar aquellas no infecciosas que son habituales y beneficiosas, las cuales son inmediatamente sustituidas por la *E. coli*. La uretra puede irritarse y provocar ardor como en una cistitis. Los jabones antibacterianos fuertes pueden tener los mismos problemas: cambiar la flora vaginal y favorecer la aparición de infecciones. En resumen, debe higienizarse, pero no abuse.

Claudicación intermitente

8 MANERAS PARA CALMAR EL DOLOR

La claudicación intermitente es un dolor crónico que se experimenta en la pantorrilla al caminar. Esta enfermedad afecta cada año en Estados Unidos a más de un millón de personas mayores de 50 años. Aunque se trata de un trastorno importante y doloroso, en verdad es el *síntoma* de un problema más grave: la enfermedad vascular periférica.

Así como los vasos sanguíneos obstruidos en el corazón conducen a la angina de pecho, la claudicación intermitente es el signo del principio de la restricción del flujo de sangre en la «periferia», es decir, en las zonas más alejadas del corazón: los brazos y las piernas.

Es la fase de los síntomas de la enfermedad de las arterias. Si una persona tiene afectadas las arterias del corazón, puede sufrir una angina de pecho y un infarto o ataque cardíaco. Si, en cambio, se afectan las arterias de la cabeza, presentará ataques de apoplejía. La claudicación intermitente es el mismo proceso pero en los brazos y las piernas.

Por consiguiente, la claudicación intermitente no debe tomarse a la ligera. Si a usted le han diagnosticado este trastorno, debe acudir regularmente a su médico para que le controle la enfermedad subyacente responsable del dolor en las piernas. El dolor, después de todo, no es nada más que un síntoma; el problema es la enfermedad real que puede llegar a ser mortal.

Hay muchas cosas que usted puede hacer en su casa para aliviar el dolor y para ayudar a disminuir la progresión de la enfermedad vascular periférica.

DEJE DE FUMAR. Si usted padece claudicación intermitente, la primera medida es dejar de fumar. El 75-90 % de los que sufren este trastorno son fumadores. Tanto es así que nuestros expertos aconsejan que abandone el cigarrillo antes de intentar cualquier otro remedio. Usted se preguntará si vale la pena. Pues115 considere lo siguiente: el humo del cigarrillo incrementa el daño causado por la enfermedad al sustituir el oxígeno en los músculos de las piernas, ya muy disminuido, por monóxido de carbono. La nicotina también favorece la contracción de las arterias, lo cual restringe el flujo de la sangre, probablemente causando un daño directo en las arterias y favorece la formación de coágulos de sangre. Éstos pueden ocasionar una gangrena que obligue a amputar la pierna.

Tenga en cuenta que dejar de fumar es lo más importante y ¡hágalo inmediatamente!

COMIENCE A CAMINAR. Después de dejar de fumar tiene que comenzar a hacer ejercicio. Se recomienda el ejercicio más simple de todos: caminar.

Camine todos los días por lo menos durante una hora. Usted puede hacerlo en cualquier momento del día, pero debe tener en cuenta el momento en que comienza a sentir el dolor de la claudicación. De todas maneras, no interrumpa la caminata ante el primer signo de dolor; insista un poco más hasta que se vuelva más agudo. Deténgase entonces y descanse un minuto o dos hasta que se le pase. Luego siga caminando. Durante la hora diaria de caminata repita este ciclo de caminar y dolor tantas veces como sea necesario.

¡No se desaliente!; no comenzará a ver los resultados hasta los 3 meses como mínimo.

NO DEJE QUE EL MAL TIEMPO LO DETENGA. Caminar es el mejor ejercicio aislado que existe; sin embargo, montar en bicicleta (puede ser estática) también ejercita las pantorrillas. En realidad, cualquier ejercicio que realice en su casa y que le haga trabajar las pantorrillas resulta eficaz para aliviar el dolor de la claudicación. Los siguientes son unos ejercicios que puede intentar: elevar los dedos del pie, subir escaleras, correr en el mismo lugar, saltar a cuerda y bailar (consulte con su médico antes de practicar ejercicios que exigen más esfuerzo).

Los ejercicios que pueda realizar en su casa siempre serán mejores que los que lo obliguen a salir al exterior durante el crudo invierno; así evitará que se le humedezcan los pies. No obstante, considere que lo mejor de todo es caminar, siempre y cuando el tiempo lo permita.

CUIDE SUS PIES. Siempre que sufra una lesión en la piel de sus pies ha de tener mucho cuidado, ya que se cura muy lentamente. Los pies que no se curan y que se infectan son una de las causas de la amputación.

Muchos problemas de los pies que son insignificantes para las personas con una circulación saludable pueden constituir un problema grave para aquellas que tienen un flujo reducido de sangre a las extremidades.

Sin embargo, la mayoría de los trastornos pueden evitarse, con un buen cuidado de las uñas, el tratamiento del pie de atleta y evitando las temperaturas muy altas o muy bajas. Se deben inspeccionar los pies cada día y consultar con el médico cuando éstos presenten algún signo de daño o infección.

CONSEJOS MÉDICOS

PELIGRO DE INFECCIÓN

Las infecciones crónicas de los pies representan la causa principal de amputación en las personas que padecen claudicación intermitente. Si usted tiene un corte, rasguño, ampolla o cualquier otra lesión en el pie que le provoca enrojecimiento, hinchazón, calor y dolor por la infección, acuda al médico.

QUÍTESE PESO. La obesidad constituye un problema importante en los que padecen claudicación, no sólo por el mayor esfuerzo que debe realizar la circulación, sino también por el daño que inflige al pie.

Usted está traumatizando el tejido del pie que justamente no tiene una suficiente provisión de sangre para hacer frente a ese abuso y curarlo.

EVITE LOS PAÑOS CALIENTES. Debido al flujo restrictivo de sangre en las piernas, las personas con claudicación intermitente a menudo sufren también por los pies fríos. No obstante, nunca se debe aplicar un paño caliente o una botella de agua caliente en los pies fríos. Lo que usted necesita es incrementar el flujo sanguíneo para ayudar a disipar el calor. Si el flujo sanguíneo es limitado y usted coloca un paño caliente puede llegar a quemar su piel, ya que la sangre descenderá hasta el lugar donde usted esté aplicando el paño. Se recomienda el uso de calcetines gruesos de lana.

Controle la presión sanguínea y el nivel de colesterol. Si sufre claudicación intermitente controle su hipertensión e hiperlipemia. Ambos son factores de alto riesgo que tienden a incrementar la gravedad de la enfermedad adyacente.

Acuda a un cardiólogo. Si usted tiene claudicación intermitente y aún no ha visitado a un cardiólogo, hágalo enseguida. Si analizara las estadísticas se daría cuenta de la importancia que esto tiene. La incidencia de enfermedad de las arterias coronarias en las personas con enfermedad vascular periférica es del 75 al 80 %. La claudicación intermitente es un síntoma de la enfermedad vascular periférica.

Los médicos dicen que si una persona tiene síntomas de falta de flujo sanguíneo en las piernas, existe una gran probabilidad de que ya presente obstrucción en el corazón o en las arterias carótidas que llegan hasta el cerebro. Por lo tanto, esta persona tiene que someterse a estudios no sólo por los trastornos en los vasos sanguíneos, sino también por los órganos irrigados por dichos vasos.

Colesterol

27 MANERAS PARA MANTENER UN NIVEL BAJO

No es suficiente que usted se torture pensando en que sus mejillas están regordetas y su cintura ha aumentado, sino que además su médico le informa que su sangre tiene demasiada grasa (aunque seguramente no lo dirá así, sino con otras palabras). Cuando su nivel de colesterol es elevado, usted tiene demasiada sustancia grasa amarillenta y blanda circulando por su corriente sanguínea. Si dicho exceso se instala en las paredes de una arteria, puede bloquearla e impedir que la sangre fluya, con un gran riesgo de sufrir un infarto, un ataque apopléjico o una angina de pecho. No es necesario explicarle que esto puede ser grave.

Lo curioso es que el colesterol no es totalmente malo. Su cuerpo lo produce naturalmente y ejecuta una serie de tareas útiles: ayuda a construir nuevas células y produce hormonas. El problema comienza cuando existe un exceso de colesterol.

Desgraciadamente, hay mucha confusión alrededor de esta sustancia, puesto que existen términos similares para designarla: colesterol de dieta, colesterol sérico, colesterol de la HDL (lipoproteínas de alta densidad) y colesterol de las LDL (lipoproteínas de baja densidad), pero popularmente no existe una clara distinción para decir cuál es el bueno, el malo o el feo. He aquí algunos datos que le aclararán el panorama.

El colesterol de la dieta es el que contienen los alimentos (en su mayoría de origen animal). Por ejemplo, un huevo tiene 275 mg; una manzana, nada. La American Heart Association (AHA) recomienda no consumir más de 300 mg diarios.

El colesterol sérico es el que se halla en la sangre y el que los médicos miden. Es conveniente tener un nivel inferior a 200.

El colesterol de las HDL es una parte del colesterol sérico. Se lo considera «bueno», puesto que ayuda a que la arteria se limpie. Cuanto mayor sea el nivel, tanto mejor.

El colesterol de la LDL es el gemelo del HDL, pero en su versión mala, puesto que obstruye la arteria. Cuanto más bajo sea su nivel, tanto mejor.

He aquí lo que sugieren nuestros expertos para disminuir los niveles de colesterol en la sangre.

SUPLEMENTOS QUE AYUDAN A REDUCIR EL COLESTEROL

¿Acaso pueden los suplementos nutritivos disminuir el nivel de colesterol? Algunos investigadores piensan que es posible. A continuación le brindamos un informe detallado de los suplementos que han demostrado ser efectivos. Sin embargo, antes de comenzar a ingerir cualquiera de ellos, es conveniente que consulte a su médico.

Niacina. Dosis altas de niacina, también conocida como ácido nicotínico, pueden hacer descender completamente tanto el colesterol total como el unido a las LDL, por lo cual se recomienda comenzar con dosis pequeñas, de unos 100 mg diarios, y aumentarlas gradualmente durante un período de varias semanas, hasta llegar a 1-2 g 3 veces al día, es decir, un total de 3-6 g diarios.
Los aumentos repentinos en la dosis de niacina pueden causar una inflamación generalizada, trastornos intestinales y, a veces, anormalidades funcionales del hígado. Asegúrese de hablar sobre este tema con su médico. La niacinamida, un derivado de la niacina, no causa inflamación, pero tampoco es efectiva para la disminución del colesterol.

Vitamina C. Ciertas investigaciones han demostrado que la vitamina C incrementa los niveles de HDL protectoras en personas de edad avanzada. Se estima que 1 g diario puede aumentar los HDL en un 8 %.
Otros estudios han demostrado que cuando se agrega vitamina C a una dieta rica en pectina, el colesterol desciende aún más que cuando se consume sólo pectina. Existen muchos alimentos entre las frutas y verduras que son ricos tanto en pectina como en vitamina C: las frutas cítricas, los tomates, las patatas, las fresas y las espinacas.

Vitamina E. En un estudio llevado a cabo por franceses e israelitas se ha concluido que 500 UI de vitamina E al día durante 90 días aumentaban significativamente los niveles de HDL. A las personas cuya sangre tiene un contenido alto en grasas se les recomienda el consumo de vitamina E.

Calcio. Si usted ingiere suplementos de calcio debido a problemas óseos, estará también ayudando al corazón. En un estudio se concluyó que la ingesta de 1 g de calcio diario durante 8 semanas reducía el colesterol en un 4,8 % en los individuos con niveles moderadamente elevados. En otro estudio, 2 g de carbonato de calcio al día durante 12 meses redujeron el colesterol en un 25 %.

VIGILE SU PESO. Cuanto mayor sea el exceso de peso, más colesterol producirá su organismo. El peso es el determinante más importante en la producción de colesterol en el cuerpo, según han demostrado muchas investigaciones al respecto. Cada 1,1 kg de aumento, el colesterol se eleva 2 puntos. En el famoso estudio Framingham sobre el corazón se comprobó que existe una estrecha conexión entre el colesterol en la sangre y el exceso de peso.

Por lo tanto, si usted tiene un peso excesivo, es el momento de decidirse a bajarlo. Pero hágalo de una manera saludable.

Esfuércese en seguir una dieta que esté compuesta por dos tercios de frutas, vegetales, cereales y cereales integrales. Sólo la tercera parte de sus calorías tienen que proceder de la carne y de los productos lácteos, los cuales generalmente son ricos en grasas y calorías.

ACABE CON LAS GRASAS. Tres son los factores dietéticos que influyen en los niveles de colesterol en la sangre. En orden de importancia son:

- Grasas saturadas, que elevan el colesterol en la sangre.
- Grasas poliinsaturadas, que reducen el colesterol en la sangre.
- Colesterol de la dieta, que puede contribuir a elevar el colesterol en la sangre, aunque en menor grado que las grasas saturadas.

Las grasas saturadas son las que ejercen mayor efecto en los niveles de colesterol. Así, dicho efecto es 3 veces peor que el del colesterol de la dieta. Por lo tanto, se recomienda reducir drásticamente los alimentos ricos en grasas como la carne, la mantequilla, el queso y los aceites hidrogenados. Cuando sea posible, hay que sustituirlos por pescado, aves, productos lácteos de bajas calorías y aceites poliinsaturados, como el de maíz, azafrán y soja.

CAMBIE AL ACEITE DE OLIVA. El aceite de oliva, al igual que otros alimentos como las nueces, el aguacate, y el aceite de cacahuete, son también ricos en otro tipo de grasas: las monoinsaturadas. Éstas pueden ayudar a reducir el colesterol, aunque en el pasado se creía que no tenían efecto sobre dicha sustancia.

Recientes estudios han demostrado que una dieta rica en grasas monoinsaturadas reducen el colesterol aún más que las dietas estrictas bajas en calorías. Asimismo, estos estudios también han revelado que las grasas monoinsaturadas disminuyen el colesterol «malo» (LDL) sin modificar el «bueno» (HDL).

Por lo tanto, intente seguir una dieta baja en calorías y supleméntela con 2 o 3 cucharadas de aceite de oliva (o una cantidad equivalente de otros alimentos ricos en grasas monoinsaturadas). Debe asegurarse de que *reemplaza* otras grasas con éstas y no simplemente que las *añade*.

CUIDADO CON LOS HUEVOS. No crea que debe eliminarlos totalmente de su dieta, aunque los huevos tienen un nivel de colesterol muy alto: 275 mg.

Algunos médicos opinan que alrededor de dos tercios de la población pueden tolerar un colesterol extra proveniente de la dieta sin que aumente el colesterol en la sangre. Esto se debe a que el organismo se adapta a una ingestión alta produciendo menos colesterol endógeno o excretando el excedente. En un estudio se aportaron 3 huevos diarios durante 6 semanas a 50 pacientes. Menos de un tercio de ellos presentaron niveles elevados de colesterol durante el tiempo en que se realizó el estudio.

Si usted quiere comer huevos, pero no quiere que le hagan daño, limítese a 3 huevos a la semana. Dado que sólo las yemas contienen colesterol, puede comer las claras sin ninguna limitación. Por ejemplo, para preparar un pastel use las claras en lugar de las yemas. Cuando haga huevos revueltos o tortilla utilice varias claras y sólo una yema. En las tiendas de productos dietéticos se venden huevos bajos en calorías, los cuales contienen entre el 15 y 50 % menos de colesterol.

LLÉNESE CON LEGUMBRES. Las judías y otras legumbres no son caras y son muy nutritivas. Contienen una fibra hidrosoluble denominada pectina que rodea al colesterol y lo elimina fuera del cuerpo antes de que cause problemas. Numerosos estudios han demostrado la utilidad de las legumbres para reducir el colesterol. En uno de ellos, los hombres que habían comido $1^1/_2$ tazas de judías hervidas al día disminuyeron su colesterol alrededor de un 20 % en 3 semanas.

Se recomienda comer unos 6 g de fibra soluble cada día. Una taza de judías hervidas resulta excelente y, si se aburre de ellas, puede incorporar lentejas, guisantes, etc., puesto que todas tienen las mismas propiedades.

COMA MÁS FRUTAS. La fruta también contiene pectina y, por lo tanto, ayuda a disminuir el colesterol. Se ha comprobado que la pectina del pomelo (en la pulpa y el pellejo) disminuye el colesterol en promedio de un 7,6 % en 8 semanas. Resulta interesante señalar que una reducción del 1 % en el colesterol disminuye el riesgo de sufrir un ataque cardíaco en un 2 %. Para lograr consumir el nivel de pectina aconsejable, se pueden incorporar unas $2^1/_2$ tazas de pomelo a la dieta diaria. Si éstos resultan un poco difíciles de tragar, se pueden mezclar distintas frutas. Se puede comenzar en el desayuno con un pomelo, luego, a la hora de la comida, por ejemplo, comer una manzana, y en la cena, unas naranjas.

HAGA SITIO PARA LA AVENA. Al parecer, la avena de salvado disminuye el colesterol de la misma manera que las frutas ricas en pectina. Se ha comprobado que la avena de salvado produce el mismo resultado que las judías, los guisantes, etc. Se recomienda ingerir 6 g de fibra soluble al día, por ejemplo en forma de 1/2 taza de avena de salvado cocida como un cereal o en panecillos. En un estudio realizado, los estudiantes que comieron 2 panecillos al día durante 4 semanas redujeron su nivel de colesterol en un 5,3 %.

Si bien la fibra de la avena de salvado es más soluble, la harina de avena puede también reducir el colesterol. Aunque el salvado de avena contiene más fibra soluble, la harina de avena también contribuye a bajar el colesterol. Según ciertos estudios, las personas que añadieron 2/3 de taza de copos de avena a una dieta baja en grasas y colesterol, obtuvieron mejores resultados que las que se limitaron a

OTRAS ALTERNATIVAS

ARMAS POTENCIALES CONTRA EL COLESTEROL

Las siguientes sustancias también pueden ayudar a combatir el nivel de colesterol alto. Aunque no se han realizado estudios exhaustivos al respecto, las primeras investigaciones resultan alentadoras.

Té. El té o, más precisamente, los taninos que éste contiene pueden ayudar a controlar el colesterol. Un estudio demostró que las personas que habitualmente beben té y siguen dieta con un contenido de colesterol elevado presentan niveles normales de colesterol en la sangre.

Aceite de *cymbopogon citratus* (hierba limón). Componente muy común de la cocina oriental, este aceite baja el nivel del colesterol en un 20 %. Es efectivo, puesto que interfiere en una reacción enzimática e inhibe la formación de colesterol a partir de las grasas más simples.

Spirulina. Es un alga rica en proteínas, que generalmente se vende en polvo o en tabletas. Favorece la reducción del colesterol total y de las LDL, como se demostró en un grupo de voluntarios japoneses con un alto nivel de colesterol, que ingirieron 7 tabletas de 200 mg después de cada comida.

Cebada. Hace mucho tiempo que se la considera una fibra altamente saludable. Tiene la misma propiedad que la avena para ayudar a disminuir el colesterol. En estudios efectuados en animales, se concluyó que los dos componentes químicos de la cebada contribuyen a reducir el nivel de colesterol en un 40 %.

Arroz de salvado. Esta fibra es tan efectiva como su prima, la avena de salvado. Estudios preliminares llevados a cabo en hámsters han demostrado que reduce el colesterol en un 25 %.

Carbón activado. Esta sustancia bien molida, que suele tomarse para aliviar los gases intestinales, se une a las moléculas del colesterol y las elimina del organismo. En un estudio, los niveles de LDL se redujeron en un 41 % en un grupo de pacientes que habían ingerido 8 g de carbón activado 3 veces al día durante 4 semanas.

llevar una dieta sana. Como resultado de estos estudios, los científicos del Departamento de Agricultura de Estados Unidos están produciendo diferentes variedades de avena con niveles más altos de betaglucano, el cual se sospecha que es un enemigo implacable del colesterol.

INCORPORE NUEVAS FIBRAS. Se ha comprobado que el maíz de salvado es tan efectivo en la reducción del colesterol como la avena de salvado y las judías. En un estudio efectuado en personas con niveles de colesterol elevado, quienes previamente habían intentado reducirlo con una dieta baja en calorías y pérdida de peso, comieron una cucharada de maíz de salvado en cada comida (mezclada en una sopa o con jugo de tomate). Después de 12 semanas sus niveles de colesterol disminuyeron en un 20 %. Los expertos opinan que esta fibra tan baja en calorías merece profundizar las investigaciones.

CONTINÚE CON LA ZANAHORIA. Las zanahorias pueden reducir el colesterol, también a través de la pectina. Los médicos opinan que es posible disminuir los niveles elevados de colesterol entre un 10 y un 20 % simplemente comiendo dos zanahorias diarias. Dos zanahorias son más que suficientes para lograr un nivel de colesterol satisfactorio.

El repollo, el brécol y las cebollas también contienen el ingrediente responsable del éxito de la zanahoria en el tratamiento efectivo del colesterol (el calcio pectinado).

PRACTIQUE EJERCICIO. Es posible que el ejercicio disminuya la producción de colesterol que obstruye las arterias. Los expertos opinan que una de las mejores maneras de elevar sus niveles de HDL protectoras es practicar un ejercicio enérgico, el cual, además, le reducirá los niveles indeseables de LDL.

El ejercicio puede también aumentar la capacidad del organismo para eliminar la grasa en la sangre después de las comidas. Si la grasa no persiste mucho tiempo en la sangre, tiene menos probabilidades de obstruir las arterias. Se ha demostrado que los corredores eliminan la grasa un 70 % más rápidamente que las personas que no hacen ejercicio. Por lo tanto, ¡*muévase*!

INCORPORE TERNERA, RAZONABLEMENTE. ¡He aquí una sorpresa! La carne roja, una fuente de grasa saturada, *puede* ser parte de una dieta saludable para pacientes cardíacos. En primer lugar, ha de ser magra y, en segundo lugar, se le ha de quitar toda la grasa visible.

En una investigación llevada a cabo en Inglaterra se sometió a un grupo de hombres con niveles de colesterol extremadamente altos a una dieta basada en el consumo de fibras bajas en calorías y unos 180 g de carne roja y magra cada día. Las grasas de esta dieta representaban el 27 % de las calorías totales, porcentaje que se halla debajo del 40 %, que es el promedio habitual en las dietas occidentales. El nivel de colesterol de estos hombres disminuyó en un 18,5 %. Los investigadores llegaron a la conclusión de que es posible incluir una cantidad moderada de carne en una dieta baja en calorías, siempre que se preste atención al contenido de grasa.

LA SALUD Y LA LECHE DESNATADA. Los expertos aconsejan beber gran cantidad de leche desnatada.

En un estudio, un grupo de voluntarios con niveles elevados de colesterol que incorporaron a su dieta diaria 250 ml de leche desnatada durante 12 semanas presentaron una reducción del 8 % en dichos niveles. Se cree que el responsable de este efecto es un compuesto bajo en grasas presente en la leche descremada, el cual inhibe la producción de colesterol en el hígado.

COMA AJO. Los investigadores hace mucho tiempo que saben que el ajo crudo puede reducir la grasa perjudicial en la sangre. Desgraciadamente, también puede destruir su círculo de amistades. Peor aún, el ajo que ha sido «desodorizado» por medio del calor pierde la capacidad de ser reductor de colesterol. Por fortuna, ahora existen en el mercado las perlas de ajo que disminuyen las grasas en la sangre.

PRUEBE UNA SEMILLA ESPECIAL. Las semillas de psilio (*Plantago*), ricas en fibras, son el principal ingrediente del regulador de los intestinos Agiolax®, el cual también puede reducir el nivel de colesterol. En un estudio, un grupo de hombres con niveles elevados de colesterol que recibieron dosis de psilio en agua 3 veces al día durante 8 semanas, presentaron una reducción del 15 % del nivel de colesterol.

Los expertos recomiendan el consumo de psilio junto con otra medicación, ya que en forma aislada no reduce el colesterol.

ELIMINE EL CAFÉ. Se ha demostrado que el café aumenta el nivel de colesterol. En un estudio efectuado en 9.000 individuos como parte de un programa nacional sobre la presión arterial en Estados Unidos se comprobó que los que bebían 2 tazas o más de café diarias presentaban niveles muy elevados de colesterol. Aunque en este estudio no se determinó cuál de los ingredientes del café es responsable de dicho efecto, una investigación realizada en Finlandia sugiere que hervir el café puede ser parte del problema. En cambio, el café preparado con filtro no aumenta tanto el nivel de colesterol. En cualquier caso, la cafeína (sospechosa lógica) no parece ser la responsable.

NO FUME. He aquí otra razón más por la cual es importante dejar de fumar. En una investigación realizada en Nueva Orleans se llegó a la conclusión de que fumar sólo 20 cigarrillos en una semana, ya eleva el nivel de colesterol. Además, otros estudios han revelado que los fumadores tienden a presentar niveles más bajos de HDL. Cuando un fumador abandona el hábito, casi en el mismo momento comienzan a aumentar las concentraciones de HDL.

CÁLMESE Y RELÁJESE. La simple relajación ayuda a disminuir el nivel de colesterol. Se ha demostrado que los pacientes cardíacos que siguen dietas bajas en colesterol y oyen cintas de relajación 2 veces al día, experimentan una significativa mejoría en sus niveles de colesterol, mayor aún que los que leen por placer.

Cólicos

10 IDEAS PARA REPRIMIR EL LLANTO

Los antiguos escolásticos ya describieron el cólico infantil en el siglo VI. Los padres de hoy en día no tienen problema alguno para describirlo. El bebé llora, flexiona sus piernas hasta el abdomen y parece estar sumido en un gran dolor. Puede llenarse de gases, después calmarse y luego comenzar a llorar otra vez.

Nada parece haber cambiado a lo largo de los siglos y no parece que pueda hacerse gran cosa para ayudarlos. Los niños con cólicos no se calman con la comida o cambiándoles los pañales, y los episodios pueden durar muchas horas. Los cólicos tienden a ser más intensos a las 4 o 6 semanas de vida y disminuyen gradualmente hacia los 3 o 4 meses.

Aunque ninguno de los remedios que a continuación les ofrecemos curará los cólicos, la mayoría ha proporcionado de algún modo un descanso a los sufridos padres. De manera que debería probarlos. Y recuerde que esta situación acabará pasando. Los cólicos desaparecen tan misteriosamente como empiezan.

PASEE AL NIÑO. Algunos especialistas opinan que merece la pena hacerlo. La forma es la siguiente: extienda el antebrazo con la palma de la mano hacia arriba, coloque al bebé boca abajo, con la cabeza apoyada en la palma de la mano y las piernas a ambos lados del codo. Sujételo con su otra mano y paséese por la casa. Definitivamente lo ayudará.

AYUDE AL NIÑO A ERUCTAR. La experiencia nos dice que algunos niños con cólicos tienen más gases intestinales de lo normal y tienen dificultades para eructar.

Se recomienda vigilar la posición del niño cuando se está alimentando (la posición erecta es totalmente correcta) y ayudarlo a eructar con frecuencia. Cuando esté tomando el biberón, haga que eructe después de cada 30 g de alimento ingerido y pruebe varios tipos de chupetes para el biberón.

ELIMINE LA LECHE DE VACA DE SU DIETA. Muchos especialistas en el cuidado de niños creen que los cólicos están causados por la leche de vaca que se transmite a través de la leche de la madre cuando ésta lo amamanta. Aunque, actualmente, los expertos ponen en duda esta relación, todos coinciden en que merece la pena que la madre siga una dieta exenta de leche de vaca, especialmente en el caso de familias que presentan antecedentes de alergias.

Sin embargo, algunos especialistas creen firmemente que la presencia de leche en la dieta de la madre es la responsable de cólicos en los bebés en la edad de la lactancia. Por lo tanto, recomiendan eliminar totalmente la leche de la dieta de las madres y observar los resultados. Si los cólicos desaparecen, no hay que hacer nada más, pero, en caso contrario, puede ser necesario eliminar otros productos lácteos.

CONTROLE SU DIETA. A veces, algunas comidas afectan al bebé a través de la leche materna. La madre que amamanta debe tratar de verificar si existe alguna relación entre lo que ella come y la aparición de cólicos. Algunas sustancias potencialmente causantes de problemas son la cafeína que contienen algunas bebidas, el chocolate, los plátanos, las naranjas, las fresas y las comidas muy condimentadas.

ENVUÉLVALO. Al niño con cólicos es recomendable cogerlo en los brazos y mecerlo. También puede usar una mochila para llevarlo, dejando de esta forma las manos libres para otras actividades.

Enfajar al bebé con una manta ejerce un efecto calmante. Este método, muy popular en algunas culturas, ayuda a aliviar los cólicos, y no es perjudicial para el bebé, que desea un contacto físico.

USE UNA ASPIRADORA EN LUGAR DE UNA NANA. Por alguna extraña razón, a los bebés con cólicos les agrada el ruido producido por las aspiradoras y, al parecer, les alivia el dolor. Algunos padres se han dado cuenta de este fenómeno y han grabado en una casete dicho ruido. Así, cuando el bebé sufre un ataque de cólicos, la ponen en marcha. Otros simplemente empiezan a pasar la aspiradora por la alfombra y esperan que el bebé supere el cólico. Hay quien propone un método aún más agresivo, que consiste en llevar al bebé en brazos mientras se pasa la aspiradora. Los que usan esta técnica dicen que el cólico del bebé desaparece como un relámpago.

UTILICE LA SECADORA DE LA ROPA. Coloque al niño en su silla al lado de la secadora de la ropa cuando ésta esté funcionando, de modo que el niño perciba a través de la silla el zumbido y las vibraciones que la secadora produce. ¿Le suena demasiado rebuscado? Entonces espere a que el niño llore unas 3 horas más. Hay algo en las vibraciones que realmente lo calma.

TEMPLE EL ESTÓMAGO. Algunas veces es beneficioso colocar una botella de agua caliente o un paño caliente (que no esté muy caliente) sobre el estómago del bebé. (Coloque una toalla entre la piel del bebé y la botella de agua caliente para asegurarse que no se producen quemaduras.)

LLEVE UN REGISTRO. Es una buena idea tomar nota de la aparición y duración de los cólicos. A menudo usted cree que el niño ha llorado durante unas 2 horas, mientras que el tiempo real ha sido de 45 minutos. Un registro le permitirá determinar durante cuánto tiempo ha llorado el bebé y, lo que es más importante, puede ayudar a dilucidar las causas.

FACILITE LOS MOVIMIENTOS. Todos los dispositivos que implican algún tipo de movimiento son buenos para el bebé con cólicos. Muchos niños permanecerán quietos, al menos, mientras se balancean, dándole tiempo para que usted coma. Los balancines automáticos pueden producir este movimiento durante al menos 20 minutos.

Congelación

17 SALVOCONDUCTOS PARA EL FRÍO

La congelación de una parte del cuerpo, habitualmente las manos y los pies, puede ocurrir en muchas situaciones, no sólo al practicar alpinismo o excursiones de alta montaña. Por ejemplo, al quitar la nieve con la pala o cambiar de neumático en un día muy frío pueden producirse congelaciones. Por ello, a continuación le brindamos algunas medidas básicas para evitarlas.

IDENTIFIQUE LOS SÍNTOMAS. La piel helada, primera manifestación de la congelación, se vuelve dura y blanca. Las mejillas, la punta de la nariz y las orejas son las partes que se hielan con mayor frecuencia.

Cuando el área afectada es calentada, es muy probable que se produzca un desprendimiento de la piel y que se formen ampollas. Estas consecuencias tras la aplicación de calor son más frecuentes en las congelaciones superficiales, las cuales constituyen un grado más grave. El frío intenso puede congelar los tejidos y provocar la formación de cristales de hielo que causan daño tisular.

La piel también puede congelarse, pero no tan profundamente como para perder toda la elasticidad.

La congelación es la respuesta del organismo frente al frío intenso para intentar preservar el calor. Para ello bloquea la circulación de sangre hacia las extremidades. Mientras ocurre este proceso, la persona afectada puede no advertirlo debido al entumecimiento.

MANTÉNGASE AL ABRIGO DEL VIENTO. Evidentemente, la mejor solución para que no se produzcan congelaciones es mantenerse en un lugar cálido y confortable, pero, si esto no es posible, al menos hay que intentar evitar los vientos (sobre todo los helados), que contribuyen significativamente al congelamiento.

TENGA CUIDADO CON EL CALOR. No use calor radial y seco como el de una lámpara o de un fogón para calentarse. Si su piel está congelada, puede quemarse con más facilidad.

CALIÉNTESE POR SÍ MISMO. Si usted no dispone de un lugar cerrado, aproveche el propio calor de su cuerpo. Por ejemplo, para calentar sus dedos y sus manos colóquelos debajo de sus axilas.

También puede hacerse como una pelota y rodar, lo cual le hará recuperar la energía.

NO SE FROTE CON LA NIEVE. Si lo hace, causará fricción en la piel y, además, perderá más calor debido a que estará extremadamente húmedo.

CONSEJOS MÉDICOS

HIPOTERMIA: EL FRÍO INTERNO

El cuerpo humano está concebido para funcionar a una temperatura de 37 ºC. Un descenso de 3 ºC, que apenas se nota en la temperatura exterior, puede ser suficiente para matar a un ser humano. Por debajo de los 22 ºC puede producirse un paro cardíaco. La hipotermia se define como una temperatura corporal baja, a partir de los 35 ºC. Los síntomas incluyen temblores, pulso lento, apatía y una disminución general de la agudeza mental. Si la temperatura corporal desciende aún más, los músculos se vuelven rígidos y puede haber pérdida de la conciencia.

Si una persona cae dentro de un estanque de hielo, en menos de una hora se produce hipotermia, pero la mayoría de los casos se deben a una exposición prolongada a temperaturas frías. Los individuos de edad avanzada presentan mayor riesgo de sufrir hipotermia, puesto que sus cuerpos regulan la temperatura con menor eficacia. Ante un individuo con hipotermia se recomiendan los siguientes pasos y solicitar la presencia de un médico lo antes posible:

- Lleve a la persona hacia un lugar más cálido.
- Cúbrala con mantas.
- Déle bebidas calientes, pero no alcohol, puesto que brinda una sensación artificial de calor.

NO SE MOJE. El contacto con el agua acelera la pérdida de calor.

HAGA QUE SU MADRE SE SIENTA ORGULLOSA. Use guantes que sólo tienen separado el pulgar del resto de los dedos y proteja sus orejas con un gorro tejido en forma de cono.

NO BEBA. Piense que el alcohol lo calienta desde dentro, con lo cual perderá más calor.

NO FUME. El tabaco disminuye la circulación periférica, haciendo que las extremidades se vuelvan más vulnerables.

AFLÓJESE LA ROPA. Para proteger la circulación, use ropas cómodas y amplias y quítese los anillos si los lleva.

NO SE RETRASE. No se engañe pensando que sus manos y sus pies fríos pronto se calentarán cuando se halle en un lugar cerrado. Cuando comience a sentir el frío en sus extremidades, intente calentarse inmediatamente.

OBSERVE A SU COMPAÑERO. Observe con atención la cara de su amigo, específicamente las orejas, la nariz y las mejillas, para ver si nota algún cambio de color. Él, por su parte, debe hacer lo mismo con usted.

CONGELACIÓN: ACTÚE CON RAPIDEZ

La congelación intensa requiere atención médica profesional. Los tejidos afectados sufren muerte celular, y ésta entraña graves riesgos: infecciones, pérdida de dedos y, en casos extremos, pérdida de un brazo o de una pierna.

Cuando la congelación es profunda, la piel está fría, dura, blanca y entumecida. Al calentarse adquiere un color azul o púrpura. También se puede hinchar y desarrollar ampollas. Debe actuar rápidamente frente a los primeros signos de congelación para evitar dichas complicaciones. Mientras espera al médico, debe hacer lo siguiente:

Deshiele rápidamente. La tendencia actual es deshelar la zona congelada en cuanto sea posible, lo cual resulta bastante doloroso. Normalmente esto se efectúa con agua caliente (40-42 °C), que conduce mejor el calor que el aire.

No permita que una parte congelada se vuelva a congelar. ¡Nunca!, puesto que los cristales de hielo son más grandes y causan aún más daño a los tejidos.

Use su cabeza para salvar su pie. Aunque se recomienda no caminar con los pies congelados, es mejor hacerlo que permitir que se deshielen y vuelvan a congelarse. De manera que si usted piensa que caminar es su único camino para sobrevivir, no se quite el zapato o la bota del pie congelado. Es muy probable que el pie se hinche y se formen ampollas y, en consecuencia, no podrá volver a colocarse el calzado.

EVITE EL CONTACTO CON METALES. Simplemente apoyar la mano desnuda sobre una superficie metálica puede causar, en un día de mucho frío, su congelación.

PERMANEZCA EN EL VEHÍCULO. Si se pierde con su automóvil un día en que la temperatura es muy inferior a 0 °C, lo mejor es permanecer en el vehículo y no aventurarse a lo desconocido. Corre el riesgo de desarrollar una hipotermia, es decir, un descenso anormal de la temperatura corporal (véase Hipotermia: el frío interno, pág. 103). La mayor parte de la gente que se pierde y trata de caminar aparece muerta.

Conjuntivitis

7 REMEDIOS PARA LOS OJOS IRRITADOS

Su madre los llamaba ojos irritados, una expresión mágica que significaba no ir a la escuela durante un par de días. Ahora usted es un adulto y lo llama conjuntivitis y, aunque no pueda apartarlo del trabajo, sus ojos pueden obtener aún un alivio. A continuación le indicamos cómo hacerlo.

Lávese los ojos. ¿Recuerda a su madre, sentada a su lado, con un paño humedecido en la mano, colocándolo suavemente en sus ojos? Ella estaba en lo cierto. Una compresa caliente en los ojos durante 5-10 minutos 3 o 4 veces al día le aliviará.

Mantenga los ojos limpios. Muchas veces la conjuntivitis mejora por sí sola. Para ayudar en el proceso de curación, mantenga los ojos y los párpados limpios, usando un pequeño hisopo de algodón humedecido en agua hervida previamente o esterilizada para eliminar las costras.

Mímese. Una compresa caliente es adecuada para los niños, pero algunas veces los adultos necesitan algo más. Si la secreción ocular es abundante, puede aplicarse una solución compuesta de 1 parte de champú para bebés en 10 partes de agua caliente. Humedezca un hisopo de algodón en la solución y límpiese las pestañas. Es muy efectivo. El agua caliente ablanda las costras y el champú para niños limpia la zona de inserción de las pestañas.

CONSEJOS MÉDICOS

CUIDE SUS OJOS

La conjuntivitis es un problema menor, que en general desaparece por sí sola en aproximadamente una semana. Sin embargo, debe visitar sin falta a su médico si:

- Después de 5 días la infección empeora o no mejora.
- El ojo está enrojecido y presenta dolor ocular, cambios en la visión y una secreción copiosa amarillenta o verdosa.
- La irritación ocular se debe a una herida en el ojo. Algunas veces las infecciones oculares pueden afectar la córnea y causar una úlcera o, incluso, pérdida de visión o del ojo.

Cuide la higiene. Lave las toallas y cualquier prenda que haya estado en contacto con sus ojos. Puesto que esta enfermedad es muy contagiosa, no comparta la toalla o paños de baño con nadie.

Evite el cloro. Cuando se baña en una piscina, ¿sus ojos se enrojecen? El cloro puede provocarle conjuntivitis, pero en una piscina sin cloro crecen las bacterias que también pueden provocarla. Así, cuando se bañe en una piscina, utilice gafas bien ajustadas para el agua.

Atención a la conjuntivitis alérgica. Si usted sobrevive a los baños del verano pero no a su polen, el origen de su conjuntivitis puede ser alérgico. Si el ojo le pica como una picadura de mosquito y segrega un pus espeso, es posible que se trate de una conjuntivitis alérgica. Un antihistamínico de venta libre y la aplicación de compresas frías pueden aliviar el cuadro. El frío le calmará el picor.

TOME FÁRMACOS POR LA NOCHE. La conjuntivitis causada por gérmenes se intensifica cuando se cierran los ojos. Ésta es la razón por la que empeora cuando duerme. Para combatirla, aplique un ungüento antibiótico en los ojos antes de acostarse. De esta forma, impedirá que se formen costras.

Cortes y rasguños

13 FORMAS DE CURAR UNA HERIDA

Está subiendo a paso ligero por la escalera. Se siente orgulloso de no tener que utilizar la escalera mecánica. Sus pies repiquetean con buen ritmo contra el suelo de cemento y acero. Entonces, de repente su pie pierde el paso y usted trastabilla.

Coloca sus manos hacia delante para intentar amortiguar la caída. Sus rodillas se flexionan y usted se cae. Se inspecciona los daños y se quita los trocitos del duro suelo que tiene incrustados en la piel.

DOMINE EL ARTE DEL VENDAJE

¿Tiene una magulladura? ¿Mejoró con el vendaje? A continuación le damos unos cuantos trucos para quitarse el vendaje sin dolor.

• Use unas tijeras pequeñas para separar el vendaje de la parte adhesiva. Tire suavemente de él y después quítese los esparadrapos.

• Si la costra está adherida al vendaje, empape la zona con una mezcla de agua caliente y sal (una cucharadita de sal en 4,5 l de agua). Tenga paciencia, ya que el vendaje por fin se despegará.

• Si el vendaje está adherido al antebrazo, la pierna o el vello del pecho, tire de él en la dirección en la que el pelo crece. Antes de tirar del adhesivo, mójelo con un algodón humedecido en aceite para niños o alcohol para masaje.

Las palmas de las manos presentan magulladuras y rasguños de los cuales brota la sangre.

Sus rodillas lograron disminuir el golpe de la caída, pero una de ellas tiene un corte y está empezando a sangrar. Durante un segundo recuerda sus rodillas llenas de costras a los 10 años.

La vida está llena de pequeñas sorpresas desagradables como esta caída. Se corta un dedo en lugar del pepino cuando está preparando la ensalada; su perro le demuestra efusivamente su alegría y le araña el brazo; su mano resbala al hacer una reparación casera y los alicates aprietan su dedo en lugar del tornillo.

Pero usted puede hacerse sus propias reparaciones caseras en los cortes y rasguños que se producen durante la vida, usando artículos que probablemente ya tenga en su cocina o en el botiquín. A continuación le damos la información para los primeros auxilios que necesita para llevarlas a cabo.

DETENGA LA HEMORRAGIA. La forma más rápida de frenar la hemorragia es aplicar directamente presión sobre ella. Ponga una prenda limpia y absorbente (una venda o una toalla) sobre el corte y apriete firmemente con la mano. Si no dispone de ella, use los dedos. Esta técnica parará normalmente la hemorragia en 1 o 2 minutos. Si la sangre atraviesa el primer vendaje aplique otro encima del primero y siga apretando constantemente. Es mejor añadir un vendaje sobre otro porque al quitar el primero podemos arrancar las células sanguíneas coaguladas.

ELECCIÓN DE UN UNGÜENTO DE VENTA LIBRE

Las estanterías de primeros auxilios de una farmacia pueden ser una pesadilla para los consumidores. ¿Qué escoger? ¿Un ungüento antibacteriano? ¿Quizás aquel producto cuya etiqueta reza «crema para primeros auxilios»? ¿O debe escoger ese aerosol cuya propaganda asegura que no escuece?

Algunos investigadores han realizado un estudio comparativo sobre la efectividad de diversos fármacos para curar heridas. A continuación indicamos el tiempo requerido por cada uno de ellos para alcanzar la curación.

- Polimixina B en combinación con bacitracina en ungüento: 8,2 días.
- Asociación de neomicina, polimixina B y bacitracina en ungüento (p. ej., Bacisporin®): 9,2 días.
- Cremas protectoras de heridas que no contienen antibiótico: 9,8 días.
- Mercromina (p. ej., Super-Cromer Orto®): 13,1 días.
- Sin tratamiento: 13,3 días.
- Cloruro de benzalconio: 14,2 días.
- Tionerosal: 14,2 días.
- Peróxido de hidrógeno al 3 %: 14,3 días.
- Alcanfor y fenol: 15,4 días.
- Tintura de yodo: 15,7 días.

Si al aplicar presión sobre la herida la hemorragia no cesa, eleve la extremidad por encima del nivel del corazón para reducir la presión sanguínea en el corte.

LIMPIE LA HERIDA. Es importante limpiarse la herida para prevenir la infección y disminuir la probabilidad de decoloración o un tatuaje. Límpiese el área con jabón y agua o sólo agua. El objetivo es eliminar las bacterias y los desechos de la herida. También se consiguen quitar los restos de piedrecitas y arena del corte, que pueden dejar pigmentos en la herida, produciendo el mismo efecto que un tatuaje. Límpiese la herida con suavidad un par de veces al día.

SUJÉTESE LA HERIDA. Cuando la hemorragia ceda, sujete la herida firmemente con una tela o una venda elástica de forma que ejerza presión contra el corte, pero *no tanta como para impedir la circulación.* Si el corte se produce en un brazo o una pierna, puede controlar la circulación en la zona afectada presionando una uña de un dedo del pie o de la mano, que primero se volverá blanca y, cuando deje de presionar, recuperará inmediatamente el color rosa. Si esto no ocurre, aflójese el vendaje.

CONSEJOS MÉDICOS

CONTROL DE LA HERIDA POR UN PROFESIONAL

Los primeros auxilios no siempre son suficientes. Si aparecen algunos de los síntomas que enumeramos a continuación acuda al médico.

- La sangre tiene un color rojo brillante y sale a borbotones. Es posible que se haya perforado una arteria.
- No puede eliminar todos los desechos de la herida.
- El corte o el rasguño se ha producido en la cara o en cualquier otra área en la que usted no desea que exista una cicatrización.
- La herida presenta vetas de color rojo, segrega pus o la coloración roja se extiende más allá de 1-2 cm del corte.
- La herida es grande y profunda. Es posible que requiera la aplicación de puntos. No intente hacer un arreglo casero si se encuentra lejos de un centro de asistencia médica.

APLIQUE MÁS PRESIÓN. Si el corte continúa sangrando, es más serio de lo que pensaba y, probablemente, necesite ver a un médico de inmediato. Mientras espera su llegada presione sobre los puntos de presión. Éstos se encuentran entre la herida y el corazón y corresponden a los puntos donde es posible tomar el pulso: la cara interna de las muñecas, la cara interna del brazo, entre el codo y las axilas, y la ingle. Presione la arteria contra el hueso. Una vez que cese la hemorragia mantenga la presión sobre la arteria durante un minuto y después libérela. Si la hemorragia vuelve a producirse, ejerza de nuevo presión.

NO USE UN TORNIQUETE. En la mayoría de los cortes y rasguños que ocurren a diario es más que suficiente la aplicación de los primeros auxilios. Los torniquetes están indicados para casos extremos y son muy peligrosos, puesto que pueden provocar la pérdida del miembro en el cual se aplican debido a la interrupción de la circulación sanguínea.

CONFÍE EN UN UNGÜENTO ANTIBIÓTICO. De acuerdo con las investigaciones de los especialistas, los ungüentos de amplio espectro antibacteriano son los más eficaces (véase recuadro de pág. 107).

Con los ungüentos triples de antibiótico y un vendaje correcto, la curación es un 30 % más rápida.

Algunos especialistas advierten que se ha de tener cuidado con los fármacos de venta libre que contienen neomicina o con los ungüentos que contienen muchos conservantes, puesto que son responsables de muchas reacciones alérgicas. Si usted presenta una reacción alérgica a los ungüentos, los rasguños se volverán rojos, tendrá picor y, además, puede infectarse la herida.

OTRA ALTERNATIVA
UNA DULCE CURACIÓN

¿Tiene una herida? Algunos expertos opinan que una pequeña cantidad de azúcar puede acelerar el proceso de curación. Así, se han tratado más de 5.000 casos de heridas en los últimos 10 años con una mezcla de yodo desnaturalizado y azúcar, obteniendo la curación en una gran variedad de accidentes desde cortes, rasguños y quemaduras de puntas de dedos amputados. (El yodo no desnaturalizado quema la piel.)

El azúcar deja a las bacterias sin los nutrientes necesarios para su desarrollo y multiplicación. Las heridas se curan rápidamente, sin que aparezca costra y a menudo con una pequeña cicatriz. Los queloides (cicatrices grandes e irregulares) son mínimos. Puede preparar un ungüento mezclando azúcar con Betadine® (un agente antibacteriano cuyo principio activo es la povidona yodada). Para hacer el preparado, mezcle 15 g de solución de Betadine®, 150 g de azúcar y 45 g de ungüento de Betadine®. Aplique el ungüento casero sobre la herida limpia y cúbrala cuidadosamente con una gasa. Enjuáguese el área afectada con agua del grifo y con agua oxigenada y vuélvalo a cubrir con ungüento. A medida que la curación vaya progresando, disminuya la aplicación del ungüento.

Precaución: asegúrese de que la herida está limpia y la hemorragia ha cesado antes de aplicar el ungüento. El azúcar hace que una herida sangrante sangre aún más. No use azúcar en polvo o negro, ya que, aunque efectivos, el almidón que contienen neutraliza el yodo. Las heridas tratadas con estos azúcares formarán incrustaciones.

MANTENGA LA HERIDA PROTEGIDA. Si se dejan expuestas al aire libre, las heridas forman costras que retrasan el crecimiento de las células nuevas. Se recomienda usar vendajes plásticos similares a los que se usan para envolver los alimentos. La mayoría de los vendajes disponibles en el mercado tienen estas características. También puede emplearse una gasa impregnada en vaselina. Ambos tipos de vendajes retienen la humedad (que posee propiedades curativas) pero sólo dejan pasar una pequeña cantidad de aire. Las células se regeneran con más rapidez cuando están en un ambiente húmedo.

FINALICE CON LA VACUNA ANTITETÁNICA. ¿Se cortó el dedo con un cuchillo afilado? ¿O se lastimó la mano con un cuchillo oxidado? ¿Se hizo un rasguño en las rodillas con el cemento? Los cortes pequeños o grandes deben recordarle que tiene que mantener su sistema inmunológico al día. Si no se ha vacunado contra el tétanos en los últimos 5 años, entonces necesita un refuerzo. Si no sabe cuándo recibió la última dosis de recuerdo, es conveniente aplicarse una vacuna dentro de las 24 horas siguientes a la aparición de la herida.

Dentición

4 FORMAS PARA CALMAR EL DOLOR

Aunque mucha gente no lo sabe, la dentición infantil empieza a desarrollarse realmente meses antes del nacimiento. De hecho, el brote dentario empieza a aparecer en el feto hacia la quinta o sexta semana del embarazo. Cuando el niño nace, los 20 dientes de leche que aparecerán en los próximos $2^1/_2$ años están ya presentes y forman parte de los huesos de la mandíbula.

Normalmente, estos primeros dientes empiezan a empujar para erupcionar hacia los 8 meses después del nacimiento. Las encías del niño se hinchan y ablandan y su habitual alegría se transforma en irritabilidad y agotamiento. ¡La dentición ha empezado!

Si usted es como muchos padres, probablemente estará preocupado por la manera en que reaccionará su hijo ante la lucha firme y violenta de los dientes contra el tejido.

Usted podrá tener un quebradero de cabeza durante los primeros días cuando se produzca la aparición de los dientes, puesto que la mayoría de los niños responden con episodios de llantos y gritos ante el nacimiento de los primeros dos o cuatro dientes.

A continuación le ofrecemos algunas pistas para aliviar las molestias causadas por la dentición.

ENFRÍE LOS MASTICADORES. Los masticadores aliviarán las encías de su hijo, especialmente si los coloca en el refrigerador y los mantiene fríos. Si el niño tiene 6 meses, o incluso más, puede ser igualmente adecuado mascar un paño frío limpio.

MASAJEE LAS ENCÍAS. Es conveniente que mantenga limpia la boca de su hijo antes de que los dientes aparezcan. Puede envolverse el dedo índice con una gasa o un paño suave, ligeramente humedecido, y usarlo para masajearle las encías. Con este procedimiento eliminará las posibles bacterias que se hallen en la boca y, al mismo tiempo, acostumbrará al niño a la presencia de un objeto en su boca. De esta forma, cuando aparezca el primer diente podrá cepillarlo sin que ello le cause trauma alguno.

Además, el masaje diario es muy beneficioso para las encías del niño.

¿Cuándo se debe empezar? Se recomienda comenzar desde el primer día que el niño esté fuera del hospital, pero nunca es tarde para hacerlo. Lo ideal es masajear las encías un par de veces al día, una de ellas a la hora de acostarlo.

CONSEJOS MÉDICOS

LA FIEBRE ES UNA SEÑAL DE ENFERMEDAD

Uno de los mitos más comunes es creer que la dentición se acompaña de fiebre. Si hay fiebre no se debe a la dentición, sino que significa que alguna cosa más está ocurriendo en el cuerpo de su hijo. Debe acudir a su médico.

OFRÉZCALE ALGO SABROSO. Tome un trocito de manzana, envuélvalo en un paño húmedo, y déselo para que lo masque. El sabor de la manzana lo incentivará para que muerda, lo cual hará trabajar los dientes que empiezan a salir a través de sus encías. Existe un problema al respecto, y es que los chupadores existentes en el mercado no tienen sabor a nada.

USE MEDICAMENTOS PARA EL DOLOR Y LA HINCHAZÓN. Se recomienda utilizar un analgésico pediátrico, como la aspirina o el paracetamol. Hay numerosos anestésicos de uso tópico disponibles en cualquier farmacia de venta sin receta médica, que ayudarán a calmar el dolor de las encías de sus hijos durante la dentición. Extienda un poco de cualquiera de ellos en un paño, aplíquelo en las encías del niño y verá que muy pronto se calma.

Depresión

22 MANERAS PARA VENCER LA MELANCOLÍA

La vida podría compararse con la montaña rusa. El hombre rico, el pobre, el mendigo, el ladrón, el médico, el abogado, *todos*, tienen altos y bajos. ¿Por qué, entonces, incluso los expertos en el tema también tocan fondo de vez en cuando?

Los expertos saben que casi todos los casos de depresión son reversibles, aun los más graves. A continuación le ofrecemos algunas técnicas muy simples para vencer la melancolía, las depresiones suaves o esa sensación que todos tenemos alguna vez de no desear movernos.

Por lo tanto, si usted se siente mal, melancólico, como si la vida lo estuviera arrastrando hacia abajo, intente con alguno de los siguientes métodos que han sido exhaustivamente comprobados y que le elevarán el espíritu.

SIÉNTESE Y DISFRUTE LA CAÍDA (O, AL MENOS, TOLÉRELA). Benjamín Franklin decía que nada en este mundo era tan cierto como la muerte y los impuestos; pero se le olvidó mencionar otra cosa muy importante: la tristeza.

Sentirse un poco triste no es algo grave, ya que la tristeza suele ser un sentimiento temporal. No esté más triste por sentirse triste.

HAGA ALGO ACTIVO. Dar vueltas por la casa y estar alicaído con seguridad le hará sentirse más deprimido. Este libro de remedios caseros aconseja no quedarse en casa. No importa realmente lo que haga, mientras sea algo activo. Vaya a pasear, a dar una vuelta en bicicleta, a visitar a un amigo, juegue una partida de ajedrez o lea un libro. Encender el televisor no significa estar activo.

CÓMO AYUDAR A OTROS CUANDO ESTÁN DEPRIMIDOS

¿Qué es lo mejor que puede hacer si alguien próximo a usted se deprime? En principio, escuchar; su amigo necesita más que nada a alguien con quien hablar.

Si una persona a la que usted quiere parece deprimida pero no ha dicho nada al respecto, adelántese y pregúntele. ¿Te sientes deprimido?, y continúe el interrogatorio con preguntas que inviten a otras, como ¿cuándo comenzaste a sentirte así por primera vez? Ésta es una buena pregunta, porque determinar cuándo ha comenzado una depresión a menudo ayuda a descubrir qué hecho o hechos la provocaron. He aquí unos cuantos consejos:

• Cuando su amigo se «desnuda» ante usted y comienza a hablar sobre su depresión, haga lo que pueda para crear la mejor atmósfera de confianza. No trivialice la situación diciendo cosas como: «¡Oh! Para ya. No tienes en verdad ningún motivo para estar mal».
• No ofrezca soluciones fáciles como: «Ya sabes, lo que necesitas es...». En cambio, deje que su amigo encuentre sus *propias* soluciones, usándolo a usted de caja de resonancia.
• Intente que su amigo se comprometa en actividades físicas como la gimnasia, etc.
• Intente por todos los medios que su amigo no pierda el interés en encontrar las soluciones. Recuerde que la depresión se define precisamente como una pérdida de interés por todas las cosas.

REPASE EN SU MEMORIA COSAS DIVERTIDAS. La mejor manera de escoger una actividad es comenzar anotando las cosas con las que usted disfruta. El problema, por supuesto, es que nada le parecerá divertido cuando usted está muy triste. ¿Qué hacer? Haga una lista de las actividades que le proporcionaban placer, luego escoja una y llévela a cabo.

HABLE CON ALGUIEN. Siempre resulta útil compartir los sentimientos con alguien. Encuéntrese con amigos que se interesen por usted y haga un esfuerzo por contarles sus sentimientos.

SI ES NECESARIO, LLORE. Si al hablar de sus problemas siente deseos de llorar, no se reprima. Llorar es un gran alivio, sobre todo si usted es consciente del origen de su llanto.

SIÉNTESE Y ANALICE LA SITUACIÓN. Si usted puede descubrir el origen de su depresión, con seguridad se sentirá infinitamente mejor. Una vez que usted descubra la causa, puede empezar a encontrar una salida a la depresión.

INTENTE Y VUELVA A INTENTARLO. LUEGO ABANDONE. Al igual que los niños y adolescentes, a menudo tenemos unas expectativas con respecto a la vida que, aunque se demuestren imposibles, persisten en nuestro fuero íntimo. Intentar objetivos inalcanzables puede conducir a una depresión. Éste es el momento en el que usted debe simplemente decir: «He hecho todo lo que he podido», y renunciar a seguir intentándolo.

OTRA ALTERNATIVA
EL VALOR DE LA NUTRICIÓN

La nutrición, más que cualquier otra cosa, controla el estado de su mente. ¿Cuáles son los nutrientes más beneficiosos para luchar contra la depresión? Se recomienda la vitamina B y ciertos aminoácidos. A continuación exponemos la fórmula recomendada por los especialistas.

Si usted se siente mal, intente tomar por la mañana, en ayunas, 1.000-3.000 mg del aminoácido L-tirosina y, al cabo de 30 minutos, un complejo vitamínico, como suplemento del desayuno.

La tirosina se convierte en el cerebro en noradrenalina, una sustancia química que estimula el estado de ánimo positivo y las motivaciones.

El complejo vitamínico B, en particular la vitamina B_6, permite que el cuerpo metabolice aminoácidos.

Aunque los resultados de este tratamiento son muy prometedores y no tiene efectos adversos, es necesario que su médico lo apruebe.

Los investigadores de la American Medical Association y la American Psychiatric Association opinan que los estudios realizados sobre esta medicación no permiten, por el momento, extraer conclusiones definitivas.

PRACTIQUE EJERCICIO. Numerosos estudios demuestran que el ejercicio ayuda a sobreponerse a la melancolía.

Si usted practica ejercicio regularmente y se encuentra en buena forma física, pero no mental, intente llegar al extremo de su agotamiento. Ello le ayudará a descargar las tensiones.

COJA UNA CAJA DE LÁPICES DE COLORES. Una buena manera de expresar sus sentimientos es escribirlos o, mejor tal vez, *dibujarlos*. Si usted se sienta a escribir inmediatamente después de sufrir un disgusto, se sorprenderá del discernimiento que logrará respecto a sus emociones. Use muchos colores. El rojo puede expresar ira, el negro tristeza, el gris ansiedad.

CONSEJOS MÉDICOS

CUÁNDO DEBE PEDIR AYUDA

Si usted se siente deprimido y el sentimiento persiste a pesar de haber intentado todo lo que conoce para vencerlo, es posible que éste sea el momento para ver un profesional de la salud mental.

Los expertos del National Institute for Mental Health recomiendan que cuando una persona experimenta cuatro o más de los siguientes síntomas durante más de 2 semanas, debe buscar ayuda.

- Sentimientos persistentes de tristeza, ansiedad o «vacío».
- Sentimientos de desesperanza y/o pesimismo.
- Sentimientos de culpa, inutilidad o impotencia.
- Pérdida de interés o placer en actividades comunes, incluyendo el sexo.
- Problemas para dormir (insomnio, despertar muy temprano por la mañana y/o quedarse dormido en circunstancias anormales).
- Trastornos en la alimentación (cambios en el apetito y/o aumentos o descensos de peso).
- Disminución de la energía, fatiga y/o sentimiento de estar cada vez peor.
- Pensamientos de muerte o suicidio o intentos de suicidio.
- Inquietud y/o irritabilidad.
- Dificultad para concentrarse, recordar y/o tomar decisiones.

ENCUENTRE ALGO PARA HACER VERDADERAMENTE ABURRIDO. Para salir del estado de melancolía en que se encuentra, simplemente necesita algo que lo distraiga, que le haga olvidar durante un rato sus pesadillas. Para ello, elija algo realmente aburrido y hágalo. Por ejemplo, limpiar las baldosas del lavabo con un cepillo de dientes o analizar la misma hoja de una planta una y otra vez.

REDUZCA EL RITMO. La vida en el siglo XX es muchas veces muy agitada. Si usted sospecha que su agenda llena de obligaciones puede ser el origen de su depresión, lo que necesita es relajarse. Tómese tiempo para unos baños calientes y unos masajes.

EVITE TOMAR DECISIONES IMPORTANTES. Usted no puede confiar en su buen juicio cuando está deprimido. Se recomienda posponer la toma de decisiones hasta que esté mejor. De lo contrario, es posible que la decisión sea *incorrecta* y sus consecuencias lo hundan más.

TRATE A LOS DEMÁS CON RESPETO. Al estar deprimido, es posible que no trate bien a los demás. Si éste es su caso, cambie de actitud, puesto que si la respuesta de los otros es también agresiva, usted se sentirá mucho peor.

EVITE LAS GRANDES ÁREAS COMERCIALES. Tratar mal a los demás le puede ocasionar el efecto de un bumerán, de la misma manera que salir a comprar. La compra puede resultarle divertida, pero las cuentas pueden empeorarle la depresión.

CIERRE LA NEVERA. Acudir permanentemente a la nevera a picar también tiene un efecto bumerán. Cuando usted come, disfruta, pero cuando se mide la cintura y comprueba que ha perdido la línea, su depresión aumentará. Se aconseja salir de casa para no tentarse con la comida.

Dermatitis y eccemas

23 REMEDIOS PARA LIMPIAR LA PIEL

Tal vez la siguiente sea la primera pregunta que usted se ha planteado al oír el diagnóstico en boca de su médico: ¿Por qué a mí? ¿Por qué tengo que ser yo el que viva atormentado por el picor y la sequedad del eccema? ¿Por qué he de ser yo el que padezca el enrojecimiento y la irritación de la dermatitis?

Su médico es, en todo caso, el más cualificado para contestar su pregunta, aunque no sea nada fácil. De todas maneras, quizás encuentre consuelo en saber que no está solo. Las estadísticas revelan que son miles las personas que sufren todo tipo de dermatitis al año. Esto significa que la gente se rasca mucho.

Los siguientes consejos ayudarán a los pacientes con eccemas o dermatitis a controlar el picor y la sequedad que habitualmente acompañan a este tipo de enfermedades.

Los expertos nos dicen, en general, que la mejor manera de tratar en casa el picor del eccema y de la dermatitis es mantener la piel seca y colocar un apósito húmedo sobre ella para lubricarla. Por esta razón, muchos de los remedios propuestos en el apartado Piel seca e irritada por el frío (véase pág. 356) pueden también ser de ayuda para este problema.

TENGA CUIDADO CON EL AIRE SECO. La dermatitis empeora por la deshumidificación del aire, especialmente durante los meses de invierno, cuando se utiliza la calefacción.

Este aire caliente que circula en las casas en invierno es un poco más seco que los de otros equipos térmicos. El aire caliente tiende a agravar el picor del eccema o de la dermatitis. Por lo tanto, los que padecen estas enfermedades deberían mantener el aire húmedo dentro de las casas. Si usted logra humedecer el aire a través de un buen humidificador, el aire caliente no constituirá un problema.

Los expertos opinan que no se puede tener un solo humidificador para toda la casa. Además, no se trata simplemente de colocarlo, sino también de cuidarlo como si fuese un aire acondicionado. Si coloca uno cerca de su cama, ésta será una decisión acertada.

¿TIENE UN SALPULLIDO A CAUSA DEL NÍQUEL?

La dermatitis producida por el contacto con el níquel es probablemente la más común. La gente no sospecha que éste puede ser el origen del problema y lo atribuye al oro.

La dermatitis por el níquel afecta 10 veces más a las mujeres que a los hombres y, generalmente, se produce a través del orificio de las orejas. Aunque parezca extraño, este pequeño agujerito para llevar pendientes puede provocar salpullidos en otras partes del cuerpo, siempre que entre en contacto con un metal que contenga níquel. De pronto, las pulseras, los collares y cualquier otra joya que usted haya usado durante años, le pueden originar un salpullido por contacto.

Si cree que esta descripción corresponde a su caso, lea atentamente los siguientes consejos.

Utilice pendientes de acero inoxidable. Si acaba de hacerse los agujeros de las orejas, use sólo pendientes de acero inoxidable hasta que los lóbulos cicatricen (unas 3 semanas).

Manténgase frío. El sudor tiene una gran influencia en la dermatitis por el níquel, ya que separa este metal de las joyas enchapadas en níquel. Manténgase lejos del calor si lleva este tipo de adornos o quíteselos si debe acudir a algún lugar caluroso.

Use oro. Se aconseja usar sólo oro de buena calidad. Si tiene menos de 24 quilates es porque está mezclado con níquel. Cuantos menos quilates tenga, mayor es la proporción de níquel.

Evite comidas que contengan níquel. Algunos dermatólogos europeos aconsejan a los pacientes sensibles al níquel que vigilen sus comidas. Estos médicos han observado la aparición de dermatitis en personas que no habían tenido contacto con el metal. Por lo tanto, aconsejan evitar los siguientes alimentos: albaricoques, chocolates, café, cerveza, té, nueces y otros ricos en níquel.

Todavía existe una polémica en Europa acerca de la teoría que afirma que las nueces pueden provocar reacciones dermatológicas. Si usted presenta una elevada sensibilidad al níquel debería tener en cuenta esta teoría.

LÁVESE CON AGUA TEMPLADA. Existe la creencia muy arraigada de que las personas con dermatitis deben evitar los baños. Algunos especialistas piensan que los baños excesivos agravan este trastorno, mientras que otros creen que los lavados regulares reducen las posibilidades de una infección y ayudan a suavizar la piel.

Nuestros expertos, en general, están de acuerdo con la segunda hipótesis, pero siempre que se bañe con agua templada. El agua nunca debe ser ni fría ni muy caliente.

APLIQUE CREMA. Puede utilizarse el jabón común en el baño si después se aplica una crema hidratante para evitar que la piel se seque. Si usted no se aplica este producto, es mejor que no se bañe con demasiada frecuencia. La crema mantiene el agua, y la piel seca necesita recuperar el agua que ha perdido.

DÉSE UN BAÑO CON HARINA DE AVENA. Para un tratamiento adicional, agregue al agua de su baño harina de avena coloidal o, incluso, use la avena como sustituto del jabón. Ponga 2 tazas de harina de avena coloidal (se consigue en las farmacias) en la bañera con agua templada. El término *coloidal* significa que la harina se ha pulverizado para que quede en suspensión en el agua. Para utilizarla como sustituto del jabón, envuelva la avena en un pañuelo, asegúrelo con una tirita, colóquelo en el agua, sáquelo y úselo como cualquier jabón.

EVITE LOS ANTITRANSPIRANTES. Las sales metálicas como el cloruro de aluminio, el sulfato de aluminio y el clorhidrato de circonio constituyen los componentes activos de muchos antitranspirantes y se sabe que éstos producen irritaciones en las personas con la piel muy sensible. Generalmente, es el antitranspirante, al contrario que el desodorante, el que causa más irritaciones. Si usted quiere seguir usando los antitranspirantes existentes en el mercado, escoja los que tengan antiirritantes, como alantoinato, óxido de cinc, óxido de magnesio, hidróxido de aluminio o trietanolamina.

PRUEBE UNA CREMA DE VENTA LIBRE. Las cremas tópicas, los ungüentos y las lociones que contienen cortisona se emplean a menudo para aliviar el escozor a la inflamación de la dermatitis y el eccema. La hidrocortisona es el corticoide más suave y se halla en numerosas preparaciones antiirritantes de venta sin receta.

Debe comenzar usando una crema con 0,05 % de hidrocortisona para asegurar que no le cause daño. Las cremas más fuertes pueden tener efectos secundarios importantes, por lo que se recomienda consultar con su médico.

USE ALGODÓN. El algodón sobre la piel es más conveniente que la lana o la fibra sintética. Recuerde lo más importante: evite los tejidos sintéticos y las telas que producen picor o tienen las fibras muy ajustadas.

NO USE UÑAS POSTIZAS. Recientes estudios llevados a cabo en la ciudad de Cleveland han demostrado que la manicura con productos acrílicos produce con frecuencia casos evidentes de dermatitis. Estos productos, presentes en uñas postizas, fortalecedores de uñas, etc., pueden causar irritaciones en los ojos, la nariz y las vías respiratorias, además de una dermatitis alérgica por contacto.

En el pasado estos productos estaban limitados a los salones de belleza, pero se han popularizado para el uso doméstico. No obstante, todas las personas no presentan problemas con las uñas artificiales. Uno de los componentes de fijación, el formaldehído, al entrar en contacto con la piel puede llegar a producir un salpullido.

Si usted sospecha que estas sustancias químicas pueden ocasionarle reacciones alérgicas, evítelas, ya que es la única curación posible.

CONSEJOS MÉDICOS

UN LOBO CON PIEL DE CORDERO

Una vez, hace ya mucho tiempo, los lobos vagaban tranquilamente por toda Europa y el vasto continente asiático. De tanto en tanto, atacaban a los hombres. Los que lograban sobrevivir al ataque de un lobo llevaban en el rostro una marca roja, la marca del *lupus*. Otras personas también tenían marcas, pero no habían sido hechas por ningún animal. Se decía que esta gente padecía la enfermedad del lupus, es decir, los atacados por el lobo.

Hoy se sabe que en el lupus es el propio organismo el que se ataca a sí mismo. Puede manifestarse de dos formas: con afectación sólo de la piel o con afectación tanto de la piel como de órganos vitales del cuerpo. Puede aparecer como consecuencia de exposiciones solares, tras la ingestión de algunos fármacos y por crisis emocionales.

El lupus siempre deja su huella, un exantema en la piel de color rojo y de forma irregular, semejante al salpullido de la dermatitis seborreica, que aparece en la nariz y en la zona adyacente de las mejillas (se lo denomina exantema en alas de mariposa). Cuando se cura una lesión, aparece otra. Estas lesiones escuecen y forman pequeñas escamas. Si usted padece fuertes dolores en las articulaciones, fiebre e inflamación pulmonar, acuda a su médico. Este lobo no puede ser domesticado en casa.

APÓSITOS PARA CALMAR. Los apósitos fríos y húmedos pueden ayudar a calmar y a eliminar el picor producido por la dermatitis por contacto. Muchas veces, la leche, en lugar del agua, da buenos resultados. Se pone leche dentro de un vaso con cubitos de hielo y se deja durante unos cinco minutos. A continuación se vierte la leche en una gasa o un paño fino de algodón y se aplica sobre la piel irritada durante 2 o 3 minutos. Se vuelve a introducir el paño en la leche y se aplica nuevamente; este proceso se repite durante 10 minutos. Sin embargo, algunos especialistas no recomiendan este tratamiento para los casos de dermatitis y eccemas generalizados. Los eccemas a menudo se agravan y rezuman. Muchos médicos aconsejan aplicar apósitos fríos, varias veces al día. En caso de que no le dé resultado, consulte con su médico.

CONTRAATAQUE CON CALAMINA. La loción de calamina resulta muy efectiva para distintos tipos de salpullidos rezumantes que requieren secarse. La loción de calamina con mentol y fenol agregados se puede adquirir sin receta médica y, al parecer, es mejor que la calamina sola para aliviar el picor.

HAGA UNA PRUEBA CON LOS ALIMENTOS. Los alimentos que tienden a provocar alergias pueden tener una gran influencia en las dermatitis atópicas durante la niñez. Están estrechamente relacionados en niños menores de 6 años; así, es posible modificar la dieta de forma que hasta estos mismos alimentos lleguen a ser beneficiosos para la piel.

Tradicionalmente, los huevos, los zumos de naranja y la leche son los alimentos que más se han implicado como agravantes de los eccemas en los niños. Hoy en día se recomienda consultar con el médico antes de eliminar estos alimentos de la dieta. Los niños menores de 2 años pueden presentar problemas con ciertas comidas, pero después de los 6 años, éstas desempeñan un papel mínimo en la mayoría de las personas.

En los adultos, la decisión sobre las dietas recae casi exclusivamente en los pacientes, ya que son ellos los que pueden comprobar el efecto que les causa un alimento u otro. Si cada vez que come un alimento le aparecen manchas en la piel y éstas desaparecen al eliminarlo de la dieta, es evidente que usted es alérgico a ese alimento.

EVITE LOS CAMBIOS BRUSCOS DE TEMPERATURA. Si usted tiene un eccema, los cambios rápidos de temperatura pueden ser un problema. Salir de una habitación caliente al crudo frío de invierno o de una habitación con aire acondicionado a una ducha caliente puede provocar escozor. Es importante llevar varias prendas, sobre todo ropa de algodón, para protegerse. Por supuesto, las personas con eccemas deben evitar los baños y las duchas calientes. Si usted es un poco previsor, podrá eliminar este tipo de molestias.

FRÓTESE CON PAPEL. Para controlar el picor por dermatitis de contacto, use papel higiénico de color blanco. Los pigmentos son los que irritan la piel.

CUIDADO CON LAS LOCIONES PARA BEBÉS. A veces las lociones para bebés no son lo mejor para los niños con eccemas, ya que su elevado contenido de agua puede causar, tras su evaporación, sequedad e irritación de la piel. Algunas de las fragancias y los componentes activos, como la lanolina y el aceite de mineral, son causas comunes de alergias en la piel. Se recomienda, en cambio, el uso de cremas o ungüentos (p. ej., vaselina dermatológica).

FROTE CON UREA. Los emolientes que contienen urea son bastante buenos para aliviar el picor del eccema y la dermatitis. La urea es un agente hidratante utilizado tras el rascado y frotamiento excesivo de la piel. Hay varios productos que contienen urea (Cortisdin Urea®, Nutraplus 4®). También se recomiendan los emolientes que contienen ácidos lácticos (Emolienta®).

USE ANTIHISTAMÍNICOS. Los antihistamínicos impiden la liberación de histamina por los granulocitos basófilos, por lo cual, reducen los síntomas alérgicos clásicos, como el dolor de cabeza, el goteo por la nariz y el picor. Los antihistamínicos del tipo del Benadryl® son buenos para el eccema.

OTRA ALTERNATIVA
¿EL CAMINO ATRACTIVO?

Una investigación, publicada en el *British Medical Journal Lancet,* mostró una mejora significativa del eccema en un grupo de pacientes tras la ingestión de altas dosis de aceite de prímulas en forma de cápsulas. Otros estudios, sin embargo, no han podido confirmar categóricamente los resultados, por lo cual la polémica con respecto a su uso sigue vigente.

Este aceite ha recibido mucha atención en la prensa y aunque no existen evidencias científicamente comprobadas, se ha generalizado su uso en caso de dermatitis atópicas.

Las personas que se sientan tentadas a utilizar el aceite de prímulas deben saber que tienen que ingerir una cantidad considerable de cápsulas para que surtan efecto. Es probable que deban transcurrir 6 meses para comenzar a obtener resultados. Se han detectado imitaciones del aceite de prímulas, por lo cual se recomienda tener cuidado con las ofertas de grandes descuentos y los envases sin etiquetas. Este aceite se puede encontrar en las tiendas de comidas dietéticas.

Los antihistamínicos reducen el picor, al impedir que la histamina alcance las células de la piel sensible. Una llamada de atención: a veces los antihistamínicos deben ingerirse en dosis mayores para lograr resultados más radicales. Uno de los efectos secundarios es la somnolencia, que puede causar problemas para conducir o para manipular máquinas peligrosas.

LAVE UNA VEZ, ENJUAGUE DOS VECES. Al lavar la ropa, las personas con dermatitis o eccema deben tener especial cuidado en enjuagarla bien para que no quede el menor resto de jabón. Éste debe emplearse en escasa cantidad y siempre han de hacerse dos enjuagues.

CONSULTE CON SU OFTALMÓLOGO. En un estudio de 20 años de duración, realizado en la Clínica Mayo sobre 492 pacientes, el 13 % de los que padecían dermatitis atópica desarrolló cataratas. Por consiguiente, las personas que padecen este trastorno dermatológico deben visitar con frecuencia al oftalmólogo.

Diabetes

51 MANERAS DE MANTENERLA BAJO CONTROL

Como usted bien sabe, la persona que padece diabetes vive bajo el riesgo constante de sufrir un ataque cardíaco, una enfermedad renal, aterosclerosis, lesiones nerviosas, infecciones, ceguera y cicatrización lenta de las heridas. Cada persona reacciona frente a la diabetes de forma distinta, lo cual significa que debe estar permanentemente bajo el cuidado y el control médicos. Tenga siempre presente que lo que es bueno para su amigo diabético puede no serlo para usted.

CONSEJOS MÉDICOS

LOS TRES PELIGROS PARA LOS DIABÉTICOS

Existen tres efectos potencialmente agudos y peligrosos que requieren ayuda médica: la hipoglucemia, la hiperglucemia y las heridas. Los diabéticos necesitan el cuidado médico en ciertas circunstancias en que tienen fiebre. He aquí lo que dicen los expertos.

La hipoglucemia ocurre cuando el nivel de glucosa en la sangre baja demasiado. Usted puede tratarse por su cuenta los síntomas leves (véase el recuadro de la pág. 125). Por el contrario, los síntomas graves incluyen dolores de cabeza, confusión, comportamiento agresivo o pérdida de la conciencia. Ante cualquiera de estos síntomas debe acudir inmediatamente al servicio de urgencias de un hospital, donde le aplicarán una dosis de glucosa intravenosa. Si usted padece reacciones de hipoglucemia frecuentes, acuda a su médico, puesto que con seguridad le cambiará la dieta.

La hiperglucemia ocurre cuando el nivel de glucosa en la sangre aumenta demasiado. Los síntomas más leves son el aumento de excreción urinaria, el exceso de apetito o de sed, la visión borrosa y los mareos.

Usted puede tener hiperglucemia y no presentar ninguno de los síntomas citados y, por consiguiente, ignorar que es hiperglucémico, a menos que le midan la glucosa en sangre mediante un análisis.

Los síntomas graves de hiperglucemia incluyen pérdida del apetito, retortijones gástricos, náuseas, vómitos, deshidratación, fatiga, respiración rápida y profunda y coma.

Las heridas y ampollas, especialmente en los pies y las piernas, se infectan con mucha rapidez en los diabéticos. Hágase tratar por un médico.

Si tiene fiebre y presenta alguno de los siguientes signos, llame inmediatamente al médico o acuda al servicio de urgencias de un hospital:

- Vómitos o dolores abdominales.
- Elevada cantidad de azúcar y acetona en la orina.
- Una glucemia (nivel de glucosa en sangre) superior a 200 mg.
- Temperatura de 37,8 ºC o superior.

El objetivo de cada diabético es mantener el nivel de glucosa (azúcar) y de grasa en la sangre lo más cerca posible de los valores normales. El régimen de los diabéticos se basa en tres pilares fundamentales: la dieta, el control de peso y el ejercicio. Usted puede eliminar prácticamente todos los síntomas de la diabetes (en otras palabras, controlarlos), siempre y cuando siga al pie de la letra el régimen que usted y su médico hayan elaborado juntos.

Si quiere modificar alguna pauta de su régimen, debe consultar con él.

COMIENCE CON LA DIETA SUGERIDA POR LA ADA. La American Diabetes Association (ADA) de Estados Unidos estableció las guías de nutrición en 1986. A pesar de que el conocimiento sobre los requerimientos dietéticos se halla en constante evolución, dichas guías se fundamentan en un principio básico: la dieta de cada persona debe adecuarse para satisfacer sus necesidades individuales y su estilo de vida. La dieta propuesta por la ADA incluye lo siguiente:

Cárguese de hidratos de carbono. Para los enfermos con diabetes de tipo II (no insulinodependiente) la ADA sugiere que hasta el 50-60 % de las calorías de la dieta sean aportadas por hidratos de carbono. Éstos pueden ser simples como el azúcar o complejos como las féculas. Cada gramo de hidratos de carbono produce 4 calorías.

Sea prudente con las proteínas. La ADA señala que las proteínas deben aportar el 12-20 % de las calorías totales de la dieta. Cada gramo de proteínas equivale a 4 calorías.

Enfréntese a las grasas. La ADA afirma que usted debe eliminar las grasas de su dieta. Las calorías provenientes de las grasas no deben ser más del 3 % de todas sus calorías. Cada gramo de grasa produce 9 calorías. Siempre que sea posible reemplace las grasas saturadas que obstruyen las arterias por grasas poliinsaturadas o, mejor aún, monoinsaturadas, o bien por un complejo de hidratos de carbono.

Coma alimentos con fibra. Las fibras naturales en los alimentos han demostrado ser beneficiosas para todos, pero mucho más para los diabéticos. La ADA recomienda comenzar gradualmente su ingestión, hasta llegar a los 40 gramos diarios. Los productos de trigo entero, la avena, la cebada, las legumbres, los vegetales y las frutas son las mejores fuentes de fibra así como de nutrientes.

Uno de los beneficios que obtienen los diabéticos al consumir fibra es reducir el nivel de colesterol. Las fibras hidrosolubles que se encuentran en las legumbres, la avena, la cebada y la fruta cuando se comen en dietas bajas en calorías han demostrado que reducen el nivel de grasa en la sangre. Esto se debe a la formación de un gel en el tracto gastrointestinal.

También pueden hacer que la energía (azúcar) de los alimentos se absorba más lentamente y, en consecuencia, permitir que la insulina mantenga un nivel constante de azúcar en la sangre.

NO DEJE QUE SUS PIES LE FALLEN

El principal problema que tienen los diabéticos (además de la falta de insulina) reside en los pies. La lesión nerviosa causada por la diabetes reduce la sensación de dolor, de manera que los diabéticos pueden lastimarse y no advertirlo. La afectación de los vasos sanguíneos se traduce en heridas e infecciones que no se curan en la forma normal (una pequeña llaga se puede convertir en gangrena y conducir a una amputación). Cuando una persona ha perdido una pierna por esta causa existe un riesgo del 75 % de perder la otra en el término de 3 a 5 años. Todo diabético debe desarrollar conciencia del pie. A continuación le brindamos una serie de consejos de lo que puede y debe hacer con sus pies. ¡Cuide su peso!, y camine mucho para mantenerse en forma.

Quítese peso. ¿Acaso necesita otra razón para perder peso? Considere el esfuerzo que hacen sus pies. Obviamente, si sus pies son la piedra fundamental de su estructura y la carga con mucho peso, usted gastará y arruinará más rápidamente esa piedra. Entre las personas que sufren trastornos en los pies es mucho mayor el número de obesos que de individuos delgados.

Vuélvase un inspector de pies. Revise sus pies 2 o 3 veces al día. Si no tiene buena vista, pídale a otro que lo haga por usted. Asegúrese de no tener zonas rojizas, ampollas, cortes, calor, hinchazón o infección.

Manténgalos limpios. Lávese bien los pies con un jabón suave y séquelos dándoles palmadas. Hágalo cada día.

Manténgalos secos. Aplique polvos de talco entre los dedos y cámbiese los calcetines con frecuencia.

Manténgalos en forma adecuada. Córtese las uñas de los pies cortas y rectas. Si tiene pie de atleta u otro problema similar, acuda con urgencia al médico. Nunca ande descalzo. Trate sus callos con una piedra pómez. No deje sus pies en el agua durante mucho tiempo.

Abríguelos en los días fríos. Pero no utilice bolsas de agua caliente o paños calientes, puesto que puede quemarse sin que usted se dé cuenta.

Utilice un calzado cómodo. Las investigaciones han demostrado que el calzado de deporte es el mejor para proteger los pies de los diabéticos (mucho más que los zapatos fabricados a medida). Dada la necesidad que tienen los diabéticos de mantener un cuidado especial de sus pies, se han realizado infinidad de investigaciones al respecto. Como resultado de estos estudios, hoy en día usted puede comprar zapatos biomecánicos para sus pies.

No se olvide de los calcetines. Antes de poner su pie en un zapato biomecánico, cerciórese de que sus calcetines son los apropiados. Piense que éstos son también parte del sistema de soporte. Sin embargo, aún no existe ningún tipo de calcetín especial para los diabéticos.

La fibra también reduce el apetito, efecto muy beneficioso sobre todo en las personas con diabetes de tipo II que necesitan perder peso.

Las fibras le permiten sentirse satisfecho y lleno, además, le proporcionan vitaminas y minerales.

Elimine el colesterol. La ADA recomienda comer, como máximo, 300 mg de colesterol diarios. Esto significa evitar las vísceras de los animales, las yemas de los huevos y ser prudente con la carne y los productos lácteos enteros. También debe añadir fibra a su dieta. (Para mayor información, véase Colesterol, pág. 93.)

SUSTITUYA EL AZÚCAR. Las investigaciones han demostrado que la sacarosa y el azúcar de mesa, utilizados en la misma proporción que las féculas, no aumentan los niveles de azúcar en la sangre más que, por ejemplo, las patatas y el trigo. Por ello, la ADA indica que se puede consumir una cantidad moderada de azúcar refinado si la diabetes se halla bajo control y no existe exceso de peso. Sin embargo, es importante considerar otras posibles alternativas de edulcorantes. Son bastante recomendables los edulcorantes bajos en calorías, como la sacarina, y los ricos en calorías, como la fructosa y el sorbitol.

PROCEDA CON CUIDADO. Las personas con diabetes bien controlada pueden consumir fructosa y sorbitol sin ningún problema. La fructosa es entre todos los edulcorantes el que eleva menos el azúcar en la sangre. Los individuos con escasa reserva de insulina presentarán un aumento del nivel de triglicéridos tras la ingestión de fructosa. En grandes cantidades, tanto la fructosa como el sorbitol pueden causar diarrea.

CUIDADO CON LAS CALORÍAS. La fructosa y el sorbitol que se encuentran en las frutas son ricos en calorías (el sorbitol es metabolizado en el organismo y forma fructosa). Por consiguiente, no deben emplearse en sustitución de otros edulcorantes bajos en calorías, (p. ej., si reemplaza la sacarina por fructosa, estará agregando calorías a su dieta).

COMA MENOS CANTIDAD PERO MÁS VECES. Los diabéticos pueden tolerar mejor las raciones pequeñas de alimentos, puesto que éstas requieren menos cantidad de insulina para manejar el aporte de glucosa de cada una de ellas. Los médicos opinan que cuanto menos glucosa, menos insulina, y esto equivale a unos niveles de azúcar en la sangre más regulares. En algunos de los programas para diabéticos, se establecen tres comidas al día o tres pequeñas comidas más dos refrigerios entre ellas. Se ha de evitar pasar hambre, puesto que el organismo no podría controlar toda la glucosa aportada en la siguiente comida.

BEBA ALCOHOL CON MODERACIÓN. La ADA recomienda no beber más de 60 g de alcohol por semana. Esto equivale a 90 g de bebida destilada, 240 g de vino o 72 g de cerveza. Siempre que beba, coma algo. La cerveza *light* y el vino seco son los más convenientes, puesto que tienen menos hidratos de carbono.

CONSIDERE LA BEBIDA COMO GRASA. La ADA recomienda considerar las calorías del alcohol como las de las grasas, puesto que el alcohol es rico en calorías por gramo y porque se metaboliza como grasa.

NO CONSUMA ACEITE DE PESCADO. Las cápsulas de ácidos omega-3 pueden ayudarlo a prevenir la aterosclerosis, una de las principales complicaciones de la diabetes. Se ha demostrado que si se consume mucho aceite de pescado, los niveles de azúcar en la sangre aumentan. Esto ocurre debido a que este aceite es muy rico en calorías. Un estudio ha puesto de manifiesto lo que los médicos denominan un «rápido deterioro metabólico» tras la ingestión de 5,5 g de ácidos omega-3 diarios durante un mes. Sin embargo, comer pescado rico en proteínas puede no ser perjudicial.

BAJE DE PESO. La reducción de peso constituye la principal prioridad. El 80 % de los diabéticos de tipo II tienen sobrepeso. Tienden a llevar una vida sedentaria y a comer mucho. La obesidad puede inhibir los receptores de insulina, de forma que el azúcar no puede entrar en las células y, en consecuencia, se queda en la sangre. Si usted tiene un peso excesivo comience una dieta y haga ejercicio. Además de perder peso, normalizará el nivel de azúcar en la sangre. En ocasiones, la pérdida de 4 o 5 kg ya es suficiente.

AUTOTRATAMIENTO PARA UNA HIPOGLUCEMIA LEVE

La hipoglucemia ocurre cuando el nivel de azúcar en la sangre desciende demasiado. El mantenimiento de una glucemia requiere un equilibrio y los diabéticos son muy proclives a tener hipoglucemia. Las personas que sufren diabetes de inicio en la edad adulta habitualmente sufren episodios de hipoglucemia por saltar o posponer alguna comida o por realizar ejercicios muy intensos.

Los síntomas de la hipoglucemia incluyen insensibilidad en la boca, piel húmeda y fría, sensación de agitación en el pecho y hambre.

Para autotratarse, usted debe consumir lo que encuentre a mano que contenga azúcar. Beba algo dulce como zumo de naranja, alguna gaseosa o coma un caramelo e intente, en la medida de lo posible, llevarlos siempre consigo.

NO SEA EXTREMISTA. Seguramente usted ha probado todas las dietas de moda o incluso el ayuno pero no ha logrado un resultado positivo. Existen indicios de que a los diabéticos puede resultarles más difícil perder peso. Los especialistas aconsejan el *control* de peso, más que la pérdida de éste, lo cual incluye mejorar los hábitos de la comida y practicar ejercicio. Esto también ayuda a controlar el azúcar y la grasa en la sangre.

No deje que la frustración lo lleve a embarcarse en las dietas de moda, puesto que si fueran buenas no existiría la necesidad de crear nuevas. De lo que se trata es de modificar el comportamiento y los hábitos frente a las comidas, además de mantener un nivel nutritivo adecuado.

En los pacientes con diabetes de tipo II que no reciben insulina o fármacos antidiabéticos orales, el ayuno durante un día puede que no sea más peligroso que para otra persona.

Si usted controla su enfermedad mediante la dieta y el ejercicio, el ayuno no le causará daño alguno, pero tampoco lo ayudará.

No se deben saltar comidas con el objetivo de perder peso. Este tipo de miniayuno es destructivo. Muchas personas evitan el desayuno y la comida, pero luego comen compulsivamente. En resumen, el ayuno, saltar comidas y hacer dietas de moda no dan resultado y, en cambio, pueden hacerle perder de vista el control de su diabetes.

HAGA QUE SU FAMILIA PARTICIPE. Si toda su familia no efectúa estos cambios nutricionales para mejorar los hábitos de la comida y se controla el peso, será difícil, si no imposible, para un diabético llevarlos a cabo solo.

PRACTIQUE EJERCICIO. La práctica regular de ejercicio es beneficiosa para todas las personas, diabéticas o no, pero las primeras tienen aún más razones para hacer que sus brazos y piernas se mantengan en movimiento y que su corazón bombee. El ejercicio vigoriza el ritmo cardíaco, ayuda a controlar los niveles de azúcar en la sangre e incrementa la circulación en las extremidades. El ejercicio puede reducir el nivel de colesterol y de triglicéridos y, al mismo tiempo, elevar el nivel de las lipoproteínas de alta densidad (el colesterol «bueno» que protege de un ataque cardíaco). También ayuda a controlar el peso, incrementa la resistencia, favorece el sueño profundo y ayuda a expresar las emociones.

El ejercicio regular ha demostrado tener una gran incidencia en los estados anímicos, especialmente para combatir la depresión. Además, existe una clara evidencia de que el ejercicio aumenta el número de los receptores de insulina, en los tejidos, lo cual significa que la insulina podrá actuar e introducir la glucosa en las células cuando sea necesario. En suma, el ejercicio es para un diabético como una dosis de insulina.

Los movimientos repetitivos y rítmicos en los que participan los músculos de los brazos y las piernas son los más efectivos para los diabéticos. Dichos movimientos son: caminar, correr, nadar, remar o ir en bicicleta.

Se recomienda hacer ejercicios al menos 3 veces a la semana durante 20 o 30 minutos. Sin embargo, algunos médicos prescriben entre 5 y 7 veces a la semana. La suspensión de los ejercicios durante 2 o 3 días causa efectos negativos en los diabéticos.

COMIENCE A CAMINAR. Caminar es un muy buen ejercicio. Los expertos opinan que es un ejercicio muy seguro, no causa estrés y es, a la vez, muy productivo. Mejora la eficacia de cada unidad de insulina ingerida o producida por el organismo. Esto quiere decir que usted logra más efectividad en cada gramo de alimento que come que si no hiciera ejercicio. También le brinda la posibilidad de sentirse bien y no necesita ningún equipo especial. Si camina 1.500 m al día, quemará 100 calorías; en un año perderá 5 kg.

OTRAS ALTERNATIVAS
SUPLEMENTO DE UN RÉGIMEN

Aunque la ADA recomienda una dieta basada en vitaminas y minerales que, si se efectúa adecuadamente, proporciona resultados satisfactorios, la diabetes aumenta la necesidad de determinados nutrientes para ayudar a mantener normales los niveles de azúcar en la sangre e impedir complicaciones.

Según sus necesidades individuales, que deben ser *consultadas con su médico*, usted puede estar interesado en consumir uno o más de estos suplementos. Siempre se han de tomar después de las comidas, a menos que le indiquen lo contrario. Tenga presente que estos suplementos pueden causar efectos potentes e, incluso, tóxicos.

En cualquier caso, consulte con su médico y no se exceda en la dosis que le recomiende.

Cromo. Representa un factor de tolerancia a la glucosa y se vende en tiendas de productos dietéticos. Al parecer, el cromo incrementa el efecto de la insulina. Los médicos recomiendan el picolinato de cromo, la forma que presenta mayor biodisponibilidad. Muchas formas de cromo proceden de la levadura de cerveza, de manera que los que tienen alergia a las cándidas o a otros hongos deben evitarla.

Niacina. Esta importante vitamina B potencia los efectos del cromo. Tómela junto con sus comidas. No obstante, dado que los niveles elevados de niacina pueden ser peligrosos, especialmente para los diabéticos, debe limitar su ingestión y someterse a controles médicos periódicos.

Inositol. Se trata de otra vitamina B presente en la lecitina. El inositol es útil para proteger a los nervios del daño causado por niveles altos de azúcar.

Ácido antociánico. También denominado extracto de arándanos, ayuda a disminuir los niveles de azúcar en la sangre.

Vitamina C. Esta vitamina ayuda a luchar contra las infecciones, a curar heridas y a formar colágeno (componente esencial de los tejidos).

Cinc. Es muy importante para la diabetes, puesto que favorece la inmunidad y la reparación de los tejidos. Las formas más eficaces son el picolinato y el gluconato.

Magnesio. Los diabéticos tienden a perder magnesio a través de los riñones. El magnesio es muy importante para la producción de energía en las células. La mejor forma es el quelato.

Vitamina B_6. La vitamina B_6 es un cofactor muy importante en numerosas reacciones celulares y muchos diabéticos parecen tener una gran necesidad de ella. Los médicos recomiendan que no se consuma en grandes dosis, puesto que puede llegar a ser tóxica, y advierten que su consumo debe ser controlado por un especialista.

Tiamina (vitamina B₁). La vitamina B_1 es especialmente buena en el metabolismo del azúcar.

Los diabéticos tienden a desarrollar infecciones por hongos debido a que éstos se desarrollan en medios ricos en azúcar. El ajo elimina los hongos. Las cápsulas desodorantes son las más efectivas.

Acidophilus. Este organismo ayuda a evitar la multiplicación de los hongos en la flora intestinal. Se puede conseguir en cápsulas.

CONTRÓLESE CON SU MÉDICO. Si su diabetes no está bajo control o presenta complicaciones, el ejercicio puede empeorar la situación y si, además, tiene hipertensión, debe someterse a una revisión médica. Probablemente su médico le hará una prueba de estrés y también querrá verificar el efecto que le causa la medicación que esté tomando.

EJERCICIOS QUE NO DEBE HACER. No levante pesos ni realice actividad alguna que implique empujar o tirar objetos pesados.

Estos ejercicios aumentan el nivel de azúcar en la sangre y la presión arterial y pueden empeorar la enfermedad.

CUIDE SUS DIENTES. Los diabéticos tienen que cuidar escrupulosamente su boca, puesto que son más propensos a las infecciones y, en consecuencia, a las enfermedades de las encías (éstas son infecciones bacterianas). Todas las recomendaciones habituales sobre higiene bucal son especialmente válidas para los diabéticos. Significa más visitas al odontólogo y cuidado meticuloso del cepillado y el uso de la seda dental para controlar la placa y el sarro (véase Sarro y placa dentaria, pág. 411).

DENTADURAS ADECUADAS. Las reparaciones dentarias en los diabéticos son muy importantes. Las coronas o los puentes que no se adecuen perfectamente pueden causar llagas, las cuales pueden derivar en un problema serio, debido a la deficiente curación de las heridas en los diabéticos. Por esta misma razón, los diabéticos no son buenos candidatos para las nuevas técnicas de implantes dentales.

REDUZCA EL ESTRÉS. El estrés y la ansiedad pueden desestabilizar el control de la diabetes de dos maneras; en algunos, la glucemia se dispara y, en otros, por el contrario, desciende excesivamente. Cuando los diabéticos están deprimidos o ansiosos, con frecuencia no se adaptan muy bien al régimen e inevitablemente caen en el consumo excesivo de grasas y de todo aquello que no deberían comer.

La diabetes, con sus constantes demandas emocionales y físicas, es una enfermedad que causa mucho estrés. Si una persona atraviesa situaciones difíciles y no es capaz de resolverlas por sí sola, se recomienda la ayuda psicológica de un profesional. Sin embargo, usted puede intentar alguna forma para eliminar el estrés. A continuación le brindamos algunas sugerencias.

Relax. Las terapias de relajación y cognitivas son muy útiles en los diabéticos. Las técnicas de relajación están dirigidas al control de la respiración y la visualización y se pueden aprender de libros o de los mismos profesionales.

Aprenda a pensar. La terapia cognitiva le enseña a reconocer el tipo de pensamientos que pueden afectar su estado anímico.

Usted puede tener pensamientos como: «Mis piernas son realmente feas debido a las marcas de las inyecciones de insulina» o «Me siento como un bicho raro cada vez que tengo que comprobar mi orina». Puede intentar cambiar esos pensamientos negativos sobre su régimen por otros más racionales, por ejemplo: «Nadie nota esas pequeñas marcas en mi piel, excepto yo» o «El control de la orina es un simple proceso químico».

Algunos médicos recomiendan la lectura de libros relacionados con los problemas del estado de ánimo.

Mejore su perspectiva. Usted es algo más que una persona con diabetes. Muchos diabéticos convierten la enfermedad en el centro de sus vidas y aquélla tiñe todos sus actos y pensamientos.

En verdad, no debería verse *todo* desde esa perspectiva. Aunque tenga que dedicarle tiempo a su dieta y a otras actividades relacionadas con la enfermedad, no debe dejar que esto lo deprima. Usted debe añadir a su vida cotidiana cierta exaltación moral. A algunos diabéticos les gustaría comerse una caja de galletas de chocolate para sentirse mejor, pero siempre es posible buscar otra ruta alternativa: alquilar un vídeo, hacer algo que les guste, comprarse algo nuevo, llamar por teléfono a un amigo o cualquier cosa que no resulte cara o que no deba ser planificada con mucha antelación.

CONTROLE SU SANGRE. Las pruebas disponibles para controlar la glucemia que no necesitan prescripción médica son caras pero (sobre todo si se efectúan 4 veces por día) convenientes. Las pruebas urinarias en los diabéticos de tipo II son poco exactas, puesto que es posible tener una glucemia bastante elevada antes de que el azúcar llegue hasta la orina, especialmente en las personas de edad avanzada. Las pruebas sanguíneas pueden indicarle una hiperglucemia (alto nivel de azúcar) cuando aún no presenta síntomas. Si su diabetes es leve o está controlada, no es necesario un control sanguíneo 4 veces por día. Sin embargo, usted ha de saber con qué *frecuencia* debe efectuar dicho control.

CUIDADO CON LOS REMEDIOS DE VENTA LIBRE. Algunos fármacos de venta sin receta contienen azúcar y otros ingredientes que pueden alterar los niveles de azúcar en la sangre. Se recomienda tener cuidado con ellos. Verifique siempre los prospectos de los medicamentos en busca de alguna referencia sobre los diabéticos y consulte con el farmacéutico. Asegúrese de someterse a un control después de haber ingerido cualquier fármaco y, por supuesto, consulte a su médico.

A continuación se citan algunos ingredientes con los que tiene que tener cuidado.

Aspirina. Si toma cantidades excesivas de aspirinas a causa de un dolor crónico, puede disminuir el nivel de glucosa en la sangre. Si toma 2 comprimidos en forma esporádica por un dolor de cabeza, no se preocupe, no le pasará nada.

Cafeína. El principal ingrediente de los medicamentos inhibidores del apetito de venta libre es la cafeína, que puede causar un ascenso de la glucemia si se toma en grandes cantidades. Muchos fármacos para el dolor de cabeza y los constipados la contienen.

Efedrina o adrenalina. Estas sustancias, utilizadas en el tratamiento de enfermedades respiratorias, pueden causar un aumento de la glucemia en los diabéticos de tipo II. El mismo efecto tiene la fenilefrina, fármaco que se encuentra en las gotas nasales y los preparados para el constipado.

Diarrea

16 FORMAS DE TRATARLA

La diarrea aguda es uno de los mejores mecanismos de defensa de su cuerpo. Es la forma que éste emplea para eliminar todo aquello que resulta perjudicial para él.

Esta idea puede parecerle poco afortunada, pero le ayudará a explicar por qué los médicos le pueden decir «resista» en vez de intentar detener inmediatamente la molesta marea. Por fortuna, es una enfermedad de corta vida.

Antes, cuando alguien tenía diarrea, los médicos le prescribían inmediatamente algún tipo de antidiarreico. Hoy en día se cree que la mejor terapia es dejar que la diarrea siga su propio curso.

Muchos médicos recomiendan medicación antidiarreica al paciente con diarrea aguda sólo cuando se necesita imperiosamente someterla bajo control (p. ej., una cita de negocios inexcusable). La purga es probablemente beneficiosa y ayuda a una pronta recuperación.

Desde esta perspectiva los consejos que a continuación se dan están orientados a ayudarlo a aliviar sus molestias y a lograr una pronta recuperación, no a tratar de detener la diarrea con el riesgo de prolongar la enfermedad. A aquellos que necesitan un control inmediato de la diarrea les proporcionamos algunas medicaciones que serán de ayuda.

RELACIÓN CON LA LECHE. Una de las principales causas de diarrea es la intolerancia a la lactosa.

Aunque nuestros expertos no creen que la intolerancia a la lactosa sea la *principal* causa de diarrea (la mayoría piensa que en general se trata de una infección vírica), todos coinciden en que es una causa *importante* en los adultos.

Esta intolerancia a la lactosa puede estar presente desde la infancia o bien manifestarse repentinamente en la edad adulta.

La solución, por supuesto, consiste en evitar las comidas que contienen lactosa, es decir, la mayoría de los productos lácteos, con excepción del yogur y los quesos fermentados, como por ejemplo el cheddar. Una vez que lo haga, la diarrea desaparecerá por sí misma.

HÁGASE LA PRUEBA DE INTOLERANCIA. Dado que la intolerancia a la lactosa depende de la cantidad de ésta que se ingiera, así como de su capacidad de manifestarse en el momento menos pensado, la pregunta es: ¿Cómo puede estar seguro de que son los productos lácteos los responsables de la diarrea?

Para estar seguro de ello, se suele eliminar de la dieta todos los productos lácteos por un período de 1 a 2 semanas y comprobar si la diarrea desaparece. Si así ocurre, puede ir añadiendo de forma gradual algunos productos lácteos, sabiendo de antemano que se alcanzará un nivel en el que los síntomas de intolerancia volverán a aparecer. Una vez que se conoce dicho nivel, puede evitar la aparición de diarrea por intolerancia a la lactosa manteniéndose por debajo de éste.

CONSEJOS MÉDICOS

CUÁNDO LA DIARREA REQUIERE ASISTENCIA MÉDICA

La diarrea suele desaparecer en 1 o 2 días y sólo deja un ligero decaimiento. En los niños, los ancianos y los individuos enfermos o deshidratados por otra causa, la diarrea aguda puede ser particularmente grave y requerir una ayuda médica urgente.

Si la diarrea no cede en 1 o 2 días, si se presenta con fiebre o fuertes calambres abdominales, con salpullidos, ictericia (piel amarilla) y debilidad extrema, también necesitará ayuda médica. Si encuentra sangre, pus o mucosidad en sus defecaciones, llame a su médico.

El principal riesgo de la diarrea aguda es la deshidratación.

Si usted sufre una diarrea intensa y no ha comido ni bebido nada, acuda a un servicio de urgencias.

TENGA EN CUENTA LOS MEDICAMENTOS. Los expertos creen que es muy probable que la diarrea se deba a una acidez gástrica previa, pero no porque exista una conexión directa entre el intestino y el estómago, sino a causa del antiácido ingerido para calmar el vientre ardiente.

Los antiácidos son la causa más común de la diarrea relacionada con los fármacos. El Maalox concentrado® y el Geloalumin® tienen hidróxido de magnesio, el cual actúa igual que la leche de magnesia, por lo que estos antiácidos son una de las causas más comunes de diarrea.

Para evitar futuros ataques de diarrea relacionados con la acidez, puede probar antiácidos que sólo contengan hidróxido de aluminio, sin magnesio. Éstos tienen menos capacidades para provocar diarrea, pero también son menos efectivos.

LA DIARREA A UNA EDAD PELIGROSA

La diarrea en los bebés y los niños pequeños puede ser peligrosa, puesto que pueden deshidratarse fácilmente y no son capaces de expresar cómo se sienten. Para ayudarlo a tratar los casos de diarrea aguda en los niños pequeños, hemos consultado a los expertos, y a continuación le transmitimos sus recomendaciones.

Aporte los líquidos adecuados. El agua y el zumo de fruta no son realmente los líquidos más adecuados para la rehidratación de un niño. ¿Qué es lo que se recomienda? Las soluciones rehidratantes son una buena medida para los bebés durante una diarrea aguda. Usted puede hacerse su propia solución rehidratante (disuelva en 250 ml de agua una cucharadita de azúcar y un pellizco de sal), pero si comete un error puede sobrecargar a su bebé de sal. Existen en el comercio soluciones rehidratantes de venta libre (Sueroral®, Isotonar®).

Mantenga la alimentación. Debe seguir alimentando a su niño, pero probablemente deberá evitar darle productos lácteos por un día si la diarrea es intensa. La alimentación más adecuada depende de la edad del niño; en los niños pequeños le recomendamos cereal de arroz, puré de manzana y plátano durante 1 o 2 días. Estas comidas tienden a causar un poco de estreñimiento. A los niños mayores puede darles pan tostado seco, galletas naturales, pollo sin la piel y otros alimentos blandos.

Interrumpa la dieta. El principal fallo de la mayoría de la gente es no saber cuándo deben abandonar el tratamiento. Los niños pueden tener evacuaciones sueltas durante bastante tiempo después de la enfermedad inicial (quizás 1 o 2 deposiciones acuosas al día durante las siguientes 2 semanas). Si no es así, no es necesario mantenerlos con una dieta estricta; manténgala sólo un par de días.

Pruebe la cura con zanahoria. Algunas personas creen que las zanahorias hervidas constituyen el mejor remedio para la diarrea. Puede incluirlas en la dieta de su hijo si así lo desea. (Las zanahorias pueden ayudarlo a recuperarse por reposición de los minerales y las sales perdidas con la diarrea.)

Reponga las bacterias. Después del primer par de días, el yogur tiende a repoblar el intestino con bacterias buenas. No es mala idea alimentarlas con yogur: 90 g al día deberían hacerlo.

Recuerde el consejo de su madre. El caldo de pollo o de ternera es bueno para los niños mayores de un año. El elevado contenido de sal del caldo es bueno porque los hace beber cuando por sí solos no quieren hacerlo. Ofrézcaselo sólo 1 o 2 veces por día.

Además de los antiácidos, los antibióticos, la quinina, la lactulosa y la colchicina pueden causar diarrea. Consulte con su médico si usted cree que éstos o cualquier otro medicamento puede ser el responsable de sus problemas.

CONSUMA UNA DIETA CLARA. De acuerdo, usted no comió una ración de helado ni alimentos picantes, pero tiene diarrea.

Ahora usted está hambriento e irritado y sólo hay una cosa que necesita saber: ¿puedo comer? Sí, los expertos responden afirmativamente, pero con ciertas precauciones.

Empiece con una dieta líquida clara, por ejemplo, caldo de pollo o líquidos transparentes y también gelatina. La razón es que el intestino necesita descansar durante el tiempo que usted tiene diarrea. No debe forzar a su sistema digestivo a digerir más de lo que lo ha hecho.

Una vez que ha comprobado su reacción, puede ir introduciendo gradualmente, a medida que los síntomas mejoren, otros alimentos como plátanos, puré de manzana o yogur.

BEBA MUCHOS LÍQUIDOS. El tipo de alimentos que usted coma no tiene en realidad mucha importancia. Lo esencial es que su ingestión de líquidos sea alta. Aunque a mucha gente no le guste consumir grandes cantidades de líquidos mientras presenta diarrea, los expertos creen que aquéllos son vitales para evitar la deshidratación.

Los líquidos que contienen sal y pequeñas cantidades de azúcar son particularmente beneficiosos, ya que ayudan a reemplazar la glucosa y las sales que se pierden con la diarrea.

Puede preparar un buen líquido rehidratante añadiendo una cucharadita de azúcar y un pellizco de sal a 250 ml.

Un complejo más difícil de preparar pero más sabroso consiste en añadir a un zumo de fruta una cucharadita de miel o de jarabe de maíz y un trocito de una tableta de sal de 240 g. Mézclelo bien y bébalo a menudo.

Aquellos que no desean hacer nada pueden adquirir un preparado de glucosa y electrolitos en cantidad suficiente para reemplazar los que su cuerpo ha perdido. (Hágalo, en el caso de que encuentre alguien que corra a la farmacia.)

EVITE CIERTAS COMIDAS. Si bien la comida tiene menos importancia que la bebida para curar la diarrea, hay algunos alimentos que deben evitarse por su naturaleza potencialmente «explosiva». Por supuesto, algunos de los que debe excluir son los guisantes, el repollo y las coles de Bruselas.

Otros alimentos que contienen grandes cantidades de hidratos de carbono que se absorben escasamente y que, por lo tanto, pueden agravar la diarrea, son el pan, la pasta y otros productos del trigo; las manzanas, las peras, los melocotones y las ciruelas; el maíz, la avena, las patatas y el salvado procesado.

Si se toma un helado, todos nuestros expertos recomiendan evitar los productos lácteos mientras persista la diarrea. Sean o no estos productos los responsables de la diarrea, tenderán a agravarla.

Evite las burbujas. Le sugerimos que evite las bebidas carbonatadas. El gas que contienen puede significar una dosis explosiva a su ya delicada situación.

Apártese de la cocina. Si usted tiene diarrea, no debe preparar la comida para la familia hasta que aquélla ceda. Debe lavarse bien las manos, puesto que esto ayudará a que el virus causante de la infección no se extienda. (Si su trabajo implica el contacto con un gran número de personas o la manipulación de alimentos, la propia ley puede obligarlo a tomarse unos días de baja.)

Si lo necesita, tome algo para cortar la diarrea. Nuestros expertos insisten en que dejar que la diarrea «siga su curso» es la mejor medicina. No obstante, si usted necesita imperiosamente mantener las funciones corporales bajo control, Fortasec® puede serle muy eficaz. Se presenta en forma líquida o en cápsulas. Probablemente este remedio sea el mejor para disminuir la diarrea.

El Fortasec® es muy eficaz, ya que inhibe los movimientos del intestino y, por consiguiente, impide que las sustancias se muevan a lo largo de él.

No obstante, no es la única elección. Los productos hidrófilos (*hydro*, agua, y *phili*, afinidad) pueden ser útiles en el tratamiento de la diarrea.

Los antiácidos con hidróxido de aluminio, a diferencia del hidróxido de magnesio, tienen capacidades hidrófilas y pueden ser efectivos para reducir los síntomas de diarrea.

No se fíe de las comidas. Los productos como la pectina, las tabletas acidófilas, el polvo de algarroba, la cebada, los plátanos, el queso suizo, las comidas exóticas, el té y otros remedios populares se han usado como tratamientos para la diarrea. Éstos actúan creando una capa protectora en el intestino y disminuyendo la diarrea. Pero esto es justamente lo que no debe ocurrir, puesto que se aumenta el tiempo de permanencia del elemento que está produciendo la diarrea en el intestino. Lo que tiene que hacer es deshacerse de él.

Su mejor apuesta consiste en dejar que la naturaleza siga su curso.

Diarrea del viajero

24 CONSEJOS PARA EVITARLA

Cuando se efectúan viajes al extranjero suelen producirse episodios de diarrea. Aunque, en teoría, es fácil prevenirlos, en la práctica es muy raro que el viajero no presente diarrea en algún momento. De hecho, existe un 50 % de probabilidades de padecerla, aunque tome todas las precauciones recomendadas.

La causa más común es la bacteria *Escherichia coli*. Este pequeño y extendido microorganismo es un residente habitual de la flora intestinal, donde cumple un papel en la digestión. Pero las cepas «extranjeras» de *E. coli* pueden provocar diarrea debido a la elaboración de una toxina que impide al intestino absorber el agua que ingiere en forma de líquidos y comida.

Como la toxina impide la absorción de agua, ésta permanece en la luz intestinal, pero debe salir de una forma u otra. La toxina no se absorbe. Normalmente, usted no se siente enfermo, pero puede advertir la presencia de gases. Sin embargo, lo que ocurre es que ése no es el problema: no se trata de gases.

Las bacterias *Shigella* y *Salmonella* pueden también producir la diarrea del viajero, y un pequeño número de casos están provocados por los rotavirus y el parásito *Giardia*. Los cambios en la dieta, la fatiga, el *jet lag* (síndrome producido por los cambios horarios) y la enfermedad de la altura también se han considerado posibles responsables de este trastorno, aunque no se ha demostrado esta asociación; hasta el 50 % de las diarreas del viajero siguen aún sin explicación.

La diarrea es una enfermedad autolimitada; el cuerpo humano tiene una historia de aproximadamente 40.000 años y está concebido para poder afrontar la mayoría de los problemas con los que se encuentra.

La forma de combatir la *E. coli* es purgar los intestinos. Durante 1-5 días usted tendrá numerosas evacuaciones líquidas. Puede sentir náuseas o calambres e, incluso, unas pocas décimas de fiebre aunque, a menudo, el único síntoma es la diarrea. Hay varias formas de ayudar a su cuerpo a combatirla, eliminarla o disminuir las probabilidades de adquirirla. A continuación se explican algunos métodos.

CÓMO EVITAR LA DIARREA DEL VIAJERO

Algunas veces, haga lo que haga, terminará siendo un involuntario anfitrión de una bacteria extranjera que le provocará diarrea. Sin embargo, existen formas de reducir las probabilidades.

- Evite las verduras crudas o poco cocidas, especialmente las ensaladas, las frutas que no pueda pelar, las carnes poco hechas, los mariscos crudos, cubitos de hielo y las bebidas preparadas con aguas no purificadas (el alcohol no matará la bacteria).
- Trate de asegurarse de que los platos y cubiertos se han lavado con agua purificada.
- Beba sólo agua carbonatada y sellada en botellas o latas. Limpie con agua purificada la parte del envase que contactará con su boca. (Para purificar el agua, hiérvala durante 3-5 minutos o añádale yodo en tabletas o líquido.)
- Siempre que sea posible, ingiera bebidas ácidas como zumos de naranja, que lo ayudarán a disminuir la cantidad de *E. coli*, la principal bacteria responsable de las enfermedades digestivas.
- Beba leche acidificada o tome yogur antes del viaje. Las colonias de bacterias establecidas en su sistema digestivo se verán reforzadas y mantenidas durante el viaje y así reducirá las posibilidades de una invasión por una bacteria «turista».

BEBA AGUA, MUCHA AGUA. Cuando padece la diarrea del viajero las deposiciones están compuestas en su mayor parte por agua. Entonces, ¿por qué el principal tratamiento consiste precisamente en beber grandes cantidades de líquidos (de líquidos adecuados)? Porque la deshidratación —la pérdida de agua y sales— puede causar la muerte. La diarrea mata cada año a cientos de miles de niños, porque muchas veces sus padres creen que darles líquidos sólo empeorará la diarrea.

De manera que es fundamental que usted mismo se rehidrate cuando sufre diarrea. Gran cantidad del líquido que ingiera será expulsado directamente afuera, pero llegará un momento en que usted se estabilizará y empezará a retener los líquidos. Si usted no bebe nada de líquido se puede deshidratar en un solo día.

La forma más simple de rehidratarse consiste en beber agua; si no puede purificarla, bébala igualmente, ya que si usted está tan deshidratado que incluso se marea al ponerse de pie, es mejor recuperar líquidos que preocuparse sobre su pureza.

USE UNA SOLUCIÓN REHIDRATANTE. Otra forma aún mejor de rehidratación consiste en ingerir una solución rehidratante oral, forma de presentación introducida en 1960 que representó un avance en relación con la rehidratación intravenosa. Dicha solución es una bebida que, básicamente, contiene azúcar y sal, sustancias que ayudan a reemplazar los importantes electrolitos perdidos con la diarrea y que favorecen la absorción de agua por el intestino. Sus efectos son tan beneficiosos, que permite salvar miles de vidas en el Tercer Mundo.

Las soluciones rehidratantes se adquieren fácilmente y pueden llevarse durante los viajes al extranjero. Algunas marcas comunes son Sueroral® e Isotonar®. Se venden en polvos y líquidas. Cada una de ellas presenta ligeras diferencias en sus fórmulas, pero básicamente son similares.

CONSEJOS MÉDICOS

SEA PRECAVIDO CON LAS INFECCIONES

Aunque la mayoría de los casos de diarrea del viajero son autolimitados, algunos síntomas indican la necesidad de atención médica.

- Las deposiciones rojas o negras pueden indicar una hemorragia o una infección parasitaria, mientras que las pálidas o blancas suelen poner de manifiesto un trastorno del hígado.
- La fiebre puede indicar una infección grave o si las deposiciones se acompañan de sangre y no puede acudir rápidamente a un médico es aconsejable tomar la asociación de antibióticos trimetoprima/sulfamesoxozol (TMP/SMX) Abactrin®, existente en todas partes, hasta que pueda obtener ayuda médica.
- Hinchazón abdominal, vómitos y dolor pueden indicar colitis, obstrucción intestinal o apendicitis. Los vómitos significan que usted no es capaz de retener la solución rehidratante.

OTRA ALTERNATIVA
GUÍA DE SUPERVIVENCIA PARA SUPERVIVIENTES

Si usted ya lo ha intentado todo y no consigue cortar la diarrea, puede probar los métodos que practican ciertos cuerpos especiales del ejército de Estados Unidos en sus entrenamientos, que consisten en comer:

Arcilla. Algunos medicamentos para la diarrea contienen caolín, que es un tipo de arcilla que se encuentra a menudo en las orillas de los ríos.

Cenizas. Las cenizas de los fuegos de campamento o los fragmentos de huesos calcinados, pulverizados y secados, tienen un efecto astringente y secante cuando se mezclan con té.

Ácido tánico. Cualquier material que contenga ácido tánico inhibirá las contracciones de los músculos intestinales. Pruebe con bellotas o corteza de roble u otras maderas duras, hervidas con té.

Raíces de mora. Otro remedio específico fácil de encontrar en las zonas templadas lo constituyen las raíces de mora. También se mezclan con té o, si no dispone de agua caliente, se embeben en agua fría, pero esta forma requiere más tiempo.

Llantén. El llantén crece en todos los prados. Ambas variedades, la de hoja ancha y la de hoja estrecha, son fuertemente astringentes.

Arándano. Hay quien dice que una de las razones por las cuales los osos se enfadan tanto en ciertas épocas del año es que abusan de comer arándanos, lo cual les provoca un gran estreñimiento y, en consecuencia, calambres. Los cazadores de osos en Alaska afirman que pueden reconocer a distancia el ruido de los estómagos. Por lo tanto, el arándano seco puede ayudarlo a curar la diarrea cuando se va de viaje.

UN CÓCTEL ESPECIAL. Ésta es la receta del Servicio de Salud Pública de Estados Unidos. En un vaso ponga 240 g de zumo de fruta, 1/2 cucharadita de miel, jarabe de maíz o azúcar y un pellizco de sal. En otro vaso ponga 240 g de agua purificada y 1/4 de cucharadita de bicarbonato de sodio. Beba de forma alternada un par de tragos de cada vaso hasta terminarlos.

LA FÓRMULA DE LA OMS. La mayoría de los países subdesarrollados disponen de preparados con la fórmula de la OMS, pero éstos son muy caros.

Usted puede elaborar el suyo propio o puede pedir ayuda a un farmacéutico. Ésta es la fórmula: 20 g de glucosa, 3,5 g de sal, 2,5 g de bicarbonato de sodio y 20 g de cloruro de potasio, que se añaden a 250 ml de agua purificada.

Si su única alternativa es comprarlo, debe tener en cuenta su denominación en el país en el que se halle. Por otra parte, está disponible en todas las farmacias y hospitales del mundo.

SIN FÓRMULA. Si no dispone de las soluciones citadas beba zumos de fruta claros, bebidas carbonatadas libres de cafeína o té flojo con azúcar. Use las mismas sustancias para suplementar su solución rehidratante.

PONGA SU VEJIGA A PRUEBA. Cuanto más amarilla es su orina, más líquido necesita usted tomar. Debe orinar como mínimo 2 veces al día, preferiblemente alguna más.

EVITE PRODUCTOS LÁCTEOS Y COMIDAS SÓLIDAS. Al menos al principio, ya que son demasiado fuertes para digerir.

Apártese del alcohol: lo deshidrata.

Cuando la diarrea cesa, coma sólidos fácilmente digeribles, como plátanos, salsa de manzana, galletas saladas o arroz.

LOS MEDICAMENTOS. Los fármacos antidiarreicos pueden reducir o eliminar la diarrea en un 60 %.

Algunos expertos creen, sin embargo, que la disminución de la diarrea significa que el microorganismo responsable permanecerá más tiempo en el intestino. Los fármacos antidiarreicos pueden asimismo absorber la solución rehidratante. Los principales absorbentes son Dextricea®, Tanagel® y Ultra-Adsorb®.

SEA INDULGENTE. Los laxantes naturales basados en fibras naturales para evitar el estreñimiento, como el Agiolax®, aunque parezca lo contrario, también ayudan en los casos de diarrea.

Algunos pueden absorber hasta 60 veces su peso en agua para formar un gel en el intestino. Aún podrá seguir expulsando un exceso de agua, pero no será con tanta frecuencia. Puede disminuir el número de deposiciones diarias de 10 a 6-8.

PRUEBE LOS OPIÁCEOS COMO SOLUCIÓN RÁPIDA. Los fármacos antidiarreicos basados en los opiáceos inhiben la movilidad intestinal, lo que permite la absorción de agua y electrolitos al quedar retenidos en el intestino. Estos fármacos altamente eficaces, que se encuentran en todo el mundo, se presentan en gotas, en comprimidos o en solución. Algunas marcas incluyen Fortasec®, Loperam®, Tanagel® y Orulop®.

Precaución: al igual que los absorbentes, los opiáceos pueden mantener el microorganismo en su interior por más tiempo.

CONSIGA ANTIBIÓTICOS DE FÁCIL DISPONIBILIDAD. La combinación TMP/SMX (Abactrin®) y la doxiciclina (Vibracina®) han sido bien estudiados y son efectivos. Su acción consiste en matar la mayoría de las bacterias y dejar que su organismo se tome un descanso.

Puede ingerirse un comprimido de TMP/SMX o de doxiciclina un par de veces al día hasta que la diarrea cese, pero antes de salir de viaje es conveniente que el médico apruebe el uso de estos fármacos.

TOME DOBLE DOSIS. Si usted toma un antibiótico o un fármaco antidiarreico, su diarrea desaparecerá. Precaución: los antibióticos son fármacos potentes que pueden tener varios efectos secundarios, incluyendo hipersensibilidad a la luz solar y posibilidad de sufrir una infección por otro microorganismo «extranjero». Otra vez, consúltelo con su médico.

COMBATA LA BACTERIA CON BACTERIAS. Se ha descubierto que la bacteria *Lactobacillus* puede ser el microorganismo que su pobre y agitado interior necesita, puesto que modifica favorablemente la microflora intestinal y produce sustancias que inhiben el crecimiento de las bacterias causantes de la enfermedad.

La mejor forma de *Lactobacillus* parece ser el *acidophilus*, que se encuentra en la leche, seguido por el *bulgaricus*, presente en el yogur. Puede comprar cápsulas que contengan *acidophilus* y *bulgaricus* en farmacias y en tiendas de dietética y llevarlas consigo. No son tan efectivos como el yogur y la leche acídica.

En el extranjero, las versiones locales del yogur pueden ser la forma más fácil de adquirir *Lactobacillus*. En Japón la denominación del yogur es *yakull*; en Corea, *yaogurt*; en la India, *dahi*; en Egipto, *leben* y *lebenraid*; en Turquía, *eyran*, y en Cerdeña, *giodu*.

Distensión en las piernas

13 MANERAS DE ALIVIAR EL DOLOR

La mayoría de las personas que sufren distensiones musculares reconocen fácilmente la presencia, pero muy pocos de ellos —incluidos los expertos— saben con exactitud qué son. Muchos las denominan tendinitis o periostitis.

La distensión de las piernas puede explicarse de varias formas. Para muchos es la primera fase de una fractura de estrés; para otros, se trata de una irritación de los músculos. Incluso, otros creen que se trata de la irritación del tendón que une el músculo al hueso. El problema de su tratamiento está íntimamente relacionado con la dificultad de definir qué son.

Esto puede que explique por qué las distensiones en las piernas afectan a tantas personas activas de ambos sexos y de todas las edades. Son muy comunes en los que practican *aerobic* y suelen incapacitar para la continuación del ejercicio (el 22 % de los alumnos y el 29 % de los instructores las tienen). Entre los corredores de larga distancia, el 28 % las ha padecido desde que se introdujeron las pistas pavimentadas.

Se sabe que las superficies rígidas pueden producir distensiones en las piernas; esto es importante en las personas que caminan o se ejercitan sobre el cemento. Otros culpables pueden ser la posición inadecuada, un mal calzado, arcos caídos, falta de entrenamiento, falta de técnica para correr, para hacer *footing*, sobreuso, etc. Por todo lo dicho, no resulta difícil padecer una distensión en las piernas.

Los síntomas son vagos y, a menudo, se confunden con los de una fractura de estrés (véase el recuadro de la pág. 142). Sin embargo, en las piernas se acompañan de dolor en una o ambas espinillas, aunque no siempre existe un área de hipersensibilidad. El dolor se percibe en la cara anterior de la pierna después de la actividad, si bien a medida que la afección progrese puede producirse durante su transcurso.

El objetivo de los remedios que aquí sugerimos es evitar que la afección progrese y permitir que continúe con su estilo de vida. Los remedios propuestos para estirar y ejercitar los músculos de su pantorrilla pueden ser beneficiosos para prevenir una recurrencia. Como siempre, deje que el dolor sea su guía. Si alguna de nuestras sugerencias le incrementa las molestias, ¡no continúe!

CAMBIE DE SUPERFICIE. Para empezar, observe en qué tipo de superficie realiza sus actividades, ya sea caminar, correr, bailar, jugar baloncesto o lo que quiera. Recuerde que las superficies rígidas no son aconsejables ya que pueden causar distensiones en las piernas con mucha facilidad.

Para los que practican danza aerobia, los daños son mayores cuando se realiza sobre un suelo de cemento cubierto por una alfombra que cuando se utiliza un suelo de madera con espacios de aire. Si usted tiene que practicar danza aerobia sobre un suelo que no es flexible, asegúrese de que el instructor sólo le exige ejercicios de bajo impacto o que haya colchonetas de espuma de alta calidad.

En cuanto a los corredores es mejor que elijan la hierba o el polvo antes que el asfalto, y éste antes que el cemento, que es demasiado rígido y, por ello, debe evitarse.

OCÚPESE DE LOS ZAPATOS. Si usted no puede cambiar de superficie o llega a la conclusión de que ése no es el problema, es el momento de controlar su calzado. Se recomienda verificar el soporte del arco, la calidad de absorción frente al impacto en la suela y a través del arco. El calzado tiene que quedarle bien.

Los que participan en actividades que causan mucho impacto sobre los pies deben escoger un calzado adecuado, prestando especial atención a la parte del pie que recibe más golpes. Lo mejor es probarse el calzado en la tienda y saltar con él sobre los dedos y la planta. El impacto contra el suelo ha de ser firme pero no muy ruidoso.

Para los corredores la elección es más difícil. Los estudios han demostrado que el 58 % de los que padecen distensiones en las piernas presentan una pronación excesiva de los pies (éstos rotan hacia dentro). Ha de buscarse un calzado que tenga en cuenta este aspecto, que a veces se debe sólo a una falta de relleno o a su pérdida durante la ejercitación.

CAMBIE DE ZAPATOS MÁS A MENUDO. Por supuesto, una manera para asegurarse de que sus zapatos conservan el relleno es cambiándolos a menudo. Para evitar las distensiones en los corredores se aconseja lo siguiente:

Los corredores que recorren 40 km o más a la semana necesitan cambiar el calzado cada 30 o 45 días. Los que corren una distancia menor deben hacerlo cada 4-6 meses. Los que practican *aerobic*, tenis o baloncesto 2 veces a la semana deben renovar el calzado 2 o 3 veces al año, mientras que los que practican 4 veces a la semana necesitan cambiarlo cada 2 meses.

SIGA ESTOS PASOS. Apenas note el dolor por una distensión en las piernas, siga estas instrucciones: descanso, hielo, compresión y elevación durante 20-30 minutos.

No subestime el poder del hielo; mantenga una rutina con él. Simplemente eleve la pierna, cúbrala con una venda y aplique hielo durante 20-30 minutos.

BUSQUE EL CONTRASTE. Una variación del tratamiento anterior puede ser el baño de contraste, el cual parece especialmente eficaz para el dolor en la parte interna de la pierna. Consiste en alternar un minuto de calor con un minuto de frío. Llévelo a cabo antes de cualquier actividad que pueda causar una distensión en las piernas, durante 12 minutos.

ESTIRE LAS PANTORRILLAS. Se ha demostrado que un buen estiramiento del tendón de Aquiles y de los músculos de la pantorrilla es una medida preventiva excelente. Si usted es mujer y usa tacones de 5 cm cada día, no crea que está estirando alguno de ellos. La razón del estiramiento radica en el hecho de que los cortos músculos de las pantorrillas tienden a descargar el peso y la tensión delante, hacia la espinilla. Coloque las manos sobre la pared, extienda una pierna por detrás de la otra, y presione la parte posterior del talón lentamente contra el suelo. Haga esto unas 20 veces y repita con la otra pierna.

OCÚPESE DE LOS TENDONES. Para estirar el tendón de Aquiles se aconseja mantener los pies planos contra el suelo, a unos 15 cm entre sí. Se flexionan los tobillos y las rodillas mientras se mantiene derecha la espalda. Intente alcanzar un punto de rigidez y quédese en esa posición durante 30 segundos. Debe sentir que el tendón se estira en la parte inferior de la pantorrilla. Repita el ejercicio unas 10 veces.

APRENDA A HACERSE BUENOS MASAJES. Para las distensiones musculares de la cara anterior de las piernas, usted debe hacerse los masajes justo en el borde de la espinilla, no directamente sobre ésta. Si usted trabaja sobre el hueso, empeorará la inflamación. Para que el dolor causado por la distensión disminuya, siéntese sobre el suelo con una rodilla flexionada y el pie plano sobre el suelo. Empiece golpeando muy suavemente a ambos lados del hueso con las palmas de sus manos, deslizándolas hacia arriba y hacia abajo desde la rodilla hasta el tobillo. Repita este movimiento rítmico varias veces. Luego rodee las pantorrillas con sus manos y, con las puntas de sus dedos, golpee fuertemente a cada lado del hueso desde el tobillo hasta la rodilla. Cubra el área aplicando la mayor presión posible.

El objetivo es restaurar la longitud de los tendones y aliviar su rigidez en la parte superior y posterior de las espinillas. Recuerde que un buen masaje estimula también la circulación.

CORRIJA EL PIE DEFECTUOSO. El pie plano o con un empeine muy pronunciado puede causar muchas veces distensiones en las piernas. Si usted tiene pie plano, los músculos de la cara interna de la pantorrilla tienen que trabajar más y, como consecuencia, se fatigan más rápidamente. Si tiene pie plano, es posible que necesite zapatos con un soporte de material absorbente o, en el caso del empeine muy pronunciado, un soporte para el arco. Estos dispositivos se pueden adquirir en las tiendas de deportes. Sin embargo, se recomienda ver a un podólogo antes de efectuar cualquier cambio en el calzado. Si el dolor se localiza en la zona inferoexterna de la pierna, probablemente se deba al empeine pronunciado. Para ello se aconsejan los ejercicios de estiramiento, que ayudan a vigorizar los músculos.

CUANDO EL DOLOR EN LA ESPINILLA NO SE DEBE A UNA FRACTURA

Dado que muchos expertos creen que las distensiones en las piernas pueden ser, en realidad, una fractura de estrés, es necesario tratar de diferenciarlos. Sin embargo, las distensiones pueden conducir a importantes fracturas de estrés si se abusa de ellas. ¿Cómo saber qué es lo que tiene?

Si el hueso está fracturado, el dolor es localizado. Si alguien le pide que indique el lugar del dolor, puede hacerlo con precisión y describir sus características. En cambio, en la distensión no podrá especificar el tipo de dolor ni su localización. Tendrá una molestia general y le dolerá toda la parte inferior de la pierna.

ESTIMULE EL MÚSCULO, REDUZCA EL DOLOR. El dolor por una distensión a veces puede prevenirse fortaleciendo los músculos que rodean la espinilla. Éstos ayudan a desacelerar el pie y reducen el impacto que se produce cada vez que camina o corre.

Siga los siguientes consejos:

- Trate de ir en bicicleta con los dedos de los pies firmemente sujetos. Céntrese en extender hacia arriba los músculos de la espinilla cada vez que pedalea (la bicicleta constituye un buen ejercicio de *aerobic* sin agravar la distensión).
- Para los que no dispongan de una bicicleta, caminar sobre los talones da el mismo resultado. Lo obliga a contraer y estirar los músculos que rodean la espinilla cada vez que da un paso.
- Si prefiere un ejercicio que requiera algo más de energía, intente lo siguiente. Siéntese en el borde de una mesa suficientemente alta para que sus pies no toquen el suelo. Coloque un calcetín lleno de monedas sobre su pie (o algún otro objeto que pese alrededor de 2,5 kg). Doble el pie hacia arriba y luego relájese. Repita el ejercicio tantas veces como pueda, contrayendo los músculos de la espinilla cada vez que levante el pie.

Diverticulosis

21 TÉCNICAS PARA AUTOCUIDARSE

Hace un tiempo (digamos, antes de 1900) la diverticulosis era una de las muchas enfermedades «raras» cuya existencia los médicos conocían pero pocas veces veían.

En los países del Tercer Mundo es, incluso hoy en día, un trastorno infrecuente, pero no en España, donde la gente puede vivir fácilmente con una dieta de alimentos procesados.

La diverticulosis es un problema adquirido, cuya incidencia ha aumentado paralelamente al avance de las comidas procesadas (con escaso contenido de fibra).

La fibra es importante porque ayuda a reducir la tensión en el colon y a expandirlo cuando se eliminan los desechos.

Mucho han cambiado las cosas desde 1900. Por ejemplo, los estudios nos muestran que más de la mitad de la población mayor de 60 años en Estados Unidos tiene diverticulosis (trastorno caracterizado por la presencia de pequeñas bolsas o divertículos a lo largo de la pared externa del colon).

Estas pequeñas bolsas se observan con claridad en las radiografías, pero muchas personas ignoran su presencia porque nunca se les ha practicado una radiografía de tracto digestivo.

INCLUYA MÁS FIBRA EN SU DIETA

Usted sabe que es muy importante que su dieta contenga fibra (30-35 g diarios) para prevenir y tratar la diverticulosis.

Es posible que no sepa cuánta fibra hay en los alimentos recomendados como ricos en fibra o cómo incluir más fibra en su dieta sin tener que sentarse delante de un plato de salvado crudo.

A continuación le brindamos unos consejos para ir cambiando a una dieta rica en fibra.

- Tome el hábito de comer pan integral en vez de pan blanco.
- Regale a sus dientes más postres basados en frutas (como moras, plátanos y melocotones).
- Coma más comidas vegetarianas.
- Pele las manzanas, los melocotones y las peras cuando las prepare al horno.
- Añada a sus comidas frutos secos, como pasas.
- Sustituya los guisantes por ternera al chili o a la cazuela.
- Añada cebada a las sopas vegetales.

Sólo el 10 % de los pacientes con diverticulosis padecerán diverticulitis (una dolorosa inflamación que puede llegar a ser peligrosa). Por lo tanto, la presencia de divertículos no implica necesariamente que vaya a sufrir intensos dolores o que tenga que ingresar en el hospital.

Por fortuna, usted puede cumplir un papel importante en la prevención y el tratamiento de la diverticulosis. A continuación le resumimos las recomendaciones de nuestros expertos.

LLÉNESE DE FIBRA. Los norteamericanos comen, como promedio, 16 g de fibra diarios, es decir, la mitad de la cantidad recomendada. La fibra del salvado parece ser la más eficaz.

La fibra arrastra agua, haciendo que los movimientos sean más suaves.

Cualquier clase de pan de trigo y cereales de salvado son excelentes fuentes de fibra.

Espolvorear salvado crudo sobre las comidas es también una opción.

Las verduras y la fruta son asimismo fuentes ricas en fibra. Si lo que usted realmente quiere es fibra, cómase una manzana en vez de beberse su zumo, ya que éste carece de fibra.

AUMENTE LA CANTIDAD DE FIBRA LENTAMENTE. Hágalo gradualmente durante un período de 6-8 semanas, para darle tiempo a su organismo a que se adapte. Durante las primeras semanas pueden aparecer gases e hinchazón abdominal, pero la mayoría de la gente supera esta etapa.

SI NO PUEDE OBTENER SUFICIENTE FIBRA EN SU DIETA, TOME UN SUPLEMENTO. Tome suplementos de semilla de psilio, que también son naturales.

BEBA MUCHOS LÍQUIDOS. Se aconseja beber 6-8 vasos de agua por día. El líquido es un importante aliado de la fibra en la lucha contra el estreñimiento asociada a la diverticulosis.

Si el intestino debe esforzarse mucho cuando se mueve, los pequeños divertículos situados en la pared muscular del intestino tienden a expandirse.

NO USE SUPOSITORIOS. Los supositorios le ofrecen una forma rápida para eliminar el estreñimiento, pero no son la mejor elección para estimular los movimientos del colon. Su organismo puede hacerse adicto a ellos, lo cual producirá un círculo vicioso (cada vez necesitará más supositorios).

USE LAXANTES NATURALES. Las ciruelas y su zumo y los tés de hierbas son laxantes naturales muy efectivos. En las tiendas de dietética pueden encontrarse tés con fórmulas especiales.

EJERCICIO. Además de actuar sobre sus piernas y caderas, el ejercicio tonifica los músculos del colon y estimula sus movimientos, con lo que no tendrá que esforzarse tanto.

DE LO BENIGNO A LO GRAVE

Si usted vive el tiempo suficiente, tiene muchas posibilidades de presentar diverticulosis, pero muy pocas de padecer diverticulitis (inflamación dolorosa que es potencialmente grave). Por lo tanto, debe permanecer atento a sus signos.

Fiebre y fuertes dolores en la parte inferior izquierda del abdomen son buenos indicadores de que la diverticulosis tiende a transformarse en diverticulitis.

Este cambio no debe ser tomado a la ligera.

También pueden producirse roturas y hemorragia que, aunque rara vez ocurren, pueden causar la muerte.

Así pues, frente a estos signos debe actuar rápidamente y acudir al médico. Permanezca tranquilo (las circunstancias están a su favor). Si es sólo una infección, puede ser eliminada con una dieta adecuada, descanso y antibióticos. Se recuperará.

NO FUME. Entre los muchos efectos perjudiciales del tabaco se debe incluir el agravamiento de la diverticulosis.

COMA ALIMENTOS ALTAMENTE PROCESADOS CON MODERACIÓN. Éste es un buen consejo general y también particular para el tratamiento de la diverticulosis. Si su alimentación se basa en alimentos procesados con bajo nivel de fibras, no le quedará espacio para los alimentos ricos en fibra que usted necesita.

MASTIQUE MUY BIEN LAS SEMILLAS. Ciertos alimentos como las nueces o las palomitas de maíz contienen semillas o partículas duras que pueden quedar alojadas en los divertículos y causar una inflamación.

Si usted ha padecido alguna vez un ataque agudo de diverticulitis, debe eliminar de su dieta los alimentos que contienen semillas.

BEBA ALCOHOL CON MODERACIÓN. Una cantidad moderada de alcohol (una o dos copas al día) puede ayudar a disminuir los espasmos del colon, con lo que su situación mejorará ligeramente.

EVITE LA CAFEÍNA. El café, el chocolate, los tés y las colas tienden a producir irritación.

CUIDE LA ALIMENTACIÓN. Ciertos alimentos pueden dar al traste con los hábitos de su intestino o causarle deposiciones sueltas. Trate de identificar esos alimentos y evítelos.

Dolor de cabeza

40 PISTAS PARA DESVIAR EL DOLOR

«No, esta noche no, querido, me duele mucho la cabeza». Esta frase se ha convertido en un símbolo universal para las noches matrimoniales. Muchas veces, se trata de una excusa. Por desgracia, en otras ocasiones el dolor de cabeza es real. Ya habrá reparado que ni los maridos ni las esposas dicen «No, esta noche no, querido, tengo un fuerte dolor en los dedos del pie». A través de los años, los dolores de cabeza se han ganado el respeto de la gente.

Es muy raro que una persona nunca haya experimentado un dolor de cabeza. Alrededor del 90 % de los dolores de cabeza (cefaleas) pueden clasificarse como contracciones de los músculos o, más comúnmente, como tensiones. En general, se considera que el trabajo, las facturas y las discusiones son los factores que provocan más dolores de cabeza.

Típicamente, el dolor está generalizado por toda la cabeza. Usted puede sentir una sensación de embotamiento, de extrema sensibilidad, como si no pudiera aclararse. Mucha gente describiría esta sensación como si tuviera una banda musical interpretando ruidosamente dentro de su cabeza.

Los médicos opinan que muchas veces no se trata de una contracción muscular, sino que algunos han nacido con una biología propensa a tener dolores de cabeza. Además, no todo el mundo que presenta estrés sufre dolor de cabeza.

En muchos casos los dolores de cabeza son crónicos y, en otros, se trata de migrañas, que son dolores de cabeza de origen vascular.

Las migrañas predominan en las mujeres, ya que éstas representan el 70 % de los casos.

Las migrañas causan un dolor pulsátil e intenso, por lo general en un lado de la cabeza, si bien en el 40 % de los casos puede ser bilateral. A menudo se acompaña de náuseas y vómitos y, en ocasiones, de temblor y mareos. Algunas personas también experimentan síntomas previos, que incluyen visión borrosa, imágenes visuales «flotantes» y entumecimiento en un brazo o pierna.

Desgraciadamente, incluso los médicos que tratan la cefaleas en las clínicas no siempre pueden establecer el diagnóstico de los diversos tipos de dolor de cabeza.

Ninguna prueba de laboratorio permite determinar si la afección de un paciente corresponde a dolor de cabeza por tensión o a una migraña.

Así, cualquiera que sea el nombre que les adjudique (tensión, migrañas, cefalea), usted es el único que puede reconocer los hábitos y factores que le provocan los dolores de cabeza. Y depende de usted todo lo que haga para controlarlos, prevenirlos y tratarlos. Para tener más posibilidades de evitar el dolor mañana, le sugerimos que lea hoy lo que sigue a continuación.

HAGA EJERCICIOS CON LA CARA

Todo lo que necesita es su cara bonita y un espejo. Los siguientes ejercicios están concebidos para relajar los músculos de la cara y el cuero cabelludo y enseñarle a controlarlos conscientemente, de manera que pueda ponerlos en acción apenas sienta el primer síntoma de un dolor de cabeza.

He aquí un resumen de 11 ejercicios para la cara y el cuero cabelludo que nuestros expertos recomiendan:

• Mueva las cejas hacia arriba y hacia abajo rápidamente, luego relájese y déjelas caer.

• Mueva la ceja derecha hacia arriba y hacia abajo. Este ejercicio puede resultarle difícil de realizar. Comience manteniendo la otra ceja en su lugar y luego mueva la ceja derecha hacia arriba, como hizo antes.

• Mueva la ceja izquierda hacia arriba y hacia abajo.

• Cierre los dos ojos con fuerza y ábralos: Hágalo rápidamente.

• Cierre el ojo derecho y relájelo. Vuelva a cerrar el mismo ojo con fuerza hasta elevar la comisura de la boca.

• Cierre el ojo izquierdo con fuerza y relájese.

• Frunza las cejas con fuerza y relájese. Lleve las cejas hacia abajo y adentro siguiendo la dirección del puente de la nariz.

• Bostece ampliamente y cierre la boca; abra lentamente la boca, bajando la mandíbula de forma gradual hasta llegar a la abertura máxima. Después ciérrela lentamente.

• Abra la boca suavemente y con cuidado mueva la mandíbula hacia la derecha y hacia la izquierda. Repita el movimiento inverso.

• Frunza la nariz. Llévela hacia arriba como si en ese momento estuviera sintiendo un olor fétido.

• Haga muecas. Haga monerías como cuando era un niño, y no tenga reparos, pues su cara no quedará desfigurada.

TÓMESE DOS ASPIRINAS, NO DIEZ. Para los dolores de cabeza producidos por la tensión que ocurren 1 o 2 veces al mes, se aconseja tomar aspirinas o un antiinflamatorio sin receta.

Se recomienda que no abuse de los remedios, puesto que pueden causarle más daño. Es como rascarse un salpullido: cuanto más se frote, más picor tendrá.

NO SE DEMORE. Si usted está decidido a ingerir una aspirina cuando le duela la cabeza, hágalo apenas comience a sentir los primeros síntomas. De lo contrario, es posible que no le dé resultado.

HAGA EJERCICIOS PARA PREVENIR. Como medida preventiva se recomienda hacer ejercicios. Es una buena manera de reducir el estrés.

HAGA EJERCICIOS CUANDO LE DUELA LA CABEZA. Si el dolor no es demasiado intenso, los ejercicios pueden aliviarlo, sobre todo si se trata de una cefalea por tensión.

NEURALGIA, NEURALGIA, ALÉJATE

Pero por favor, no vuelvas. Desafortunadamente, las neuralgias tienden a regresar, aun después de largos períodos de remisión. Estos dolores de cabeza, que afectan a varios millones de personas, el 90 % de las cuales son hombres, consisten en dolor localizado, en general, alrededor o detrás del ojo.

Los episodios de neuralgia pueden aparecer cada día durante semanas e, incluso, meses. La causa aún se desconoce, pero es probable que se deba a un factor hormonal o genético. Se están realizando estudios con la hormona masculina testosterona para determinar sus posibles relaciones con las neuralgias.

Mientras tanto, los médicos han encontrado un común denominador: por razones aún no totalmente comprendidas, los fumadores son los que padecen más neuralgias. Por lo tanto, se recomienda abandonar el tabaco o, al menos, reducirlo drásticamente. Es de esperar que, una vez que las neuralgias desaparezcan, no vuelva a fumar.

CONSEJOS MÉDICOS

CUANDO LOS DOLORES DE CABEZA PUEDEN CONSTITUIR UN VERDADERO PROBLEMA

La mayoría de las personas sufre dolores de cabeza producidos por la tensión. Éstos no son muy intensos y, por lo tanto, no representan un problema grave. Sin embargo, algunos pueden ser los síntomas de enfermedades más serias. A continuación les indicamos las banderas rojas:

- Si usted tiene más de 40 años y nunca antes había tenido dolores de cabeza recurrentes.
- Ha cambiado la localización de los dolores.
- Los dolores son cada vez más intensos.
- Los dolores son cada vez más frecuentes.
- Los dolores no siguen un modelo reconocible, es decir, no parecen ser provocados por nada en particular.
- Los dolores han comenzado a interferir en su vida (a menudo debe ausentarse del trabajo).
- Los dolores se acompañan de síntomas neurológicos, como entumecimientos, mareos, visión borrosa o pérdida de memoria.
- Los dolores coinciden con otros problemas médicos u otras molestias físicas.

Si usted experimenta alguno de estos síntomas, acuda al médico.

NO HAGA EJERCICIO SI EL DOLOR ES INTENSO. En este caso, aumentará el dolor, especialmente si se trata de una migraña.

DUERMA. A mucha gente se le pasa el dolor al dormir.

PERO NO DUERMA DEMASIADO. Aunque le tiente, evite dormir demasiado los fines de semana. Es probable que, si lo hace, se levante con una intensa cefalea.

NO DUERMA LA SIESTA. Aunque parezca que le hace bien para desembarazarse del dolor, en verdad, puede causarle una migraña.

DUERMA EN UNA POSICIÓN CORRECTA. Dormir en una posición extraña o sobre su estómago hace que los músculos del cuello se contraigan y, en consecuencia, le provoquen un dolor de cabeza. Se recomienda dormir de espalda.

MANTÉNGASE ERGUIDO Y SIÉNTESE DERECHO. Aplique aquí los mismos principios. Evite girar o forzar la cabeza en una dirección.

MANTÉNGASE FRESCO. A algunas personas, sentir frío en la frente y el cuello los ayuda.

CALIÉNTESE. Otras, en cambio, prefieren duchas calientes o aplicarse calor en el cuello.

RESPIRE PROFUNDAMENTE. La respiración profunda es un calmante muy eficaz para la tensión. Si su estómago se mueve más que su pecho significa que lo está haciendo bien.

EXAMINE SU CUERPO. Se recomienda efectuar una autoinspección para descubrir sus zonas de tensión: controle si sus dientes o puños están apretados, si sus hombros están encorvados, etc.

PRACTIQUE LA BIORRETROALIMENTACIÓN. Los estudios han demostrado que es una técnica muy efectiva, tanto para aliviar la tensión como para controlar la migraña. Para aprender esta técnica no necesita usar su billetera. Existen muchos grupos de autoayuda.

USE SUS MANOS. También el automasaje y la acupresión pueden ayudarlo. Los dos puntos importantes para reducir el dolor mediante acupresión son la zona de unión entre el índice y el pulgar (apriete hasta que sienta dolor) y la porción ósea de la parte posterior del cuello (use ambos pulgares para presionar).

SUPONGA QUE SE TRATA DE UNA ROSA. Coloque un lápiz entre sus dientes, pero no lo muerda. *Tiene* que estar relajado para poder hacerlo.

USE UN PAÑO EN LA CABEZA. Esto hacía su abuela con gran sabiduría. Ajustarse un paño alrededor de la cabeza ayuda a disminuir el flujo sanguíneo hacia el cuero cabelludo y, en consecuencia, reducir las pulsaciones de la migraña.

DIGA «NO» A LA COLONIA. Los perfumes fuertes pueden causar una migraña.

SEA SUAVE. Lo crea o no, aun si a usted no le duele la cabeza y está dispuesto a tener relaciones sexuales, éstas pueden provocarle el dolor. Este tipo de dolor está estrechamente relacionado con el esfuerzo. Las personas que padecen migraña son las más propensas.

BUSQUE LA TRANQUILIDAD. El ruido excesivo es un causante muy común de las cefaleas por tensión.

PROTEJA SUS OJOS. La luz intensa, sea del sol, de una luz fluorescente, de la televisión o de un ordenador, pueden provocar una desviación visual, un esfuerzo de la vista y, finalmente, un dolor de cabeza. Las gafas de sol son muy efectivas para salir al exterior. Si trabaja frente a un ordenador, cuando pueda tómese un descanso de la pantalla y trate de usar gafas con un cristal de color.

VIGILE EL CONSUMO DE CAFEÍNA. Si usted no ingiere su dosis diaria de cafeína, sus vasos sanguíneos se dilatarán, lo cual probablemente le provocará dolor de cabeza. Pero si bebe demasiada cantidad de café también puede sufrir dolor de cabeza. Por ello, se recomienda limitar el consumo a 2 tazas de café diarias.

NO MASQUE CHICLE. El movimiento continuo que se produce al masticar puede contraer los músculos y provocar cefalea.

CUIDADO CON LA SAL. A algunas personas, la ingestión muy elevada de sal les provoca migrañas.

COMA A SU DEBIDO TIEMPO. Saltarse las comidas o retrasarlas puede provocar dolores de cabeza de dos maneras: por un lado, la falta de alimento puede causar tensión muscular y, por otro, disminuye el azúcar en la sangre, los vasos sanguíneos del cerebro se contraen y, al volver a comer, se dilatan y causan dolor de cabeza.

Las personas que sufren dolores de cabeza frecuentes suelen advertir que éstos aparecen cuando no comen. Se recomienda comer a su debido tiempo, en lo posible muchas veces pero poca cantidad.

AVERIGÜE CUÁLES SON SUS ALIMENTOS PELIGROSOS. La leche puede provocar dolor de cabeza. Pero ha de ser usted mismo quien determine cuáles son las comidas que lo desencadenan, mediante el método de ensayo y error.

ELIMINE LA MOSTAZA (Y EL PERRITO CALIENTE). Los perritos calientes y, en general, los embutidos y otras carnes curadas contienen nitratos. Éstos dilatan los vasos sanguíneos y, en consecuencia, causan fuertes dolores de cabeza.

EVITE LAS COMIDAS CHINAS. Confucio nunca dijo nada con respecto a la importancia de no comer glutamato monosódico; sin embargo, otros, que tienen dificultad para absorberlo, afirman que causa dolor de cabeza. Muchas comidas chinas contienen este ingrediente.

DIGA NO AL CHOCOLATE. De todas maneras no es bueno para la silueta. El chocolate contiene tiramina, y se cree que esta sustancia es una de las causas más comunes de los dolores de cabeza. No obstante, hay una buena noticia: al parecer, las personas jóvenes logran inhibir sus efectos. Se supone que el organismo construye sus propias defensas.

NO SE VUELVA LOCO CON LAS NUECES. No exagere comiendo quesos fermentados o nueces, puesto que ambos contienen tiramina.

NO FUME AL CONDUCIR. No debería hacerlo en ningún caso, pero fumar con las ventanillas bajas mientras conduce por el tráfico pesado le producirá una zambullida doble en monóxido de carbono. Este gas tiene efectos adversos en el flujo sanguíneo del cerebro.

DEJE LA BEBIDA. Con toda seguridad, una copa no le hará daño, pero no abuse del alcohol. Algunas bebidas también contienen tiramina.

NO SE OBSESIONE CON LOS HELADOS. Probablemente recuerde más de una ocasión en la que comió un helado gigante y, unos minutos más tarde, sintió un terrible dolor en la cabeza. Se recomienda comer los helados lentamente, de manera que su paladar se enfríe de forma gradual y no reciba un impacto violento de frío.

VAYA CON LA CORRIENTE. Tal vez la gente mayor pueda evitar los dolores de cabeza más fácilmente que las personas más jóvenes. Éstas suelen padecer más tensiones, debido a razones económicas y familiares. Se aconseja darse un respiro. Si usted disminuye sus expectativas, no se dañará ni usted ni la gente que lo rodea.

RELÁJESE CON IMAGINACIÓN. Imagine que las fibras musculares de su cuello y de su cabeza están muy estropeadas. Concéntrese en ellas e intente repararlas con la imaginación.

TENGA SENTIDO DEL HUMOR. No se tome la vida demasiado en serio. De lo contrario, su cara se llenará de arrugas y tendrá continuos dolores de cabeza.

PARA LAS GRANDES ALTURAS, INGIERA VITAMINA C Y ASPIRINA. Las grandes alturas pueden causar cefaleas. La ingestión de vitamina C y una aspirina antes y durante el viaje a una estación de esquí puede ser muy útil.

Se recomiendan 3.000-5.000 mg de vitamina C el día anterior al viaje y cada día durante éste, y 2 aspirinas cada día comenzando un día antes de salir de viaje. Recuerde que ha de consultar con el médico.

Dolor de cuello

24 MANERAS DE ALIVIAR EL TORTÍCOLIS

El dolor de cuello suele aparecer cuando se mantiene la cabeza en una posición incómoda extendida hacia delante, con las orejas adelantadas con respecto a la línea de los hombros durante largo tiempo.

Naturalmente, algunas personas son más propensas que otras a sufrir dolores en el cuello debido a sus ocupaciones, por ejemplo, las peluqueras, puesto que trabajan inclinadas hacia delante todo el día.

Sea cual fuere su trabajo o estilo de vida, existen muchas maneras, que a continuación le brindaremos, para aliviar estas molestias. En principio, se trata de modificar malos hábitos por buenos y practicar ejercicios con el cuello. Por lo tanto, mantenga su cuello extendido y sus ojos bien abiertos. La ayuda ya está abriéndose camino.

LIBÉRESE DEL DOLOR DE CUELLO CON EL EJERCICIO

Sí, incluso los músculos de su cuello necesitan estirarse y fortalecerse. He aquí algunos ejercicios para combatir la rigidez y prevenir futuros problemas. Realice 5 veces cada ejercicio, 2 veces al día. Para comenzar, durante 2 semanas efectúe los primeros 3 ejercicios y, de forma gradual, incorpore el resto.

- Incline lentamente la cabeza hacia delante lo más lejos que pueda y luego llévela hacia atrás, también lo más posible.
- Incline la cabeza hacia un hombro, mientras mantiene los hombros rectos. Levante luego la cabeza e inclínela hacia el otro hombro.
- Gire lentamente la cabeza hacia un lado y otro lo más lejos que pueda.
- Coloque la mano a un lado de la cabeza y empuje con ésta hacia el costado. Manténgase en esta posición durante 5 segundos y luego relájese. Repítalo 3 veces. Efectúe el mismo ejercicio del otro lado.
- Haga básicamente el mismo ejercicio anterior, pero ofreciendo una ligera resistencia con la mano colocada en la frente, mientras lleva la cabeza hacia delante. Efectúe luego el mismo ejercicio pero llevando la cabeza hacia atrás y ofreciendo resistencia en la parte posterior de ésta.
- Levante con las manos un objeto liviano (p. ej., de unos 3 kg) mientras encoge los hombros. Mantenga los brazos extendidos.

USE HIELO. Un poco de hielo envuelto en una toalla es una buena opción para combatir la rigidez de cuello. Si éste ha sufrido un golpe o lesión, el hielo también ayudará a reducir la hinchazón.

USE CALOR. Una vez que el hielo haya disminuido la inflamación, aplique calor (ya sea con un paño caliente o en la ducha).

UTILICE UNGÜENTOS. Existen en el mercado ungüentos de venta libre que tienen la propiedad de calmar pero no de curar, ya que en realidad no penetran la superficie de la piel. Nunca los use con paños calientes. Recuerde que al menos le proporcionarán un beneficio psicológico.

VUELVA AL FIEL AMIGO. Los antiinflamatorios como la aspirina o el ibuprofeno lo ayudarán a reducir el dolor y la inflamación. Ingiera 2 comprimidos 3 o 4 veces por día.

SIÉNTESE EN UNA SILLA FIRME. Los huesos de la espalda están unidos a los del cuello.

Si usted se sienta en una silla que no le brinda un buen soporte, empeorarán los problemas que ya tiene en el cuello, además de aparecer otros nuevos.

USE UNA TOALLA. Pliegue una toalla y colóquela en la parte inferior de su espalda cuando esté sentado. Lo ayudará a mantener derecha su columna vertebral y le añadirá un soporte adicional.

TÓMESE UN DESCANSO. Así como los pies necesitan un descanso si usted permanece de pie muchas horas, el cuello también, si usted está durante muchas horas sentado. Su cabeza pesa aproximadamente 4 kg, que el cuello tiene que soportar prácticamente sin ayuda del resto del cuerpo. Por lo tanto, incorpórese de vez en cuando y camine durante un rato.

MANTENGA ELEVADA LA BARBILLA. Coloque su cabeza en la posición normal pero lleve la barbilla hacia delante. Cuando trabaje sentado en un escritorio o esté leyendo, evite bajar la cabeza. Si lo hace ejercerá presión sobre los músculos de la parte posterior de su cuello.

COLOQUE LA PANTALLA A LA ALTURA DE LOS OJOS. Si trabaja con una pantalla de ordenador es importante que la coloque a la altura de los ojos. Si usted levanta y baja la cabeza, hora tras hora, acabará con dolor de cuello.

UNA OPCIÓN: NO HABLE TANTO O HÁGALO EN OTRA POSICIÓN. Considere la posibilidad de hablar por teléfono en otra posición. Si lo hace mientras escribe, colocará el cuello en una posición excelente para tener una rigidez inmediata.

LEVANTE PESOS CON CUIDADO. Es muy fácil olvidar que existen formas adecuadas e inadecuadas para levantar objetos pesados. La mejor manera es flexionando las rodillas y manteniendo la columna erecta mientras coloca el objeto entre sus pies. Cuando levante el objeto manténgalo lo más cerca posible de su cuerpo.

DUERMA SOBRE UN COLCHÓN FIRME. Los malos hábitos para dormir tienen gran incidencia en los dolores de cuello. Es importante que el colchón sea firme.

NO PELEE CON SU ALMOHADA. Simplemente déjela a un lado. Mucha gente que sufre dolores de cuello prefiere dormir sin almohada.

CONSEJOS MÉDICOS

SI SIENTE UN «LATIGAZO» DEBE IR AL MÉDICO

Si usted presenta dolores agudos en el cuello tras sufrir un accidente de coche, debe acudir al médico. Entretanto, aplíquese hielo sobre el área afectada, pero nunca calor porque puede provocar una inflamación.

Como regla general, ante un dolor de cuello persistente hay que consultar con un profesional. Aunque es excepcional, un dolor de cuello puede ser una manifestación de un tumor en la columna.

UTILICE UNA ALMOHADA CERVICAL. Estas almohadas pueden brindarle un excelente soporte.

NO DUERMA BOCA ABAJO. Esta posición es mala no sólo para su espalda, sino también para su cuello.

DUERMA COMO UN BEBÉ. En otras palabras, duerma en posición fetal, sobre un lado con las rodillas flexionadas hacia el pecho.

ABRÍGUESE. Si hace frío y llueve, se recomienda cubrirse la cabeza y el cuello. El mal tiempo puede agravarle la rigidez y el dolor.

RELÁJESE. Si usted está tenso, los músculos del cuello pueden contraerse y provocar dolor. Si atraviesa un momento de mucho estrés, aprenda algunas técnicas para relajarse, como la meditación o la relajación progresiva. También existen vídeos para el aprendizaje.

Dolor de dientes

13 CONSEJOS PARA ALIVIARLO

El dolor de dientes es especialmente molesto. Duele al reírse, al hacer una mueca, al comer o beber, al abrir o cerrar la boca y al mover la cabeza en cualquier dirección. Algunas veces duele incluso cuando respira, porque el aire frío irrumpe en su boca sobre los sensibles dientes (y ¡ay!).

El dolor dentario puede ser un síntoma de muchas afecciones. La pulpa de un diente o la encía circundante a un canino pueden estar infectadas. Un molar puede presentar una caries o un diente bicúspide puede estar roto debido a un golpe en la boca. Asimismo, el dolor puede estar causado simplemente por una inflamación debida a un trozo de comida atrapado entre dos dientes o ser una reacción a un problema sinusal. Sólo su odontólogo podrá determinar el origen del dolor. No obstante, usted puede tomar medidas para aliviarlo.

ENJUAGUE SUS DIENTES. Enjuáguese vigorosamente la boca con agua (a la temperatura del cuerpo). Si su dolor está causado por un resto de comida atrapado entre sus dientes, un enjuague completo podrá liberarlo de su problema.

USE LA SEDA DENTARIA SUAVEMENTE. Intente sacarse las cáscaras de las palomitas de maíz o los pequeñitos trozos de comida entre los dientes con la seda dental. Pero sea cuidadoso, ya que probablemente sentirá molestias en sus encías.

TÓMESE UN TRAGO PARA ATENUAR EL DOLOR. Tome unos sorbos de whisky y manténgalos sobre su dolorido diente. Sus encías absorberán parte del alcohol, que lo ayudará a aliviar el dolor. Escupa el resto.

ENJUÁGUESE CON AGUA SALADA. Después de cada comida y antes de acostarse, disuelva 1 cucharadita de sal en 250 ml de agua en un vaso (a la temperatura del cuerpo). Mantenga cada trago en la boca durante unos minutos haciendo gárgaras y luego escúpalo.

PRUEBE UN MASAJE MANUAL. El siguiente procedimiento puede reducir en un 50 % el dolor de dientes. Frote un cubito de hielo en la zona en forma de V situada entre los dedos pulgar e índice. Suavemente presione el hielo sobre el área durante 5-7 minutos.

Algunas investigaciones han demostrado que los masajes con hielo han calmado el dolor dentario en el 60-90 % de los casos. La explicación sería que el masaje envía impulsos nerviosos a través de los mismos nervios que transmiten el dolor dentario. Debido a que por el nervio sólo puede circular, en un momento determinado, una señal nerviosa, se elimina parte del dolor.

SEA RAZONABLE CON SUS DIENTES

Si usted no puede siquiera tocarse el diente, esto es dolor. Pero si el diente reacciona sólo ante el frío o el calor, entonces es un problema de sensibilidad.

Son numerosas las personas que tienen la dentina «hipersensible». Esto ocurre cuando la dentina del diente, situada por debajo del esmalte, queda expuesta al exterior, habitualmente en la línea de las encías.

La edad, las encías retraídas, la cirugía, un cepillado excesivo con pastas erosionantes y los cepillos duros pueden exponer la dentina. Algunas veces la placa dentaria se «come» el esmalte del diente y la dentina queda expuesta.

Se recomienda el empleo de un dentífrico especial para dientes sensibles, que se debe aplicar con un cepillo suave de cerdas de nailon.

Cuando advierta por primera vez que presenta hipersensibilidad dentaria, es una buena idea visitar al odontólogo para asegurarse de que no tiene otro problema.

ÚNTESE CON ACEITE DE CLAVO. Este producto, utilizado desde hace mucho tiempo, se vierte directamente sobre el diente o bien sobre un trozo de algodón, que luego se aplica en el punto doloroso.

NO MUERDA. Si el dolor dentario se debe a un golpe, trate de no usar esta área cuando coma. Si no existe daño, el reposo dentario permitirá que recupere su vitalidad.

UTILICE EL HIELO. Trate el problema como si fuera un cardenal. Aplique hielo directamente sobre el diente que le duele o bien en la mejilla cada 15 minutos, al menos 3 o 4 veces por día.

MANTENGA LA BOCA CERRADA. Si el aire exacerba el dolor, simplemente cierre la boca.

MANTENGA LA BOCA ABIERTA. Algunos dolores dentarios se deben a que la persona no muerde correctamente. En estos casos es mejor, en lo posible, no cerrar la boca hasta que el odontólogo pueda echarle un vistazo.

TRÁGUESE LA ASPIRINA. No haga caso de la creencia popular de que la aspirina debe colocarse directamente sobre el diente dolorido, puesto que esto puede causar una quemadura en la encía. Para calmar su dolor puede tomar una aspirina cada 4-6 horas, según sea necesario.

EVITE EL CALOR. Aunque le parezca que el calor alivia su dolor, debe evitarlo, puesto que si se trata de una infección, aquél puede empeorarla.

Dolor de espalda

24 IDEAS PARA ALIVIARLO

He aquí una ley física que seguramente habrá oído pocas veces: cuanto más pesada es una cosa, con mayor frecuencia debe moverse. La siguiente es otra ley física: las cosas siempre se ven mejor desde un lugar alejado del que se hallan.

La causa principal del dolor de espalda es el esfuerzo realizado para mover algo muy pesado. Dicho esfuerzo hace que usted empuje, tire, se tuerza, se agache o se estire hasta extremos inimaginables. El resultado será un dolor de espalda, y no siempre le resultará fácil desembarazarse de él. Según las estadísticas, 4 de cada 5 personas experimentan estos dolores en algún momento de su vida. Asimismo, las lesiones relacionadas con la espalda causan a la industria enormes gastos en compensaciones laborales.

Si usted ha realizado un gran esfuerzo y ahora se retuerce de dolor, puede encontrar alivio en las siguientes medidas.

ALIVIO PARA UN ATAQUE

Los médicos especialistas le dirán que el dolor de espalda se manifiesta de dos maneras: una aguda y otra crónica. El dolor agudo sobreviene de repente y es muy intenso. Suele producirse al hacer un movimiento o un gesto indebido o incorrecto, que ocasiona una torcedura, un esguince o un estiramiento de los músculos de su espalda. El dolor puede ser muy intenso durante varios días, pero los médicos opinan que se puede aliviar si sigue los siguientes consejos de autoayuda.

NO ANDE MUCHO. Su espalda se lo agradecerá. En caso de dolor agudo, lo primero es permanecer en reposo en la cama. Tal vez, éste sea su único deseo. Cualquier movimiento, incluso levantarse para ir al lavabo, puede resultar doloroso. Por lo tanto, durante los primeros 2 días reduzca la actividad al mínimo.

NO PERMANEZCA DEMASIADO TIEMPO EN LA CAMA. Dependerá de la intensidad de su dolor. Si después de 2 días todavía se siente dolorido, no le vendrá nada mal quedarse un día más. Sin embargo, es mejor abandonar la cama lo antes posible.

La mayoría de las personas creen que al permanecer una semana en la cama desaparecerá el dolor. Esto no es así, puesto que cada semana en la cama representa después 2 semanas de rehabilitación.

En un estudio efectuado en 203 pacientes con dolor de espalda agudo, algunos de los cuales permanecieron 2 días enteros en la cama, mientras que otros lo hicieron durante 7 días, el tiempo requerido para disminuir el dolor fue el mismo, pero los que se habían quedado 2 días en cama pudieron volver a su vida normal más rápidamente.

El tiempo de permanencia en la cama no es importante para la recuperación. Simplemente es más confortable durante los primeros días.

EJERCICIOS PARA ELIMINAR EL DOLOR

Es probable que lo último que desee si le duele mucho la espalda es hacer ejercicio. Sin embargo, los especialistas sostienen que es lo mejor en los casos de dolor crónico. Para las personas que padecen dolores de espalda a diario, especialmente si varían a lo largo del día, el ejercicio puede resultar muy beneficioso.

Si usted se está tratando con un especialista, obtenga su aprobación antes de comenzar. He aquí algunos ejercicios recomendados por los médicos.

Practique flexiones. Recuéstese boca abajo, con la pelvis apoyada sobre el suelo, y levántese sobre sus manos, arqueando la espalda mientras levanta los hombros. Esta maniobra lo ayudará a fortalecer la parte inferior de su espalda. Se recomienda practicarla una vez por la mañana y otra por la tarde.

Muévase hasta crujir. Mientras esté en el suelo, gire sobre su espalda y haga lo que se llama «erguirse con decisión». Túmbese con ambos pies sobre el suelo y las rodillas flexionadas. Coloque las manos sobre los hombros cruzando los brazos. Eleve la cabeza y los hombros, lo más arriba que pueda, manteniendo la parte inferior de la espalda sobre el suelo. Manténgase en esta posición durante un segundo, y luego repita el ejercicio.

Nade en tierra firme. Para nadar en tierra firme no necesita una pila de ropa para simular que lo hace en profundidad. Túmbese boca abajo y levante el brazo izquierdo y su pierna derecha. Mantenga ambos miembros elevados durante un segundo, luego alterne con la pierna izquierda y el brazo derecho como si estuviera nadando. Esto ayudará a estirar y fortalecer la parte inferior de su espalda.

Vaya a la piscina. La natación es un excelente ejercicio para la espalda. En los casos agudos nadar en una piscina con agua templada da buenos resultados.

Descargue sus bríos en los pedales. Haga ejercicios en una bicicleta estática con un espejo en el cual usted pueda verse. Asegúrese de estar sentado en la posición correcta, erguido y no desgarbado. Si es necesario, eleve el manillar de la bicicleta para no tener que inclinarse hacia delante.

Sea prudente. Para realizar estos ejercicios se recomienda ser juicioso y saber determinar sus límites. Si el ejercicio que practica le causa dolor o empeora su malestar, no siga haciéndolo. No le sirve de nada apretar los dientes y repetirlo una vez más. Si, en cambio, se siente bien al día siguiente, o al cabo de 2 días, entonces es saludable que siga con los ejercicios.

APLIQUE HIELO. La mejor manera de aliviar una crisis aguda es con hielo. Éste ayuda a reducir la hinchazón y la distensión de los músculos de la espalda. Para obtener buenos resultados es conveniente hacerse masajes con hielo. Para ello, coloque el hielo en la zona dolorida y masajéese unos 7-8 minutos durante 1 o 2 días.

CONSEJOS MÉDICOS

ALGUNAS ESPALDAS NECESITAN CUIDADO MÉDICO

Cuando sienta alguno de los siguientes síntomas:

- Dolor de espalda que sobreviene sin ningún motivo aparente.
- Dolor de espalda acompañado de otros síntomas, como fiebre, calambres gástricos, dolor de pecho o dificultad para respirar.
- Un ataque agudo que dura más de 2 semanas sin alivio del dolor.
- Dolor de espalda que se extiende hacia la pierna, la rodilla o el pie.

No siempre se ha de pensar que el dolor de espalda es un signo de que algo va mal sólo en su espalda; también puede indicar algún otro trastorno.

CÁLMESE CON CALOR. Al cabo de 1 o 2 días de aplicarse hielo, los médicos aconsejan intentar con el calor. Coja una toalla suave y sumérjala en un recipiente con agua muy caliente. Escúrrala y alísela para que no queden pliegues. Túmbese boca abajo con almohadas bajo las caderas y los tobillos y cubra la parte de la espalda dolorida con la toalla plegada. Ponga un plástico encima y, luego, un paño caliente sobre él. Si es posible coloque algún objeto sobre los puños para que ejerza presión, por ejemplo una guía telefónica. Esto provoca un calor húmedo que lo ayudará a reducir los espasmos musculares.

USE CALOR Y FRÍO. Si no sabe cuál de ellos será más efectivo para aliviar el dolor, se aconseja usar ambos métodos, lo cual puede, inclusive, resultar muy eficaz. Se recomienda un régimen intermitente de calor y frío, aplicando alternativamente 30 minutos hielo y 30 minutos calor.

ESTÍRESE PARA ALIVIAR EL ESPASMO. El estiramiento de la parte dolorida acelerará el proceso de curación.

Una manera de estirar la parte inferior de la espalda consiste en levantar suavemente las rodillas mientras se halla en la cama, llevarlas hacia el pecho y presionar sobre éste. Se estira, luego se relaja y repite el ciclo.

Los profesionales opinan que el estiramiento ayuda a que el músculo se recupere antes del tiempo en que lo haría si siguiese el curso normal.

RUEDE PARA BAJAR DE LA CAMA. Los médicos aconsejan bajar de la cama rodando suave y lentamente.

Puede disminuir el dolor al levantarse de la cama deslizándose hacia el borde y manteniendo la espalda rígida. Deje caer las piernas. Éstas actuarán como una palanca y permitirán llevar la parte superior de su cuerpo erguida fuera de la cama.

ASIENTO ADECUADO EN EL COCHE

¿Le duele terriblemente la espalda cada vez que se agacha?

El origen de su dolor de espalda puede residir en el asiento del coche. Los técnicos especializados en diseños de asientos para coche han llegado a la conclusión de que los coches alemanes son los peores en este aspecto. En cuanto a los americanos, los asientos son también inadecuados pero se pueden arreglar. Los coches japoneses cuentan con el mejor diseño y a éstos les siguen los suecos, especialmente el Volvo y el Saab.

Cuando se disponga a comprar un coche, tenga en cuenta el diseño de los asientos, además de la avanzada tecnología. Los siguientes datos lo ayudarán a lograr una adquisición más adecuada.

Verifique el asiento. Busque un asiento que tenga un soporte lumbar regulable y ajústelo lo más abajo que pueda. Compruebe si es adecuado al ajuste y, si no lo es, ajústelo desde abajo.

ALIVIO DEL DOLOR PERSISTENTE

Para algunas personas, el dolor de espalda forma parte de la vida diaria. Por la razón que sea, persiste por un tiempo que parece una eternidad. Algunos padecen un dolor recurrente, que aparece con el mínimo movimiento. A éste se lo denomina dolor crónico. Los siguientes consejos están dirigidos a las personas que padecen dolor crónico, aunque también pueden ser útiles para los casos de dolor agudo.

COLOQUE UNA MADERA. Una tabla de madera bajo el colchón es muy buena para el lumbago, ya que evita que usted se hunda en la cama y se desplace hacia el medio cuando duerme. Se debe poner una tabla de madera terciada entre el colchón y el elástico.

AHOGUE EL DOLOR EN UNA CAMA DE AGUA. Una cama de agua moderna, adaptable y con pocas olas resulta excelente para muchos tipos de dolores de espalda.

Los expertos opinan que en las camas de agua se logra un cambio compensatorio en la presión sobre varios segmentos de su cuerpo. Por esta razón, es posible permanecer en la misma posición durante toda la noche.

AL DORMIR, HÁGALO EN LA POSICIÓN «S» DE HOLGAZANERÍA. Para una espalda dolorida, la peor posición es boca abajo. Por el contrario, la mejor es la denominada posición «S» de holgazanería. Coloque una almohada bajo su cabeza y la parte superior del cuello, mantenga la espalda relativamente plana sobre la cama y, luego, ponga una almohada bajo sus rodillas.

Cuando usted estira las piernas, los músculos de la corva (región poplítea) también lo hacen y ejercen presión sobre la parte inferior de la espalda. Al mantener las rodillas flexionadas, dichos músculos se aflojan y se reduce la presión de la espalda.

DESARROLLE LA «ATRACCIÓN FETAL». Si usted se acuesta de costado en posición fetal, dormirá como un bebé. También es una buena idea colocar una almohada entre sus rodillas. La almohada impide que su pierna se deslice hacia delante y, en consecuencia, rote sobre sus caderas, lo que añadiría presión sobre su espalda.

TOME UNA ASPIRINA DIARIA. Los expertos opinan que ayuda a aliviar el dolor de espalda. En general, éste se acompaña de una inflamación en la zona. Un antiinflamatorio de venta sin receta, como aspirina o ibuprofeno, puede ayudar incluso en el caso de una inflamación intensa.

El paracetamol no es efectivo porque no es un fármaco antiinflamatorio.

CORTE LA CORTEZA DEL ÁRBOL APROPIADO. Si desea emplear un antiinflamatorio natural, intente con la corteza de sauce, que se puede encontrar en forma de cápsulas en una tienda de productos dietéticos. Es un salicilato natural, ingrediente activo que determina el poder antiinflamatorio de la aspirina si se toma después de las comidas, no daña el estómago y, en cambio, proporciona un buen resultado para el dolor de espalda moderado. Se recomienda no usar si padece úlcera o acidez.

VISUALÍCESE SIN DOLOR. En medio de la noche el dolor suele ser más intenso. Puede despertarlo e impedirle el sueño. Las técnicas de visualización son particularmente útiles en estos momentos.

Cierre los ojos e imagine un limón sobre un plato de porcelana china. Descubra un cuchillo al lado. Véase a usted mismo cogiéndolo y cortando el limón. Perciba el leve sonido producido al cortarlo. Sienta el aroma. Llévese el limón hacia su boca e imagine su sabor.

Éste es simplemente un ejemplo de cómo usted puede utilizar los sentidos para visualizar. La idea es que logre imaginar la mayor cantidad de detalles posibles. Cuanto más completa sea la imagen, más rápido se distraerá de su dolor.

COLÓQUESE BOCA ABAJO. La inversión de la gravedad resulta muy beneficiosa para los dolores de espalda. Esta terapia consiste en atarse a un aparato especial que se balancea y le permite colgarse boca abajo.

Una inversión gradual con un aparato seguro y adecuado, durante 5 o 10 minutos al día, lo ayudará a reducir el dolor. Consulte con su médico si quiere intentar este tipo de terapia. Las personas que pueden desarrollar glaucoma no deberían practicarlo.

INTENTE CON EL *T'ai chi* PARA «DESANUDAR» LOS MÚSCULOS. El *T'ai chi* es una antigua disciplina de movimiento lento de los líquidos. Es un gran método de relajación que ayuda a los músculos de su espalda. Hay gran cantidad de ejercicios de relajación y actividades de estiramiento que estimulan la armonía dentro del cuerpo.

El *T'ai chi* requiere tiempo y autodisciplina, pero vale la pena.

Dolor de garganta

27 MANERAS DE APAGAR EL FUEGO

Tragarse el orgullo puede resultar una experiencia bastante dolorosa. Pero, cuando el mero hecho de *tragar* provoca dolor, ya es otro cantar. Después de todo, es difícil estarse durante 15 segundos sin tragar al menos una vez. Y cuanto más intente no hacerlo, más lo hará. Si usted padece dolor de garganta y tos seca, sabrá lo que es una tortura.

Los dolores de garganta son a menudo los primeros signos de advertencia de una gripe o un resfriado. Sin embargo, pueden ocurrir independientemente de ellos, como resultado de una infección vírica o bacteriana. También pueden ser irritaciones leves causadas por la baja humedad del invierno o por proferir demasiados gritos durante un partido de fútbol. Cualquiera que sea la causa, a continuación le brindamos las sugerencias de los especialistas.

CHUPE PASTILLAS. Si su dolor de garganta es causado por una infección vírica, los antibióticos no lo ayudarán, pero las pastillas medicadas que contienen fenol pueden resultar efectivas. El fenol mata los gérmenes de la superficie, con lo cual mantiene a los invasores en jaque hasta que su organismo es capaz de elaborar su resistencia. La acción anestésica suave del fenol sobre las terminaciones nerviosas alivia las molestias causadas por la irritación de la garganta. Estas pastillas se presentan con diferentes graduaciones, por lo que debe leerse el prospecto.

INTENTE CON UN AEROSOL. Por la misma razón, los aerosoles para la garganta que contienen fenol pueden brindar alivio tópico. El contacto entre el aerosol y los tejidos irritados es relativamente corto, mientras que el de las pastillas dura más.

DÉLE UNA OPORTUNIDAD AL CINC. Las pastillas de cinc pueden ayudar en los casos de dolor de garganta asociado a un resfriado. En un estudio, la administración de un comprimido de gluconato de cinc de 23 mg cada 2 horas, para disolver lentamente en la boca sin tragar, alivió los dolores de garganta, como así otros síntomas de constipación.

Sin embargo, la ingestión de dosis elevadas de cinc durante más de 7 días puede interferir con otros minerales del cuerpo. Si no le agrada el sabor del cinc, puede adquirir comprimidos con otros componentes que lo enmascaran.

HAGA GÁRGARAS. Si siente dolor al tragar, se recomiendan las gárgaras. A continuación le sugerimos las soluciones que puede usar. Tenga en cuenta que si está ronco o tiene tos, probablemente la localización del dolor sea más baja y, en este caso, las gárgaras no le proporcionarán alivio alguno.

Agua salada. Disuelva una cucharada de sal fina de mesa en 1/2 l de agua a temperatura ambiente. Esta cantidad de sal equivale al contenido salino natural del organismo, por lo cual la encontrará muy efectiva. Haga gárgaras cada hora. Recuerde que no debe tragar el líquido, especialmente si le preocupa la ingestión de sodio.

Té de manzanilla. Los expertos opinan que el té de manzanilla caliente ayuda a calmar las membranas irritadas. Vierta una cucharada de manzanilla seca en una taza de agua caliente. Fíltrela, déjela enfriar hasta que esté templada y haga gárgaras todas las veces que sea necesario.

Zumo de limón diluido. Exprima un limón pequeño en un vaso grande con agua templada.

Bebidas alcohólicas. A veces, resulta conveniente agregar una cucharada de licor, vino o whisky al vaso de agua caliente. Esta cantidad es suficiente para aliviar al dolor de garganta.

REMEDIOS DE LOS ARTISTAS

Los actores no pueden permitirse los dolores de garganta. Por esta razón, hablamos con los profesionales para enterarnos de cómo hacen para combatirlos.

- Algunos mencionaron que sólo bebían zumo de limón o miel disueltos en agua o té caliente a lo largo del día.
- Todos tenían sus pastillas predilectas. Algunos mencionaron las hierbas de menta, especialmente cuando tenían dos actuaciones al día.
- Algunos cantantes mencionaron los caramelos de mentol y de eucalipto por sus propiedades analgésicas.
- Otros hablaron de chupar pastillas medicadas, ya que éstas proporcionaban un alivio inmediato.
- Otra opción fue una cucharada de bicarbonato sódico en un vaso de agua.
- Algunas actrices contaron que humedecían la garganta mediante una sauna facial. Inhalaban el vapor durante 10 minutos.
- Otros recomendaron ingerir vitamina A (zanahorias) y mantenerse en la forma más saludable posible.

HUMEDEZCA EL AMBIENTE. A menudo, el dolor de garganta al despertarse se origina por dormir con la boca abierta. Al respirar por la nariz, ésta humedece el aire antes de que llegue a la garganta y los pulmones. Pero, al respirar por la boca se evita el paso del aire por la nariz y, en consecuencia, la garganta se irrita y causa dolor. Se recomienda el uso de un humidificador ambiental en la habitación para compensar la falta de humedad. Aunque disponga de una instalación de calefacción propia, se aconseja colocar un humidificador diseñado especialmente para los dormitorios. Los generadores de aire centrales, en general, secan el aire.

INHALE VAPOR. Ante la presencia recurrente de dolor o sequedad de garganta, además del humidificador se recomienda inhalar vapor. Deje correr el agua caliente del lavabo hasta que salga vapor. Inclínese sobre el lavabo con la cabeza cubierta por una toalla en forma de tienda. Inhale profundamente por la boca y la nariz durante 5 o 10 minutos. Repita este procedimiento varias veces al día.

LIBERE SU NARIZ. Si usted respira por la boca debido, en parte, a una obstrucción nasal, se le recomienda usar un descongestionante nasal en aerosol (como Humoscal®). Su empleo debe limitarse a 1 o 2 días. Siga las instrucciones al pie de la letra, ya que este fármaco puede producir adicción.

CONSEJOS MÉDICOS

GARGANTA ESTREPTOCÓCICA Y OTROS PROBLEMAS

La invasión de la garganta por estreptococos puede ocurrir súbitamente y provocar un dolor muy intenso. Si no se trata, puede derivar en problemas graves, como la fiebre reumática y la enfermedad reumática del corazón. Debido a que son muchos los virus y bacterias que pueden causar dolor de garganta, es necesario efectuar un cultivo para identificar el estreptococo. Por fortuna, al tratarse de una infección bacteriana, responde muy satisfactoriamente a los antibióticos.

Otras razones por las cuales debe ver al médico son las siguientes:

- Dolor de garganta intenso, prolongado o recurrente.
- Dificultad para respirar, tragar o abrir la boca.
- Dolor en las articulaciones, dolor de oídos o un bulto en el cuello.
- Salpullido o fiebre superior a 37,8 °C.
- Ronquera de 2 semanas o más de duración.
- Sangre en la saliva o flema.

INHALE BRISA MARINA. Si usted no puede acudir al mar, cree un ambiente salino mediante un aerosol nasal salino. Al inhalar este vapor, la nariz se humedece y caen gotas hacia la zona inferior de la garganta y esta forma ayuda a incrementar la humedad en esa zona. Una de las marcas más conocida es Rhinomer®. A diferencia de los descongestionantes nasales, las fórmulas salinas no producen adicción.

TOME UNA ASPIRINA. Para muchas personas, el dolor de garganta puede resultar muy molesto. La ingestión de aspirina, paracetamol o ibuprofeno aliviará las molestias. (Los niños no deben tomar aspirinas regularmente debido al riesgo del síndrome de Reye, trastorno neurológico mortal.)

AUMENTE EL CONSUMO DE LÍQUIDOS. Si bebe muchos líquidos ayudará a hidratar los tejidos irritados de la garganta. Puede beber cualquier líquido, pero debe evitar algunos. Las bebidas lácteas y densas pueden producir mucosidad y provocar tos y, en consecuencia, irritar los tejidos. El zumo de naranja puede quemar la garganta ya inflamada. Las bebidas que contienen cafeína tienen un efecto diurético contraproducente.

PROTEJA LA GARGANTA. Los expertos sugieren hacer una cataplasma de manzanilla, que se aplica directamente sobre la garganta. Para prepararla, se vierte una cucharada de flor de manzanilla seca en 1 o 2 tazas de agua hirviendo. Se deja reposar 5 minutos y luego se filtra. Se humedece un paño limpio y se aplica sobre la zona afectada. No debe retirarse hasta que esté frío. El procedimiento se repite tantas veces como sea necesario.

INGIERA CÁPSULAS DE AJO. El ajo se considera uno de los mejores antisépticos y antibióticos naturales. Los especialistas recomiendan la ingestión de cápsulas de aceite de ajo unas 6 veces al día. Si éstas le sientan mal, intente con otro remedio.

HAGA COMO LOS RUSOS. Vierta una cucharada de rábano picante puro, una de miel y una de clavos de olor en un vaso de agua caliente y revuelva bien. Beba lentamente la preparación, sin dejar de revolver puesto que el rábano tiende a quedarse en el fondo, y piense en cosas bonitas. También puede hacer gárgaras.

ESCOJA LA VITAMINA C. La vitamina C lo ayudará a elaborar los tejidos y a luchar contra los gérmenes que provocan el dolor. Puede ingerir unos 60 mg diarios.

TIRE SU CEPILLO DE DIENTES. Lo crea o no, el cepillo de dientes puede perpetuar o, incluso, causar el dolor de garganta. Las bacterias pueden acumularse en el cepillo y penetrar luego en las encías si éstas se encuentran dañadas.

En cuanto empiece a sentirse mal, tire su cepillo de dientes. A menudo, con esto ya se detiene el avance de la enfermedad. Reemplace su cepillo por *otro* nuevo cuando desaparezca el problema, puesto que podría causar una reinfección.

En cuanto a la prevención, los expertos recomiendan renovar el cepillo de dientes cada mes y protegerlo de la humedad (las bacterias proliferan en los ambientes húmedos, especialmente en los lavabos). Si piensa que cambiar el cepillo con tanta frecuencia es muy caro, considere cuánto le costará visitar al médico con mayor asiduidad.

ELEVE LA CAMA. Otros de los causantes del dolor de garganta (además de dormir con la boca abierta) son los ácidos gástricos que ascienden durante la noche. Estos ácidos resultan muy irritantes para los sensibles tejidos de la garganta. Evite este problema elevando la cabecera de su cama unos 10 o 15 cm (puede usar tacos de madera o ladrillos). Recuerde que no se trata de apilar almohadas bajo su cabeza; éstas pueden provocar, si usted se gira durante el sueño, un aumento de presión en el esófago y, por tanto, empeorar la situación.

Como precaución se recomienda no comer ni beber, al menos una hora antes de irse a la cama.

Dolor de oído

12 FORMAS DE ALIVIARLO

¡Es un hecho! El dolor de oído es peor por la noche (y esto no se debe a que a estas horas resulte difícil encontrar ayuda profesional).

La obstrucción de las vías de las trompas de Eustaquio (que se extienden desde la parte posterior de la garganta hasta el oído) es una de las causas más comunes de dolor de oído en niños y adultos. Esta situación empeora con un resfriado, una infección sinusal o una alergia.

Durante el día, usted mantiene erguida la cabeza y las trompas de Eustaquio drenan naturalmente hacia la parte posterior de la garganta. Asimismo, cuando mastica o traga, los músculos de las trompas se contraen, abriéndose y permitiendo que el aire pase al oído medio.

Pero por la noche, mientras duerme, las cosas cambian. Usted se siente bien cuando se va a dormir, pero enseguida esas vías dejan de drenar naturalmente y usted traga con menor frecuencia; como consecuencia, no pasa la cantidad de aire necesario. El aire presente en el oído medio es absorbido y, por un efecto de vacío, el tímpano se retrae. Usted se despierta entonces en mitad de la noche con la sensación de que alguien le está pinchando el oído con un atizador caliente.

Existen otras causas responsables del dolor de oído: las infecciones del nadador, la presión atmosférica cuando viaja en avión o cuando bucea en aguas profundas. También se deben mencionar los objetos extraños que pueden introducirse en el oído e irritarlo (p. ej., un trozo de pelo).

También existe el dolor referido al oído, causado por un problema en otra localización pero que se manifiesta como un hormigueo en el oído. Este tipo de dolor suele tener su origen en los dientes, las amígdalas, la garganta, la lengua o la mandíbula.

Ante un dolor de oído, debe acudirse al médico. Entretanto, puede seguir algunos consejos que lo ayudarán a aliviar el dolor.

SIÉNTESE ERGUIDO. Unos minutos con la cabeza erguida reducirán la hinchazón y facilitarán el drenaje en las trompas de Eustaquio. Tragar también puede ayudar a reducir el dolor. Si es posible, levante un poco la cabeza cuando duerma para facilitar el drenaje.

ENCIENDA EL SECADOR DE PELO. El truco que utilizaba su abuelo de enviar el humo de su pipa hacia los oídos dolorosos en verdad tenía una razón de ser. Lo que le aliviaba el dolor no era el humo sino su calor. Si quiere hacer algo semejante, pero sin poner en riesgo sus pulmones, encienda el secador de pelo en una posición de calor suave y, sosteniéndolo a unos 5 cm de la oreja, diríjalo hacia la zona dolorida.

Mueva las orejas. Esta prueba permite determinar si se trata de una otitis externa (como el problema del nadador) o de una otitis media (infección en el oído medio). Si puede mover el oído externo sin sentir dolor, el problema estará seguramente en el oído medio. Si, por el contrario, cuando mueve el oído externo siente dolor, entonces se trata de una infección en el conducto auditivo externo.

Caliente aceite a temperatura del cuerpo. Coloque una botella de aceite de bebé o mineral en una cacerola con agua a la temperatura del cuerpo (37 °C). Deje que el aceite asiente en el agua hasta tener la misma temperatura. Colóquese 1 o 2 gotas dentro del oído que le duele. Precaución: nunca introduzca un líquido en el oído si sospecha que su tímpano puede estar roto o perforado.

Mastique. La mayoría de las personas saben que, al tragar, se abren los conductos auditivos durante un viaje en avión. Pero ¿acaso pensó usted en ello a la medianoche? La acción muscular cuando mastica le hará abrir las trompas de Eustaquio.

Bostece. Al bostezar, se mueven los músculos que abren las trompas de Eustaquio. Este gesto es mejor que masticar chicle, chupar un caramelo de menta y tragar.

Respire por la nariz. Si usted está volando a 10.000 m de altura y los oídos comienzan a dolerle, haga lo siguiente: cierre con los dedos las fosas nasales, tome aire por la boca y luego con los músculos de la mejilla y la garganta intente que el aire llegue hasta la parte posterior de la nariz, como si deseara liberar las fosas nasales de la presión ejercida por los dedos. Un ruido seco le indicará cuándo las presiones interna y externa de su oído se han compensado.

No duerma durante el aterrizaje. Si desea dormir durante el vuelo, hágalo al comienzo del viaje, jamás al final. Cuando está dormido no traga, y, por lo tanto, sus oídos no pueden equilibrar los cambios de la presión durante el aterrizaje; en consecuencia, sentirá dolor.

Adelántese al problema. Antes de tener problemas, use un descongestivo de venta sin receta. Por ejemplo, si tiene que volar y sabe que sus senos obstruirán los oídos, ingiera un descongestivo y colóquese gotas en la nariz una hora antes de aterrizar. En su casa, si tiene una gran congestión, tome un descongestivo por la noche antes de ir a dormir, para evitar los dolores de la medianoche.

Precaución al nadar. Como la mayoría de la gente que vuela, los que practican el buceo con escafandra necesitan compensar la presión interna de sus oídos con la externa del agua circundante pues, de lo contrario, sufren dolor de oído. El buceo en aguas poco profundas puede provocar más dolor de oído que el de aguas profundas, debido a que los mayores cambios en la presión del agua ocurren en niveles relativamente bajos (menos de 10 m). Se deben evitar los tapones ajustados en los oídos y los trajes para el agua con capuchas ceñidas, ya que inhiben la compensación de la presión durante el descenso.

En el caso de los nadadores aficionados, nadar en la superficie provoca menos presión en los tímpanos que hacerlo bajo el agua. Los médicos recomiendan evitar nadar por debajo de 1 m de profundidad, para evitar la presión en los tímpanos.

EVITE EL DOLOR. Si ninguna medida es efectiva para aliviar el dolor, evite volar o bucear cuando está congestionado.

RECURRA A LOS ANALGÉSICOS. No se olvide de los analgésicos de venta libre (la aspirina, el paracetamol o el ibuprofeno) que le brindarán alivio hasta que acuda al médico.

Dolor de pies

18 TRATAMIENTOS PARA LOS PIES

La mayoría de la gente trata a sus pies peor que los romanos trataban a los esclavos de las minas de sal del Imperio (y eso ya era bastante malo, ¡recuerde *Espartaco*!).

Sin embargo, olvidan un hecho tan palmario como que sólo tenemos un par de pies para toda la vida. Siéntese un momento y preste un poco de atención a los consejos de nuestros expertos: sus pies (y usted) lo agradecerán.

LEVANTE SUS CRIATURAS. Lo mejor que puede hacer cuando llega a su casa del trabajo es sentarse, elevar los pies y hacer ejercicio con los dedos hasta que la circulación se reactive. Se recomienda elevar los pies formando un ángulo de 45° y relajarse durante 20 minutos.

MOJE LOS PIES. Un buen sistema para revitalizar los pies es introducirlos en un recipiente con agua caliente que contenga una o dos cucharadas de sales Rodell. Enjuáguese con agua fresca, dése golpecitos con las palmas de las manos hasta que los pies se sequen y masajéelos con una crema o gel hidratante.

ALTERNE CON AGUA CALIENTE Y FRÍA. En algunos balnearios populares se recomienda lo siguiente: siéntese al borde de la bañera y coloque sus pies bajo el grifo durante algunos minutos (alterne un minuto con agua caliente y uno con fría, finalice con agua fría). El contraste vigorizará todo el cuerpo. Si dispone de una ducha con sistema para masajes, utilícela para hacer ejercicios. Sin embargo, si es diabético o tiene una circulación deficiente se aconseja que no exponga sus pies a temperaturas extremas.

PONGA EL PIE EN EL CONSULTORIO DEL MÉDICO

No tendrá más remedio que acudir al médico cuando:

- Tiene un dolor en el pie que aumenta a lo largo del día.
- Le duelen los pies hasta el punto de que no puede llevar zapatos.
- Tiene problemas para caminar por la mañana: los primeros tres o cuatro pasos son una tortura.

También tenga presente que, si los pies le queman, esto puede ser un signo de una pobre circulación, pie de atleta, nervio contraído, diabetes, anemia, enfermedad tiroidea, alcoholismo u otros problemas.

ENCUENTRE LA ESENCIA DE LA RELAJACIÓN. Los aromaterapeutas proponen una variación en estas técnicas: moje sus pies durante 5 minutos en una bañera poco profunda con agua caliente que contenga 6 gotas de aceite de eucalipto y 6 gotas de aceite de romero. Mueva los pies en el agua dejando que la esencia del eucalipto los relaje. Vacíe la bañera y coloque los pies en agua fría. A continuación, mójelos con agua caliente del grifo y luego con agua fría. Si quiere tener una experiencia completamente diferente eche 6 gotas de aceite de enebro y 6 de aceite de limón en el baño inicial.

Averigue qué esencias de aceites puede conseguir en las tiendas de productos dietéticos.

PREPARE UNA INFUSIÓN DE TÉ. Si usted no dispone de esencias de aceite, puede preparar una infusión fuerte de menta o manzanilla. Coloque 4 bolsitas de té en 1/2 l de agua hirviendo. Añada la infusión en 4 l de agua caliente. Moje los pies de la manera explicada anteriormente y enjuague alternando agua fría y caliente.

HÁGASE MASAJES PARA ALIVIAR EL DOLOR. Lo mejor es que alguien realice los masajes en sus pies con aceite de bebé. Si usted no tiene a nadie, hágalo usted mismo, antes de introducir los pies en agua o mientras los tiene en remojo. Trabaje sobre el pie entero, apretando los dedos suavemente y luego presionando en un movimiento circular en la parte inferior del pie. Un movimiento efectivo es deslizar su pulgar tan fuerte como pueda sobre el arco del pie.

ALÍVIESE CON HIELO. Otra manera de refrescar los pies cansados consiste en colocar unos cubitos de hielo en un paño húmedo. Frótese los pies y los tobillos durante unos minutos. El hielo alivia cualquier inflamación y sirve como anestésico. Seque luego sus pies y aplique agua de hamamelis, colonia, alcohol o vinagre para refrescarlos.

HAGA EJERCICIOS. Esto no significa practicar aerobic u otro ejercicio fuerte. Los médicos recomiendan los ejercicios con los músculos de los pies y de las piernas para evitar los dolores y para mantener una circulación adecuada. Intente tener en cuenta los siguientes consejos:

- Usted siente que sus pies están tensos y sufre calambres frecuentes, sacúdalos de la misma manera que haría con sus manos si las sintiera acalambradas. Sacuda primero un pie y luego el otro. Relájese y flexione los dedos hacia arriba y hacia abajo.
- Si tiene que estar de pie durante largos períodos, camine en el lugar siempre que pueda. Cambie de posturas y trate de que sus pies descansen sobre un banquillo o escalón siempre que tenga la oportunidad. Trate de estar de pie sobre una alfombra o una colchoneta esponjosa de goma.
- Para aliviar la rigidez quítese los zapatos, siéntese en una silla y estire los pies. Muévalos 10 veces en una dirección y 10 veces en otra, describiendo un movimiento circular. Baje los dedos todo lo posible y luego levántelos lo más que pueda. Repita este movimiento 10 veces. Finalmente, coja los dedos y, con suavidad, tire de ellos hacia arriba y hacia abajo.
- Para efectuar un minimasaje se recomienda quitarse los zapatos, colocar una pelota de golf o de tenis debajo de cada pie (uno por vez) y moverlo hacia delante y hacia atrás durante 1 o 2 minutos.
- Coloque unos cuantos lápices sobre el suelo y levántelos con los dedo de su pie.
- Eche un puñado de alubias secas y camine sobre ellas con un calzado de tela. De esta manera, estará haciendo un masaje en la planta de los pies.

AHORRE LAS SUELAS. Trate de utilizar zapatos con suelas resistentes y absorbentes para proteger sus pies de las superficies rugosas y el pavimento duro. No use los zapatos cuando las suelas están gastadas o se han vuelto muy finas, puesto que no cumplirán la función para la cual se han concebido. Los zapatos de las mujeres, en general, tienen las suelas finas, la parte de los dedos puntiagudas y los tacones altos. Todos ellos pueden considerarse perjudiciales. En lo posible, durante las horas de trabajo, intente aliviar el esfuerzo que realizan sus pies; para ello, escoja un calzado deportivo o cómodo para caminar y, cuando las circunstancias lo requieran, cámbielo por un calzado con tacones altos.

INTENTE USAR TACONES ALTOS EL MENOR TIEMPO POSIBLE. Los tacones altos comprimen los músculos de la pantorrilla, lo cual conduce a la fatiga de los pies. Para prevenir esta molestia se recomienda cambiar de calzado durante el día y, en lo posible, usar tacones bajos.

UTILICE PLANTILLAS. Los tacones altos tienen una desventaja: su pie se desliza hacia delante cuando camina, causando una presión dolorosa sobre la base del pie. Para prevenir estas molestias, use media plantilla para que el pie se mantenga en el mismo lugar. Y no olvide llevar la plantilla cuando vaya a comprarse zapatos.

ESTIRE LOS ZAPATOS. Cuando coloque plantillas en zapatos que ya tiene en uso, asegúrese de que no le provoquen calambres en los dedos. Si resultan demasiado estrechos, puede intentar estirarlos para dar cabida a las plantillas. Para ello, se recomienda llenar una bolsa con arena y colocarla dentro del zapato envuelto con una toalla húmeda durante 24 horas. Repítalo tantas veces como sea necesario hasta que el calzado resulte cómodo.

Dolor de rodilla

16 FORMAS DE TRATAR LAS LESIONES

Llámelo error divino. De las 187 articulaciones que hay en el cuerpo humano, probablemente ninguna de ellas ocasiona tantos sufrimientos como las rodillas. Ahora que la sociedad en general se ha vuelto más activa, la rodilla, en respuesta, presenta más problemas. No hay que ser un experto para saberlo. Uno de cada tres accidentes automovilísticos afecta las rodillas. ¿Otras actividades o entornos peligrosos? Mire a su alrededor: subir escaleras, suelos encerados, aceras resbaladizas. La lista puede ser interminable.

Algunos expertos en el tema opinan que el problema es de diseño o, mejor dicho, de la incapacidad de la rodilla para adaptarse a las nuevas actividades de los seres humanos. Sin lugar a dudas, las rodillas no están adecuadas a los trabajos que se les inflige. Las rodillas no fueron diseñadas para practicar el rugby o el fútbol, sufrir accidentes de automóvil, cumplir las funciones requeridas por un carpintero o un lampista o andar de cuclillas o arrodillarse durante todo el día. Si es usted una de las incontables personas que abusa de las rodillas, a continuación le ofrecemos unas cuantas ideas para que se enmiende.

QUÍTESE PESO. Uno de los factores que más contribuye a causar problemas de rodillas es el peso del cuerpo humano. Por cada 450 g de exceso de peso, la rodilla sufre un esfuerzo de 6 veces ese sobrepeso. Por ejemplo: si tiene un sobrepeso de 4,5 kg, su rodilla tendrá que soportar un peso extra de 45 kg. O sea, no le ponga a un tractor neumáticos de Volkswagen.

TENGA CUIDADO CON LAS RODILLERAS. Las rodilleras pueden conseguirse en cualquier tienda de deportes, pero los expertos aconsejan dejarlas en las estanterías. Algunas rodilleras están diseñadas para prevenir las lesiones en las rodillas, pero suelen ser muy complejas y muy caras. Las vendas y rodilleras que usted pueda hallar en una tienda de deportes no deben servir más que para recordarle que su rodilla está mal.

Algunos entrenadores deportivos afirman que dichas rodilleras y vendas pueden incluso causar más daño, por ejemplo, al presionar la rótula hacia la articulación.

CONSEJOS MÉDICOS

ACCIDENTES QUE REQUIEREN ATENCIÓN MÉDICA

Ayer, mientras jugaba a baloncesto o, quizá, daba unos toques al balón, de pronto se giró y oyó un suave crujido. Por lo común, los crujidos leves no lo alarman, pero éste provenía de su rodilla. Entonces advirtió que sus manos estaban aferradas a su rodilla, y sus ojos, llenos de lágrimas de dolor.

Hoy se despertó con hinchazón, hipersensibilidad y, quizás, un cambio de color y disminución de la movilidad de la rodilla.

¿Qué tipo de lesión puede haberse producido? Bien, hay tres lesiones comunes básicas: un desgarro del cartílago, del ligamento o de ambos.

¿Qué debe hacer en una situación como ésta? Es fácil. Aplique hielo en la rodilla y vaya al médico.

PRUEBE EL MASAJE QUE CALMA. Algunas lociones de aceite de gaultheria producen calor, que puede resultar calmante y proporcionar bienestar. Para aumentar el efecto, puede algunas veces cubrirse la rodilla con un plástico y un vendaje después de aplicar la loción. Pero tenga cuidado de no provocar quemaduras o irritaciones en la piel. Las lociones carecen de poder curativo.

TOME UNA MEDICACIÓN. El ibuprofeno (Neobrufen®, Algiasdin®, Altior®) es el mejor analgésico recomendado por los expertos. Reduce la inflamación y calma el dolor sin provocar molestias gástricas como la aspirina. El paracetamol (Gelocatil®) es también un buen analgésico y produce pocos trastornos gástricos, pero es poco efectivo para reducir la inflamación.

Recientes estudios han demostrado que el ibuprofeno puede mejorar de manera significativa la movilidad en las lesiones agudas de los ligamentos de la rodilla. En comparación con la aspirina o con el paracetamol, el ibuprofeno es superior.

REFUERCE LAS RODILLAS CON EJERCICIO. Los especialistas explican que la rodilla está sostenida por los ligamentos y los músculos. El desarrollo de los músculos es esencial, puesto que éstos constituyen la estructura de soporte. Si no tienen la potencia o la resistencia adecuada, las rodillas presentarán problemas.

Por consiguiente, los que padecen dolor en la rodilla deben practicar ejercicios, aunque los detesten. Unos músculos fuertes le proporcionan una articulación fuerte, capaz de resistir los considerables esfuerzos que la rodilla sufre, al subir una escalera o, incluso, al pasear. Sólo tenemos dos rodillas (y las prótesis no son tan buenas). Los siguientes consejos no son difíciles de realizar y causan mucho menos dolor que una rodilla lesionada.

DESARROLLE UNA RODILLA ISOMÉTRICA. Debe desarrollar el cuádriceps y los músculos de la corva (región poplítea). Para el primero (gran músculo situado en la cara anterior de la pierna) a continuación exponemos lo que los médicos recomiendan.

Siéntese en el suelo con la rodilla dolorida extendida. Enrolle una toalla en la zona de la rodilla. Tense los músculos de la pierna sin mover la rodilla. Mantenga la contracción de los músculos durante al menos 30 segundos y luego relaje la pierna. Repita este ejercicio unas 25 veces.

SIÉNTESE CON LAS PIERNAS LEVANTADAS. A continuación le exponemos la mejor forma de levantar las piernas para las personas que tienen las rodillas débiles.

Siéntese con la espalda contra la pared y coloque entre ambas una almohadilla. (Al apoyar la espalda en la pared se asegura de que serán los músculos de las piernas los que levantarán la pierna, y no los de la espalda. De esta forma, si usted sufre dolor de espalda este ejercicio no lo agravará.) Efectúe la contracción isométrica descrita en el ejercicio anterior y manténgala mientras cuenta hasta 5. Acto seguido eleve la pierna unos centímetros y manténgala en esta posición hasta que cuente 5. Después bájela y relaje la pierna también mientras cuenta hasta 5. Efectúe 3 series, levantando la pierna 10 veces en cada una, siempre contando hasta 5 en cada posición.

AYUDA PARA LOS MÚSCULOS DE LA CORVA. No sólo tiene que desarrollar el cuádriceps, sino también los músculos de la cara posterior de la pierna. Debe existir un equilibrio en el desarrollo de ambos grupos de músculos, puesto que si se desarrolla uno más que el otro, la rodilla puede resentirse.

Para desarrollar los músculos de la cara posterior, tiéndase boca abajo con la barbilla pegada al suelo. Con un peso en los tobillos (un bolso o unos calcetines llenos de monedas unidos a los tobillos funcionarán de maravilla), flexione las rodillas y levante las piernas unos 15 cm. Después bájelas lentamente pero sin llegar a tocar el suelo. Repita el movimiento otra vez, lenta y constantemente. Efectúe 3 series de este ejercicio, incluyendo en cada una de ellas el mayor número de veces que sea posible sin sentir malestar (lo cual estará estrechamente relacionado con el peso que use).

Precaución: si un ejercicio le causa molestia o dolor, debe interrumpirlo inmediatamente. Debe atender a su cuerpo y no considerar simplemente que ha de soportar cualquier dolor que se presente. Recuerde que Dios inventó el dolor por alguna razón.

MODIFIQUE SU ACTIVIDAD. Si usted es un deportista y tiene un problema crónico de rodilla, tendrá que modificar su nivel de entrenamientos o de actividad diaria. Esto no significa que abandone el deporte. Si le gusta jugar al frontón y tiene una afección crónica en la rodilla, esa práctica continuada la empeorará y, probablemente, tendrá que apartarse de esa actividad.

¿Opciones? Pruebe la natación, el ciclismo o el remo; todas esas actividades son beneficiosas para su salud sin esforzar mucho las rodillas. La clave es evitar las actividades que impliquen soportar peso. De hecho, ayudando a reforzar los músculos de los muslos, las actividades en las que las rodillas no soportan peso, como el remo o el ciclismo, mejorarán el estado de las rodillas sin sacrificar su capacidad aerobia o la combustión de calorías.

Sea cual fuera su actividad, sobre todo no abandone un estilo de vida sano a causa del dolor de rodillas. Nadie tiene que dejar de ser activo. Simplemente debe evitar cualquier actividad que le produzca dolor en esa rodilla.

CORRA EN UNA SUPERFICIE BLANDA. Para los corredores consagrados, primero las malas noticias: muchos de los dolores de rodilla en los corredores están causados por malos hábitos en sus entrenamientos. Ahora las buenas: no suelen ser problemas mecánicos graves y pueden aliviarse cambiando simplemente el calzado usado para correr o cambiando de firme.

A continuación nos referiremos al calzado, pero ahora nos centraremos en el firme en el que corre. Básicamente debe intentar correr en el césped en vez de hacerlo en el asfalto y, mucho menos, en el cemento. El cemento es la superficie más dura de todas y debe evitarse por todos los medios. No se acostumbre a practicar *jogging* en las aceras y, si puede encontrar un campo de golf para correr, sin que ningún guarda quisquilloso le llame la atención, hágalo. Recuerde que cuando recorre unos 1.600 m, su pie está batiendo sobre el firme entre 600 y 800 veces.

APLIQUE LA TÉCNICA DEL DESCANSO, HIELO Y COMPRESIÓN. Si practica una actividad que le causa dolor en la rodilla, deténgase inmediatamente, descanse y aplíquese hielo, compresión y elevación durante 20-30 minutos.

No subestime la potencia del hielo. Si fuera consciente de ella intentaría aplicárselo hoy mismo o mañana cuando se levante. El hielo es un potente antiinflamatorio y lo ayudará a mejorar su estado.

Adopte una rutina con el hielo. Cuando finalice su actividad, véndese simplemente la pierna, levántela y colóquese una bolsa de hielo durante 20-30 minutos. Ésta debe ser siempre la primera estrategia aplicada para calmar el dolor.

USE EL CALOR CON PRECAUCIÓN. Si *no* presenta hinchazón, el uso de un paño caliente antes de iniciar la actividad puede ayudar a realizarla con menos dolor. Si tiene hinchazón o sospecha que puede tenerla, no use el calor bajo ningún concepto.

No aplique calor después de realizar la actividad, puesto que aumentaría la irritación, y la actividad practicada le habrá producido, sin duda, una irritación.

ACTUALICE SU CALZADO. Si sus zapatos ya no pueden absorber el impacto de sus pisadas, éste se descargará en algún otro lugar. ¿Dónde? En sus rodillas a través de las espinillas y, a veces, incluso en las caderas y la espalda.

A los corredores que corren 40 km o más por semana se les recomienda reponer el calzado cada 2 o 3 meses. Si corren menos cantidad de kilómetros deben reemplazarlo cada 4-6 meses. Los que practican *aerobic*, baloncesto o tenis un par de veces por semana tendrían que cambiar su calzado probablemente cada 4-6 meses. Si practican 4 veces o más por semana, entonces deben reponer el calzado cada 2 meses. La mayoría de la gente no quiere oír hablar de este tema.

NO VAYA A TODA MÁQUINA. A muchos expertos les gusta la práctica de la bicicleta (tanto la estática como la clásica) como una alternativa al dolor y al esfuerzo que pueda causar la carrera sobre las rodillas. La práctica del ciclismo es una manera interesante de estar en forma y descargar el peso de sus rodillas, siempre y cuando lo haga con precaución. Los ciclistas también se dañan las rodillas. La causa típica es que creen que cuanto más pedalean, más ejercicio efectúan.

Así, dependiendo del ciclismo que usted practique (no se aconsejan las pendientes muy pronunciadas), puede llegar a ser extenuante. Siempre debe usar una marcha en la que el pedaleo le resulte fácil. En general, una marcha lenta (en la cual pedalear es más fácil) es la mejor.

BUSQUE EL PUNTO DESENCADENANTE DEL DOLOR. Existe un punto de disparo en el interior del muslo que contribuye al denominado «síndrome de la rodilla débil». Este punto desencadenante es también responsable de gran parte del dolor generalizado en el interior de la rodilla.

Para liberarse de este dolor, extienda la mano sobre la rótula y presione el muslo a medida que la mueve lentamente unos 8 cm hacia arriba y luego unos 5-10 cm hacia abajo. Con el extremo del pulgar presione firmemente hasta que sienta que el músculo libera su tensión. Esto se producirá al cabo de 30 a 90 segundos. Entonces libere la presión.

ESTIRE AL PRINCIPIO Y AL FINAL. Algunos especialistas que tratan a personas de edad avanzada que deben proteger sus rodillas destacan la calidad (y no la cantidad) del ejercicio y la importancia del estiramiento.

Estos especialistas manifiestan que es muy importante realizar el calentamiento y el enfriamiento de forma adecuada. Tómese unos 10 minutos y efectúe unos estiramientos muy ligeros (no para conseguir flexibilidad). Practique cualquier tipo de ejercicio, pero sin extenderse en él, o simplemente muévase. A continuación efectúe durante unos minutos *aerobic* o corra sobre el lugar o camine por los alrededores. Después de hacer todos estos ejercicios, entonces debe comenzar con los estiramientos.

Trate de contrarrestar los golpes producidos por los ejercicios, ya que podrían repercutir en sus rodillas.

A continuación le explicamos un ejercicio de estiramiento adecuado para trabajar la rigidez. Túmbese boca arriba y flexione las rodillas sobre el pecho. Una vez en esta posición, trate de estirar la pierna derecha hacia arriba, como si empujara un techo imaginario con su talón. Manténgase en esta posición mientras cuenta hasta diez, después relájese y repita el ejercicio con la otra pierna.

Dolor menstrual

13 ANTÍDOTOS MUY FÁCILES

La mayoría de las mujeres padecen, sin ninguna necesidad, dolores menstruales. La dismenorrea —como se los denomina en lenguaje médico— se debe a causas químicas. Cada mes, el revestimiento del útero de las mujeres produce unas sustancias químicas, las prostaglandinas, que ayudan a que los músculos uterinos se contraigan y expulsen tejidos y líquidos durante la menstruación. Un nivel elevado de prostaglandinas causa contracciones en los músculos uterinos y, en consecuencia, dolores.

No todas las mujeres tienen dolores menstruales. Si usted los presenta, estos remedios de autoayuda le serán muy útiles.

SÚBASE A LA BALANZA. Muchas mujeres se saltan comidas, pero, en cambio, consumen cantidades excesivas de dulces y alimentos salados, justamente cuando deberían tener cuidado con las calorías. Si bien una dieta sana no cura los dolores, puede realizar maravillas con respecto al estado físico general. Elimine los alimentos salados y las golosinas, que pueden hacer que se sienta hinchada y perezosa. Por el contrario, coma más vegetales, frutas, pollo y pescado e intente aumentar el número de comidas, pero reducir la cantidad de alimentos.

TOME VITAMINAS. Los médicos opinan que las mujeres tienen menos dolores cuando toman una dosis diaria de vitaminas y minerales. Se recomienda ingerir un suplemento de un complejo vitamínico y mineral, preferentemente uno que contenga calcio, que se venda en dosis pequeñas y que usted pueda tomarlas un par de veces al día, después de las comidas.

CONSIDERE LOS MINERALES. Los minerales como el calcio, el potasio y el magnesio pueden también proporcionar alivio. Los estudios han demostrado que las mujeres que toman calcio sufren menos dolores que las que no lo toman. El magnesio es importante, puesto que ayuda a que el cuerpo absorba calcio más eficazmente. Se aconseja la ingestión de calcio y magnesio antes de la menstruación, y durante ésta.

ELIMINE LA CAFEÍNA. La cafeína, presente en el café, el té, la cola y el chocolate, puede contribuir a las molestias menstruales, provocando estados nerviosos. No tome cafeína. Los aceites en el café pueden también irritar los intestinos.

NO BEBA ALCOHOL. Si usted es propensa a retener agua durante el período menstrual, el alcohol le añadirá problemas. ¡Absténgase!, pero si debe tomar alguna copa, limítese a 1 o 2 de vino rosado.

No tome diuréticos. Muchas mujeres piensan que los diuréticos son buenos para reducir la hinchazón que provoca la regla, pero los especialistas recomiendan que no se tomen.

Los diuréticos tienen la propiedad de eliminar minerales importantes para el organismo junto con el agua.

Se aconseja reducir el consumo de sustancias como el alcohol y la sal que retienen el agua.

OTRA ALTERNATIVA

ENCUENTRE APOYO PARA ALIVIAR EL DOLOR

El alivio de los dolores menstruales puede ser una tarea muy sencilla.

El pie contiene puntos esenciales (acupresión) que se cree que están conectados con las vías de energía interna que llegan hasta el área de la pelvis. Busque esos lugares, que durante la regla se vuelven más sensibles, especialmente en las depresiones situadas por delante de los talones. Suavemente, presione con el dedo pulgar y con la punta de los otros dedos. Haga lo mismo a lo largo del tendón de Aquiles, moviendo hacia arriba el músculo posterior de la pantorrilla.

Intente realizar esta técnica de acupresión durante unos minutos en cada pie.

Caliéntese. El calor aumentará el flujo sanguíneo y relajará sus músculos, lo cual es muy importante para el área de la pelvis que se encuentra congestionada y dolorida. Beba mucho té de hierbas y limonadas calientes. Póngase un paño caliente o una botella de agua caliente sobre su abdomen durante un par de minutos.

Dése un baño de sales minerales. Créese su propio espacio de relajación en el baño, para relajar los músculos y aliviar los dolores. Agregue una taza de sal marina y una de cloruro sódico al agua caliente de la bañera. Permanezca en el agua durante 20 minutos.

Emprenda una enérgica caminata. Caminar o hacer un ejercicio moderado en todo momento y, especialmente, antes de la regla la hará sentirse mejor cuando ésta llegue.

Practique un estiramiento de yoga. Estos estiramientos ayudan mucho. He aquí un ejemplo. Arrodíllese en el suelo y siéntese sobre sus talones. Lleve su frente hacia el suelo y coloque sus brazos en el suelo contra su cuerpo. Cierre los ojos. Manténgase en esta posición hasta que comience a resultarle incómoda.

Haga el amor. Hacer el amor y alcanzar el orgasmo la ayudará a aliviar los dolores. La acción muscular vigorosa moviliza la sangre y otros líquidos de los órganos congestionados y, en consecuencia, alivia el dolor.

TOME UNA PÍLDORA. La aspirina y el paracetamol son excelentes para aliviar los dolores menstruales. Sin embargo, existen otros medicamentos aún más efectivos: Algiasdin®, Altior® y Neobrufen®. Éstos contienen ibuprofeno, principio activo que tiene la propiedad de inhibir la acción de las prostaglandinas. Tome uno de estos medicamentos, junto con leche u otro alimento para evitar irritaciones gástricas, cuando comiencen sus molestias y continúe tomándolos hasta que desaparezcan.

Dolor muscular

41 MANERAS PARA ALIVIARSE

Hombre. «No entiendo (mientras se frota la pantorrilla dolorida, luego sus tendones y su fatigado hombro). Hago ejercicios casi todos los sábados: baloncesto, fútbol, etc. Mis músculos deberían estar ya acostumbrados a ello».

Músculos de su cuerpo. «Por favor, danos un respiro. Nunca utilizas el ascensor; no te agrada. Sólo nos proporcionas dolor. Deberían arrestarte por negligencia con los músculos».

Respuesta de un médico. «Exceso de ejercicio. Se ha entrenado en exceso y demasiado pronto».

Mujer. «Yo creo que estoy en forma. Camino 10 kilómetros cada día, pero ¡las piernas me están matando!».

Músculos de sus piernas (muy enfadados). «¡Tú nos estás matando! Nunca te tomas un descanso. Deberían arrestarte por abusar de tus músculos».

Respuesta de un médico. «Exceso de uso. Ha practicado en exceso y con demasiada frecuencia».

Ésta es la clave del dolor muscular: demasiado ejercicio con demasiada frecuencia. Le brindamos unos consejos para que los aplique cuando sus músculos lo condenan a padecer dolor (ya sean calambres, un exceso de esfuerzo o bien un dolor generalizado).

TÓMESELO CON CALMA. Cada vez que usted se ejercita, los músculos se resienten y requieren 48 horas para recuperarse del esfuerzo. El dolor implica daño y, ante su presencia, se debe interrumpir el ejercicio.

Por supuesto, no es necesario correr una carrera o jugar un partido de tenis violento para que duelan los músculos. Trabajar en el jardín, caminar por el zoo durante todo un día o, simplemente, sentarse en una posición incorrecta o en una misma postura todo el tiempo pueden provocar dolores musculares.

El tiempo de descanso que debe dar a sus músculos dependerá de la gravedad del daño y de la situación.

Un calambre requerirá sólo de unos minutos de descanso, mientras que en un abuso de esfuerzo pueden ser necesarios días o semanas. Pero a menudo usted no podrá permitirse el lujo de descansar los músculos todo el tiempo que se necesite. Si usted está paseando, por ejemplo, y sufre un esguince (que representa lo mismo que tirar de un músculo), al menos, descanse durante un par de horas y, luego, con cuidado estire de él antes de tratar de continuar.

Sobre todo, no subestime el valor del descanso.

APLIQUE HIELO. Todavía sigue siendo la primera línea de defensa contra la hinchazón y se debe usar inmediatamente después de sufrir una lesión. Se recomienda el uso de una toalla o cualquier otro elemento, dentro del cual se pueda colocar el hielo. Aplíquelo durante 20 minutos en cualquier momento del día.

Mantenga el hielo sobre la zona afectada y luego déjela al descubierto durante la misma cantidad de tiempo antes de aplicarlo nuevamente. El hielo contrae sus vasos sanguíneos, y no es bueno para ellos permanecer en ese estado durante mucho tiempo, puesto que se pueden lesionar los tejidos en el área. Las personas más vulnerables son las que padecen enfermedades cardíacas, diabetes y trastornos vasculares. Éstas tienen que usar el hielo con precaución y sólo con la aprobación del médico.

CONSEJOS MÉDICOS

CUANDO EL DOLOR ES UN SIGNO DE ENFERMEDAD

Un dolor repentino e intenso en un músculo, un calambre o un esguince pueden ocasionar un sufrimiento que parece de otra galaxia. (El dolor puede ser tal que usted piense que jamás volverá a la Tierra.)

La mayoría de las veces, el dolor es muy superior y más grave que la lesión en sí misma, pero no siempre.

Los calambres, por ejemplo, pueden ser el resultado de un daño en los nervios. Sin embargo, aunque en raras ocasiones, también pueden ser el resultado de una flebitis (una inflamación de las venas). La flebitis puede ser grave si afecta una vena profunda, pero no lo es en general cuando se trata de una vena superficial.

Un esguince puede, incluso, no ser lo que parece. Así, por ejemplo, a un paciente que, supuestamente, había sufrido un esguince en un músculo del muslo mientras practicaba la bicicleta estática, al ser sometido a cirugía se le descubrió un enorme tumor maligno en el músculo.

No pretendemos asustarlo, sino recordarle que los problemas musculares que adquieren características anormales y persistentes *pueden* ser más graves. Acuda al médico.

PÓNGASE UNA VENDA. ¡No se desespere por el dolor en la pantorrilla o por el esguince en el tobillo! Siempre hay una solución que viene en su rescate. Obtendrá alivio mediante una venda para reducir la hinchazón. ¡Sea cuidadoso! Los médicos aconsejan no ajustarla demasiado, ya que podría causar una hinchazón por debajo del área afectada. Si bien la compresión puede ayudar en el caso de los calambres, los médicos consideran que es una opción dolorosa.

LEVANTE LOS PIES. Si se ha dañado el pie o la parte inferior de la pierna nuestros expertos aconsejan elevar la parte afectada por encima del nivel del corazón para evitar que la sangre se acumule y cause una hinchazón.

APLIQUE CALOR. Después de aplicar frío, puede alternar con calor, especialmente en los casos de dolores agudos. En general, suele preferirse el calor puesto que resulta más relajante. El calor dilata los vasos sanguíneos y promueve la curación.

Los baños calientes, los baños de burbujas (*whirpools*) y las compresas calientes resultan muy efectivas, aunque sólo calmen temporalmente. Se recomienda su uso a discreción. Recuerde que no debe pasar del calor al frío muy rápidamente, pues el área se hincharía. El tratamiento de calor queda librado a su voluntad.

APLIQUE UNGÜENTOS PARA AUMENTAR LA PENETRACIÓN DEL CALOR. No existe una opinión unánime con respecto a este tema. Cuando decida intentar el uso de estos ungüentos, cualquiera de ellos le dará el mismo resultado, puesto que mantienen más alta la temperatura del área afectada.

La mayoría de los deportistas creen que se trata de analgésicos que pueden irritar la piel y que brindan una sensación de falsa seguridad, puesto que se calienta su superficie pero no los músculos.

CONFÍE EN UNA POMADA. El Movilisin® puede aliviar los dolores y las molestias musculares. Aunque no contiene ácido acetilsalicílico (aspirina), uno de sus componentes pertenece a la misma familia. Las personas sensibles a la aspirina deben consultar con el médico.

PRUEBE CON EL NÚMERO 1. Éste corresponde al grupo de fármacos antiinflamatorios no esteroides: aspirinas e ibuprofeno, entre otros. Ambos le ayudarán a reducir el dolor.

ESTÍRESE. Para los calambres y espasmos se recomienda estirar gradualmente el músculo y logrará que se relaje.

Los ejercicios de estiramiento reducen el dolor y ayudan a prevenir su aparición.

Estirarse es importante puesto que los músculos dañados durante los ejercicios se acortan en el proceso de curación. Si no vuelven a alargarse, se contraerán y estarán más propensos a lastimarse o desgarrarse (para más detalles sobre estos ejercicios, véase el recuadro siguiente).

ESTÍRESE PARA FORTALECER LOS MÚSCULOS

Otórguele a sus músculos la atención que se merecen y ellos harán su trabajo silenciosamente. En cambio, haga caso omiso de ellos, y su pierna o su brazo atraparán su atención.

Cuando esto suceda usted podrá acallarlos simplemente estirándose. Pero si lo que usted quiere es que sigan tranquilos, entonces tendrá que hacer que los ejercicios de estiramiento sean parte de su rutina diaria.

A continuación le brindamos una serie de consejos sugeridos por nuestros expertos, médicos, entrenadores de deportes y fisioterapeutas para que usted pueda centrar la atención en su trabajo o en divertirse y no en los dolores musculares.

Trabaje con la toalla. Para estirar y fortalecer los músculos de sus tobillos, siéntese en el suelo y átese una toalla alrededor del pie, sosteniendo sus extremos con las manos. Lleve alternadamente los dedos del pie hacia arriba y hacia abajo mientras tira de la toalla hacia su cara, manteniendo siempre las piernas rectas. Repita varias veces con ambos pies.

Siga con la toalla. Pero esta vez no mueva los dedos de los pies. Inclínese hacia atrás con la toalla atada alrededor del pie hasta que sienta un tirón en los músculos de la pantorrilla. Mantenga la posición 15 minutos y repita varias veces.

Póngase de pie. Para estirar las pantorrillas, póngase de pie y, lentamente, apóyese en los dedos del pie; luego, gradualmente, vuelva a la posición inicial. Hágalo unas 10 veces.

Váyase a la cama. Siéntese con una pierna estirada sobre la cama y la otra colgando al lado. Inclínese hacia delante hasta que sienta un tirón en los músculos de la corva (en la región poplítea) y mantenga durante 10 o 15 segundos. Repita varias veces, luego cambie de posición y estire los músculos de la otra pierna.

Haga de flamenco. Para estirar el cuádriceps (músculo de la cara anterior del muslo) póngase de pie sobre una pierna y flexione la rodilla de la otra pierna de forma que el tobillo toque las nalgas. Mantenga 10 segundos. Repita 5 veces con cada pierna.

Trabaje con el abdomen. Para estirar los músculos abdominales túmbese sobre su espalda con los brazos a los costados o los dedos sobre su estómago. Flexione las rodillas y levántelas por encima del pecho. Baje las piernas lentamente mientras se concentra en los músculos del abdomen.

Llegue por atrás. Para lograr un buen estiramiento del hombro coloque un brazo con el codo flexionado por detrás de su cabeza y, con la otra mano, tire suavemente de él.

Llegue alrededor. Otra manera de estirar el hombro consiste en colocar el brazo con el codo flexionado a la altura del diafragma y, con la otra mano, tirar suavemente del brazo por delante de su cuerpo.

Levante el peso del teclado. Es importante fortalecer los músculos que trabajan todo el día frente a un teclado. Siéntese a la mesa y sostenga un peso de unos 2 kg con la palma de una mano abierta, mientras apoya su frente sobre la mesa y la muñeca sobre el borde. Levante el peso lentamente, flexionando la muñeca. Repita con cada muñeca unas 10-20 veces.

Coloque las palmas hacia abajo. Éste es otro ejercicio para las muñecas que se puede realizar cuando está sentado. Repita el ejercicio anterior pero en lugar de hacerlo con las palmas hacia arriba, colóquelas hacia abajo. Use un peso liviano y repita unas 10 o 20 veces.

APLIQUE UN MASAJE EN LOS MÚSCULOS. Sería fantástico tener siempre a su lado un masajista personal. Usted lo tiene: usted mismo. Simplemente, frótese con suavidad y, si siente dolor, deténgase. Puede calentar el área afectada antes de practicar los masajes.

LLEVE ROPA CALIENTE. Si usted hace ejercicio en un clima frío y siente que su cuerpo se vuelve rígido, caliéntese poniéndose más ropa. Los problemas musculares desaparecerán.

Si el tiempo es frío puede usar una malla debajo del equipo de gimnasia para retener el calor. Además las mallas sostienen los músculos muy bien.

AFLOJE LA ROPA. Si siente que sufrirá un calambre, sáquese la ropa ajustada y quédese cómodo.

CAMBIE DE POSICIÓN. Tanto si está inclinado sobre un teclado como sobre una bicicleta pedaleando, sus muñecas y antebrazos son vulnerables a los calambres y dolores.

Sin embargo, existe una gran diferencia entre un ciclista y un empleado de oficina. Los ciclistas siempre pueden elegir la bicicleta que les resulta más apropiada, mientras que los oficinistas básicamente han de usar el mismo equipo de escritorio, con independencia del tamaño de sus manos y de sus dedos.

Las muñecas y las manos se deben usar en la posición denominada neutra. En ésta la muñeca no está doblada hacia ningún lado.

Si sus manos y dedos son largos, puede reducir el esfuerzo adaptando el teclado a una posición más horizontal, siempre y cuando ésta no haga que sus brazos y hombros se esfuercen.

Para los que tienen manos y dedos cortos, se recomienda una inclinación más alta sobre el teclado, la máquina de escribir o la calculadora, puesto que de esta manera les será más fácil llegar.

PÓNGASE DE PIE. Es una maniobra simple que seguramente lo ayudará a detener un calambre en la pierna o el pie.

UN CALAMBRE NOCTURNO

Usted está durmiendo profundamente y disfrutando de un agradable sueño.

¡Ay!, grita de pronto cogiéndose la pantorrilla, obviamente medio dormido pero en una pesadilla real: un calambre nocturno en la pierna.

Entonces, ¿qué sucedió? Básicamente, el músculo de su pantorrilla quedó bloqueado. Los músculos de la pierna se contraen cuando usted se da vuelta o se estira durante el sueño. Cuando el músculo permanece contraído se produce el calambre.

A continuación, nuestras sugerencias para parar los calambres nocturnos.

Apóyese en la pared. Póngase de pie a 1 m de la pared, manteniendo los talones planos y las piernas extendidas. Apóyese con las manos en la pared. Mantenga esta posición durante 10 segundos y repita varias veces.

Mime la pantorrilla. Masajee la pantorrilla frotando hacia arriba desde el tobillo. Si los calambres nocturnos son un problema constante, probablemente quiera efectuar este masaje antes de dormir.

Afloje las mantas. La presión de las mantas pesadas sobre sus piernas puede ser en parte culpable de los calambres.

Use pijamas cómodos. No use ropa de dormir ajustada.

Use mantas eléctricas. Las mantas eléctricas en su cama pueden hacer más que mantenerlo caliente durante las noches del invierno. También proporcionan calor a los músculos de sus pantorrillas que, en consecuencia, no duelen.

Duerma como un bebé. Si duerme boca abajo con las piernas extendidas y las pantorrillas flexionadas, tiene muchas posibilidades de sufrir un calambre. Intente dormir sobre un lado, con las rodillas flexionadas y una almohada entre ellas.

Aumente el aporte de calcio. La deficiencia de calcio aumenta las contracciones. Considere la posibilidad de añadir un suplemento a su dieta, pero previamente consúltelo con su médico.

REPITA LA ACTIVIDAD QUE PROVOCÓ EL DOLOR. Haga otra vez los movimientos o gestos que le provocaron el dolor, pero con menor intensidad, para ayudar a aliviar el dolor.

CONTINÚE CON UN PATRÓN DE EJERCICIOS DIFÍCILES-FÁCILES/ FÁCILES-DIFÍCILES. Esto es muy aconsejable debido a las 48 horas que necesitan los músculos para recuperarse. Todos los deportistas responsables se entrenan siguiendo este modelo.

NO SE CENTRE EN UNA SOLA ACTIVIDAD. Éste es, tal vez, un patrón mejor que el de los ejercicios fáciles/difíciles. Si usted suele caminar y padece dolores en los músculos de la parte inferior de la pierna, intente otras actividades, por ejemplo, nadar o hacer ciclismo (aquí trabajará la parte superior de las piernas); por lo tanto, podrá continuar ejercitándose mientras se cura.

BAJE DE PESO. Si el dolor muscular y los esguinces se han convertido en un problema crónico, se recomienda bajar de peso para exigirles el menor movimiento posible.

ACEPTE LA REALIDAD. Si siempre que corre siente dolor es conveniente que busque hacer otra actividad. Correr es uno de los deportes que causa más lesiones.

REDUZCA LA MARCHA EN LUGAR DE DETENERSE DE REPENTE. Después de un ejercicio duro, la corriente sanguínea está cargada de ácido láctico, el cual se acumula cuando hay falta de oxígeno. Cuando el ácido alcanza niveles elevados altera las reacciones químicas normales de los músculos y, en consecuencia, provoca dolor.

La manera más efectiva para eliminar el ácido láctico de la sangre es continuar la práctica de ejercicios con un ritmo lento y relajante. Esto puede ayudar a disminuir el dolor en el momento, pero no impedirá que le duela al día siguiente. El dolor se debe a un desgarro de las fibras musculares.

CAMBIE DE CALZADO. Si los zapatos que utiliza son inadecuados o no le sientan bien, puede sufrir dolor en los pies, las piernas o, incluso, la espalda al hacer ejercicio.

FORTALÉZCASE. Los esguinces crónicos pueden estar causados por músculos débiles y falta de flexibilidad. Los hombres suelen ser menos flexibles que las mujeres. Suele considerarse que las mujeres necesitan fortalecerse. Pero, en verdad, los médicos opinan que tanto las mujeres como los hombres necesitan vigorizar los músculos (véase los ejercicios de estiramiento en el recuadro «Estírese para fortalecer los músculos»).

SEA PACIENTE. Cuanto más grave sea la lesión (p. ej., un problema serio en el tendón), más necesitará ser un virtuoso de la paciencia para asegurar la recuperación.

BEBA MUCHOS LÍQUIDOS. La deshidratación a menudo contribuye a causar calambres. Se aconseja beber muchos líquidos antes de la actividad física, durante ésta y a su término.

Endometriosis

14 TÉCNICAS PARA TRATARLA

Desde hace unos años el dolor la persigue como si fuera un gato con intenciones criminales invadiendo su casa, robándole tiempo, paz interior y felicidad. Muchos son los días en que la parte inferior de su espalda le duele sin ningún motivo aparente. El movimiento de los intestinos y las relaciones sexuales le resultan también muy dolorosas. Durante el primer o el segundo día de la regla, padece intensos dolores que la obligan a quedarse en la cama hecha un ovillo.

Su ginecólogo le ha dicho que este intruso se llama endometriosis. El tejido endométrico, que recubre el interior del útero y se renueva cada mes con el ciclo menstrual, está creciendo sobre los ovarios, alrededor de las trompas de Falopio o en los ligamentos que sostienen el útero. Allí donde aparece, produce cicatrices parecidas a la tela de araña mientras se instala en los tejidos internos. Luego, como si fuera tejido endométrico normal, se hincha y sangra durante el período menstrual, produciendo una secreción que, al no poder salir del cuerpo, causa inflamación y cicatrizaciones.

Su médico, probablemente, está intentando con todo tipo de tratamientos controlar su endometriosis; no obstante, usted puede tomar medidas para aliviar las molestias. He aquí los consejos de nuestros expertos.

EFECTOS DEL EMBARAZO

Los médicos opinan que el embarazo y el amamantamiento inducen cambios hormonales en las mujeres con endometriosis y pueden, durante un tiempo, eliminar los síntomas de esta enfermedad uterina tan dolorosa. Los estudios han puesto de manifiesto que las mujeres con endometriosis son más proclives a la infertilidad. Las que quedan embarazadas tienen un alto riesgo de sufrir un aborto o un embarazo ectópico (el huevo fertilizado se implanta fuera del útero). Si bien los síntomas de la endometriosis pueden desaparecer durante el embarazo, en general recurren después del parto.

COMPARTA SU DOLOR. Acuda a un centro de mujeres y busque un grupo de ayuda. Es reconfortante saber que no está sola en esto, que hay otras mujeres a las que les sucede lo mismo. Pertenecer a un grupo siempre le brindará más fuerza y le aportará nuevas ideas que usted podrá ir probando y desechando, puesto que no existe un único remedio.

Usted ha de ir aprendiendo acerca de la enfermedad. No debe quedarse única y exclusivamente con la opinión de su médico, sino informarse acerca de todos los calmantes o técnicas de ayuda existentes en la actualidad, puesto que así comienza el camino hacia la tranquilidad.

Las mujeres con problemas de fertilidad, causados por la endometriosis, pueden también encontrar soluciones y ayuda en los grupos para las mujeres estériles.

OBSERVE EL CALENDARIO. Escriba las fechas de su ciclo menstrual e indique los días en que sus síntomas son más intensos y aquellos en que son casi imperceptibles. Controle y lleve un registro de su dieta y sus actividades. Analice la influencia de sus comidas y actividades en su ciclo menstrual. Los médicos recomiendan evitar todo aquello que aumenta las molestias e intentar determinar lo que la hace sentirse mejor, para de esta forma poder controlar los síntomas.

INHIBA LA PROSTAGLANDINA. Una de las causas de los calambres abdominales, especialmente durante la regla, es la producción excesiva de prostaglandina. Ésta sobreestimula los músculos intrauterinos, forzándolos a trabajar más y, como todo músculo que trabaja más de lo normal, provoca dolor. La aspirina (un fármaco con propiedades antiinflamatorias) puede aliviar estos calambres; sin embargo, las sustancias más efectivas son los inhibidores de las prostaglandinas como el ibuprofeno (Algiasdin®, Neobrufen®). Se aconseja tomar 2 comprimidos a la vez.

COMA MUCHO PESCADO. Añada un inhibidor natural de la prostaglandina a su dieta comiendo pescado. El pescado contiene ácidos grasos omega-3, los cuales inhiben la producción de prostaglandina.

APLIQUE CALOR. Algunos de los viejos remedios para los dolores abdominales y los de la parte inferior de la espalda brindarán alivio a las mujeres con endometriosis. Se recomienda descansar, aplicarse calor húmedo o un paño caliente y tomar muchas bebidas calientes para relajar los músculos acalambrados en su abdomen.

INTENTE CON HIELO. Si el calor no le da resultado, usted puede ser una de las mujeres a las que las alivia más el frío que el calor. Se aconseja aplicar frío sobre la parte inferior de su abdomen.

HAGA EJERCICIOS. El ejercicio disminuye los niveles de estrógeno y, de esta forma, puede reducirse el crecimiento de la endometriosis. El ejercicio puede también incrementar la producción de endorfinas del cuerpo (sustancias naturales que inhiben el dolor). Intente hacer ejercicios suaves, como caminar, puesto que los ejercicios más vigorosos pueden facilitar la adherencia y la formación de tejido cicatrizal en el útero.

Los médicos recomiendan caminar 3.000 m al día y correr unos 6.000 m 3 veces por semana. Cabe esperar que estos ejercicios, sumados a un enfoque más optimista de la vida, causen un impacto positivo y, en consecuencia, ayuden a aliviar los síntomas.

ELIMINE LA CAFEÍNA. La cafeína de las gaseosas, del té o del café parece agravar el dolor en algunas mujeres. Por lo tanto, se aconseja eliminarla.

No use tampones. El flujo menstrual debe mantenerse libre y sin obstrucciones, para prevenir la endometriosis. Los tampones pueden contribuir a los dolores menstruales, ya que causan el efecto de un corcho en la vagina. Se aconseja el uso de compresas, especialmente si usted tiene una vagina estrecha o pequeña.

Cambie de posición. Las mujeres con endometriosis pueden tener el útero rotado, lo cual causa molestias en las relaciones sexuales, puesto que el pene del hombre empuja contra el útero y puede comprimir los nervios. La solución es intentar nuevas posiciones para facilitar la penetración. Se recomienda que el hombre se coloque de rodillas detrás de la mujer, también de rodillas y apoyada sobre sus manos.

Use un lubricante natural. Puede emplear un lubricante cuando mantenga relaciones sexuales para aliviar los dolores. Asimismo, los lubricantes son adecuados para las mujeres que tienen dificultades para quedar embarazadas a causa de la endometriosis.

Los expertos opinan que la clara del huevo o la vaselina son productos adecuados. Sin embargo, ha de tener en cuenta que la vaselina puede matar los espermatozoides, mientras que la clara de huevo es inocua, e incluso, puede favorecer el aflujo de espermatozoides hasta el óvulo.

OTRA ALTERNATIVA
UN TRUCO CHINO

Algunos expertos afirman que es posible aliviar los dolorosos síntomas de la endometriosis con una técnica china.

La técnica se denomina moxibustión y actúa del siguiente modo: se enrollan con firmeza varias ramitas de artemisa, formando una especie de cigarro, y se encienden en un extremo. Luego el extremo encendido se acerca a los puntos de acupuntura correspondientes a las zonas doloridas hasta que la piel se calienta y enrojece, sin llegar a quemarse.

Las mujeres que han probado este tratamiento dicen que el alivio se prolonga durante horas. Pero hay que conocer bien el método antes de intentar ponerlo en práctica. Las ramitas de artemisa se consiguen en tiendas de dietética o de artículos orientales. Un acupuntor le informará sobre la forma adecuada de emplear la técnica.

Busque ayuda. Existen asociaciones de ayuda a las que usted puede acudir en busca de información.

Presión para el dolor. La acupresión proporciona alivio sin necesidad de ingerir fármacos. Los especialistas coinciden en que hay dos puntos fundamentales para presionar: uno está situado dentro de su pierna, unos 5 cm por encima del talón. El otro punto de presión se encuentra en la zona de unión del pulgar y el índice. Presione con toda la fuerza que sea capaz de soportar.

Enfisema

24 REMEDIOS PARA FACILITAR LA RESPIRACIÓN

Cuando su médico lo anunció, fue como una explosión. Enfisema. El diagnóstico le sentó como un jarro de agua fría. Lo que vino después no fue más tranquilizador.

El enfisema suele producirse como complicación de la bronquitis o el asma crónicas. No existe curación alguna, no hay forma de revertir lo que ha ocurrido en sus vías respiratorias. En definitiva, usted está atrapado con sus pulmones que han envejecido más de lo que correspondería por su edad. Eso fue lo peor de todo.

Pero entonces descubrió algo más de sí mismo. Usted es más fuerte que su enfisema. Es más inteligente que la enfermedad. Y así tomó usted una decisión.

Ahora usted tomará el control de su salud, aprenderá a trabajar de forma inteligente y vivirá de forma más simple. A partir de hoy empleará su energía para realizar aquello que desee hacer.

A continuación se explica cómo hacer que esto suceda.

¡DEJE DE FUMAR AHORA MISMO! Sí, seguramente su médico ya se lo dijo, pero nunca está de más insistir. Nunca es tarde para dejar de fumar. Aunque lo haga a los 50 o a los 60 ayudará a frenar el deterioro de sus pulmones. Además, comprobará de forma inmediata cómo aumenta su capacidad para el ejercicio.

La teoría predominante que explica por qué el tabaco causa enfisema es la siguiente: el humo del cigarrillo incita a los netrofilos (glóbulos blancos guerreros que combaten la enfermedad) a migrar selectivamente hacia los pulmones, donde al parecer expulsan sus enzimas, las cuales pueden digerir el tejido pulmonar. En las personas normales existe un equilibrio entre dichas enzimas y la antitripsina, sustancia que inhibe a aquéllas.

En muy raros casos los no fumadores también pueden padecer enfisema. Víctimas de una rara alteración hereditaria de las proteínas, sus niveles de antitripsina son bajos.

NO SEA UN FUMADOR PASIVO. El humo del cigarrillo de su mujer o el ambiente cargado de humo de una sala de fiestas pueden perjudicarlo igual que si usted fumara. Una persona no fumadora puede adquirir un cáncer de pulmón a causa de la inhalación del humo de los cigarrillos que haya fumado su cónyuge después de varios años de convivencia.

EVITE LOS ALERGENOS. Si usted ha padecido alergias y éstas afectan su respiración, en caso de tener enfisema es doblemente importante alejarse de ellas (para más información sobre el control de las alergias, véase Alergias, pág. 28).

CONTROLE TODO LO CONTROLABLE. Los especialistas dicen que usted no podrá reparar sus pulmones, pero sí puede aprender a incrementar la eficacia de su respiración, a usar sus músculos y a enfocar el trabajo. Por ejemplo, usted puede reorganizar su cocina de forma que puede hacer en cinco pasos lo que está acostumbrado a hacer en diez.

EJERCICIO. Todos los expertos están de acuerdo en que la práctica regular de ejercicio es esencial para el paciente con enfisema. Pero ¿qué clase de ejercicio es el mejor?

Caminar es, probablemente, el mejor ejercicio que usted puede hacer. También debe llevar a cabo ejercicios para tonificar los músculos de la parte superior de sus extremidades. Pruebe hacer ejercicio con pesas de 400-800 g para trabajar los músculos del cuello, la parte superior de los hombros y el pecho. Éste es un ejercicio importante porque las personas con enfermedades crónicas de los pulmones usan los músculos del cuello y los superiores del tórax más que el resto.

La natación resulta beneficiosa para los que padecen asma y enfisema puesto que esta actividad les permite respirar aire muy humidificado.

COMA POCO, PERO A MENUDO. A medida que el enfisema progresa y aumenta la obstrucción al flujo de aire, los pulmones se agrandan a causa del aire que permanece atrapado en ellos. Los pulmones agrandados ejercen presión sobre el abdomen, dejando menos espacio para que el estómago se pueda expandir.

Por esta razón, se sentirá mejor con seis comidas pequeñas que con tres copiosas. Su mejor apuesta es probar comidas con muchas calorías en un volumen pequeño, como por ejemplo los concentrados proteínicos.

Además, la digestión prolongada requiere más oxígeno y sangre en el estómago, en detrimento de otras partes del cuerpo donde pueden ser más necesarios.

MANTENGA SU PESO IDEAL. Algunos pacientes con enfisema ganan mucho peso y tienden a retener líquidos. Mover un cuerpo con sobrepeso implica un gasto de energía muy alto. Cuanto más cerca se encuentra usted de su peso ideal, mejor para sus pulmones. Sin embargo, los pacientes enfisematosos por lo común son muy delgados puesto que deben gastar muchas energías en respirar más profundamente. Si usted está por debajo de su peso, añada calorías a su dieta.

CONVIÉRTASE EN UN CAMPEÓN DE LA RESPIRACIÓN. Hay varias cosas que puede hacer para obtener el máximo de energía en cada inspiración. Algunas de éstas son:

Respire de manera regular. En un estudio realizado sobre 20 pacientes con enfisema de grado avanzado se encontró que los patrones de respiración eran muy caóticos: profunda, jadeante, etc. Se les enseñaron patrones de respiración normal con los que obtuvieron alivio a corto plazo.

Respire con el diafragma. Ésta es la forma más eficaz de respirar. Los bebés la practican espontáneamente. Si usted los observa comprobará que la barriga sube y baja con cada respiración.

¿No sabe con certeza si está respirando con el diafragma o con el pecho? Para saberlo puede hacer lo siguiente: acuéstese boca arriba y póngase un listín telefónico sobre el estómago; si éste sube y baja, usted está respirando con el diafragma.

Mantenga las vías aéreas abiertas. Usted puede fortalecer los músculos respiratorios expulsando aire a través de sus labios fruncidos durante 30 minutos por día. Trate de exhalar el aire un par de veces empleando el mismo tiempo que tardó en inhalarlo; esto lo ayudará a liberarse del aire acumulado en sus pulmones, y, por consiguiente, entrará aire fresco en su lugar.

También puede comprarse en las farmacias un aparato que opone resistencia mientras usted sopla contra él. Es una especie de boquilla con una anilla en su extremo que, al girar, cambia la abertura de la boquilla. Se empieza con la abertura mayor; se inspira aire y se expulsa por la boquilla. Una vez que domina una posición, puede avanzar a la siguiente.

PRUEBE LAS VITAMINAS C Y E. Algunos especialistas aconsejan a sus pacientes tomar como mínimo 250 mg de vitamina C 2 veces al día y 800 unidades internacionales (IU) de vitamina E, también 2 veces por día (por supuesto, antes de practicar esta terapia debe contar con la supervisión y el consentimiento de su médico). Aunque no se ha demostrado la eficacia de esta terapia, es seguro que no le hará daño. Algunos piensan que las vitaminas C y E pueden ser útiles porque son antioxidantes y, como es sabido, el humo del tabaco contiene oxidantes que lesionan los pulmones.

PERMÍTASE LA ADAPTACIÓN. Su vida con un enfisema ya no será igual a la que llevaba previamente. Permítase la adaptación a cada etapa de su enfermedad. Sufrirá pérdidas, pero usted ejercerá el control sobre ellas.

La última etapa de la adaptación es un compromiso entre dar y tomar, en vez de ver las cosas blancas o negras.

RELÁJESE. Si usted considera su enfermedad como una amenaza, es posible que se despierten mecanismos psicológicos que empeoren el enfisema. Permanecer en un constante estado de alarma requiere un gran gasto de oxígeno. La alarma es provocada por los pensamientos, los cuales usted puede controlar y, de esta forma, controlará también dichos mecanismos psicológicos.

DIRIJA SU ATENCIÓN HACIA EL PRESENTE. Cuando se sienta culpable de haber contraído la enfermedad, dirija su atención al presente y concéntrese en lo que sucede ahora. No puede modificar hechos ocurridos en el pasado, sólo puede aprender de ellos. Enfadarse o sentirse responsable es una actitud normal. La mejor actitud es hablar sobre ello y después olvidarlo.

FÍJESE PEQUEÑOS OBJETIVOS. Una forma de sustituir el pensamiento «el enfisema es una incapacidad» por el de «el enfisema es algo sobre lo que yo tengo control» es plantearse una serie de pequeños objetivos.

Este ejercicio es una excelente forma para estimular su confianza. Póngase, por ejemplo, algún objetivo basado en hechos físicos. Use diagramas y gráficos para medir sus progresos. Esto le dará una medida objetiva de su capacidad para hacer algo.

ÚNASE A UN GRUPO DE REHABILITACIÓN. Considere la posibilidad de integrarse en un grupo de rehabilitación pulmonar. Éste puede proporcionarle información sobre su enfermedad y brindarle soporte social. Las estadísticas demuestran que estos programas de ayuda disminuyen el número de hospitalizaciones.

TENGA UN MONITOR EN LA FAMILIA. Haga que un miembro de su familia sea un monitor que lo ayude cuando tiene dificultades para respirar. El monitor puede conducirlo en las técnicas básicas de relajación. Puede sentarse con usted y preguntarle sobre sus pensamientos inmediatamente antes de un ataque y durante éste. Los pacientes con enfisema son psicológicamente muy normales. Una vez que manifiestan sus pensamientos, ellos mismos reconocen su falta de sentido. En el momento en que empiezan a reírse, se relajan y su respiración vuelve a la normalidad.

NO SE AÍSLE SOCIALMENTE. No debe hacer generalizaciones sobre su dificultad respiratoria. Algunos pacientes con enfisema rechazan una actividad determinada por el temor de no poder concluirla debido a su trastorno respiratorio. No debe aislarse.

DÉSE SU PROPIO TIEMPO. Los pacientes con enfisema deben aprender a tomarse su propio tiempo. En realidad, pueden hacer todo lo que deseen pero a su propio ritmo. Aprender a caminar despacio no es algo fácil de hacer.

TRABAJE CON INTELIGENCIA. Los pequeños detalles pueden marcar una gran diferencia. ¿Es posible reorganizar sus tareas de modo que pueda llevarlas a cabo con menos esfuerzo? ¿Puede poner los platos en la mesa directamente del lavavajillas en lugar de sacarlos cada vez del armario de la cocina?
La American Lung Association sugiere disponer de tres estantes con diferentes utilidades. Las pequeñas cosas resueltas con eficacia lo recompensarán con una energía extra.

COORDINE SU RESPIRACIÓN. De acuerdo con la American Lung Association las tareas en el hogar resultan más fáciles si exhala el aire a través de sus labios fruncidos mientras trabaja y lo inhala mientras descansa. De forma semejante, si tiene que subir una cuesta, espire mientras hace el esfuerzo de subir e inspire en el momento en que esté descansando.

NO USE AEROSOLES INNECESARIOS. No necesita añadir más conflictos a sus problemas respiratorios. Use acondicionadores del cabello en forma líquida o un gel desodorante en barra. Para la limpieza de la casa evite también utilizar aerosoles.

Vista ropas cómodas. Use ropas holgadas que permitan a su pecho y estómago expandirse libremente. Eso significa no usar cinturones, sujetadores o ligueros muy ajustados. Las mujeres pueden encontrar más cómodos los corsés que los sujetadores.

Enuresis

5 OPCIONES PARA DORMIR TODA UNA NOCHE

La enuresis es muy molesta y embarazosa para un niño. Por fortuna, todos ellos logran superarla. No obstante, pueden tomarse algunas medidas mientras se espera que pase el tiempo. A continuación le brindamos los mejores remedios para la enuresis.

Sea realista. No premie al niño, pero tampoco lo castigue. Simplemente, cámbiele las sábanas y no pronuncie palabra, ya que, con el tiempo, se le pasará. Los niños no lo hacen ex profeso; por lo tanto, no los alabe cuando están secos ni tampoco los castigue cuando se mojan.

Cambie de hábito. Para ayudar a reducir el estrés psicológico, se recomienda que no sea siempre usted la encargada de cambiar las sábanas. Deje que sea el niño quien lo haga; para ello, provéalo de unos cuantos juegos de cama de un pequeño acolchado de goma, para que, si ocurre un accidente, pueda utilizarlo como absorbente. También debe disponer de un par de pijamas para cambiarse cuando sea conveniente. De esta manera, al menos no se sentirá tan avergonzado.

No se alarme. Las alarmas para detectar la enuresis son muy útiles. No obstante, hay que tener paciencia. El ruido de la alarma es muy fuerte y, por lo tanto, es muy probable que toda la familia se despierte. Estas alarmas emiten un zumbido o silbido muy potente cuando el niño se moja. En teoría, el sonido debe condicionar al niño para que se despierte a orinar. Con el tiempo, se inhibe la enuresis y la distensión de la vejiga lo despierta.

Muchos niños responden a este tipo de condicionamiento dentro de los 60 días de su empleo. La enuresis se considera curada cuando el niño ha pasado 21 noches consecutivas sin mojarse.

Las nuevas alarmas son mucho más sencillas, pequeñas y más sensibles a la orina que las tradicionales, más aparatosas y complicadas. Las alarmas actuales llevan baterías recargables y detectores de la humedad que van adheridos directamente a la ropa interior. Otra ventaja es que las baterías (en los nuevos modelos) duran más tiempo.

ESTIMULE LOS MÚSCULOS DE LA VEJIGA. Si durante el día el niño acostumbra a ir al lavabo con frecuencia, los ejercicios de estiramiento de la vejiga serán muy útiles. Se recomienda que el niño beba gran cantidad de líquido durante el día y que practique el control de la vejiga absteniéndose de acudir al lavabo durante el mayor tiempo posible.

APLIQUE SU PACIENCIA Y SU AMOR. Sea consciente de que todos los niños superan la enuresis. Eso significa que ya habrá desaparecido cuando su hijo alcance la pubertad. Sólo en el 1-2 % de los niños persiste el problema a esa edad. Por lo tanto, sea paciente y proporciónele apoyo. Ningún niño con enuresis es feliz. Resulta desagradable, molesto y frío; además, no le agrada esa conducta que él considera propia de un bebé. En definitiva, lo más importante es brindarle soporte afectivo y armarse de mucha paciencia.

Eructos

10 PASOS PARA ERRADICAR EL PROBLEMA

Los eructos a menudo son causados por la *aerofagia*, término médico que hace referencia al hecho de tragar el aire. Todos tenemos una cantidad de aire y de otros gases en nuestro sistema gastrointestinal, que, en promedio, correspondería al contenido de una taza. El cuerpo adquiere constantemente aire y otros gases a lo largo del día a través de la boca, además del que produce en forma endógena. En conjunto, llega a sumar alrededor de unas 10 tazas de gas en 24 horas, es decir, unas 9 tazas más que lo que podemos transportar.

El organismo busca en todo momento la forma de descargar este exceso. Una de las formas es el eructo.

Las bebidas gaseosas y la cerveza aportan gran cantidad de gases, al igual que la saliva, que contiene diminutas burbujas de aire que viajan al estómago cada vez que traga.

Todas las personas que tragan aire junto con los alimentos están condenadas a presentar problemas. En el caso de los eructos, se trata de un malestar que puede curarse en casa. Todos podemos controlar el aire que tragamos y, así, ahorrarle tiempo al médico.

SEA CONSCIENTE DEL AIRE. Usted puede tragar hasta unos 150 g de aire cada vez que traga, y la gente que es muy nerviosa lo hace con mucha frecuencia.

Algunas personas, a las que se podría denominar tragadoras impulsivas, presentan problemas simplemente porque tragan mucha saliva. Todo esto se puede mejorar si se aprende a controlar los reflejos en el momento de tragar, y esto se logra tomando conciencia de lo que sucede. Si pregunta a sus familiares y amigos si usted traga mucho, ellos se lo dirán, ya que es probable que usted no pueda notarlo.

Si usted comprueba que traga de forma excesiva, puede adoptar ciertos hábitos para ayudar a reducir el aire ingerido:

- Evite las bebidas carbonatadas.
- Coma despacio y mastique la comida antes de tragarla.
- Siempre coma con la boca cerrada.
- No beba de latas ni de botellas, ni tampoco con cañas.
- Evite las comidas y bebidas que contengan mucho aire, como la cerveza, el helado, los *soufflés*, las tortillas y la nata.

A VECES ES MEJOR ERUCTAR

Muchos médicos no ven la necesidad psicológica de disimular un eructo, ya que lo consideran una función fisiológica natural.

Algunas sociedades piensan que los eructos son buenos para el organismo, y en la India y otros países orientales eructar en público se considera una conducta perfectamente normal.

No le sugerimos que se imagine que está en Calcuta, pero sí que tenga en cuenta que, después de todo, los eructos no son tan malos.

Hay un viejo refrán que dice:

Es mejor eructar
y sobrellevar la vergüenza
que disimular el eructo
y sobrellevar la molestia.

ELIMINE EL HÁBITO NERVIOSO DE ERUCTAR. Se ha demostrado que los tragadores de aire crónicos tienden a eructar permanentemente, debido a que cuanto más se eructa más deseos se tienen de hacerlo. Sin embargo, existen soluciones para este tipo de personas. Algunos médicos indican a los pacientes que cuando estén nerviosos y comiencen a hincharse debido a la cantidad de aire ingerido se coloquen un lápiz, un corcho o su dedo entre los dientes a fin de mantener abierta la boca y que el tragar resulte más dificultoso.

DIGA ADIÓS A LAS COMIDAS APETITOSAS. Si se come rápidamente en gran cantidad, los eructos son inevitables, pero esto nada tiene que ver con los que eructan de forma crónica, es decir hora tras hora, día tras día. A estas personas se les recomienda disminuir el consumo de alimentos que producen gases en el sistema digestivo. En general, se deben eliminar las grasas y los aceites, como los de las ensaladas, la margarina y la nata.

ELIMINE LAS BURBUJAS CON SIMETICONA. Para ayudar a aliviar el problema que ya existe, los expertos en nutrición recomiendan el uso de antiácidos que contengan simeticona (Flatoril®).

La simeticona actúa sobre las burbujas del estómago, haciéndolas más pequeñas y, en consecuencia, se eructa menos. Sin embargo, la cantidad de gas presente en el tracto digestivo sigue siendo la misma.

Esterilidad

18 MEDIDAS PARA AYUDAR A LA CONCEPCIÓN

Se han decidido a ser padres. Hace unos meses, con gran felicidad destruyó los últimos preservativos en una guerra de globos de agua, se deshizo del espermicida e invitó a su mujer a que olvidara su viejo diafragma. A partir de entonces, han practicado el amor libre sin ninguna protección anticonceptiva.

Pero hay pequeños problemas. Usted no queda embarazada, y comienza a preocuparse. ¿Por qué tarda tanto?, ¿qué puede hacer para ayudar a la naturaleza?

PARA LAS PAREJAS

He aquí lo que los expertos proponen a las parejas cuando éstas comienzan a preocuparse por no tener éxito en la concepción.

DENSE UN AÑO. Si usted tiene menos de 28 años, su vida sexual es maravillosa y ningún dato en su historia clínica indica que tiene un problema de reproducción, se recomienda que se dé un año de tiempo.

El 60 % de las parejas concebirán en un plazo de 6 meses, mientras que el 9 % lo hará en el término de un año. Naturalmente, si usted tiene más edad, la fertilidad se reduce un poco. Incluso las mujeres de 20 años no ovulan cada mes. A los 30 años, la regularidad de la ovulación mensual comienza a disminuir. Cuanto mayor sea su edad, más urgente será que se ponga en contacto con el médico.

HABLE CON SU PAREJA. ¿Están seguros de que *ambos* quieren tener un niño? Nuestros expertos refieren muchos casos de parejas que durante años buscaban tener un niño y que sólo lo consiguieron cuando uno de ellos, indeciso, finalmente resolvió su ambivalencia. Uno de estos casos es el de un hombre mayor que tenía hijos de un matrimonio previo y no estaba seguro de querer ser padre otra vez. Después de conversar sobre el tema con su pareja, decidió con entusiasmo intentarlo nuevamente y fue entonces cuando consiguieron su objetivo.

CONSEJOS MÉDICOS

CUANDO LA CIGÜEÑA NECESITA ALGO MÁS QUE UN EMPUJÓN

A usted le gustaría tener un niño, pero su cuerpo no está cooperando. ¿Tendrá que esperar más? ¿O acaso es el momento de consultar con un especialista en esterilidad? De acuerdo con nuestros expertos deberá buscar ayuda profesional si:

- Sus períodos menstruales son escasos o irregulares y su mucosidad cervical no se modifica a lo largo del ciclo. Es posible que usted no esté ovulando.
- Se ha estado controlando durante tres ciclos consecutivos y aún no presenta indicios de estar ovulando.
- Tiene menos de 35 años y no ha podido quedar embarazada a pesar de haber mantenido relaciones sexuales sin utilizar ningún protector anticonceptivo durante un año (si tiene más de 35 años, este período es de 6 meses).
- Usted está produciendo leche o le han aparecido pelos en los pechos, en el labio superior o el mentón. Es posible que tenga un desequilibrio hormonal.
- Usted o su compañero han sufrido una infección por clamidias, una enfermedad de transmisión sexual que puede destruir las trompas de Falopio en las mujeres y provocar inflamación y cicatrización en el sistema de conductos en el hombre.
- Su historia clínica incluye infecciones pélvicas, endometriosis, enfermedad poliquística en los ovarios, cirugía de las vías urinarias o abdominales, heridas en el perineo, fiebre excesivamente alta, paperas o sarampión.
- Ha usado dispositivos intrauterinos.
- Usted o su compañero sospechan haber estado expuestos al plomo, una sustancia química conocida por su propiedad de interferir en la fertilidad.

Algunos médicos cuentan que muchas personas que acuden a consultar los problemas de infertilidad al cabo de sólo un mes logran que se produzca el embarazo.

DÉJESE LLEVAR POR LA PASIÓN. Olvídese de los ciclos ovulatorios, de la mucosidad y de la planificación de las relaciones sexuales mientras no haya dudas razonables de que existan problemas de infertilidad. Si puede, deje que la pasión se apodere de usted; a veces es más eficaz.

REDUZCA EL ESTRÉS. El exceso de trabajo y la constante presión pueden influir negativamente sobre la fertilidad. Hay que intentar pensar hasta dónde tiene sentido correr tanto. Su organismo sabe que un período de gran estrés no es el mejor para quedar embarazada.

POSICIÓN DEL MISIONERO PARA LOS DÍAS FÉRTILES DE LA MUJER. El hombre sobre la mujer es la posición más tradicional y también la mejor para la concepción. Una vez que el hombre ha eyaculado, la mujer debe permanecer acostada durante unos 20 minutos. Se recomienda tener relaciones por la noche y luego dormirse.

DEJE EL TABACO. El tabaco puede impedir la fertilidad tanto en los hombres como en las mujeres. Los estudios han demostrado que los fumadores tienden a tener un menor número de espermatozoides y, además, con menos movilidad que los no fumadores.

En otro estudio llevado a cabo en Inglaterra en 17.032 mujeres se demostró que las que fumaban tenían menor capacidad de fertilidad. Se sospecha que el tabaco puede alterar los niveles hormonales de la mujer.

OTRA ALTERNATIVA

ADIÓS A LA JALEA, DÉ LA BIENVENIDA A LA CLARA DEL HUEVO

Aunque a muchos pueda sorprenderlos, la clara de huevo se utiliza como lubricante para inducir la gestación. No es mágica, pero sí beneficiosa para las parejas que tienen problemas de sequedad.

Se recomienda su uso sólo en los días en que la mujer es fértil. Para los demás días se aconsejan los lubricantes habituales.

¿Por qué la clara del huevo?

Algunas investigaciones realizadas en Canadá demostraron que la clara de huevo producía efectos mínimos en la movilidad y la supervivencia de los espermatozoides. Esto tiene sentido, puesto que la clara de huevo es proteína pura y la mayor parte del esperma tiene también naturaleza proteica. Los espermatozoides no se encuentran bien en un medio diferente del de su propia estructura.

Se sabe que este método ha dado buenos resultados y bien vale un intento. Pero no debe usarlo si es alérgico a los huevos. Coja un huevo de la nevera y déjelo a temperatura ambiente. Luego separe la clara de la yema y aplique aquélla tanto sobre el glande del pene como en la vagina.

SÓLO PARA MUJERES

He aquí unas medidas muy útiles que las mujeres pueden considerar para incrementar las posibilidades de quedar embarazadas.

ASEGÚRESE DE ESTAR OVULANDO. ¿Sus reglas son normales? Si no lo son, es posible que no esté ovulando.

Una de las características de la ovulación es el cambio notable en la mucosidad cervical hacia la mitad del ciclo, que se vuelve más clara y acuosa. Otros signos incluyen la sensibilidad premenstrual en los pechos, los calambres y lo que los alemanes denominan *mittelschmerz*, dolor de la ovulación.

SI DESEA SER UNA DIOSA FÉRTIL, TRATE DE PARECERSE A UNA DE ELLAS. Muchas mujeres pueden inducir la ovulación, simplemente, modificando su peso corporal. En general, cuanto más cerca esté del peso ideal establecido, tanto mejor. Usted debe intentar que su peso sea un 95 % de su peso ideal, pero nunca más del 120 %.

Los investigadores han comprobado que la grasa del cuerpo puede producir y almacenar estrógenos, hormonas que prepara al organismo para el embarazo.

Cuando los niveles de estrógenos del cuerpo son demasiado altos o demasiado bajos, puede romperse el equilibrio. Cuanto más grasa, mayor producción de estrógenos.

En un estudio realizado en 29 mujeres muy delgadas, éstas alcanzaron la ovulación cuando llegaron a pesar el 95 % de su peso ideal. En un plazo de 3 años desde el inicio de la prueba, 24 de ellas lograron quedar embarazadas. En otro estudio, 11 de 13 mujeres con sobrepeso consiguieron ovular cuando redujeron su peso y 10 de ellas quedaron embarazadas.

PRACTIQUE EJERCICIO CON CAUTELA. Existen dos razones para tener cuidado. Si usted pierde demasiada grasa del cuerpo al hacer ejercicio, puede dejar de ovular. Pero, aunque mantenga un peso corporal normal, si realiza actividades intensas, como correr, esquiar o nadar durante más de una hora diaria también corre el riesgo de que no se produzca ovulación.

En un estudio efectuado en 346 mujeres con una disfunción ovulatoria se comprobó que las mujeres que nunca habían quedado embarazadas y que practicaban ejercicios muy rigurosos durante más de una hora al día presentaban mayor riesgo de esterilidad. En este estudio se halló que el efecto del ejercicio sobre la fertilidad era independiente de la capacidad para originar pérdida de peso.

¿A qué se debe este efecto? Los médicos sospechan que las endorfinas, sustancias químicas cerebrales liberadas durante los ejercicios vigorosos, pueden, al igual que la morfina, afectar los niveles de prolactina en la mujer. Los niveles elevados de prolactina pueden interferir en la ovulación.

A las deportistas se les recomienda, aunque no tengan dificultad para quedar embarazadas, reducir la actividad física durante el período de ovulación.

CALCULE CUIDADOSAMENTE EL TIEMPO. Si usted ovula normalmente, pero no logra el embarazo, es probable que se deba a que no mantiene relaciones sexuales en el momento de mayor fertilidad.

¿Cuál es la solución? Intente predecir la ovulación. Si usted no quiere complicarse demasiado, puede estimar la fecha de su próxima regla y descontar 14 días. A partir del día 11 hasta el día 16 mantenga relaciones sexuales cada noche.

NO A LAS DUCHAS. Todo aquello que modifique el pH de la vagina puede dificultar la vida a los espermatozoides. Esto incluye las duchas, los lubricantes y los geles. Los ginecólogos recomiendan evitar las duchas vaginales.

CONTROLE EL CONSUMO DE CAFEÍNA. Más de una taza de café al día puede disminuir las posibilidades de quedar embarazada. Lo mismo sucede si ingiere la cantidad equivalente de cafeína en chocolates o bebidas que contengan aquélla.

En un estudio efectuado en un grupo de 104 mujeres que intentaban quedar embarazadas se encontró que las que bebían más del equivalente de cafeína de una taza de café al día tenían la mitad de las posibilidades de concebir que aquellas que consumían menos.

SÓLO PARA HOMBRES

A continuación le brindamos unos consejos que pueden ser de utilidad.

DÉLE TIEMPO A SUS ESPERMATOZOIDES. Cualquier enfermedad vírica que cursa con fiebre puede disminuir la cantidad de espermatozoides incluso durante 3 meses. Los resfriados también producen este efecto.

¿Por qué el efecto se prolonga durante tanto tiempo? El ciclo normal de producción de un espermatozoide es de 78 días. Necesita otros 12 días para madurar. El semen normal contiene aproximadamente 20 millones de espermatozoides en un espacio equivalente al de una cucharita de té. Si usted mira esta muestra en un microscopio, más del 60 % de ellos aparecerán moviéndose hacia delante. Si usted tiene una cantidad normal de espermatozoides, el frío o la gripe probablemente no alterarán su fertilidad. En cambio, si su población de espermatozoides es más baja, una enfermedad puede disminuir su fertilidad.

DIGA NO A LOS ESTEROIDES. Los esteroides anabólicos pueden afectar las glándulas pituitarias y alterar el equilibrio hormonal del organismo. No es extraño que los deportistas tengan problemas de esterilidad, puesto que el uso prolongado de esteroides puede causar daños permanentes en los testículos.

ALÉJESE DE LOS FÁRMACOS Y DEL ALCOHOL. Muchos remedios, tanto de venta libre como con receta, pueden disminuir la cantidad de espermatozoides. Si tiene dudas acerca de la medicación que esté tomando, consulte a su médico. El Tagamet®, un medicamento utilizado para la úlcera, debe controlarse rigurosamente. Otros fármacos que requieren una atención especial incluyen los quimioterápicos y ciertos antibióticos. Varios estudios han demostrado que el alcoholismo crónico y la marihuana también pueden provocar trastornos.

MANTÉNGALOS FRÍOS. Para que la temperatura de sus testículos sea 0,5 °C más fría que la de su cuerpo evite las prendas ceñidas que los mantienen pegados al cuerpo. Si la temperatura corporal o de los testículos es elevada puede afectarse la producción de espermatozoides.

Los médicos recomiendan ser cuidadoso con el exceso de actividad física, las temperaturas extremas, los baños muy calientes y la ropa interior muy ajustada, siempre que usted desee ser padre.

RECUERDE QUE CON LA ABSTINENCIA LOS ESPERMATOZOIDES SE VUELVEN MÁS FUERTES. Mantener relaciones sexuales diarias puede ser muy satisfactorio, pero si usted desea tener un hijo puede disminuir la cantidad de sus espermatozoides.

En una pareja normal esto carece de importancia, pero cuando existe una reducción de la fertilidad, puede ser un factor decisivo. Los expertos recomiendan abstenerse durante los 2 días previos al período fértil de la mujer para permitir que los espermatozoides crezcan, y, a partir de entonces, mantener relaciones cada día.

Estreñimiento

18 SOLUCIONES PARA UN PROBLEMA COMÚN

Todo lo que sube, finalmente baja. Isaac Newton lo demostró, sentado bajo un manzano.

Todo lo que entra, finalmente sale. Usted lo ha demostrado esta mañana, sentado en el baño.

Bueno, ¿lo hizo o no? ¿O fue ayer por la mañana, cuando tuvo su último movimiento de intestino? ¿O hace 2 días? ¿O un memorable día frío de principios de diciembre?

El estreñimiento no es precisamente agradable. Algunas veces puede ser doloroso. Pero el origen de la inactividad de sus intestinos es a menudo fácil de encontrar. Puede deberse a una falta de fibra en su dieta, una insuficiente ingestión de líquidos, el estrés, los medicamentos, la falta de ejercicio y los malos hábitos intestinales.

A continuación revisaremos todos estos factores y las formas para remediarlos.

¿PADECE REALMENTE ESTREÑIMIENTO? Usted cree que tiene un problema, pero ¿lo tiene realmente? Como todo el mundo, usted es constantemente bombardeado por la publicidad de los laxantes, que transmite la idea de que para estar realmente sano es imprescindible tener una evacuación diaria. Esto no es cierto.

Muchas personas se hallan sometidas a un *estreñimiento psicológico* (creen que están estreñidos cuando realmente no lo están). En realidad la frecuencia de las deposiciones varía mucho de un individuo a otro. Para algunos, 3 movimientos diarios pueden ser normales, mientras que para otros, 3 veces por semana son suficientes.

¿INGIERE SUFICIENTES LÍQUIDOS? Según los expertos, la primera medida en caso de padecer estreñimiento es revisar la dieta. Los principales alimentos que deben figurar en ella son la fibra y los líquidos. Son necesarias grandes cantidades de ambos para mantener evacuaciones blandas y ayudarlas en su paso por el colon.

¿Cuánta fibra y cuánto líquido se necesita? Empecemos con los líquidos. Un adulto debe beber, como mínimo, 6 vasos diarios de líquido y, preferiblemente, 8. Todos los líquidos cumplen con su propósito, pero es más aconsejable beber agua.

COMA MUCHA FIBRA. La dieta occidental típica no suele contener una cantidad suficiente de fibra. Los especialistas recomiendan un consumo diario de 20-35 g de fibra para todos los adultos y al menos 30 g para los que sufren estreñimiento.

¿De dónde procede la fibra? La fibra proviene de los hidratos de carbono complejos, los cuales se encuentran en los cereales enteros, la fruta y las verduras. No es muy difícil consumir 30 g si escoge adecuadamente las comidas. Por ejemplo, 1/2 taza de guisantes aportan 5 g; una manzana pequeña, 3 g, y un tazón de salvado, 13 g. Sin embargo, las principales fuentes de fibra son las alubias secas cocidas, las ciruelas, las uvas, las palomitas de maíz, la harina de avena, las peras y las nueces. Sólo una precaución: aumente la ingestión de fibra lentamente, para evitar la formación excesiva de gases.

OTRA ALTERNATIVA
EVITE LA CAPA DE ACEITE

Elimine de su dieta todos los aceites, como los vegetales, el de oliva o el de soja. Esto lo ayudará a aliviar el estreñimiento crónico.

No es el aceite en sí mismo el que causa estreñimiento y otros muchos problemas digestivos, sino el ingerirlo en su estado libre.

El problema de estos aceites es que forman una película en el estómago, que dificulta la digestión gástrica e intestinal de los hidratos de carbono y proteínas. La digestión se retrasa hasta 20 horas, produciéndose putrefacción, gases y toxinas, que afectan el intestino.

El consumo de aceites en su estado natural, contenidos en alimentos como las nueces enteras, los aguacates y el maíz, no es perjudicial, puesto que, al ser liberados lentamente en el cuerpo, no se forma la película de aceite en el estómago y, por lo tanto, no se interfiere en la digestión. Estos aceites, en oposición a los que se presentan en su forma libre, constituyen nutrientes completos.

ACUDA A UN GIMNASIO. Ya sabe que el ejercicio es bueno para su corazón. Pero, ¿sabía que también es bueno para su intestino? En general, el ejercicio es beneficioso para el estreñimiento, pues aumenta la movilidad en el intestino.

DÉ UN PASEO CON SU BEBÉ. Cualquier forma de ejercicio aliviará su estreñimiento, pero la más recomendada por los especialistas es caminar. Éste es particularmente beneficioso en las mujeres embarazadas, muchas de las cuales sufren estreñimiento debido a que su organismo se altera para adecuarse al crecimiento del feto.

CONSEJOS MÉDICOS

JUEGUE SEGURO; ACUDA AL MÉDICO

El estreñimiento por sí mismo no es un trastorno grave. No obstante, debe acudir al médico si los síntomas son intensos, duran más de 3 semanas o hay sangre en sus evacuaciones. Aunque raras veces ocurre, el estreñimiento también puede ser una señal de un trastorno subyacente grave.

Además, visite a un médico si el estreñimiento se acompaña de una distensión del estómago, ya que puede ser señal de una obstrucción intestinal.

Cualquier persona, incluidas las futuras mamás, debe caminar 20-30 minutos por día. Las mujeres embarazadas deben tener la precaución de no cansarse mucho cuando caminen.

ENTRENE SU HÁBITO. Muchas personas acuden al baño no cuando lo pide la naturaleza, sino cuando les resulta más conveniente. Sin embargo, hacer caso omiso de la urgencia de defecar puede conducir progresivamente hacia el estreñimiento. Pero nunca es demasiado tarde para mejorar los hábitos del intestino.

El momento más natural para defecar es después de una comida. Así, cada día después de la comida o la cena acuda al baño y siéntese en la taza durante unos 10 minutos. Con el tiempo condicionará a su colon a que trabaje de forma natural.

TÓMESELO CON TRANQUILIDAD. Cuando está nervioso o tenso, su boca se seca, su corazón late más deprisa y sus intestinos reducen sus movimientos. Es parte del mecanismo denominado de lucha o de huida.

Si usted sospecha que la tensión es la responsable de su estreñimiento, tómese tiempo para relajarse. Puede oír, por ejemplo, grabaciones de técnicas de relajación.

RÍASE DE VERDAD. Una carcajada desde lo más hondo de su estómago puede ayudar a su estreñimiento de dos formas. Ejerce el mismo efecto que un masaje en los intestinos, lo cual ayuda a estimular la digestión, y es un gran calmante para el estrés. ¿Ha oído algún chiste sobre el estreñimiento?

CUIDADO CON LOS LAXANTES. Los fármacos cumplen a menudo la función para la cual se han concebido, pero también son terriblemente adictivos. Tomar demasiados laxantes puede hacer que su intestino se acostumbre a ellos y, entonces, su estreñimiento empeorará. ¿Cuándo debe tomar laxantes? Casi nunca.

TODOS LOS LAXANTES NO SON IGUALES. En la mayoría de las farmacias, junto a los laxantes químicos encontrará otros denominados «naturales» o «vegetales», cuyo principal ingrediente es la semilla molida de psilio (*plantago*). Ésta es una forma superconcentrada de fibra que, a diferencia de los laxantes químicos, no es adictiva y es segura, incluso si se toma durante largos períodos. No obstante, debe tomar la precaución de ingerirla con grandes cantidades de agua.

PRUEBE UNA RECETA ESPECIAL. El problema de la mayoría de los laxantes basados en la semilla de psilio es que suelen ser bastante caros. Usted puede elaborar su propio laxante comprando las semillas de *plantago* en cualquier tienda de dietética y moliéndolas. Algunos especialistas recomiendan moler dos partes de psilio con una parte de fibra de lino y otra parte de salvado de avena (también disponibles en las tiendas de dietética).

Para obtener una pócima superrica en fibra, mézclelo todo con agua y tómese una pequeña porción del puré cada noche.

OBTENGA UN RÁPIDO ALIVIO (DE TANTO EN TANTO). Si tiene la desgracia de que nada acelera sus movimientos de intestino excepto los enemas y los supositorios, úselos, puede hacerlo, pero sólo esporádicamente, puesto que su uso continuado puede conducir a un colon perezoso. Dicho de otra forma, puede empeorar la situación.

Use en los enemas sólo agua limpia o soluciones salinas, nunca líquidos jabonosos ya que pueden ser irritantes. Cuando compre supositorios, elija los de glicerina y olvídese de los químicos.

REVISE LA MEDICACIÓN. Hay un buen número de medicamentos que pueden provocar o exacerbar el estreñimiento. Entre los responsables más comunes figuran los antiácidos que contienen aluminio o calcio, los antihistamínicos, los fármacos para la enfermedad de Parkinson, los suplementos de calcio, los diuréticos, los opiáceos, las fenotiazinas, los sedantes y los antidepresivos tricíclicos.

TENGA CUIDADO CON CIERTAS COMIDAS. Algunos alimentos pueden producir estreñimiento en algunas personas pero no en otras. La leche, por ejemplo, puede estreñir a ciertas personas y causar diarrea a otras. Los alimentos que tienden a producir gases, como las alubias, la coliflor y el repollo, deben ser evitados por los que padecen estreñimiento a causa de un colon espasmódico. Éste debe sospecharse si su estreñimiento es intensamente doloroso.

COMA EN PEQUEÑAS CANTIDADES. Las personas que padecen espasmos de colon deben evitar ingerir grandes cantidades de alimentos ya que producen distensión del tracto intestinal y, por consiguiente, empeoran el estreñimiento.

SEA PRECAVIDO CON LAS HIERBAS. Existen numerosos preparados de hierbas para el tratamiento del estreñimiento. Entre los más conocidos cabe citar el áloe (el jugo, no el gel), el sen, la raíz de ruibarbo y la cáscara sagrada, que si bien pueden ser muy efectivos, requieren precauciones. No debe abusarse de ciertos laxantes de hierbas, como los químicos.

NO HAGA ESFUERZOS. Puede ser tentador enfadarse y hacer esfuerzos para salir del estreñimiento; sin embargo, esta actitud no es nada sabia, puesto que corre el riesgo de sufrir hemorroides y fisuras anales, las cuales no sólo son dolorosas sino que además pueden agravar su problema de estreñimiento al estrechar el orificio anal. Un esfuerzo intenso puede incluso provocar un aumento de la presión arterial y un descenso de la frecuencia cardíaca. Por esta causa, algunas personas de edad avanzada se han desvanecido y caído en el baño y han sufrido fracturas.

Esto nos lleva otra vez a sir Isaac Newton y su inmutable ley de la gravedad.

Estrés

22 CONSEJOS PARA REDUCIR LA TENSIÓN

Acabado, destruido, flagelado, vencido. Todos sabemos lo que se siente cuando uno se encuentra emocionalmente destrozado por el enorme peso de la lucha diaria.

Nuestros jefes nos gritan y nuestros cónyuges no se quedan atrás. Parece un círculo vicioso, ya que, si logramos hacer las cosas mejor en la oficina, nos quedamos sin energía para la casa, por lo que ésta se convierte en un campo de batalla que nos agota hasta el punto de dejarnos sin energía para el trabajo.

Pero ¿es el estrés realmente algo tan fuerte? ¿Sobrevivir es lo único que usted pretende en este mundo? No, el estrés no es sólo algo que usted puede vencer, sino que es una fuerza que usted puede utilizar a su favor. No tiene que intentar alejarse de él, ni tampoco asistir a un seminario sobre el manejo del estrés para saber cómo controlarlo. A continuación le brindamos unos consejos médicos para mostrarle cómo combatir el estrés y, por supuesto, ganar.

ANALICE SU ACTITUD. El concepto más importante que ha de tener en cuenta es que en la mayoría de los casos el origen del estrés no reside en el exterior sino en la forma en que usted *reacciona*, la cual, a su vez, depende de la forma en que usted *percibe* un estrés particular.

Observe a la gente cuando está en la montaña rusa. Algunos se hunden en los asientos, con los ojos cerrados y las mandíbulas firmemente apretadas. No pueden esperar hasta que llegue la tortura; están ansiosos, deseando que todo termine y puedan volver a tierra firme. Otros, en cambio, sólo esperan nuevas aventuras; con los ojos totalmente abiertos, saborean cada zambullida embravecida y no pueden contener la ansiedad que les produce el deseo de volver a hacer otro viaje. En el medio están las personas aparentemente indiferentes o que, inclusive, se aburren.

Todos ellos atraviesan la misma experiencia (un viaje en la montaña rusa), pero reaccionan de diferentes maneras: un mal estrés, un buen estrés y nada de estrés.

El término chino para designar una crisis es *weiji* (que por separado significa peligro y oportunidad). Cada problema al que nos enfrentamos en la vida puede considerarse eso: una oportunidad para demostrar que podemos manejarlo.

Basándose en este enfoque de la sabiduría china, los expertos opinan que es necesario cambiar la forma de pensar, intentando considerar que una tarea laboral difícil puede representar la oportunidad para mejorar las habilidades. Por ejemplo, cambiar una vida de estrés y molestias por una más excitante y estimulante.

PIENSE EN ALGUNA OTRA COSA. Todo lo que pueda hacer cambiar instantáneamente su perspectiva es útil. Necesita distraerse, romper con cualquier pensamiento que le esté causando el estrés. Pensar en cualquier otra cosa lo hará relajarse.

PIENSE POSITIVAMENTE. Cuando sienta algún temor, por ejemplo antes de una presentación o de una entrevista con su jefe, piense en algún éxito previo o en una realización pasada. El objetivo es que usted recuerde inmediatamente que ya lo ha logrado antes y que no existe razón alguna por la cual no lo logre ahora.

TÓMESE UNAS VACACIONES MENTALES. Tomarse unas minivacaciones mentales es una buena manera de aliviar o controlar el estrés. Imagínese a sí mismo tumbado sobre la arena caliente en la playa, con un viento fresco soplando del océano y los surfistas a lo lejos. Es *sorprendente* lo que esta imagen puede ayudar a relajarse.

RECITE UNA ORACIÓN DE ANTIESTRÉS. El estrés puede aparecer en cualquier momento, no sólo en el trabajo: puede sorprenderlo en el lavabo antes de irse a trabajar, en el restaurante a la hora de la comida o en el coche de regreso a su hogar. Cuando los pensamientos tormentosos le estén haciendo un nudo en el cuello y la tensión le esté subiendo, recite los siguientes versos:

«No existe ningún *lugar* al que yo tenga que llegar a tiempo.
No existe ningún *problema* que yo deba solucionar ahora.
No existe *nada* que yo tenga que hacer ahora.
Lo más importante y mejor que puedo hacer ahora es *relajarme*».

Se recomienda repetir estos versos conscientemente, ya que así evitará pensar en aquello que le molesta; por el contrario, si los recita como un autómata no podrá alejar las sombras de su pensamiento.

USE AFIRMACIONES. Confeccione una lista con enunciados afirmativos para cuando se sienta estresado y, entonces, comience a repetirlos. No es necesario que sean complicados. Simplemente recite por ejemplo: «Puedo hacer esto» o «Yo sé más sobre esto que todos los presentes». Esto lo ayudará a reprimir el impulso animal que conduce al estrés (la respiración agitada, el frío de las manos) y a acercarse a una respuesta razonada, es decir, del intelecto (que es la parte de usted que realmente se puede hacer cargo de la situación).

¿Cuál será el resultado? Se calmará.

CUENTE HASTA DIEZ. El solo hecho de decir «no» al estrés puede ayudar a disminuir inmediatamente su fuerza. También lo ayudará a convertir en *hábito* (aunque sea por unos pocos segundos), la pausa y la meditación, antes de atender las interrupciones rutinarias de cada día. Por ejemplo, cuando suene el teléfono, respire profundamente. Cuando esté respirando, siéntase flojo como un viejo muñeco de trapo.

Uno de los efectos positivos de hacer una pausa es que sentirá que controla la situación. Sentir que se tiene el control es, sin lugar a dudas, más relajante que no tenerlo. Acostúmbrese a usar un método sencillo para una rápida relajación durante la pausa (p. ej., antes de coger el teléfono). Tomarse una pausa deliberadamente puede significar un tranquilizante instantáneo.

Sorprendentemente, contar hasta diez funciona de maravilla.

CONSEJOS MÉDICOS

CUANDO EL ESTRÉS AMENAZA

El estrés excesivo puede amenazar directamente su salud. A continuación le brindamos una serie de síntomas relacionados con el estrés que pueden reflejar cierta gravedad y que, por lo tanto, requieren acudir a un especialista.

- Lapsos con la mente en blanco o mareado.
- Hemorragia rectal.
- Pulso acelerado.
- Palmas sudorosas.
- Dolor de espalda y de cuello crónico.
- Dolores de cabeza intensos o crónicos.
- Temblores.
- Urticaria.
- Ansiedad extrema.
- Insomnio.

La regla básica es la siguiente: debe ver al médico si los síntomas que experimenta son nuevos y no tienen explicación, especialmente, si interfieren en su calidad de vida.

MIRE HACIA OTRO LADO. Si usted mira a través de la ventana hacia una vista lejana durante unos minutos (sin pensar en el problema responsable del estrés), los ojos se relajarán y, si éstos se relajan, usted hará lo mismo. ¡Quite la cacerola del fuego y dejará de hervir!

LEVÁNTESE Y RETÍRESE. Abandonar el escenario en donde uno se encuentra ayuda de la misma manera que mirar hacia otro lado.

RESPIRE PROFUNDAMENTE VARIAS VECES. Mucha gente la denominará respiración abdominal. Se trata de un viejo y útil truco para vencer la ansiedad y el nerviosismo.

La idea básica es actuar con calma. Cuando usted sufre estrés, su pulso se acelera y comienza a respirar con rapidez. Si en ese momento usted intenta respirar más lentamente, convencerá a su cuerpo de que el estrés se ha ido, aunque no sea verdad.

¿Cuál es la manera más correcta de respirar? Con el abdomen, sintiendo que el estómago se expande cuando inspira y se encoge cuando espira.

GRITE O LLORE. Esto no siempre es posible en la oficina, pero en algunas situaciones (p. ej. en su propia oficina o en su coche) una explosión puramente emocional es aceptada sin mayores consecuencias. Gritar o llorar pueden otorgar una liberación para las emociones que generan el estrés que usted padece.

ESTÍRESE. Todos nuestros sentimientos tienen una manifestación física. Muchas personas responden al estrés con la tensión muscular. Idealmente, se debería eliminar la causa del estrés, pero estirar los músculos reduce al menos la sensación de estrés (los músculos se relajan y nosotros sentimos menos tensión). Si no podemos hacer nada para evitar la causa del estrés, este estiramiento al menos lo alivia. Para muchas personas esta medida puede ser suficiente.

OTRA ALTERNATIVA
EL CAMINO HACIA LA PAZ INTERIOR

La meditación trascendental, el yoga, el Zen, *todos* ellos se basan en inducir una respuesta de relajación. Esta técnica se refiere a un estado corporal.

El objetivo es eliminar los aspectos negativos, como molestias, estrés y ansiedad, que comúnmente conforman la respuesta de lucha.

En las sociedades primitivas, donde el peligro de los animales salvajes era constante, este tipo de respuesta de lucha debe de haber sido muy útil. Sin embargo, en nuestros tiempos esta respuesta tiende a ponernos más nerviosos, molestos e, incluso, enfermos.

Una persona que experimenta la respuesta de relajación logra inhibir todas las hormonas y los comportamientos que aumentan su nerviosismo. Básicamente, esto se logra con cualquier práctica de meditación; sin embargo, la meditación trascendental, el yoga y el Zen son especialmente recomendables, pero requieren una instrucción formal y una autodisciplina muy rígida.

¿Cómo lograr esta respuesta?

En primer lugar se escoge una palabra como objetivo (p. ej., «paz») que está estrechamente relacionada con su sistema de creencias personales. A continuación se sienta tranquilamente, cierra los ojos, y se relaja. Comienza entonces a repetir la palabra elegida cada vez que exhala, durante 10-20 minutos.

Consejos: practique este ejercicio al menos una vez al día y no se preocupe de cómo lo hace. Si se da cuenta de que se distrae con otros pensamientos, simplemente intente volver a la palabra en cuestión y continúe con la meditación.

MASAJEE LOS MÚSCULOS. La mayoría de las personas tienden a sufrir el estrés en músculos específicos. Se trata de un círculo vicioso: el estrés produce adrenalina, la que, a su vez, provoca tensión muscular, que produce más adrenalina, y así sucesivamente. Una buena forma de romper con este círculo es determinar cúales son los músculos neurálgicos, los que tienden a tensionarse bajo la presión; por lo general son los músculos de la región posterior del cuello y, sobre todo, de la parte superior de la espalda. Por ello, se recomienda que se los masajee cada vez que se sienta tenso.

PRESIONE SU SIEN. Esta aplicación de acupresión (sistema oriental basado en puntos de presión para aliviar el dolor y tratar gran variedad de enfermedades) funciona indirectamente. Si se masajea los nervios de la sien, todos sus músculos se relajarán.

MUEVA LA MANDÍBULA. La gente bajo un estado de presión tiende a apretar los dientes. Si abre la boca y mueve la mandíbula hacia la izquierda y la derecha, relajará los músculos y, con ello, reducirá la sensación de tensión.

ESTIRE EL PECHO PARA RESPIRAR MEJOR. Los músculos en tensión de una persona con estrés pueden provocar problemas respiratorios. Por su parte, una respiración dificultosa puede empeorar la ansiedad. Se aconseja subir y bajar los hombros para relajar la respiración. La primera vez, inspire profundamente mientras los baja y luego espire cuando los relaja. Repita este ejercicio 4 o 5 veces más y luego respire profundamente. Vuelva a comenzar toda la secuencia por lo menos 4 veces más.

RELÁJESE COMPLETAMENTE. ¿Resulta acaso más fácil decirlo que hacerlo? No, si usted sabe cómo. Una simple técnica denominada de relajación progresiva puede tener efectos inmediatos y espectaculares sobre el estrés, mediante la reducción de la tensión física.

Puede comenzar por arriba o por abajo. Tense un grupo de músculos del cuerpo a la vez; contenga la tensión durante unos segundos y luego relájese. Siga por las partes más importantes de su cuerpo (los pies, las piernas, el pecho, los brazos, la cabeza y el cuello) y disfrute de la sensación de liberación que esto le provocará.

DÉSE UN BAÑO DE AGUA CALIENTE. El agua caliente ayuda a combatir el estrés. Cuando estamos tensos y ansiosos, el flujo de sangre hacia nuestras extremidades se reduce. El agua caliente renueva la circulación, convenciendo al cuerpo de que se encuentra seguro y en condiciones de relajarse. El agua fría produce el efecto contrario: reduce el flujo sanguíneo en las extremidades y, en consecuencia, aumenta la tensión.

Una alternativa en la oficina es dejar correr el agua del grifo sobre sus manos hasta que sienta que la tensión desaparece.

MUÉVASE. El ejercicio diario ayuda a combatir el estrés. Incluso una breve caminata puede ayudar a liberarse de la tensión producida por una discusión laboral o algún problema familiar.

El ejercicio es lo que su cuerpo naturalmente pide cuando está bajo la tensión del estrés. Se puede correr, en cuyo caso se elimina parte de la tensión, o se puede pelear, con lo que se consigue cansar los músculos. Los músculos cansados son músculos relajados.

RELÁJESE. La relajación es lo opuesto de la tensión y el antídoto del estrés. Las cintas para relajarse resultan muy efectivas. Cuando son buenas, se logra una relajación muy positiva y, además, no suelen ser muy caras. Algunas sólo incluyen voces, otras combinan la voz y la música o, simplemente, contienen sonidos naturales como el viento en los árboles, etc. Todo lo que se necesita es un par de auriculares para evitar las distracciones y molestar a otros.

SINTONICE LA MÚSICA. Las cintas de relajación no son la única opción. La música es, probablemente, el mejor relajante y una herramienta poderosa para combatir el estrés. Se puede utilizar de dos maneras: para relajarse o para inspirarse. La música moderna también es muy relajante.

Fatiga

35 CLAVES PARA UNA VIDA LLENA DE ENERGÍA

Sea honesto. Cuando oyó la expresión «crisis energética», ¿pensó en los países árabes o en sí mismo?

Si pensó en sí mismo (esforzándose en poner en marcha su máquina interior por la mañana, desesperado por mantener parte de sus fuerzas después del mediodía y dispuesto sólo a farfullar unas palabras por la noche), no está solo.

Todo el mundo se siente fatigado en un momento u otro. ¿Y a quién no le gustaría tener más energía de la que tiene en esos momentos?

Desafortunadamente, tener más energía es bastante parecido a tener más dinero (es más fácil desearlo que obtenerlo). Pero es todavía más fácil obtener energía de lo que usted cree. Por supuesto, la prescripción de los médicos es siempre la misma: descanse mucho, haga ejercicio y tome una dieta equilibrada. A continuación, nuestros expertos van un poco más lejos y le ofrecen algunas sugerencias mucho más concretas.

Así pues, señores y señoras, arranquen sus motores.

ENTRE EN CALOR. Para no sentirse con prisas y cansado por la mañana, tómese 15 minutos extra por la mañana, antes de empezar sus actividades.

TOME UN DESAYUNO COMPLETO. Los tres componentes que deben estar presentes en un buen desayuno son las proteínas, los hidratos de carbono y las grasas. Por supuesto, en su desayuno no debe *añadir* grasas.

Los cereales naturales (hidratos de carbono complejos) con leche son una buena forma de empezar el día. También son una buena opción las tostadas de harina y los panecillos. Como fuente de proteínas puede recurrir al yogur bajo en grasas y los quesos blandos o pequeñas raciones de pollo o pescado.

Se recomienda no tomar desayunos muy ricos en hidratos de carbono provistos sólo de azúcares simples, ya que pueden estimular la producción de insulina y, por consiguiente, provocar un descenso del nivel de azúcar en la sangre, que puede aumentar sus nervios. Así, olvídese de las rosquillas, de camino a su trabajo.

SEPA ADÓNDE VA. Si hace todo de forma automática, probablemente se sentirá demasiado cansado. Cada mañana tómese un tiempo para fijarse unos objetivos concretos. Determine usted mismo lo que va a hacer y no deje que la rutina lo controle.

DETENGA A LOS LADRONES DE ENERGÍA. Si tiene problemas en el trabajo o en el ámbito familiar, trate de resolverlos. Si no puede solucionarlos, como mínimo tómese un respiro ante la situación. Por ejemplo, si está intentando mantener un segundo trabajo, déjelo o tómese un permiso. Si un familiar ha prolongado su visita, sugiérale de forma educada que vuelva a visitarlo dentro de unos 3 años.

APAGUE, ENCIENDA. Siempre se inculpa a la televisión (usted puede exculparla) de estimular en los seres humanos la letargia. En su lugar, pruebe la lectura. Es mucho más energizante.

HAGA EJERCICIO PARA AUMENTAR LAS REVOLUCIONES. Sin duda alguna el ejercicio físico aporta energía. Todos los estudios respaldan esta afirmación, incluso uno realizado por la NASA en el que se sometió a más de 200 funcionarios públicos a un programa de ejercicios físicos moderados y de forma regular: el 90 % de ellos afirmaron que jamás se habían sentido tan bien. Casi la mitad refirió sentir menos estrés, y una tercera parte comprobó una mejoría en el dormir.

Los especialistas recomiendan practicar un ejercicio vigorizante (un paseo a ritmo rápido es suficiente) 3 o 4 veces por semana, durante 20-30 minutos cada vez, y siempre más de 2 horas antes de acostarse.

RECUERDE: LA HONESTIDAD ES LA MEJOR POLÍTICA. A pesar de todos sus efectos beneficiosos, el ejercicio puede ser adictivo y excesivo si no atiende los mensajes de su cuerpo.

NO HAGA MÁS DE UNA COSA AL MISMO TIEMPO. Muchas veces la gente se siente fatigada sólo al pensar en todo lo que tiene que hacer y no saber por dónde empezar. Confeccione una lista de prioridades y marque sus progresos a medida que las lleva a cabo. De esta forma permanecerá más concentrado y enérgico.

TÓMESE UN SUPLEMENTO. Si habitualmente se salta comidas o no come en forma adecuada, tómese un suplemento diario de vitaminas y minerales. Una nutrición deficiente puede causar la fatiga y un suplemento puede ayudarlo a reemplazar la falta de nutrientes. Pero no crea que las vitaminas lo proveerán al instante de energía.

La ingestión de vitaminas no hará que se sienta inmediatamente mejor. Esto sólo lo logrará comiendo de forma adecuada.

ENSEÑE A SU CUERPO A MARCAR EL TIEMPO. Los ritmos circadianos son nuestros relojes internos, que aumentan y disminuyen la presión sanguínea y la temperatura durante los diversos momentos del día. Estos cambios químicos producen las modificaciones que nosotros percibimos, como sentirnos en estado de alerta o inmersos en una niebla física y mental.

CUANDO LA FATIGA SIGNIFICA ENFERMEDAD

La fatiga puede ser una señal de que necesita cambiar de forma de vida o bien de una gripe o un resfriado en curso.

Pero también puede ser la señal de una enfermedad mucho más grave.

Cualquier enfermedad crónica (la diabetes, los trastornos pulmonares, la anemia) puede acompañarse de fatiga. Ésta es también un síntoma de otras muchas afecciones, como hepatitis, mononucleosis, enfermedades tiroideas y cáncer. Por consiguiente, si se siente permanentemente cansado, no trate de autodiagnosticarse: acuda al médico.

¿Por qué en algunas personas estos picos resultan tan inconvenientes? Los especialistas creen que hay mucha gente, que sin saberlo, funciona en un ciclo particular.

Los mismos especialistas recomiendan cambiar los horarios de forma que se adecuen al ritmo circadiano. Esto se puede hacer simplemente modificando la hora en que se levanta, por ejemplo 15 minutos, hasta hallar el mejor horario.

APAGUE EL FUEGO. Los médicos siempre recomiendan dejar de fumar; a la lista de razones añada una más: al fumar disminuye el aporte de oxígeno a los tejidos, como consecuencia, se produce fatiga.

Cuando usted abandone el tabaco no espere notar un refuerzo inmediato de energía. La nicotina es un estimulante y su falta puede causar una fatiga temporal.

HAGA EJERCICIO PERMANENTEMENTE. No practique ejercicio una sola vez al día. Levántese y muévase al menos una vez cada 2 horas.

Las opciones son ilimitadas: el ejecutivo que practica con la bicicleta estática, el médico que se ejercita subiendo y bajando escaleras y el investigador que realiza ejercicios isométricos sentado en su despacho.

DIGA NO, SIMPLEMENTE. Aprenda a delegar. Si el exceso de obligaciones y de compromisos le produce fatiga, diga «No haré tal cosa».

PIERDA PESO. Si está obeso (es decir, tiene un exceso de peso del 20 % o más), perder peso le hará bien. Por supuesto, asegúrese de seguir una dieta razonable en combinación con el ejercicio. Perder peso muy rápidamente no es nada recomendable y puede causarle más fatiga.

NO DUERMA DEMASIADO. Se puede exagerar de las cosas buenas, incluso del sueño, pero dormir demasiado puede dejarlo «zombi» durante todo el día. Para la mayoría de las personas es suficiente con 6-8 horas de sueño.

NI DEMASIADO POCO. Si se acuesta a las 2.00 de la madrugada y se levanta a las 5.00, por ejemplo, tendrá la sensación de estar quemado. No reduzca tanto las horas de sueño.

ECHE UNA SIESTECITA. Las siestas no son útiles para todo el mundo, pero pueden ayudar a las personas de edad avanzada que ya no duermen tan profundamente como antes y a la gente joven con agendas muy rígidas y noches cortas. Si se decide a hacer una siesta, hágalo cada día a la misma hora y durante una hora, como mínimo.

RESPIRE PROFUNDAMENTE. La respiración profunda es una de las mejores técnicas para relajarse y obtener energía al mismo tiempo.

TÓMESE SÓLO UNA COPA. El alcohol es un depresivo, y, por consiguiente, sus revoluciones disminuirán en vez de aumentar. Limite el consumo de alcohol a una sola copa o absténgase de beber.

TOME UN ALMUERZO LIGERO. Algunos especialistas recomiendan almorzar ligeramente para evitar la modorra que aparece después de comer. La sopa, las ensaladas y la fruta son comidas ligeras pero a la vez muy nutritivas.

HAGA QUE EL ALMUERZO SEA LA PRINCIPAL COMIDA DEL DÍA. Si la sopa, la ensalada o la fruta no lo dejan completamente satisfecho, algunos especialistas recomiendan que la comida del mediodía sea la más importante del día, seguida de un paseo de unos 20 minutos. Ingerir temprano la mayoría de las calorías que va a consumir durante el día le dará el combustible necesario para funcionar. Pero tiene que ser selectivo con el tipo de combustible que escoja. Los hidratos de carbono, por ejemplo, se queman con rapidez, mientras que las grasas lo hacen más lentamente, lo cual significa que también lo desacelerarán.

DIGA ADIÓS. En muchos casos, tomarse unas vacaciones es casi una obligación, sobre todo si no se las ha tomado durante un largo período. Las vacaciones pueden representar un importante refuerzo de energía. Éste es realmente un buen consejo.

DESVÍE LA ENERGÍA. Las emociones fuertes pueden ser muy agotadoras mentalmente, pero no lo son menos físicamente. Desvíe la energía empleada en las emociones fuertes, como el enfado, y utilícela en su trabajo o en el ejercicio físico.

COLOREE SU MUNDO. Algunos especialistas advierten que el hecho de vivir en una casa muy oscura puede producir fatiga y recomiendan dejar entrar unos rayos del sol (literal o figuradamente). Diversos estudios han demostrado que el colorido y la variedad son importantes para mantener los niveles de energía altos. El color rojo, por ejemplo, es bueno para estimular la energía a corto plazo, mientras que el verde es adecuado para eliminar las distracciones y mantener la concentración por largos períodos de tiempo.

ABRA LA MENTE A LA ENERGÍA

Donde va su mente, va su cuerpo. Que la mente puede influir en el cuerpo es un hecho generalmente aceptado. Pero ¿lo ha aceptado usted? ¿Se ha dado cuenta de que sus pensamientos pueden tener mucho que ver con su sensación de cansancio?

Bien, pues a continuación le citamos algunas actitudes beneficiosas que pueden afectar su nivel energético.

Piense positivamente. Así lo hacen los campeones mundiales de atletismo y los ejecutivos con éxito, y usted también debe hacerlo.

Así se expresan también los excursionistas y los corredores de maratón, como un excursionista que explica: «Si voy caminando y pongo el pie en una charca, no pienso que me voy a enfriar o a cansar, sino que mis calcetines de lana me están protegiendo del frío».

Esté motivado. Cuando piensa en algo, es muy difícil hacerlo si no está motivado e imposible si la tarea requiere una gran energía y su espíritu no está en ello.

Sirva como ejemplo el de un participante de los extenuantes campeonatos de «Hombres de hierro» que se celebran en Hawai, en los cuales los participantes nadan, corren en bicicleta y a pie largas distancias durante muchas horas. Uno de los participantes afirmaba que cuando advertía que la victoria era imposible terminaba la carrera caminando, pero cuando existía una posibilidad de ganar o había una apuesta de por medio, de una forma u otra encontraba la energía necesaria para continuar corriendo.

Tenga confianza. Si usted está convencido de poder hacer algo determinado, las posibilidades de que lo consiga son buenas. Una vez que se haya demostrado a sí mismo que tiene la energía suficiente, se volverá más confiado.

Ésta es la filosofía de algunos equipos de fútbol americano, en los cuales se estimula a los jugadores, diciéndoles que están en mejor forma que los oponentes y que el triunfo está asegurado.

SINTONICE. La música puede encender su fuego. Sintonice cualquier emisora que lo estimule positivamente.

FÍJESE OBJETIVOS. Algunas personas necesitan establecer plazos de tiempo para mantenerse activos. Si pertenece usted a este tipo de personas, fíjese unos plazos cortos y otros largos, de forma que nada de lo que haga sea una rutina.

ZAMBÚLLASE EN EL AGUA. Cuando la fatiga empieza a hacer mella en un agente de bolsa, éste deja de comprar y de vender. Se detiene durante el tiempo suficiente para refrescarse la cara con agua fría. Si estuviera en su propia casa, una ducha fría le repondría aún mejor su energía. El agua en cascada emite iones negativos que rodean su cuerpo. Se cree que los iones negativos hacen que algunas personas se sientan más felices y activas.

BEBA. Agua, no alcohol. Cuando prevea que tendrá una actividad física intensa bajo el sol (p. ej., una visita al parque de atracciones con los nietos), beba gran cantidad de agua el día previo y durante el día de la actividad. Esto prevendrá la deshidratación, que puede causarle fatiga.

Algunos deportistas han aprendido, a través de su dura experiencia, que la mejor forma de enfrentar una actividad consiste en empezar a beber muchos líquidos la víspera. Afirman que el principal problema es la deshidratación y la consiguiente fatiga. Por eso, muchos dicen que el día previo caminan con una botella de agua en las manos.

RECONSIDERE SU MEDICACIÓN. ¿Necesita usted realmente tomar todos esos medicamentos? Si no los necesita, se asombrará de los efectos que pueden tener en usted su eliminación o la reducción de las dosis.

Por ejemplo, son notables los efectos de resaca de las pastillas para dormir. Pero no son las únicas. También se han inculpado los medicamentos para la presión sanguínea, para la tos y para los resfriados.

Si sospecha que alguno de los remedios que toma le roba la energía, consúltelo con su médico. Quizá cambie el medicamento, o mejor aún, lo elimine totalmente. Nunca deje de tomar la medicación prescrita por su médico sin su aprobación previa.

SI SE SIENTE MEJOR, HÁGALO. No hay nada malo en los placeres del masaje, de los hidromasajes o de los baños de vapor. Aunque es verdaderamente difícil demostrar de manera científica que disminuyen la fatiga, algunos especialistas así lo creen. Si una persona se *siente* mejor, funcionará mejor.

CAMBIE Y EXPLORE. Algunas veces la fatiga puede estar provocada por la rutina. Incluso un mínimo cambio en su rutina puede determinar grandes cambios. Si, por ejemplo, siempre empieza el día leyendo el periódico, pruebe a leer algo que lo inspire. Si siempre cena pescado los lunes, cámbielo por pollo el próximo lunes. Si corre a diario, pruebe a intercalar algún día de bicicleta en un escenario diferente.

CORTE CON LA CAFEÍNA. Una o dos tazas de café pueden ayudarlo a poner en marcha su maquinaria por la mañana, pero sus beneficios generalmente acaban allí. Demasiada cafeína es tan perjudicial como el exceso de cualquier cosa. Beber café durante todo el día para mantenerse activo puede provocar el efecto contrario.

La cafeína parece mágica, dicen algunos especialistas, hace que se sienta con más energía, cuando realmente no la tiene.

Los expertos recomiendan cortar con la cafeína para evitar el efecto «montaña rusa» y desaconsejan su consumo cuando se desea reforzar la energía.

Fiebre

26 TÁCTICAS PARA PLANTARLE CARA

«**E**stá ardiendo». Su temperatura es elevada y se siente bastante mal. Comparado con usted en este momento el diablo es un pobre frío petimetre. Antes de que tome medidas para apagar el fuego, oiga lo que los médicos dicen.

ASEGÚRESE DE QUE REALMENTE TIENE FIEBRE. Aunque una temperatura de 37 °C se considera normal, este valor no es inamovible. La temperatura «normal» varía de una persona a otra y fluctúa ampliamente durante el transcurso del día.

La comida, la vestimenta, la excitación emocional y el ejercicio vigoroso son factores que pueden elevar la temperatura. De hecho, el ejercicio vigoroso puede elevar la temperatura del organismo hasta 39,5 °C. Más aún, los niños tienden a alcanzar temperaturas más altas que los adultos y presentar variaciones diarias más amplias.

Como regla general, si su temperatura oscila entre los 37,2 y los 37,7 °C, empiece a considerar la posibilidad de tener fiebre. Si su temperatura es de 37,7 °C, o superior, usted tiene fiebre.

Algunos especialistas piensan que el aspecto físico de las personas es a menudo mejor indicador de la fiebre que los fríos números.

Un niño con temperatura elevada y aspecto enfermizo necesita una atención médica más rápida que otro con la misma temperatura pero con un aspecto saludable y una actividad normal.

NO LA COMBATA. Si tiene fiebre recuerde lo siguiente: por sí misma la fiebre no es una enfermedad (es un síntoma de enfermedad). De hecho, es uno de los mecanismos de defensa del organismo contra las infecciones. La fiebre también puede ser útil al acortar la enfermedad, incrementar el poder de los antibióticos y hacer que la infección que la produce sea menos contagiosa. Estas posibilidades se deben sopesar con el malestar que significa dejar que la fiebre (leve) siga su propio curso.

Si siente la necesidad de obtener un alivio rápido, considere los siguientes pasos.

BEBA LÍQUIDOS EN ABUNDANCIA. Cuando tiene fiebre, su organismo suda para enfriarse. Pero, si pierde mucha agua (p. ej., en el caso de una temperatura muy alta), el organismo bloquea los conductos del sudor para impedir que se pierda más agua, lo cual hace más difícil enfrentarse a la fiebre. La moraleja de esta historia podría ser: beba o su barco naufragará. Además de beber agua natural, los médicos recomiendan lo siguiente:

CONOZCA LAS SEÑALES DE PELIGRO

Se recomienda acudir al médico en los siguientes casos:

- Fiebre en un niño menor de 4 meses de vida.
- Fiebre asociada a rigidez del cuello.
- Fiebre superior a 40,5 ºC, cuando los tratamientos caseros fallan y no se consigue reducirla.
- Siempre que la fiebre sea superior a 41 ºC.
- Cuando la fiebre dura más de 5 días.

Los especialistas señalan que los niños menores de 6 años con una temperatura oral de 40,5 ºC o superior, pueden sufrir convulsiones. Los adultos con enfermedades crónicas cardíacas o respiratorias pueden no ser capaces de tolerar temperaturas elevadas.

Zumos de frutas y vegetales. Se recomiendan por su alto contenido en vitaminas y minerales. Algunos especialistas aconsejan particularmente los zumos de remolacha y de zanahoria. Si le apetece el zumo de tomate, escoja uno con un bajo contenido de sodio.

Una infusión botánica de té. Aunque los tés no proveen los líquidos necesarios, algunos de ellos están particularmente indicados para la fiebre (busque en las tiendas de dietética los productos botánicos inusuales que a continuación se mencionan).

Una mezcla que suelen recomendar algunos especialistas combina en partes iguales el tomillo seco, la tila y la manzanilla. El tomillo tiene propiedades antisépticas, la manzanilla reduce la inflamación y la tila estimula el sudor. Prepare la infusión con una cucharadita de la mezcla en una taza de agua hirviendo durante 5 minutos. Haga un esfuerzo y bébaselo caliente varias veces por día.

Infusión de tila. Esta infusión es buena para inducir el sudor. Para preparar la infusión mezcle una cucharadita de tila con una taza de agua hirviendo. Déjela reposar durante 5 minutos y luego bébala.

Corteza de sauce. Esta corteza es rica en salicilatos, compuestos relacionados con la aspirina, y se considera el medicamento «natural» para la fiebre. Prepárela en infusión y bébala en pequeñas cantidades.

Saúco negro. Es otro remedio antiguo para la fiebre. El saúco negro es preferible a la corteza de sauce si no puede tolerar la aspirina. Prepárelo como una infusión y bébalo de la forma que quiera.

Hielo. Si las bebidas le producen náuseas, puede chupar hielo. Puede prepararse cubitos de zumo de fruta y, para los niños, puede embeber los cubitos en uvas o fresas.

OBTENGA ALIVIO CON LAS COMPRESAS. Las compresas húmedas ayudan a reducir la temperatura del organismo. Paradójicamente, las compresas calientes ayudan a aliviar el proceso. Cuando el paciente comienza a sentirse muy caliente y molesto, deben sustituirse por compresas frías en la frente, las muñecas y las pantorrillas. El resto del cuerpo debe mantenerse cubierto.

Si la temperatura sobrepasa los 39,5 °C, no use bajo ningún concepto compresas calientes. Aplique compresas frías para impedir que la fiebre suba más. Cámbielas a medida que se van calentando con la temperatura del organismo y continúe así hasta que la fiebre ceda.

PÁSESE UNA ESPONJA. La evaporación es un mecanismo que enfría el cuerpo humano.

Los especialistas recomiendan usar agua fría del grifo para ayudar a disipar el exceso de calor en la piel. Aunque puede pasarse la esponja por todo el cuerpo, preste especial atención a los puntos donde el calor es mayor, como las axilas y las ingles. Exprima la esponja y pásela por cada zona mientras que mantiene el resto del cuerpo cubierto. El calor del cuerpo evaporará el agua de tal forma que no necesitará secarlo con la toalla.

Los médicos advierten que aunque el alcohol se evapora más rápidamente que el agua, puede ser molesto para las personas con fiebre. Además, existe el riesgo de inhalación de vapores e, incluso, de absorción a través de la piel.

DÉSE UN BAÑO. A veces la fiebre se acompaña de temblores. En estos casos puede ser reconfortante un baño de agua caliente.

Algunos especialistas recomiendan que la temperatura del agua para los niños sea la ambiental. Otra alternativa es envolver al niño entre toallas húmedas y cambiarlas cada 15 minutos.

NO SUFRA. Si se siente verdaderamente mal, tómese un analgésico para el dolor. Para los adultos los especialistas recomiendan 2 aspirinas o 2 comprimidos de paracetamol cada 4 horas. La ventaja de este último es que hay poca gente que sea alérgica a él.

Puesto que los efectos de la aspirina y del paracetamol son similares, si uno de ellos resultara poco eficaz para combatir la fiebre, puede asociarlos. Así, puede tomarse 2 aspirinas *más* 2 comprimidos de paracetamol cada 6 horas. También puede intercalarlos, por ejemplo, tomar 2 aspirinas y, a las 3 horas, dos comprimidos de paracetamol. Antes de iniciar este tratamiento debe contar con la aprobación de su médico.

PARA LOS NIÑOS, PARACETAMOL. Hay que evitar la aspirina en todos los menores de 21 años, puesto que puede desencadenar el síndrome de Reye, enfermedad neurológica potencialmente mortal. Administre 13-17 mg de paracetamol por cada 1.000 g de peso corporal, cada 4 horas. No hay razón alguna para aumentar la frecuencia de la dosis y, en cambio, una cantidad excesiva en un período de varios días puede ser peligrosa.

USO CORRECTO DEL TERMÓMETRO

Su madre podía saber si usted tenía fiebre tocando simplemente su frente. Si usted no heredó esa habilidad (o no tiene demasiada confianza en las manos que lo rodean), tendrá que confiar en las lecturas del termómetro. A continuación le decimos cómo actuar para obtener los mejores resultados.

- Antes de usar el termómetro de mercurio y cristal, cójalo por el extremo superior (el que no contiene mercurio) y sacúdalo con un movimiento rápido de muñeca hasta que el mercurio descienda por debajo de los 35,5 °C. Si tiene miedo de romperlo, sacúdalo encima de la cama.
- Antes de tomar la temperatura oral, deje que transcurran como mínimo 30 minutos después de las comidas, de beber o fumar. Estas actividades alteran la temperatura bucal y, por tanto, obtendrá una lectura errónea.
- En lugar de colocar el termómetro en la boca sobre la lengua, sitúelo en una de las dos «cavidades» que hay debajo de la lengua. Dichas cavidades están cerca de los vasos sanguíneos y por lo tanto reflejan mejor la temperatura del organismo.
- Sujete el termómetro con los labios, no con los dientes. Respire por la nariz para que la temperatura ambiente no afecte la lectura. Deje el termómetro durante al menos 3 minutos (algunos expertos recomiendan 5-7 minutos).
- En los niños menores de 5 años es preferible la temperatura rectal a la oral. La temperatura en el recto suele ser 1 °C superior a la bucal. Los termómetros de uso rectal se diferencian en que el extremo que contiene el mercurio es redondeado y corto.
- Para utilizar el termómetro rectal, ponga al niño boca abajo sobre el regazo y sujete con una mano sus nalgas para evitar los movimientos del niño. Lubrique el extremo del termómetro con vaselina y cuidadosamente introdúzcalo unos 2,5 cm, sin ejercer fuerza. El mercurio empezará a ascender en segundos. Una vez que la columna de mercurio se estabiliza —al cabo de 1 o 2 minutos— puede retirarlo.
- Si el termómetro se rompe en la boca o en el recto, no sea presa del pánico. El mercurio no es venenoso, y por lo general sólo produce un pequeño rasguño en la boca o en el revestimiento interior del recto. Llame a un médico si no encuentra todos los restos de vidrio del termómetro.
- Después de usarlo, límpielo con agua fría y jabonosa. Nunca lo lave con agua caliente. No lo guarde cerca de un lugar caliente.
- Si usa un termómetro digital, siga las instrucciones que lo acompañan. Después de usarlo, limpie el extremo con agua templada o con alcohol. No sumerja el termómetro totalmente en agua ni salpique el dispositivo de lectura, pues se arriesga a arruinar el termómetro. Cambie las pilas cada 2 años.

USE LA ROPA ADECUADAMENTE. En cuanto a la ropa y las mantas aplique el sentido común en su utilización. Si su temperatura es elevada evite las mantas y el exceso de ropa para que el organismo pueda eliminar calor. Pero si se trata de un niño, abríguelo hasta que se sienta confortablemente.

Preste especial atención al control de los niños, que no pueden quitarse la ropa por sí solos si su temperatura aumenta. De hecho, si viste con un exceso de ropa a un niño y lo deja en un lugar caliente (p. ej., en el interior de un coche) puede causarle fiebre.

CREE UNA ATMÓSFERA SANA. Haga que la habitación del enfermo sea lo más sana posible. Procure que no esté demasiado caliente. Algunos médicos opinan que la temperatura no debe sobrepasar los 18 °C. Permita la entrada de aire fresco para favorecer la recuperación del enfermo, pero no cree ninguna corriente de aire. Mantenga una luz suave para que el paciente se sienta adecuadamente relajado.

SI LO DESEA, COMA. No se inquiete acerca de si debe comer con fiebre o si debe «morirse de hambre». Algunos especialistas prefieren un ayuno a base de zumos hasta que la fiebre haya desaparecido. Otros creen que debe comer durante la fiebre porque el incremento de temperatura se produce a expensas de las calorías de su organismo. En última instancia, la decisión es por supuesto suya y depende de su apetito. Lo que sí debe recordar es la necesidad de ingerir líquidos.

Fisuras anales

14 SOLUCIONES PARA EL DOLOR

Las similitudes entre las fisuras anales y las hemorroides son sólo superficiales. Las hemorroides son venas hinchadas. En cambio, las fisuras anales son úlceras o roturas en la piel, que tienen la particularidad de ocurrir en la misma zona que las hemorroides.

Las fisuras provocan un dolor similar al producido por los desgarros en las comisuras de los labios.

Tanto la variedad oral como la anal ocurren en el punto de unión de la piel y la delicada mucosa. En el ano, una causa común de tales desgarros es el paso de heces duras y abundantes.

Si usted tiene fisuras, bien sabe que estas pequeñas llagas le pueden hacer la vida —o al menos la vida cuando está sentado— muy desgraciada. Pican, queman y, a menudo, sangran.

A continuación, expertos le dirán cómo llegar al fondo del problema lo más pronto posible.

EVITE LAS HECES DURAS CON FIBRA Y LÍQUIDOS. El orificio anal no está concebido para heces duras y abundantes.

Una consecuencia común de las dietas occidentales caracterizadas por la falta de fibra son las evacuaciones duras y los desgarros en el conducto anal, que pueden conducir a fisuras anales o hemorroides.

¿Cuál es la solución? Siga una dieta rica en fibras y líquidos, que lo ayudará a producir heces más blandas. Comer más frutas, vegetales y cereales enteros y beber 6-8 vasos de agua al día son, con seguridad, los mejores remedios y la mejor medida preventiva para sus fisuras anales.

Cuando logre que sus deposiciones sean blandas y dúctiles, las fisuras comenzarán a curarse por sí mismas.

PRUEBE CON VASELINA. Si come más fibra, efectivamente sus heces se ablandarán. No obstante, usted puede ablandar su conducto anal mediante la aplicación de lubricantes antes de cada deposición. La introducción de vaselina en el recto (aproximadamente 1,5 cm) puede ayudar a eliminar las heces sin causarle más daño.

CONSEJOS MÉDICOS

SIGNOS DE ALGO SERIO

Las fisuras en general no constituyen un trastorno grave. El problema real se plantea cuando no se las elimina para siempre. Una úlcera que no se cura puede derivar en un cáncer.

Si sus fisuras no se curan en el plazo de 4-8 semanas, acuda al médico. Recuerde que una llaga que no se cura es uno de los siete signos clásicos de cáncer.

Si usted nota una secreción mucosa en el ano, acuda al médico. Los abscesos pueden ser muy graves en esta zona.

APLÍQUESE POLVOS DE TALCO. Cada vez que se bañe o evacue el intestino, aplíquese polvos de talco de bebé. Esto lo ayudará a mantener la zona seca y, en consecuencia, reducirá la fricción a lo largo del día.

CUÍDESE DE LA DIARREA. Aunque parezca extraño, no sólo las heces duras pueden empeorar las fisuras anales, sino también la diarrea.

Las deposiciones acuosas ablandan los tejidos y, además, contienen un ácido que puede quemar la piel circundante al ano y provocar una especie de salpullido (parecido al que causan los pañales). Todo esto inevitablemente empeorará su desesperada situación.

LAS UÑAS: CUANTO MÁS LEJOS, MEJOR. Como las fisuras anales pican mucho, usted querrá rascarse. Intente sublimar su urgencia. Si se rasca el ano con sus uñas puede desgarrar parte del tejido ya lastimado.

ELIMINE EL EXCESO DE PESO. Cuanto más peso tenga, más probabilidades tendrá de sudar. El sudor entre las nalgas retrasa la curación de las fisuras.

USE UNA CREMA. Las cremas tópicas de venta libre que contienen hidrocortisona pueden ser muy efectivas para reducir la inflamación que habitualmente acompaña a las fisuras anales.

PRUEBE UNA CREMA CON VITAMINAS. Los ungüentos de venta libre que contienen vitaminas A y D son especialmente buenos para calmar el dolor y ayudar a curar las fisuras.

DÉSE UN BAÑO CALIENTE. El agua caliente lo ayudará a relajar los músculos del esfínter anal y, en consecuencia, le aliviará las molestias de las fisuras.

MANTÉNGASE LEJOS DE CIERTOS ALIMENTOS. Si bien ningún alimento provoca por sí mismo fisuras, algunos pueden causar una irritación excesiva y dolor en el conducto anal. Tenga cuidado con las comidas muy condimentadas y calientes.

CÓMPRESE UNA ALMOHADA ESPECIAL. Sentarse sobre las fisuras anales resulta muy doloroso. Por lo tanto se aconseja utilizar unas almohadas especiales en forma de arandela o rellenas de líquido, para evitar apoyar por completo las nalgas.

ENJUÁGUESE CON SUMA SUAVIDAD. Los papeles higiénicos ásperos y un exceso de limpieza pueden impedir la curación de las fisuras. Enjuáguese suavemente y no intente ahorrar cuando deba escoger una marca de papel. En cuanto al color, sea particularmente meticuloso y elija sólo el blanco. Si es posible, no debe ser aromático. Tanto los perfumes como los pigmentos pueden producir aún más irritación en la zona ya lastimada. Humedezca cada trozo de papel bajo el grifo antes de limpiarse.

TRÁTESE LO MEJOR POSIBLE. El mejor de los papeles higiénicos no es perfecto. Existen pañuelos de papel para la cara, humedecidos con una loción, que ofrecen una buena alternativa, ya que reducen la fricción sobre las fisuras.

Flatulencia

5 IDEAS PARA DESEMBARAZARSE DEL GAS

Es difícil referirse con seriedad a las flatulencias, pero lo intentaremos. Es difícil porque hasta los propios investigadores del tema se mofan de sus estudios al escribir que no han tenido ningún «olorcillo» de éxito.

Sí, el juego de palabras ha sido intencionado y de muy mal gusto, pero tal es la naturaleza de esta ciencia, aún en los niveles más altos. El doctor Michael D. Levitt es uno de los investigadores más importantes en este campo. Sus colegas lo reconocen como el hombre que aportó estatus al flato y distinción a los gases. Parafraseando sus propias palabras, él describe su trabajo como «un intento de aportar luz en un campo tan lleno de aire caliente».

Hipócrates estudió la flatulencia con mucha dedicación, y a los médicos de la antigüedad que se especializaban en este tema los denominaba los «neumáticos». En los comienzos de la historia americana, hombres de la talla de Benjamin Franklyn se devanaban los sesos buscando una cura para el «escape de vientos».

Sí, insistimos, no es fácil ser serios sobre el tema de las flatulencias, pero, como hemos prometido que lo intentaríamos: ¡siga leyendo!

SUSPENDA LA LACTOSA. Si usted es intolerante a la lactosa, puede tener flatulencia si consume productos lácteos (para más detalles, véase Intolerancia a la lactosa, en la pág. 280). Las personas con intolerancia a la lactosa tienen niveles bajos de la enzima lactasa, que es necesaria para digerir la lactosa, azúcar presente en muchos productos lácteos.

No obstante, no es necesario ser intolerante a la lactosa para que ésta produzca efectos adversos. Muchas personas deben reducir la cantidad de lactosa de la dieta y eliminar ciertos productos lácteos para no tener problemas. Si usted o su médico sospechan que su producto lácteo favorito le ocasiona trastornos, intente reducir su cantidad o ingiéralo junto con la comida, al menos durante 1 o 2 días, hasta que note que los gases comienzan a ser un problema.

EVITE LOS ALIMENTOS QUE ESTIMULAN LA FORMACIÓN DE GASES. La causa fundamental de la flatulencia es la incapacidad del sistema digestivo para absorber algunos hidratos de carbono.

No sólo las alubias generan flatos, sino también el repollo, el brécol, las coles de Bruselas, las cebollas, la coliflor, la harina de trigo entera, los rábanos, los plátanos, los albaricoques, los bizcochos salados y muchos otros alimentos.

LAS ALUBIAS EN LA COCINA: EL GAS FUERA

Si a usted le fascinan tanto las alubias como las legumbres pero odia soportar sus consecuencias, no se desespere. Existe una solución.

En verdad, las alubias y las legumbres causan flatulencia, si bien cuanto más cocidas están, menores son sus efectos. Por suerte, las alubias sometidas al agua pierden gran parte de su capacidad de producción de gases. Si se dejan durante 12 horas en remojo o durante 24 horas en una servilleta de papel húmeda, se reduce significativamente la cantidad de los componentes productores de gases. Si luego se cocinan 30 minutos en una olla a presión, se llega a una reducción del 90 % de dichos componentes.

LUCHE CONTRA LAS FIBRAS INDUCTORAS DE GASES. A pesar de que siempre recomendamos incorporar fibra a su dieta para una mejor salud digestiva, algunos vegetales y frutas ricas en fibras pueden causar gases.

Si usted está añadiendo fibra a su dieta por razones de salud, comience con una dosis pequeña, a fin de que su intestino se acostumbre. Esto reducirá la flatulencia. La producción excesiva de gases que ocurre al aumentar la ingestión de fibra al cabo de unas semanas se regulariza.

USE CARBÓN. Algunos estudios han demostrado que los comprimidos de carbón activado son muy efectivos para eliminar el exceso de gases. Este producto los absorbe y, en consecuencia, elimina la flatulencia. Los especialistas coinciden en que es éste el mejor tratamiento, después de haber intentado todos los cambios apropiados en su dieta y desechado cualquier otro tipo de enfermedad gastroenterológica. Verifique con su médico si puede ingerir carbón activado en forma de comprimidos, puesto que no sólo elimina los gases sino también cualquier otro medicamento que usted esté tomando y que sea necesario.

OBTENGA UN ALIVIO RÁPIDO CON LOS MEDICAMENTOS MÁS POPULARES. Mientras muchos médicos recomiendan los comprimidos de carbón activado para aliviar los gases intestinales, los farmacéuticos opinan que los productos que contienen simeticona son realmente los más utilizados por los consumidores. Entre los medicamentos sin receta más empleados se encuentran: Ultra-Adsorb®, Flatoril® y Aero Red®.

A diferencia de la acción absorbente del carbón activado, la simeticona produce dispersión de los gases y evita la formación de moco alrededor de las cavidades llenas de gas del estómago y los intestinos.

Flebitis

10 REMEDIOS PARA MANTENERLA CONTROLADA

Flebitis. Aunque la mayoría de las personas conocen esta enfermedad, lo único que realmente saben es que es una infección de los vasos sanguíneos en las piernas.

Los que la padecen saben mucho más acerca de ella: que es una enfermedad dolorosa y que provoca temor, puesto que puede acabar con la vida a causa de una obstrucción en las venas pulmonares por un trombo.

La flebitis también recibe el nombre, más correcto, de tromboflebitis. El trombo es un coágulo de sangre que puede obstruir un vaso sanguíneo. Existen dos tipos de flebitis: la tromboflebitis de las venas profundas (TVP), que es la más peligrosa, y la flebitis superficial, que es la que trataremos en este libro.

La flebitis es una inflamación de las venas, que puede afectar tanto a las venas superficiales de la piel, como a las venas profundas de las piernas.

La TVP es un trastorno muy grave, puesto que induce la formación de trombos, que pueden desprenderse y, a través de los vasos sanguíneos, alcanzar los pulmones y provocar una obstrucción (trombosis). La TVP normalmente requiere hospitalización y un tratamiento con anticoagulantes. En cambio, en la flebitis superficial no suelen desprenderse trombos.

Por esta razón, los consejos que brindamos aquí están dirigidos a los que padecen flebitis superficial y están bajo control médico. Se intenta proporcionar alivio al dolor y reducir las posibilidades de una recurrencia con medicamentos de venta libre.

NO UTILICE ANTICONCEPTIVOS. Si usted ha sufrido flebitis o trombosis no debe usar bajo ningún concepto anticonceptivos orales. La incidencia de TVP en las mujeres que toman anticonceptivos orales es unas 3 o 4 veces más alta que en las que no los consumen. Esta proporción relativamente elevada determina que las que sufren flebitis superficial se encuentren también en situación de riesgo, sobre todo de recurrencia de la enfermedad.

DÉSE UN DESCANSO Y CALOR. La flebitis superficial puede tratarse elevando la pierna y aplicando calor húmedo sobre ella. Si bien no es necesario permanecer en cama, el reposo con la pierna elevada (a 20-40 cm por encima del nivel del corazón) acelera la curación del proceso. La inflamación de la flebitis superficial normalmente desaparece al cabo de 7-10 días, pero la curación completa puede requerir entre 3 y 6 semanas.

CONOZCA LOS RIESGOS. Una vez que usted ha tenido flebitis, se incrementa el riesgo de volver a padecerla. La magnitud del riesgo depende totalmente de lo que usted sea capaz de hacer para controlarlo. La cirugía y la permanencia prolongada en la cama constituyen situaciones de gran riesgo de provocar trombosis.

Aunque algunas situaciones de riesgo no pueden evitarse, como la permanencia prolongada en la cama a causa de un accidente o una enfermedad grave, otras pueden prevenirse y evitarse, por ejemplo una intervención quirúrgica voluntaria en un individuo de edad avanzada propenso a sufrir trombosis. Para una mayor información sobre los factores de riesgo, consulte con su médico. No obstante, tenga presente que levantarse de la cama y andar ayuda a reducir los riesgos de desarrollar una flebitis después de la cirugía.

PRUEBE LA ASPIRINA. Algunos estudios han sugerido que las propiedades fluidificantes de la aspirina pueden ayudar a reducir la flebitis impidiendo la rápida formación de coágulos en las personas propensas a la enfermedad. Estos estudios aconsejan ingerir aspirinas antes de una permanencia prolongada en la cama, viajes o cirugía. Todas estas situaciones tienden a producir estancamiento de la sangre y, en consecuencia, aumentan la posibilidad de que se formen trombos. Sin embargo, muchos médicos dudan de las propiedades anticoagulantes de la aspirina. En cualquier caso, éste debe considerarse un tratamiento médico.

CAMINE CUANDO TENGA QUE VIAJAR. ¿Acaso emprenderá un largo viaje en coche? Si usted ya ha tenido flebitis anteriormente, entonces asegúrese de que las ruedas no sean las únicas que estén en movimiento. Debe descender del coche con frecuencia y hacer un poco de ejercicio. Lo más efectivo es detenerse varias veces y recorrer a pie distancias cortas.

El objetivo es evitar que la circulación se vuelva ociosa como consecuencia de estar sentado sin moverse durante mucho tiempo. Si el flujo sanguíneo se endurece demasiado, puede causar la formación de coágulos.

OTRA RAZÓN PARA ELIMINAR EL TABACO. Si usted padece flebitis con frecuencia y su médico no puede descubrir la causa, renuncie al tabaco. Usted puede padecer la denominada enfermedad de Buerger. Se trata de un trastorno caracterizado por intenso dolor y formación de trombos por lo general en las piernas. Se lo relaciona directamente con el cigarrillo y el único remedio posible es el abandono total del tabaco. En ocasiones esta enfermedad se manifiesta inicialmente como una flebitis. Si se establece, erróneamente, este diagnóstico y usted continúa fumando, el riesgo para su salud es *muy elevado*. Por el contrario, no parece existir relación alguna entre la flebitis y el hábito de fumar.

PRACTIQUE EJERCICIO. Hacer ejercicio, sobre todo caminar, tiende a favorecer la circulación sanguínea en las venas y, por consiguiente, contribuye a prevenir la flebitis y su recurrencia. Las venas constituyen un sistema de baja presión; por lo tanto, si las válvulas de las venas que impiden el reflujo de la sangre hacia las piernas no funcionan adecuadamente (como ocurre en las venas varicosas), la única manera de evitar que la sangre se acumule en las piernas es caminando.

ELEVE LAS PIERNAS CUANDO ESTÉ EN LA CAMA. Si usted padece flebitis y debe permanecer en la cama durante un período prolongado, es recomendable que eleve las piernas unos centímetros para incrementar el retorno venoso.

También se aconseja hacer ejercicio con la pierna. Puede tomar una aspirina, a pesar de que no existen pruebas contundentes sobre su eficacia en la prevención de recurrencias.

USE VENDAS ELÁSTICAS PARA ALIVIAR. Algunos médicos recomiendan el uso de vendas elásticas para prevenir la recurrencia de la flebitis. Aunque no existen pruebas de que puedan prevenirlas, al parecer, alivian el dolor y proporcionan bienestar.

CONSEJOS MÉDICOS

UN SIGNO DE INFECCIÓN

Las personas que padecen flebitis suelen angustiarse por el temor de que se formen trombos sanguíneos que causen la muerte. Esta complicación, sin embargo, no es frecuente. En cambio, la flebitis puede conducir a una infección mortal si no se trata adecuadamente.

Si los síntomas de la flebitis (dolor, color rojizo, picor e hinchazón) se acompañan de fiebre y no desaparecen en una semana, debe acudir al médico, puesto que puede haber una infección, que puede curarse con antibióticos.

Tenga cuidado con los viajes por el cielo. La literatura científica está plagada de testimonios de casos de TVP después de un largo viaje en avión. No se sabe cuál es la causa, tal vez la presión de la cabina, la falta de movimiento, el consumo de alcohol, etc. Esta enfermedad se ha vuelto tan común que se la denomina síndrome de la clase turista, puesto que rara vez afecta a pasajeros de primera clase que se sientan confortablemente durante el vuelo.

En verdad, los viajes largos en avión o en coche o cualquier otra situación que obligue a permanecer inactivo durante un período prolongado pueden incrementar el riesgo de trombosis. En el caso de los aviones el riesgo es mayor puesto que uno está más confinado a quedarse inmóvil en su asiento, mientras que en un coche es posible parar y andar.

Si usted tiene flebitis, es recomendable que se ponga vendas elásticas antes de viajar en avión, que se levante cada 30 minutos y que camine por el pasillo. Para mantener buenas relaciones con sus vecinos, escoja el asiento junto al pasillo.

Fobias y miedos

12 MEDIDAS PARA HACERLES FRENTE

Las fobias se remontan mucho tiempo atrás. Piense en el siguiente comentario, escrito por un famoso médico: «La niña que tocaba la flauta lo asustó; apenas oyó la primera nota, quedó petrificado por el terror».

El temor a la flauta se denomina aulofobia, y el médico que lo describió fue Hipócrates.

A nadie le agradan los objetos oxidados excepto quizás a los chatarreros, pero a algunos les producen pánico (iofobia).

Los que padecen agorafobia (temor a los espacios abiertos) rara vez salen de sus casas. En cambio, los claustrofóbicos odian estar confinados y los panofóbicos le temen a todo.

Los especialistas opinan que existen prácticamente tantas clases de fobias como de individuos.

Las fobias se clasifican en tres tipos: las simples, las sociales y las agorafobias. Los que padecen fobias simples experimentan temor ante ciertos objetos, lugares o situaciones. Los fóbicos sociales evitan las situaciones públicas, por ejemplo las fiestas, en las que temen hacer algo que los haga sentirse incómodos. Por último, los agorafóbicos son víctimas de un fenómeno complejo basado en el miedo a los lugares extraños.

El miedo no es progresivo. Por lo general, la gente que desarrolla fobias las padece ante objetos o situaciones que previamente no causaban temor.

Pero ¿qué es exactamente una fobia? En sentido clásico, la fobia es una reacción de miedo irracional, involuntaria, inadecuada, que en general conduce a evitar lugares, objetos o situaciones cotidianas.

En sentido estricto, sin embargo, la fobia es el miedo al propio miedo. La fobia es el miedo a los propios impulsos. Es el miedo a tener un ataque de pánico y perder el control. Básicamente, es el miedo al propio yo y a la pérdida del control.

Los fóbicos saben que lo son. Siempre reconocen que el miedo es inapropiado para la circunstancia. Por ejemplo, si usted está volando en un avión durante una tormenta, el miedo es una reacción natural. En cambio, si su jefe le anuncia que tendrá que hacer un viaje de negocios en el plazo de unas cuantas semanas e, inmediatamente, usted comienza a preocuparse por la posibilidad de sufrir un ataque de pánico en el avión, su miedo es inapropiado. La fobia es siempre irracional.

¿Le suena a algo conocido? Si es así, a continuación le brindamos una serie de consejos racionales para los que padecen de conductas irracionales diariamente.

CULPE A SUS OÍDOS

Si usted piensa que su fobia está en su mente, en rigor de verdad, se ha descubierto que está localizada en el oído interno.

Algunos médicos descubrieron que los pacientes tratados por problemas específicos en el oído también mejoraban sus comportamientos fóbicos.

Después de 20 años de investigaciones al respecto y de tratar a más de 20.000 pacientes, se ha concluido que el 90 % de las conductas fóbicas se deben a un trastorno en el oído interno. Éste controla el equilibrio del cuerpo; por consiguiente, si no funciona adecuadamente, usted puede tener miedo a las alturas, a caerse o a tropezar.

Se recomienda acudir a un especialista de oídos si experimenta situaciones de fobia.

CAMBIE SU PENSAMIENTO NEGATIVO. En una situación de fobia, la persona experimenta pensamientos negativos e imágenes de terror, los cuales estimulan los síntomas físicos. Usted debe permitir que los miedos aparezcan, pero ha de intentar cambiar los pensamientos negativos. Por ejemplo, sustituya el pensamiento «Ese perro me morderá» por «Ese perro está bien sujeto y no puede escaparse».

ENFRÉNTESE CON EL MIEDO. Si evita el miedo no logrará vencerlo. En lugar de evitarlo, se puede lograr controlarlo a través de un proceso denominado tratamiento de exposición. Éste consiste en exponerse muy lentamente al objeto que provoca el miedo y comprobar que lo que usted imagina que ocurrirá, no sucede. Esto le permitirá ir relacionándose con el objeto temido.

Si, por ejemplo, usted teme a las arañas, debe exponerse a ellas poco a poco y siempre acompañado de otra persona. Comience mirando dibujos de arañas; luego, observe una de ellas muerta y, por último, enfréntese a una araña viva. Incluso es posible que progrese hasta el punto de sostener una en su mano. Cada vez que vea a uno de estos bichos, sentirá miedo, pero recordará que lo que teme que ocurra no ocurrirá.

PRACTIQUE JUEGOS MENTALES. Cuando sienta que le sobreviene un ataque, cuente hacia atrás de 3 en 3 desde 1.000, lea un libro, hable en voz alta o respire profundamente. Al concentrarse en una actividad, se reduce el miedo generado por los pensamientos e imágenes. Su cuerpo se tranquiliza y mantiene el control.

MIDA SU MIEDO. Califique su miedo en una escala del 0 al 10. Se dará cuenta de que la intensidad de su miedo no es constante, sino que aumenta y disminuye. Confeccione una lista con los pensamientos o actividades que crea que lo aumentan o disminuyen. Sabiendo qué factores son responsables de dichos aumentos y disminuciones podrá controlarlos mejor.

MIRE POR ENCIMA DEL ARCO IRIS. Haga uso de pensamientos, fantasías y actividades que lo hagan sentirse bien para alejar los pensamientos que le causan miedo. Por ejemplo, piense en las elevadas probabilidades de tener un vuelo seguro y de los placeres que lo aguardan en lugar de pensar en los peligros del vuelo.

DÉSE UNA PALMADA EN LA ESPALDA. Si usted logra funcionar con éxito en uno de los niveles del miedo, según los expertos habrá dado un gran paso hacia delante; esta vía es más verosímil y realista que intentar que el miedo desaparezca completamente.

En el tratamiento basado en la exposición a su fobia, cada encuentro con ella que usted supere debe considerarlo una victoria personal, que le permitirá adquirir más confianza en sí mismo para controlar la situación.

CÓMO COMBATIR UN ATAQUE DE PÁNICO

Tanis, una mujer de 26 años, explica cómo se siente cada vez que debe salir de su casa: «Me siento como si estuviera de pie en medio de una autopista, entre los coches corriendo en ambas direcciones». Tanis sufre la más común de todas las fobias, la agorafobia, el miedo a los espacios abiertos.

Simplemente, el pensamiento de aventurarse fuera de su casa le provoca un ataque de pánico paralizante.

Según Tanis «en sólo un instante pasas de sentirte perfectamente bien a tener la sensación de que estás a punto de morir. El corazón comienza a latir con fuerza, tengo náuseas, tiemblo y siento que me voy a desmayar». Para Tanis, éstos son los signos de un ataque típico de fobia.

Sin embargo, pudo lograr salir de su casa para asistir a su terapia y, actualmente, ayuda a los que padecen de fobias.

A continuación le brindamos algunas de las tácticas que ella aprendió en su terapia y que la ayudaron a superar su problema.

Reconozca el ataque. Si le sobreviene un ataque de pánico, reconózcalo tal como es. Usted ya ha padecido otros, por lo tanto sabe que no se morirá. La clave es aceptarlo.

Sea razonable consigo mismo. Las personas fóbicas suelen ser perfeccionistas y muy exigentes consigo mismas, pero usted no debe serlo. Cuando realice el tratamiento de exposición y se enfrente progresivamente a sus miedos, manténgase calmado. Otórguese un premio porque es capaz de llevarlo a cabo, incluso si le provoca un ataque.

Vaya despacio. Comience lentamente, pero haga ejercicios de exposición cada día. Fíjese objetivos, por ejemplo, en un plazo de 8 y de 16 semanas. Una vez que usted comience a tratar su fobia una y otra vez, finalmente se acostumbrará a ella, y aunque ahora le resulte impensable, conseguirá actuar frente a ella como cualquier otra persona.

EVITE LA CAFEÍNA. Las personas que sufren ataques de pánico repetidos probablemente son muy sensibles a la cafeína. Esta sustancia origina algunos de los síntomas que los fóbicos tienen durante sus ataques de pánico. Se recomienda que la gente propensa a estos ataques elimine la cafeína de su dieta.

Cuando vea que la azafata se acerca con las bebidas, recuerde que la cafeína no está limitada al café. También es un ingrediente del té, de ciertas bebidas sin alcohol, como las gaseosas, y del chocolate.

QUEME LA ADRENALINA. Durante un ataque de pánico su cuerpo tiene un exceso de adrenalina, y cuando usted se mueve lo quema.

Es un error pensar que debe sentarse y relajarse. Por el contrario, usted necesita moverse y quemar la adrenalina. Se recomienda que camine y haga ejercicio durante el ataque.

JUEGUE CON LOS MÚSCULOS. Si no puede moverse, lo mejor que puede hacer es atar y desatar varios músculos de su cuerpo. Puede empezar atando los músculos grandes de sus muslos y luego aflojarlos. Esta forma de tensión y liberación rítmica también permite que se queme la adrenalina.

Furúnculos

12 CONSEJOS PARA DETENER LA INFECCIÓN

Los furúnculos son los volcanes del cuerpo humano. Aparecen inesperadamente como el Popocatepetl, erupcionan como el Etna, se vierten en cascada como el Kilauea, dejan un cráter semejante al Krakatoa (al este de Java) y al poco tiempo parecen tan inofensivos como el Fuji.

Las causas biológicas de los furúnculos son las siguientes: el estafilococo, una bacteria, penetra a través de una lesión en la piel e infecta una glándula sebácea bloqueada o un folículo piloso. El sistema inmunológico del cuerpo envía los glóbulos blancos de la sangre para matar a los invasores. La batalla (inflamación) produce desechos (pus). Un absceso de pus comienza a desarrollarse por debajo de la superficie de la piel, irrumpiendo con su color rojo y mucho dolor. A veces el cuerpo reabsorbe el furúnculo; otras éste se hincha hasta que se produce una erupción, drena y finalmente desaparece.

CONSEJOS MÉDICOS

EL PUNTO NEURÁLGICO DEL PROBLEMA

Si las bacterias presentes en un furúnculo alcanzan la corriente sanguínea, pueden ocasionar una infección generalizada. Por lo tanto, es peligroso apretar un furúnculo situado cerca de los labios o la nariz, ya que la infección puede llegar hasta el cerebro. Otras zonas peligrosas son las axilas, la ingle y el pecho de una mujer que amamanta.

Si el furúnculo es muy doloroso, se localiza en una zona de piel gruesa (p. ej., la espalda) o afecta a un niño, un anciano o una persona debilitada, se recomienda consultar al médico. Asimismo, si el furúnculo presenta unas líneas rojas en forma de rayos o se acompaña de síntomas físicos generales, como fiebre, escalofríos o hinchazón de ganglios linfáticos, también es aconsejable consultar a un especialista, ya que es posible que la infección se haya extendido. Los diabéticos son muy propensos a tener furúnculos y, en este caso, deben recibir tratamiento antibiótico. A veces, los furúnculos recurrentes son el síntoma de otras enfermedades más graves.

Los furúnculos son dolorosos y desagradables a la vista. Muchas veces dejan cicatrices y en ocasiones también pueden ser peligrosos. No obstante, la mayoría de ellos puede tratarse con remedios caseros.

AYUDE A EXPULSARLO. Una compresa caliente es la mejor solución para un furúnculo. Irrumpirá en la superficie, drenará y cicatrizará más rápidamente.

Ante el menor signo de un furúnculo, colóquese una compresa (puede ser simplemente un paño caliente) durante 20-30 minutos, 3 o 4 veces al día. Cambie la compresa cada vez que la aplique para que se mantenga caliente.

No es extraño que deban transcurrir 5-7 días hasta que el furúnculo se rompa por sí mismo.

SIGA CON LAS COMPRESAS. Una vez que el furúnculo se abra, es necesario que continúe con las compresas calientes durante 3 días más. Tiene que dejar drenar el pus de los tejidos. También puede hacerse un vendaje para mantenerlo limpio y evitar que se le ensucie la ropa.

OTRA ALTERNATIVA
REMEDIOS TRADICIONALES DE LA COCINA

Los alimentos sirven para algo más que para comerlos. La tradición indica que algunos de ellos han sido muy útiles para curar los furúnculos. A continuación, le brindamos unos sustitutos naturales de las compresas que, al igual que ellas, deben renovarse periódicamente:

- Una rodaja de tomate caliente.
- Una rodaja de cebolla cruda.
- Un diente de ajo deshecho.
- Las hojas externas de un repollo.
- Una bolsita de té negro.

ACELERE EL PROCESO. Cuando el furúnculo ha alcanzado su punto máximo y está rebosante de pus (siempre que sea pequeño y no exista riesgo de diseminar la infección), es el momento de esterilizar una aguja bajo la llama de una cerilla, hacer una pequeña incisión y apretar.

Los médicos insisten en el peligro de diseminar la infección al apretar un furúnculo. En verdad, esto no suele ocurrir.

USE ANTISÉPTICOS. No es necesario tratar un furúnculo abierto con un antiséptico, puesto que la infección está localizada. Lo importante es dejar que drene.

Algunos médicos, no obstante, recomiendan el uso de un ungüento antibiótico, como por ejemplo el Bacisporin®, para asegurar el éxito frente a la infección.

ELIMINE LOS ESTAFILOCOCOS. Si usted es propenso a los furúnculos, puede intentar disminuir su frecuencia de aparición. Aunque no es posible prevenirlos totalmente, usted puede limpiar su piel con un jabón antiséptico para ayudar a eliminar la población de estafilococos. Otro consejo de prevención: los furúnculos suelen ser quistes que se han infectado. Por lo tanto, si toquetea y hurga un quiste, es muy probable que cause un furúnculo. O deja el quiste tranquilo o consulta a un médico para que se lo extirpe.

NO DEJE QUE EL PUS SE ESPARZA. Cuando un furúnculo está drenando, mantenga limpia la piel de alrededor. Dése una ducha en lugar de un baño, para evitar el riesgo de infección en otras partes del cuerpo. Después de tratarse un furúnculo, lávese las manos (especialmente al preparar las comidas), ya que los estafilococos pueden infectar los alimentos.

INTENTE CON LOS VIEJOS REMEDIOS. Los remedios caseros tradicionales, como las cataplasmas de leche caliente y pan, las hojas de bardana o el barro de los nidos de las avispas (lo cual es un poco peligroso si éstas no están trabajando o de vacaciones), pueden dar excelentes resultados. Se deben aplicar de la misma manera que las compresas y son tan eficaces como ellas.

Gingivitis

21 REMEDIOS PARA DETENER
LA ENFERMEDAD DE LAS ENCÍAS

Hace años, o quizás el año pasado, el odontólogo le habló de la placa, pero usted ya no lo recuerda.

Probablemente le dijo: «Cepíllese los dientes y pásese una seda dental, ya que tiene mucha placa». Con seguridad usted contestó: «Sí, muy bien, usted tiene razón». Por supuesto, los siguientes días cumplió las recomendaciones, pero después de una semana aquéllas cayeron en el olvido. Usted se prometió que lo seguiría haciendo, pero, de repente, la fecha de la nueva visita llegó. Hoy todo es diferente.

Esta vez el odontólogo le dice: «Sus encías están hinchadas y rojas. Al limpiarlas, han sangrado. Tiene gingivitis. Si no hace algo al respecto, perderá los dientes».

La mayoría de los adultos tienen signos tempranos de enfermedad periodontal. La gingivitis es el *primer* signo de esta enfermedad y la enfermedad de las encías es la causa principal de pérdida de dientes en los adultos.

Pero no se desespere, existen también buenas noticias, todo depende de usted. ¡Y los tratamientos no son tan duros!

No piense que 30 segundos son suficientes. Si quiere acabar con la gingivitis, debe tomarse el tiempo necesario para pasarse la seda dental y cepillarse correctamente. Debe hacerlo durante 3-5 minutos, 2 o 3 veces al día para lograr una buena higiene dentaria.

Cepíllese en la línea de la encía. La línea de la encía es el lugar donde más se adhiere la placa y donde comienza la gingivitis. Justamente esa zona es la que más suele descuidarse en el cepillado. Coloque su cepillo a 45° con respecto a los dientes, de forma que una mitad limpie las encías y la otra mitad los dientes.

Use dos cepillos de dientes. Altérnelos. Deje que uno se seque y airee mientras usa el otro.

Utilice un cepillo eléctrico. Se ha demostrado que los cepillos eléctricos con movimiento rotatorio quitan hasta el 98 % de la placa, mientras que los manuales sólo eliminan el 48,6 %.

Invierta en sus huesos. La gingivitis es el comienzo de lo que los médicos denominan osteoporosis periodontal. Al igual que todos los huesos de su esqueleto, el periodonto puede debilitarse y quebrarse; por lo tanto, se recomienda que los fortalezca con mucho calcio (se encuentra en los productos lácteos, salmón, almendras y verduras verdes), ejercicio y el abandono del tabaco.

CONSEJOS MÉDICOS

ACTÚE O PERDERÁ SUS DIENTES

Si no toma medidas con sus encías sangrantes corre el riesgo de sufrir una enfermedad periodontal más grave y perder sus dientes.

He aquí unos signos que le advierten que su gingivitis se está complicando. Si padece alguno de ellos, acuda al dentista.

- Tiene mal aliento permanentemente.
- Los dientes parecen más largos, como consecuencia de la retracción de las encías.
- Su boca parece estar desalineada cuando la cierra porque sus dientes no coinciden cuando se aproximan.
- Sus dientes no encajan adecuadamente.
- Se forma pus entre los dientes y las encías.
- Sus dientes están flojos o se caen.

Si sus encías aún sangran cuando se cepilla los dientes, continúan hinchadas y le provocan dolor a pesar de una higiene oral adecuada, también debe ver a un médico.

APLIQUE UN MASAJE EN LAS ENCÍAS. Apriete sus encías entre el pulgar y el índice y frote. Esto incrementará la circulación sanguínea en las encías.

INGIERA VITAMINA C. La vitamina C no le cura la gingivitis, pero puede ser útil para las encías sangrantes.

EFECTÚE ENJUAGUES BUCALES. Los enjuagues bucales antisépticos han demostrado ser efectivos para inhibir el desarrollo de la placa y reducir la gingivitis.

COMPRUEBE LA ETIQUETA. Cuando compre un enjuague bucal verifique si contiene cloruro de cetilpridínico o bromuro de domifeno, los ingredientes activos que reducen la placa dentaria.

ANALICE SU ESTILO DE VIDA. ¿Tiene demasiado estrés? ¿Sabe relajarse? ¿Trabaja cerca de productos químicos tóxicos? Cualquiera de estos factores por desgracia puede afectar desfavorablemente las encías. Los médicos recomiendan estudiar cada aspecto de su estilo de vida para intentar cambiarlo hacia una perspectiva más saludable.

ELIMINE SUS VICIOS. El exceso de tabaco o de bebida puede reducir las vitaminas y los minerales, que son esenciales para una boca saludable.

FRÓTESE LA LENGUA. Quítese las bacterias y las toxinas allí escondidas. Debe hacerlo con un objeto que no sea punzante. Frote siempre de atrás hacia delante.

DÉSE TIEMPO. No intente llevar a cabo todas estas actividades en un día. Masajee sus encías primero, y al día siguiente frótese la lengua. Si usted se cepilla y se pasa la seda dental varias veces al día, no se fatigará hasta la muerte. ¡Hágalo, sus dientes con el tiempo se lo agradecerán!

ASPIRE CON AGUA OXIGENADA. Compre una solución de agua oxigenada al 3 %, mézclela en la misma proporción de agua y pásesela por la boca durante 30 segundos. No la trague. Use esta solución 3 veces a la semana para eliminar las bacterias.

LÁVESE CON UNA IRRIGACIÓN ORAL. Use un dispositivo de irrigación oral para echar agua sobre sus dientes y encías. Para usarlo correctamente, dirija el chorro de agua entre sus dientes, no hacia las encías.

USE UN IRRIGADOR PORTÁTIL. Cuando viaje, lleve consigo una jeringa de goma. Ésta se puede llenar con agua y luego vaciar sobre los dientes.

USE UN ESTIMULADOR DE ENCÍAS. Un estimulador de encías triangular o de goma siempre resulta mejor que un palillo para masajear sus encías. Coloque la punta de la goma dirigida entre dos dientes. Coloque el casquillo en dirección a la superficie de mordida hasta que el estimulador esté a 45° de la línea de las encías. Aplique un movimiento circular durante 10 segundos y luego muévalo hacia el otro diente.

COMA VEGETALES CRUDOS A DIARIO. Ayuda a combatir la gingivitis. Las comidas duras y fibrosas limpian y estimulan la salud de los dientes y las encías.

INTENTE CON BICARBONATO DE SODIO Y AGUA. Coja bicarbonato de sodio puro y mézclelo con un poco de agua. Aplíquelo sobre las encías con sus dedos y luego cepille.

Con esta solución usted logrará una buena limpieza, puesto que lustra, neutraliza los desperdicios bacterianos ácidos y desodoriza.

DIGA ÁLOE A SU FARMACÉUTICO. Algunas personas se cepillan las encías con gel de áloe. Se trata de un agente curativo que reduce la placa dentaria.

Golpe de calor

---

27 MANERAS DE EVITAR EL PROBLEMA

Cada verano muchas personas que pasan horas trabajando en el jardín, jugando al golf o practicando cualquier otro deporte al aire libre —y que en el invierno toman todas las precauciones necesarias para protegerse del frío y las lluvias— traspasan los límites de una exposición solar «saludable».

El resultado es un golpe de calor, afección en la cual el cuerpo sufre una pérdida excesiva de líquido y, como consecuencia, la temperatura corporal sube.

Es importante saber que nadie es inmune al golpe de calor, ni siquiera el deportista más entrenado, ya que cuanto mayor es la temperatura corporal, más se suda y, si el sudor es excesivo, comienza el proceso de pérdida de agua.

El golpe de calor es causado por una reducción de agua (deshidratación) o en algunos casos (muy raros, ya que la dieta suele contener altos niveles de sal) por la falta de sal. Al sudar, se pierde sal.

La sed es uno de los primeros síntomas del golpe de calor, a la que siguen pérdida de apetito, dolores de cabeza, palidez, mareos y malestar general que puede incluir náuseas e, incluso, vómitos. En algunos casos extremos, el corazón se acelera y la concentración se vuelve más dificultosa.

Por fortuna, usted no se encontrará en una situación semejante; sin embargo es útil que lea los consejos siguientes.

HUYA DEL SOL. Esto resulta obvio, especialmente si ya está sufriendo el golpe de calor. De lo contrario, la temperatura del cuerpo puede seguir aumentando aunque la persona se encuentre en reposo y beba agua. La reexposición solar prolongada, aunque ocurra muchas horas después, puede causar una recaída.

BEBA AGUA. El agua sigue siendo la mejor bebida para la rehidratación. Se debe tomar poco a poco, nunca de un solo trago. Los médicos piensan que lo ideal es beber gran cantidad de agua antes de exponerse al sol.

COMA MÁS FRUTAS Y VEGETALES. Estos alimentos son ricos en agua y tienen una proporción equilibrada de sal.

ESCOJA BEBIDAS ELECTROLÍTICAS DILUIDAS. El Gatorade es la más conocida y la utilizan los profesionales del deporte. Los deportistas que sudan en abundancia pueden perder gran cantidad de potasio y sodio.

EVITE LOS COMPRIMIDOS DE SAL. En una época se administraban tanto a los deportistas como a todo aquel que los deseara. En la actualidad, estas píldoras se consideran perjudiciales, puesto que causan exactamente el efecto opuesto al deseado.

El aumento de sal en el estómago hace que los líquidos permanezcan en él durante más tiempo, lo cual reduce la cantidad de líquido necesario para la producción del sudor.

EVITE EL ALCOHOL. El consumo de bebidas alcohólicas favorece la deshidratación. Se aconseja a los deportistas que la noche anterior a la competición limiten el consumo de alcohol.

EVITE LA CAFEÍNA. Como el alcohol, la cafeína promueve la deshidratación y le hace sudar más de lo normal.

NO FUME. El tabaco contrae los vasos sanguíneos y reduce la capacidad del fumador para aclimatarse al calor.

ACLIMÁTESE GRADUALMENTE. Usted no puede trabajar y vivir todo el tiempo con el aire acondicionado y luego enfrentarse a la temperatura exterior durante los fines de semana.

Al inicio de cada estación realice paseos durante el día bajo el sol y vaya acostumbrándose poco a poco.

VAYA DESPACIO. Sea lo que sea que haga cuando sale al exterior, hágalo con mucha lentitud si el tiempo es excesivamente caluroso.

ÉCHESE UN POCO DE AGUA FRÍA. Mójese la cabeza y el cuello con agua fría cuando la temperatura sea muy elevada y el tiempo muy seco, ya que el agua al evaporarse le producirá frío. Si el clima es muy húmedo, probablemente nada de esto ocurrirá.

CONVIÉRTASE EN SU PROPIO ABANICO. Use un periódico, un trozo de cartón o lo que sea para proveerse de una brisa fría.

PRIMEROS AUXILIOS PARA EL GOLPE DE CALOR

Un golpe de calor puede causar la muerte, como lo demuestran cientos de casos. Por supuesto, nadie pasa instantáneamente desde el estado de bienestar hasta el extremo de estar muriéndose. Los golpes de calor pueden ser letales cuando no se reconocen a tiempo sus signos y, más tarde, la insolación.

A menudo, resulta difícil distinguir un golpe de calor y una insolación. Por esta razón, si una persona no responde en el plazo de 30 minutos a las medidas aplicadas para el golpe de calor debe ser llevada al médico. Si usted sufre un golpe de calor, a lo sumo estará aturdido. Si tiene problemas para caminar o para recuperar la consciencia, no se trata ya de un golpe de calor sino de una insolación.

La insolación es una disfunción importante del sistema termorregular del organismo; la temperatura interna puede aumentar hasta niveles peligrosamente elevados. Los síntomas pueden ser similares a los del golpe de calor (p. ej., mareos y náuseas). Además la persona puede estar muy desorientada y excitada. Cuando el sistema termorregular del organismo deja de funcionar, la víctima suele dejar de sudar. Sin embargo, si se trata de un individuo joven (menor de 30 años) en buena forma, el sudor puede persistir.

El desmayo puede ser, o no, un signo del golpe de calor. Si la recuperación ocurre muy rápidamente (en 2-5 minutos) es muy probable que se trate de un golpe de calor. Las convulsiones y el coma pueden ocurrir en caso de insolación.

Si una persona presenta cualquiera de estos síntomas, debe ser trasladada con urgencia al médico, ya que puede sufrir un shock o una complicación renal.

A menos que la insolación se produzca en el parking de un hospital, usted deberá brindar los primeros auxilios. He aquí las recomendaciones de nuestros expertos para tratar la insolación hasta que llega el médico.

Enfríe con agua. Salpique a la persona con agua en lugar de sumergirla en agua fría. En el primer caso, el agua se evaporará sobre la piel más rápidamente logrando un efecto de frío inmediato.

Aproveche la tecnología. Si es posible, lleve al afectado a un lugar con aire acondicionado.

Déle líquidos. Si el afectado está consciente, lo mejor que puede hacer es beber agua.

Aplique toallas frías. Esta opción es mejor que sumergir a la víctima en agua helada.

Hágase cargo. Muchos de los afectados son demasiado orgullosos y no permiten que se los ayude.

Sepa quiénes son los que corren más riesgo. Los niños son los más vulnerables, debido a que sus glándulas sudoríparas no están completamente desarrolladas. Los ancianos tampoco se hidratan en forma adecuada. Algunos medicamentos, como los que se prescriben para la hipertensión, pueden interferir en la hidratación.

ENGAÑE AL SOL. Usted no puede vencer al sol, de manera que todo lo que tenga que hacer hágalo temprano por la mañana o bien a la puesta del sol.

En los días de mucho calor, los horarios de trabajo suelen cambiarse de modo que se empieza más temprano y, en consecuencia, se acaba antes.

SÚBASE A LA BÁSCULA. El golpe de calor no se produce siempre en un día. Usted puede estar deshidratándose gradualmente durante varios días. Los entrenadores de los deportistas utilizan el método de la báscula para asegurarse de que el agua que pierden en los partidos la recuperan posteriormente.

BEBA COMO UN BEBÉ. Existen fórmulas rehidratantes para bebés que a veces utilizan los deportistas. Sus ingredientes primarios son azúcar, sodio y potasio. Si va a disputar un partido de tenis beba 1/4 de litro antes y 1/4 de litro durante el partido o después de éste.

HAGA CASO DEL HOMBRE DEL TIEMPO. Los pronósticos meteorológicos en invierno no suelen coincidir con la realidad, pero cuando se trata del verano, las predicciones sobre el calor y la humedad por lo general se cumplen. Por consiguiente, si anuncian que al día siguiente hará tanto calor que se podrá freír un huevo sobre el asfalto, no pretenda ese día pintar su casa.

USE UN SOMBRERO. Se recomienda usar un sombrero que proteja el cuello de los rayos de sol y provea una buena ventilación. Es conveniente que tenga una visera amplia y muchos agujeros pequeños. Por los vasos sanguíneos de la cabeza y el cuello, situados muy cerca de la superficie de la piel, se pierde o adquiere calor con mucha facilidad. La parte superior de la cabeza es especialmente sensible en las personas con poco o nada de pelo.

NO DESNUDE SU PECHO. Si se quita la camisa, la exposición solar será mayor. Cuando comienza a sudar, si lleva una camisa ésta actúa como un dispositivo de enfriamiento cuando hay viento.

LLEVE CONSIGO UNA CAMISA DE RECAMBIO. Si su camisa se humedece por el sudor, quítesela y friéguela lo antes posible. La sal segregada con el sudor inhibe la calidad «respiratoria» de su camisa. Por ello, se recomienda llevar una camisa de recambio.

USE ROPA COMBINADA DE ALGODÓN Y POLIÉSTER. Estas prendas permiten una mejor respiración que las que son 100 % de algodón o 100 % de nailon tejidas con fibras muy ajustadas.

USE COLORES CLAROS. Los colores claros reflejan el calor, mientras que los oscuros lo absorben.

Gota

17 IDEAS PARA AFRONTARLA

La gota es un tipo de artritis que ataca como un golpe inesperado. En general aparece durante la noche, causando un dolor pulsátil e intenso. La piel se vuelve roja y caliente, y la articulación afectada, hinchada y sensible. Lo peor de todo es que un ataque puede durar varios días.

Antiguamente, se la consideraba la enfermedad de los reyes; sin embargo, es causado por un plebeyo: el ácido úrico. Todos lo tenemos en nuestra sangre, pero los que padecen gota lo producen en exceso o bien no lo excretan suficientemente. En cualquier caso, el exceso se convierte en diminutos y molestos cristales que inflaman las articulaciones.

En la mayoría de los casos, el dedo gordo del pie es la víctima número uno; sin embargo, cualquier articulación puede afectarse. Se considera que todo el mundo puede padecer esta enfermedad, pero por lo común afecta a varones de mediana edad, a menudo con sobrepeso y a veces con antecedentes familiares de gota. Si usted padece esta afección real o potencial, preste atención a las siguientes recomendaciones de nuestros expertos.

DESCANSE. Durante un ataque agudo, mantenga la articulación afectada elevada y en reposo. Probablemente este consejo no le será difícil de practicar, ya que el dolor será intenso. Durante esta fase, algunos pacientes sienten que hasta el peso de una sábana es intolerable.

CONSIDERE EL IBUPROFENO. El dolor que siente se debe a la intensa inflamación que se produce alrededor de la articulación afectada. Por consiguiente, cuando necesite un analgésico, asegúrese de que tenga también efecto antiinflamatorio. El ibuprofeno está especialmente indicado. Siga las recomendaciones del prospecto. Sin embargo, si la dosis propuesta no alivia el dolor, consulte a su médico antes de aumentarla.

EVITE LA ASPIRINA Y EL PARACETAMOL. No todos los analgésicos tienen la misma fórmula. La aspirina, por ejemplo, puede empeorar la gota porque inhibe la excreción de ácido úrico.

En cuanto al paracetamol, no tiene suficiente capacidad para combatir la inflamación.

APLIQUE HIELO. Si la articulación no está demasiado sensible, aplique una compresa con hielo triturado. El hielo ejerce un efecto calmante y anestésico. Deje la compresa durante 10 minutos sobre la zona afectada. Cúbrala con una toalla. Aplique hielo cada vez que lo necesite.

OTRA ALTERNATIVA

EL PODER DE LAS CEREZAS Y DEL CARBÓN

Cerezas. Aunque no existe demostración científica, mucha gente cree que las cerezas, dulces o amargas, en lata o frescas, alivian los ataques de gota. En cuanto a la cantidad diaria recomendada, también es variable, entre 10 unidades y 250 g. Si lo desea, pregunte en el herbolario, ya que también puede dar resultado un comprimido de concentrado de cerezas.

Cataplasma de carbón. El carbón activado tiene la propiedad de extraer toxinas del cuerpo. Mezcle 1/2 taza de polvo de carbón activado con varias cucharaditas de semillas de lino (trituradas en una licuadora) con suficiente agua caliente para formar una pasta. Aplique sobre la articulación afectada. Cubra con un paño o plástico y déjelo actuar. Cámbielo cada 4 horas y déjelo durante toda la noche.
El carbón produce manchas, por lo que debe tomar precauciones para no ensuciar las prendas y la ropa de cama.

Baños de carbón. También puede mezclar carbón activado en un recipiente para remojar su pie. Use uno que no le importe manchar. Mezcle 1/2 taza de carbón activado en polvo con agua hasta formar una pasta. Luego, gradualmente agregue suficiente agua caliente hasta que su pie quede sumergido por completo. Manténgalo en remojo durante 30 o 60 minutos.

Carbón oral. El carbón activado puede ayudarlo a reducir los niveles de ácido úrico en la sangre. Ingiera 1/2 o una cucharadita 4 veces al día, distribuidos de la siguiente forma: al levantarse, a media mañana, a media tarde y al irse a dormir.

EVITE LAS COMIDAS ALTAS EN PURINA. Las comidas con un alto contenido en purina contribuyen a incrementar los niveles de ácido úrico. Se recomienda evitarlas.

Al parecer los alimentos que pueden *inducir* la gota contienen entre 150 y 1.000 mg de purina por cada 115 g. Entre ellos se incluyen los productos animales con alto contenido en proteínas: anchoas, sesos, caldo de carne, grasa, corazón, arenques, riñón, hígado, extractos de carne, carne picada, mejillones, sardinas y mollejas.

LIMITE OTROS ALIMENTOS QUE CONTIENEN PURINA. Los alimentos que pueden *contribuir* a la gota contienen entre 50 y 150 mg de purina por cada 115 g. Entre ellos se incluyen: espárragos, alubias secas, coliflor, cereales de grano entero, pan integral y levaduras.

Se recomienda que las personas con ataques graves de gota limiten su consumo a una porción diaria.

En esta misma categoría se encuentran el pescado, la carne y las aves. Limite su consumo a 30-100 g 5 días a la semana.

BEBA MUCHA AGUA. Una gran cantidad de líquido lo ayudará a eliminar el exceso de ácido úrico de su organismo antes de que le haga daño. En general, se ha comprobado que la gente no suele beber mucha agua. Los expertos sugieren el consumo de 5 o 6 vasos diarios.

Además, beber mucha agua ayuda a combatir los cálculos renales que los enfermos de gota son propensos a padecer.

CONSIDERE EL TÉ DE HIERBAS. Otra manera de consumir líquidos es mediante el té de hierbas. Dado que no contiene cafeína ni calorías, aunque beba grandes cantidades no estará inquieto ni aumentará de peso. Se recomiendan especialmente la zarzaparrilla, la milenrama y las mentas. Prepare una infusión con ellas y bébala a menudo.

NO BEBA ALCOHOL. Si tiene antecedentes de gota evite el alcohol, puesto que al parecer incrementa la producción de ácido úrico e inhibe su secreción, lo cual puede desencadenar un ataque de gota en algunas personas. La cerveza, en particular, se debe desterrar, porque tiene un contenido más alto de purina que el vino y otras bebidas alcohólicas.

Si en ocasiones tiene que beber alcohol disminuya el riesgo de una reacción siguiendo estos consejos: beba lentamente y amortigüe el consumo de vino con hidratos de carbono fáciles de absorber, como las galletas, la fruta y los quesos.

CONTROLE SU PRESIÓN SANGUÍNEA. Si además de gota usted padece hipertensión, evidentemente tiene dos problemas. Algunos fármacos utilizados para disminuir la presión sanguínea, por ejemplo los diuréticos, también elevan los niveles de ácido úrico. Antes de ingerir un fármaco para reducir la presión, se recomienda consultar con el médico. Intente reducir su consumo de sodio, rebajar el exceso de peso y hacer ejercicio, pero nunca deje de tomar un fármaco prescrito por el médico sin contar con su aprobación.

CUIDADO CON LAS DIETAS DE MODA. Si tiene exceso de peso, es fundamental que adelgace, puesto que, de lo contrario, corre el riesgo de aumentar los niveles de ácido úrico. No obstante, no se entusiasme con las dietas de moda, que pueden contribuir a desencadenar un ataque de gota. Estas dietas, incluido el ayuno, causan la rotura de las células que, en consecuencia, liberan el ácido úrico. Elabore una dieta personal con su médico.

CONSULTE CON SU MÉDICO SOBRE LOS SUPLEMENTOS. Sea prudente con la ingestión de vitaminas, puesto que algunos nutrientes pueden agravar la gota. El exceso de niacina y de vitamina A puede provocar un ataque de gota.

NO SE HAGA DAÑO. Por razones desconocidas, la gota suele afectar articulaciones que previamente han sufrido un traumatismo. Por lo tanto, intente no tropezar con los dedos de los pies para evitar lastimarse. No utilice zapatos ajustados, pueden provocar lesiones en las articulaciones.

Gripe

21 REMEDIOS PARA DERROTAR AL VIRUS

¿Se siente usted como si un camión le hubiera pasado por encima? ¿Acaso está tan enfermo que tiene miedo de morirse? Peor aún ¿se siente tan enfermo que desea morirse?

Si su cabeza le late, sus músculos le duelen y su frente arde, usted probablemente ha sido atacado por el virus de la gripe.

Este insidioso virus debería llamarse la bestia de las mil caras. A pesar de que sólo hay tres tipos (virus influenza A, B y C), tienen una habilidad ilimitada para mutarse en formas distintas. De esta forma, cuando usted sufre la gripe, desarrolla una inmunidad frente al tipo particular que la causó, pero al año siguiente, o más adelante, puede volver a padecerla como consecuencia de las mutaciones del virus.

¿No existe escapatoria? Depende. Hay algunas precauciones que usted puede tomar para disminuir su susceptibilidad en el futuro (véase el recuadro de la pág. 244). Pero cuando la gripe lo tiene atrapado entre sus garras, no puede librarse tan fácilmente.

Si usted confía en tomar antibióticos para aliviarse, no tendrá suerte. La gripe es una infección vírica y los antibióticos no matan a los virus. Lo mejor que puede hacer es controlar su malestar como le indicamos.

DATOS SOBRE LA GRIPE

¿Cómo puede distinguir un resfriado de una gripe? No es una adivinanza. O, tal vez sí. Aunque existen similitudes entre ambas enfermedades y en sus tratamientos, son causadas por microorganismos distintos. El resfriado puede durar más tiempo, pero la gripe puede ser más molesta. A continuación exponemos los síntomas más comunes y las diferencias entre ellos, dependiendo del causante.

Fiebre. Es característica de la gripe y sobreviene de repente; en el resfriado es rara.

Dolor de cabeza. Es un síntoma predominante en la gripe; pero raro en el resfriado.

Dolores generales. En la gripe son normales y, por lo común, intensos; en los resfriados son leves.

Fatiga. En la gripe es extrema y puede durar 2 o 3 semanas; en el resfriado es leve.

Goteo de la nariz. A veces presente en la gripe, es constante en el resfriado.

Dolor de garganta. Generalmente acompaña a la gripe; es común en los resfriados.

Tos. Es común en la gripe y puede ser intensa; en el resfriado es moderada y seca.

QUÉDESE EN CASA. La gripe es una enfermedad muy infecciosa que se disemina como el fuego en las praderas.

No se transforme en un vicioso del trabajo o en un mártir. Quédese en casa al menos durante un día hasta que la temperatura se haya normalizado.

Haga que sus niños no acudan a la escuela hasta que estén totalmente recuperados.

DESCANSE. No tendrá demasiados problemas para seguir estos consejos, puesto que probablemente se encuentre demasiado enfermo para hacer otra cosa.

El descanso en la cama es esencial, ya que permite que su cuerpo dirija todas sus energías a combatir la infección de la gripe. Si en cambio usted sigue la actividad mientras está enfermo, debilitará sus defensas y favorecerá posibles complicaciones.

BEBA LÍQUIDOS. Los líquidos son especialmente importantes si usted tiene fiebre porque se puede deshidratar. Además, proveen los nutrientes necesarios cuando usted está demasiado enfermo para comer.

Se recomiendan las sopas ligeras y los zumos de frutas y vegetales. Algunos médicos aconsejan los zumos de remolacha y zanahoria porque son ricos en vitaminas y en minerales. También recomiendan diluir el zumo de fruta en la misma proporción de agua. El añadido de un poco de azúcar brinda la glucosa necesaria, pero tenga en cuenta que en exceso puede causar diarrea. También diluya la gaseosa de jengibre y cualquier otra bebida dulce. Antes de beberlas, deje que desaparezca la efervescencia, ya que las burbujas pueden originar gases en su estómago y provocarle náuseas.

BUSQUE ALIVIO. La aspirina, el paracetamol o el ibuprofeno pueden reducir la fiebre, el dolor de cabeza y los dolores corporales que tan a menudo acompañan a la gripe. Tome 2 comprimidos cada 4 horas. Debido a que los síntomas son más pronunciados por la tarde y por la noche, se recomienda que la medicación se ingiera regularmente en ese período.

NO DÉ ASPIRINA A LOS NIÑOS. Asegúrese de no dar aspirina ni medicamentos que la contengan a los menores de 21 años. Recientes investigaciones han demostrado que la aspirina incrementa el riesgo de desarrollar la enfermedad neurológica mortal que se conoce con el nombre de síndrome de Reye. En cambio, si su médico lo aprueba, puede darles paracetamol.

PRECAUCIÓN CON OTROS FÁRMACOS. Los medicamentos sin receta médica para el resfriado pueden aliviar temporalmente los síntomas. Los antihistamínicos, por ejemplo, pueden secarle la nariz si ésta gotea, pero tenga cuidado, estos fármacos pueden suprimirle los síntomas hasta el punto de provocar una falsa recuperación.

Se recomienda que se aleje de las actividades normales o, en caso contrario, tendrá problemas más serios.

HAGA GÁRGARAS CON AGUA SALADA. Generalmente la gripe va seguida por un dolor de garganta. Éste se aliviará si limpia las secreciones presentes en la garganta; para ello haga gárgaras con soluciones de agua salada. Disuelva una cucharadita de sal en un poco de agua caliente. Esta concentración se aproxima al nivel del pH de los tejidos de su cuerpo y es muy efectiva. Úsela las veces que la necesite, pero no trague el líquido porque es rico en sodio.

BURLE AL VIRUS DE LA GRIPE

La inmunidad individual y el tipo particular del virus de la gripe que circula en un año determinado son los factores principales que determinan si usted padecerá o no la gripe.

Sin embargo, hay algunos pasos que usted puede seguir para reducir su sensibilidad al virus.

Dése una inyección para la gripe. Cada año, los científicos desarrollan una vacuna contra el tipo de virus que estiman será responsable ese año de la mayoría de casos de gripe. Por lo tanto, lo mejor que puede hacer para protegerse es vacunarse en otoño o al comienzo del invierno. Los médicos recomiendan que se vacunen especialmente los ancianos que viven en residencias, las personas que padecen afecciones crónicas, por ejemplo cardíacas o pulmonares, toda la gente mayor de 65 años y todo el personal médico.

En los casos en los que la vacuna no previene la gripe, al menos disminuye considerablemente su gravedad. No espere hasta que la gripe le ataque para actuar, ya que la vacuna comienza a hacer efecto 2 semanas más tarde. No se vacune si es alérgico a los huevos, ya que éstos están presentes entre sus componentes.

Evite las multitudes. Debido a que el virus se disemina muy fácilmente, intente mantenerse lejos de cines, teatros, grandes almacenes y otros lugares muy concurridos durante el tiempo que dure la epidemia. Manténgase lejos de la gente que estornuda o tose, aun cuando ello signifique bajarse de un ascensor o renunciar a un asiento en el autobús.

No se exponga al frío. Una exposición prolongada a una temperatura fría y húmeda disminuye su resistencia e incrementa el riesgo de infección.

Abandone los malos hábitos. El tabaco y el alcohol pueden también debilitar su resistencia. Particularmente fumar daña las vías respiratorias y las hace más propensas a la gripe.

Evite los besos. Besar a una persona es la manera más eficaz para extender la gripe. Simplemente dormir en la misma habitación con su esposa enferma es buscarse problemas. Se recomienda por lo tanto intentar dormir separados durante el proceso.

Mantenga su fuerza. No se canse ni se agobie. Deje las actividades como pintar la sala, limpiar el ático o hacer reparaciones de la casa para *otra ocasión*.

TOME ALGO DULCE. Chupe caramelos duros y pastillas, para ayudar a mantener la humedad en su garganta y así sentirse mejor. Además, estos productos contienen calorías que su cuerpo puede utilizar especialmente cuando usted come poco debido al malestar.

HUMEDEZCA EL AIRE. Elevar la humedad de su habitación lo ayudará a reducir las molestias de la tos, del dolor de garganta o de los conductos nasales secos. Si tiene congestión en el pecho o pesadez nasal, también le vendrá bien un humidificador o vaporizador.

MIME SU NARIZ. Si usted ha estado sonando mucho su nariz es probable que ésta le duela. Por lo tanto, lubrique a menudo sus fosas nasales para disminuir la irritación.
Se recomienda el uso de un gel antes que la vaselina.

DÉSE CALOR. Una de las características de la gripe es tener los músculos cansados y doloridos. Aplíquese una compresa caliente sobre ellos.

CALIÉNTESE LOS PIES. Si coloca sus pies en agua caliente reducirá el dolor de cabeza y la congestión nasal.

RESPIRE AIRE FRESCO. Airee su habitación, pero evite las corrientes de aire. Use ropa de cama adecuada para prevenir los enfriamientos.

CUIDE SU ESPALDA. Frotarse la espalda activa el sistema inmunológico y ayuda a combatir la gripe, además de proporcionar bienestar.

CONSEJOS MÉDICOS

NO SUBESTIME LA GRIPE

La gripe puede ser tan mortífera hoy como lo fue en el año 1918, cuando causó la muerte de 20 millones de personas en todo el mundo (la llamada «gripe española»).
Se recomienda acudir al médico si:

- Su voz se vuelve ronca.
- Aumentan los dolores en el pecho.
- Tiene dificultad para respirar.
- Elimina flema de color amarillo o verdoso.

También tenga en cuenta que si vomita con frecuencia se deshidratará, lo cual es grave en los niños y en los ancianos.
Un dolor abdominal puede ser el signo de otro problema, como apendicitis.
Si el dolor o los vómitos no desaparecen después de un día, acuda al médico.

COMA ALIMENTOS LIGEROS. Durante la fase más aguda de la gripe probablemente no tendrá apetito. Pero cuando tenga que pasar de los líquidos a alimentos más sustanciosos, considere los alimentos suaves y las féculas. Los médicos recomiendan las tostadas, los plátanos, la compota de manzana, los quesos blandos, el arroz hervido, el pastel de arroz, los cereales cocidos y las patatas al horno. Se puede añadir yogur.

Si desea un postre refrescante, pele y congele algunos plátanos maduros y luego haga un puré con ellos.

Hemorragia nasal

17 PISTAS PARA DETENER EL FLUJO

No hay nada como una hemorragia nasal para darse cuenta de la cantidad de sangre que de forma rutinaria llega a la cabeza. Sólo por los capilares de su nariz circulan grandes cantidades de sangre.

Los consejos que se dan a continuación lo ayudarán en las hemorragias nasales. Éstas pueden ocurrir en una nariz debilitada por la sequedad del invierno, como efecto secundario de la hipertensión o por la arteriosclerosis (o porque un niño curioso se pone un dedo donde no debe).

CONSEJOS MÉDICOS

CUÁNDO SU HEMORRAGIA REQUIERE UN MÉDICO

Suponga que ya ha taponado la nariz con un algodón a presión, que ha esperado el tiempo necesario, pero aún sigue sangrando.

¿Qué debe hacer? Acuda a un servicio de urgencias o a la consulta de su médico. Las hemorragias nasales pueden incluso producir la muerte si son copiosas o muy persistentes. En raros casos, una hemorragia continua puede indicar la presencia de un tumor.

Las personas de edad avanzada, con las arterias endurecidas, no deben esperar más de 10 minutos para acudir al médico.

También debe acudir a un servicio de urgencias si la hemorragia se origina en la parte posterior de la nariz. Cuando esto ocurre, al taponarse la nariz notará que la sangre corre por la garganta. Las hemorragias nasales posteriores deben a menudo ser taponadas por la boca y requieren la intervención de un profesional para hacerlo correctamente.

SUÉNESE LA NARIZ. Antes de intentar detener la hemorragia nasal, suene su nariz con fuerza. Esto eliminará los coágulos de sus vasos sanguíneos. Un coágulo actúa igual que una cuña en una puerta.

Los vasos sanguíneos tienen fibras elásticas; si elimina los coágulos, las fibras elásticas recuperan su posición inicial y se contraen alrededor de la zona lesionada. Esta técnica realmente funciona y le puede ahorrar muchas medidas inútiles.

Algunas veces, con sólo sonarse la nariz y ejercer una ligera presión es suficiente para detener la hemorragia.

TAPÓNESE LA NARIZ CON ALGODÓN HÚMEDO. ¿Con qué se debe humedecer el algodón? La mayoría de los expertos coinciden en usar un descongestionante de venta libre como el Vistafrin® o el Alerfrin®.

No obstante, algunos expertos están a favor del vinagre blanco, cuyo ácido cauteriza la herida suavemente; los descongestionantes, en cambio, producen sólo un control temporal. Si se abusa de ellos, pueden causar daños en el revestimiento nasal.

UTILICE GASA. Si no tiene a mano algodón, puede usar una gasa esterilizada. Humedézcala antes de introducirla en la nariz. (En el momento de sacársela, coja agua con las manos y humedezca la gasa, para que se ablande.)

TÁPESE LA NARIZ. Una vez que se haya sonado y taponado la nariz con gasa o algodón, sujétese la nariz entre los dedos pulgar e índice durante 5 o 7 minutos. Si la hemorragia no cesa, cambie la gasa o el algodón por otro nuevo y presione otra vez durante otros 5 o 7 minutos. Esto debe detener la hemorragia.

Déjese el algodón durante unos 20 minutos antes de sacarlo.

SIÉNTESE ERGUIDO. Si se acuesta o reclina la cabeza hacia atrás, sólo conseguirá tragar la sangre.

PRUEBE CON UNA BOLSA DE HIELO. En ocasiones una bolsa de hielo puede ayudarlo, puesto que el frío provoca contracción de los vasos sanguíneos y, por lo tanto, reducción de la hemorragia.

NO SE LIMPIE. Una hemorragia nasal requiere 7-10 días para curarse. Aunque la hemorragia se detiene una vez que se forma el coágulo, éste se convierte en una costra mientras ocurre la curación.

Si durante ésta se limpia la nariz y arranca la costra, se provocará otra hemorragia.

APLÍQUESE UN UNGÜENTO ANTIBIÓTICO CON ESTEROIDES. Si se aplica un antibiótico con esteroides en forma de ungüento en el interior de la nariz 2 o 3 veces por día, destruirá todos los estafilococos, aliviará la sensación de picor e impedirá la incrustación de mocos, que puede tentarlo a limpiarse la nariz.

EL REMEDIO DE LOS BOXEADORES

En los combates de boxeo profesionales, se dispone exactamente de un minuto para detener una hemorragia nasal.

¿Cuál es la técnica que usan los especialistas?

Lo que los especialistas hacen es coger algodón y formar con él una mecha (nunca emplean una tirita). La humedecen en adrenalina al 1:1.000 y la introducen en la fosa nasal. A continuación ejercen presión en el lado de la nariz que sangra.

Si sangran las dos fosas nasales, póngase una mecha de algodón en cada una de ellas y respire por la nariz para que se pueda formar el coágulo. Tome una gasa y apriete tan fuerte como pueda (no le dolerá) en la zona de unión de las fosas nasales. Este método detiene la hemorragia.

La adrenalina al 1:1.000 puede obtenerse sólo con prescripción médica.

TOME HIERRO. Si es usted propenso a las hemorragias nasales, puede añadir un suplemento de hierro a su dieta para ayudar a su cuerpo en el aporte de sangre. El hierro es un elemento vital de la hemoglobina, el componente esencial de los glóbulos rojos.

VIGILE LA INGESTIÓN DE ASPIRINAS. La aspirina puede interferir en la coagulación. Si es propenso a las hemorragias, los expertos aconsejan tomar aspirinas sólo si es estrictamente necesario.

VIGILE EL CONSUMO DE SALICILATOS. Los expertos aconsejan evitar alimentos ricos en salicilatos, sustancia parecida a la aspirina, que se encuentra en el café, el té, en la mayoría de los frutos, en algunas verduras y en las conservas. Entre los frutos que los contienen se incluyen las almendras, las manzanas, los albaricoques, todo tipo de moras, la menta, los clavos, las cerezas, las pasas, los pomelos, las uvas, los pimientos, los melocotones, las ciruelas, las mandarinas, los tomates y los pepinos.

CONTROLE LA PRESIÓN SANGUÍNEA. Las personas con hipertensión son propensas a sufrir hemorragias nasales, por lo que deben seguir una dieta baja en grasa y colesterol. Si tiene hipertensión y se le rompe un vaso sanguíneo, éste actúa como válvula de escape (es mejor que esto ocurra en la nariz y no en la cavidad craneal, donde podría causar una apoplejía).

HUMEDEZCA EL AIRE. Cuando respira, la nariz humidifica el aire antes de que llegue a los pulmones. Si el aire ambiental está seco, su nariz tiene que trabajar más. Por consiguiente, puede ser conveniente instalar un humidificador ambiental.

Los expertos aconsejan llenar el humidificador con agua destilada para evitar las impurezas del agua del grifo. Recuerde también limpiar el aparato de forma adecuada, siguiendo las instrucciones del fabricante, una vez a la semana como mínimo. Para limpiarlo puede llenarlo de agua con vinagre y dejarlo durante 20 minutos.

TOME LA CANTIDAD JUSTA DE VITAMINA C. La vitamina C es necesaria para la formación del colágeno, sustancia esencial de los tejidos del cuerpo humano. El colágeno de las vías respiratorias favorece la adhesión de la mucosidad protectora y húmeda para los senos y la nariz.

SEA CUIDADOSO AL ESCOGER ANTICONCEPTIVOS ORALES. Los estrógenos influyen en la producción de mucosidad. Todo aquello que altere el equilibrio de los estrógenos en su cuerpo (incluyendo la menstruación) puede hacerlo más propenso a las hemorragias nasales. Ciertos anticonceptivos también alteran este equilibrio. Si las hemorragias nasales son un problema, consulte a su médico antes de escoger un anticonceptivo.

NO FUME. Si quiere mantener la humedad de su cavidad nasal no fume. El tabaco ejerce el efecto contrario.

Hemorroides

18 REMEDIOS PARA COMBATIRLA

¿Cómo puede identificar las cremas para las hemorroides en la farmacia de su barrio? Es muy simple. Siga a los compradores que están escondidos dentro de sus abrigos, con gafas de sol oscuras y bigotes falsos.

Para mucha gente las hemorroides son muy embarazosas. Sin embargo, no tendrían por qué serlo. Las hemorroides se consideran una de las enfermedades más comunes; se estima que 8 de cada 10 personas la padecen en algún momento de sus vidas. Incluso Napoleón sufría de hemorroides. Se cree que las molestias que éstas le causaron contribuyeron a su derrota en la batalla de Waterloo. No obstante, las hemorroides no tienen por qué ser *su* Waterloo. Al igual que la mayoría de las varices (venas varicosas), estas venas hinchadas en el ano son parcialmente hereditarias, pero también pueden ser causadas (y corregidas) por la dieta o los hábitos de higiene.

Así pues, deje de avergonzarse, siéntese cómodamente sobre una almohada y lea lo que nuestros expertos proponen.

ESFUÉRCESE POR TENER DEPOSICIONES BLANDAS Y FÁCILES. La estrategia más efectiva contra las hemorroides es ir al origen del problema. Si sus evacuaciones constituyen siempre un proceso prolongado y arduo, probablemente tiene hemorroides. Encolerizarse y jadear en el lavabo sólo provoca hinchazón de las venas del recto. Las heces duras empeoran la afección, ya que raspan el área afectada. ¿Cuál es la solución? Beba mucho líquido, coma mucha fibra y aplique las siguientes medidas.

LUBRIQUE LA ZONA. Una vez que haya aumentado la fibra y los líquidos de su dieta, las deposiciones serán más blandas y pasarán con menos esfuerzo. Usted puede ayudar aún más la evacuación lubricando su ano con vaselina. Con el dedo o un trozo de algodón, introduzca el gel 1,5 cm dentro del recto.

CONSEJOS MÉDICOS

LAS HEMORROIDES QUE NECESITAN AYUDA

Si nunca ha tenido problemas para evacuar y repentinamente experimenta molestias, es posible que sufra de hemorroides. Sin embargo, también puede tratarse de otra afección. Si la molestia se acompaña de picor y acaba de regresar de un viaje por el extranjero, por ejemplo, puede tener parásitos. Se recomienda un tratamiento médico para desembarazarse de ellos.

Si sangra por el recto, es urgente que acuda al médico. Las hemorroides nunca pueden derivar en un cáncer, pero las hemorroides sangran y el cáncer también.

Otras veces, puede desarrollarse un coágulo en una de las venas dilatadas del ano y producirse una hinchazón azulada, grande y muy dolorosa. En la mayoría de los casos, el coágulo puede ser fácilmente extraído por el médico.

LÍMPIESE SUAVEMENTE. Su responsabilidad con las hemorroides no termina cuando acaba de mover los intestinos. Es extremadamente importante que se limpie con mucha atención y suavidad. El papel higiénico puede ser áspero y muchos de ellos contienen irritantes químicos. Se aconseja utilizar uno de color blanco que no sea perfumado. Antes de limpiarse, humedezca el papel bajo el grifo.

ELIJA UN PAPEL SUAVE. Si nunca ha oído hablar de papel de tocador lubricado es porque no está a la venta. Pero usted puede adquirir toallitas faciales con crema hidratante, que constituyen una gran opción para limpiarse cuando tiene hemorroides.

NO SE RASQUE. Las hemorroides escuecen y, al rascarse, puede sentir alivio; sin embargo, se aconseja no hacerlo, puesto que puede dañar las paredes de las delicadas venas y, en consecuencia, complicar aún más las cosas.

NO LEVANTE UN PIANO. Levantar objetos pesados y hacer ejercicios de fuerza requieren un esfuerzo similar al que usted realiza en el cuarto de baño. Si es propenso a las hemorroides, intente recibir ayuda para levantar pesos.

MÓJESE. Practique baños de asiento (sentado en la bañera con agua caliente con las rodillas elevadas unos 7-10 cm). Este método es uno de los preferidos por los especialistas para tratar las hemorroides. El agua caliente ayuda a eliminar el dolor al mismo tiempo que incrementa el flujo sanguíneo en la zona, lo que ayuda a contraer las venas hinchadas.

APLIQUE UNA MEDICACIÓN. Hay muchas cremas para las hemorroides y también supositorios. Éstos *no* resolverán el problema, pero aliviarán temporalmente las molestias.

ESCOJA UNA CREMA. Son preferibles las cremas para hemorroides antes que los supositorios. Éstos son ineficaces para las hemorroides externas, e incluso en las hemorroides internas son poco efectivos, puesto que se introducen demasiado en el recto.

HAGA MARAVILLAS CON HAMAMELIS. La aplicación de agua de hamamelis en el recto mediante un trozo de algodón es uno de los mejores remedios para las hemorroides externas, especialmente si sangran. Los barberos usan el hamamelis cuando cortan el pelo, puesto que favorece la contracción de los vasos sanguíneos.

El frío ayuda también a eliminar el dolor. Coloque una botella de hamamelis en un cubo con hielo (como si fuera una botella de champaña). Coja un trozo de algodón y embébalo con hamamelis. Aplíquelo sobre sus hemorroides hasta que deje de estar frío. Repita este procedimiento unas cuantas veces.

CONTROLE SU PESO. Las personas que padecen un exceso de peso sufren más problemas con las hemorroides debido al aumento de presión en sus extremidades inferiores. Lo mismo ocurre en los individuos con varices.

CONTROLE EL CONSUMO DE SAL. Seguramente usted quiera regar con sal sus patatas fritas, pero piense que sus hemorroides empeorarán. El exceso de sal retiene líquido en el sistema circulatorio, lo cual puede producir dilatación de las venas del ano o de cualquier otra localización.

EVITE ALGUNOS ALIMENTOS Y BEBIDAS. Aunque no empeoren las hemorroides, algunos alimentos pueden provocar más molestias en el área anal al aumentar el picor. Tenga cuidado con el café, las especias fuertes, la cerveza y las colas.

OTRA ALTERNATIVA
COLLINSONIA, ¿LA SOLUCIÓN ADECUADA?

Se ha demostrado que la *Collinsonia* permite el control de las hemorroides. Se trata de una hierba muy antigua, muy popular en el siglo pasado, que aún se puede encontrar en las tiendas de productos dietéticos.

Según algunos, *Collinsonia canadensis* fortifica la estructura y la función de las venas. Actúa como un astringente.

En casos agudos se recomienda la ingestión de 2 cápsulas (375 mg cada una) 2 veces al día, junto con un vaso lleno de agua, entre las comidas. En algunos casos se aconsejan 2 cápsulas diarias de forma indefinida para controlar los síntomas. De todas maneras, siempre se debe consultar antes al médico.

¿ESTÁ EMBARAZADA?, REDUZCA LA PRESIÓN. Las mujeres embarazadas son particularmente proclives a las hemorroides, en parte porque su útero comprime los vasos que drenan las venas de las hemorroides. Si éste es su caso, recuéstese sobre el lado *izquierdo* durante 20 minutos cada 4 o 6 horas. De esta forma reducirá la presión sobre la principal vena de drenaje de la mitad inferior de su cuerpo.

EMPUJE, APENAS. A veces, las hemorroides no son en realidad venas dilatadas, sino un desplazamiento del revestimiento del conducto anal hacia fuera. Si usted tiene este tipo de hemorroides, intente empujarlas suavemente hacia adentro del conducto anal. Las hemorroides que protruyen son las primeras candidatas para desarrollar coágulos.

SIÉNTESE SOBRE UNA ALMOHADILLA. En las farmacias y tiendas de instrumental médico puede adquirir una almohada especialmente diseñada en forma de arandela.

Resultan excelentes para los que sufren hemorroides y tienen que permanecer sentados durante muchas horas.

Herpes genital

17 ESTRATEGIAS PARA CONTROLARLO

Tiene usted llagas urentes en los genitales. También tiene fiebre y se siente débil. El médico lo ha sometido a unas cuantas pruebas y le ha diagnosticado: herpes genital, también conocido como herpes simple tipo II. Se trata de una enfermedad incurable, es decir, para siempre.

Siente que le han dado un billete de ida al infierno. Pero usted no se ha ido, de manera que deje de sentirse tan mal. Aquí le brindamos el billete de regreso a su casa.

MANTENGA LA CABEZA ERGUIDA. ¿Por qué? En primer lugar, si usted es como la mayoría de las personas, el episodio inicial de herpes durará 2 o 3 semanas y desaparecerá. Los ataques posteriores serán infrecuentes y, en general, de menor intensidad que el inicial. En segundo lugar, si usted forma parte del reducido grupo de individuos en los que el herpes es especialmente virulento, en la actualidad se dispone de un fármaco, el aciclovin (de venta sólo con receta médica), que puede reducir la frecuencia de los ataques hasta en un 90 %. En resumen, ya sea por la evolución natural de la enfermedad o bien por la intervención terapéutica, el herpes está lejos de ser una afección sin esperanza.

FORTALEZCA SU SISTEMA INMUNOLÓGICO. Los expertos no saben exactamente por qué el virus del herpes permanece «dormido» durante largos períodos y, de repente, se despierta para provocar un estrago. Muchos piensan que un sistema inmunológico débil, como un *sheriff* borracho en una ciudad del lejano oeste, incita a los pequeños bandidos a que regresen.

Aunque no se sepa a ciencia cierta si esta relación es exacta, siempre resulta beneficioso mantener un sistema inmunológico sobrio y bien armado mediante una dieta, mucho descanso, relajación y ejercicio regular.

RELACIÓN MENTE/CUERPO

¿Por qué algunas personas tienen el virus del herpes durante años sin sufrir ningún ataque, mientras que otros los padecen regularmente?

La respuesta guarda relación con la mente. Las personas tensas, deprimidas, hostiles o que se enfadan fácilmente sufren, al parecer, ataques más frecuentes. Este tipo de actitudes tendrían una influencia negativa en el sistema inmunológico. Los médicos opinan que el estrés siempre es el factor número uno. Pero si usted no sufría estrés antes de saber que tenía herpes, lo sufrirá ahora al saberlo. Esto puede crear un círculo vicioso, en el cual el estrés contribuye a los episodios de herpes, y éstos favorecen el estrés. La pregunta es: ¿Cómo se sale de este atolladero?

Aprenda todo lo que pueda. Lea sobre los herpes, hable con su médico, trate de darle sentido a las cosas e intente controlar la situación lo más posible.

Acérquese a un grupo de ayuda. Existen grupos de apoyo que brindan soporte emocional y en los que puede hablar confidencialmente y compartir información.

Considere una terapia breve. Al saber que padece herpes, experimenta tristeza, depresión, enfado y culpa.

Un buen psicoterapeuta, en sólo algunas sesiones, será capaz de ayudarlo a analizar su situación con objetividad.

Aprenda técnicas de relajación. Existen gran variedad de técnicas: la meditación, la terapia de relajación, la visualización y la biorretroalimentación. Averigüe cuál es la más apropiada para usted.

USE AGUA Y JABÓN. El descubrimiento de las llagas en sus genitales lo llevará probablemente a intentar bombardearlos con todo lo que tenga en el botiquín. No lo haga.

En su intento de combatir las llagas, puede causar un efecto secundario: una infección bacteriana. Se recomienda el uso de agua y jabón para mantener el área libre de gérmenes.

Por otra parte, ningún fármaco es capaz de matar los virus, y sólo empeorará las cosas. El aciclovir es el *único* fármaco que ha demostrado tener efectos beneficiosos en los pacientes con herpes.

UN FÁRMACO PARA AYUDAR A CURARSE

Si padece un herpes muy violento o éste recurre con frecuencia, puede ser aconsejable ver a un médico para que le prescriba aciclovir. Éste ha demostrado acelerar el proceso de curación y limitar la gravedad de los episodios.

Si está embarazada, es muy importante que se informe, puesto que el herpes puede afectar al recién nacido.

Antes se creía que existía una estrecha relación entre el herpes genital y el cáncer del cuello uterino. Aunque en la actualidad se piensa que dicha relación no es tan estrecha, las mujeres con herpes deberían realizarse un Papanicolau.

NO UTILICE UNGÜENTOS. Las llagas genitales requieren mucho aire para curarse. La vaselina y los ungüentos antibióticos bloquean el aire y retrasan el proceso curativo.

Nunca use una crema con cortisona, puesto que inhibe su sistema inmunológico y estimula el crecimiento del virus.

USE EL CALOR PARA ALIVIAR LAS MOLESTIAS. Durante los ataques de herpes se recomienda bañarse o ducharse con agua caliente 3 o 4 veces al día. El agua caliente sobre el área aliviará las molestias (aunque da resultado en la mayoría de las personas, a algunas no les agrada). Al salir de la ducha o del baño, séquese el área genital con un secador de pelo a temperatura templada. ¡No se queme! Este proceso acelera la curación.

USE ROPA INTERIOR ADECUADA. Para facilitar la curación debe usar sólo ropa interior que permita la aireación de sus lesiones, es decir, de algodón y no sintética.

Si utiliza medias de nailon, compruebe que la entrepierna sea de algodón. Si sus prendas interiores no cumplen estas características, puede acondicionarlas usted misma.

ALIVIE EL DOLOR AL ORINAR. Al orinar puede sentir un dolor urente causado por el contacto de la orina ácida con las llagas. Esto es particularmente cierto en las mujeres. Intente que el chorro de orina no toque las llagas. Puede tapar las heridas con una toallita de papel o bien orinar en la bañera cuando termina de ducharse.

NO SE TOQUE. Aunque se denomina herpes genital, el virus puede extenderse hacia otras partes del cuerpo, por ejemplo, si se toca las llagas y luego apoya los dedos en la boca o los ojos. Por consiguiente, no debe tocarse las lesiones. Si piensa que por la noche se puede rascar inadvertidamente, cúbralas con una gasa protectora, que a la vez permitirá que la piel respire.

CONSIDERE LOS SUPLEMENTOS. Algunas personas e, incluso, algunos médicos recomiendan el uso de cinc en forma de ungüento o cápsulas, el aminoácido lisina o el aditivo para los alimentos hidroxitolueno butilato, los cuales, ingeridos como suplemento, pueden combatir los ataques de herpes. Sin embargo, la mayoría de los médicos considera que no se ha demostrado su eficacia. Si decide probar alguno de ellos, tenga en cuenta que las dosis elevadas pueden ser peligrosas y que sólo debe consumirlas si cuenta con la aprobación del médico.

PIENSE EN LOS OTROS. Recuerde cómo se ha contagiado el herpes. Ahora usted tiene la responsabilidad de proteger a los otros. Si tiene llagas, existe un alto riesgo de contagio; por lo tanto, evite las relaciones sexuales. Si no presenta lesiones genitales, es probable que no transmita el virus, pero se recomienda utilizar un preservativo para mayor protección y tranquilidad. El hecho de que usted ya tenga herpes no significa que no pueda contagiarse otros virus, aunque no es lo más común. Además, existen varios tipos de herpes genitales y puede darse una infección simultánea por dos o más de ellos.

Herpes zoster

14 CONSEJOS PARA COMBATIR EL DOLOR

Súbitamente siente un dolor agudo y urente localizado en el trayecto de un nervio de su cuerpo. Unos días más tarde aparecen en el área afectada unas lesiones rojas con grave irritación. Cuando éstas se convierten en vesículas, usted se da cuenta de que no se trata de un salpullido común.

Usted tiene herpes zoster, una infección vírica de un nervio.

La culpa es de la varicela que tuvo en su infancia. El virus de la varicela-zoster (VVZ), el mismo que le causó esa afección tan molesta, nunca abandonó su cuerpo. Su sistema inmunológico logró mantener el VVZ inactivo. Incluso ahora su poderoso sistema inmunológico está evitando que el virus cometa estragos por todo su cuerpo. Pero éste no es un gran consuelo frente al intenso dolor que usted siente. Según la gravedad del caso, el dolor puede persistir aun cuando las ampollas cicatricen.

El VVZ, también conocido como herpes zoster, es miembro de la famosa familia de los herpes. La palabra zoster en griego significa cinturón. Cuando se padece esta enfermedad se comprende que esta denominación es muy apropiada.

¿Cómo hacer para sentirse mejor hasta que las vesículas cicatricen?

AL COMIENZO
He aquí lo que nuestros expertos recomiendan para el inicio de la enfermedad.

INTENTE ALIVIAR EL DOLOR. Los médicos recomiendan la ingestión de Dolgesic®, un sustituto de la aspirina.

DÉSE UN ESTÍMULO. Tanto su sistema inmunológico como sus nervios se beneficiarán con dosis extras de vitamina C y de un complejo vitamínico B. Se recomienda a los pacientes con herpes zoster la ingestión de 200 mg de vitamina C, 5 o 6 veces al día, para reforzar el poder inmunológico, y de un complejo vitamínico B como suplemento para regenerar y reconstruir las células nerviosas. (Consulte con su médico.)

También se aconseja un comprimido multivitamínico que contenga cinc.

INGIERA LISINA. Algunos estudios han demostrado que el aminoácido lisina puede ayudar a inhibir la propagación del virus herpes. Sin embargo, no todos los estudios han llegado a esta conclusión. Beber suplementos de lisina al comienzo del herpes zoster no causa daño y puede aliviar.

PARA LAS VESÍCULAS DEL HERPES ZOSTER
Una vez que aparecen las lesiones, existen muchas maneras de aliviarse.

NO HAGA NADA. Deje que las vesículas sigan su evolución natural, excepto que la erupción sea realmente grave. Si usted se aplica demasiadas cremas o ungüentos sobre la piel, ésta se puede irritar y retardar el proceso de cicatrización.

HAGA UN UNGÜENTO CON CALAMINA. Agregue a una loción de calamina, 20 % de alcohol isopropídico y 1 % de fenol y mentol. Si el fenol es excesivamente fuerte o el mentol demasiado frío, diluya la solución en agua en partes iguales. Se recomienda usar esta solución tantas veces como sea necesario en el transcurso del día hasta que las vesículas se sequen y se forme una costra.

APLIQUE UNA PASTA DE CLOROFORMO Y ASPIRINA. Coja 2 comprimidos de aspirina y deshágalos hasta obtener un polvo. Agregue dos cucharadas de cloroformo y mezcle. Coloque la pasta sobre el área afectada mediante un trozo de algodón. Aplique esta pasta varias veces al día. Las personas alérgicas sensibles a la aspirina pueden presentar reacciones en la piel, por lo que no se recomienda su empleo. ¿Cómo actúa esta preparación? El cloroformo disuelve los residuos de jabón, de aceite y de células muertas en la piel, permitiendo que la aspirina se introduzca en los pliegues de la piel y desensibilice las terminaciones nerviosas afectadas. Al cabo de 5 minutos comenzará a sentirse mejor. El alivio puede durar varias horas y a veces días.

APLÍQUESE UN PAÑO HÚMEDO CUANDO LA ERUPCIÓN SEA GRAVE. Sumerja un paño en agua fría y escúrralo aplicándolo sobre el área afectada. Cuanto más frío esté, mejor se sentirá. El alivio es similar al que produce el hielo sobre una quemadura.

NO AVIVE EL FUEGO. Evite todo aquello que caliente aún más la piel de las lesiones. El calor ablandará la piel.

SUMÉRJASE EN UN BAÑO DE FÉCULAS. Si usted tiene herpes zoster, el siguiente consejo lo ayudará. Eche un puñado de féculas o de avena coloidal dentro de su bañera con agua e introdúzcase en ella. Preste mucha atención para no resbalarse. Las personas con herpes zoster refieren un gran alivio, a pesar de que no dura mucho tiempo. Se recomienda tomar un baño 20 minutos antes de ir a la cama e ingerir un analgésico para poder dormir.

CONSEJOS MÉDICOS

EVITE EL DAÑO IRREVERSIBLE DE LOS NERVIOS

Si el dolor del herpes zoster le resulta intolerable, acuda al médico, puesto que no es momento para estoicismos. Si hace caso omiso de su malestar, puede sufrir un daño irreversible en los nervios y un dolor persistente durante años.

Recuerde que el herpes zoster no es una afección de la piel, sino una infección vírica de un nervio.

Los médicos suelen tratar el comienzo de la enfermedad con aciclovir o un fármaco esteroideo. El aciclovir dificulta la reproducción del VVZ y acorta el curso de la infección, pero, al parecer, no previene la neuralgia postherpética, es decir, el dolor del nervio que persiste una vez que la piel ha cicatrizado. Algunos médicos creen que los fármacos esteroideos, como la prednisona, pueden prevenir el dolor, pero otros no están seguros de ello.

Una técnica utilizada consiste en practicar un bloque nervioso en el lugar apropiado. Si se inhiben los nervios simpáticos que causan el dolor, se puede lograr un alivio definitivo y espectacular en el 75-80 % de los casos.

Existen, asimismo, soluciones para la neuralgia postherpética crónica. Una de ellas consiste en la implantación de un dispositivo eléctrico en la médula espinal, que produce, cuando es estimulado por un transmisor externo, una pequeña descarga, en el lugar apropiado, que enmascara el dolor.

ELIMINE LA INFECCIÓN CON AGUA OXIGENADA. Si las lesiones se infectan, límpielas con agua oxigenada. No es necesario diluirla, sino que puede utilizarse directamente.

USE UN UNGÜENTO ANTIBIÓTICO. Tenga cuidado con el que use. La neomicina y la polimixina B son muy conocidos como sensibilizadores de la piel; sin embargo, algunos médicos recomiendan el uso de eritromicina.

ADHIÉRASE AL CAPSIDOL ®. Utilice Capsidol® hasta que las vesículas desaparezcan. El ingrediente activo de este fármaco es la capsaicina, un derivado de la guindilla, que se usa para elaborar el polvo chili y la pimienta de cayena. Los científicos creen que inhibe la producción de las sustancias químicas necesarias para transmitir los impulsos de dolor entre las células nerviosas. El objetivo al aplicar este ungüento es que ejerza un efecto contrairritante. Se debe utilizar sobre la piel cicatrizada que aún provoca dolor, pero nunca sobre una lesión abierta.

CUIDADOS POSTERIORES

Una vez que las vesículas han desaparecido, puede persistir el dolor. A continuación nuestros expertos le sugieren qué hacer.

ENFRÍESE CON HIELO. Si siente dolor después de la cicatrización de las lesiones, ponga hielo en una bolsa de plástico y golpéese la piel con vigor. El objetivo es «confundir» a los nervios. Se ha demostrado que es eficaz.

HAGA UN TRABAJO DE DETECTIVE. A veces, la persistencia de dolor cuando han desaparecido las lesiones puede poner de manifiesto una necesidad emocional subyacente.

Hiperventilación

8 TÁCTICAS PARA SUPERARLA

La primera vez que le ocurrió, Daniel pensó que se trataba de un ataque cardíaco. Al referirse a este episodio, se expresó de la siguiente manera: «Mi corazón parecía estar corriendo una carrera. Todo mi cuerpo, por dentro, parecía vibrar, especialmente mi pecho. Sentía un hormigueo extraño».

Es muy comprensible, Daniel estaba asustado. En el servicio de urgencias del hospital le informaron que su corazón funcionaba muy bien. En cambio le diagnosticaron: hiperventilación.

En términos sencillos, la hiperventilación es una «respiración rápida».

Los especialistas opinan que la ansiedad es una de sus causas. En situaciones de miedo o angustia, algunas personas respiran más rápida y profundamente, aunque no necesiten oxígeno extra. Esto les provoca que, al respirar, eliminen más cantidad de anhídrido carbónico. Si esta pérdida es excesiva, la sangre se vuelve alcalina, lo cual provoca los síntomas de una crisis de pánico. Los episodios de hiperventilación pueden durar muchas horas, pero en general lo hacen entre 20 y 30 minutos. Las personas con este tipo de respiración sienten que la agonía es eterna.

Por supuesto, Daniel sintió un alivio inmenso cuando supo que no sufría un trastorno cardíaco. No obstante, tuvo que asimilar la idea de que comenzaba una nueva experiencia para él: la hiperventilación (los episodios pueden ser muy frecuentes). También aprendió que existen muchas formas de detener o prevenir los ataques.

CONSEJOS MÉDICOS

ACUDA A SU MÉDICO

Usted está respirando con normalidad y, de pronto, comienza a hacerlo aceleradamente, como si estuviera fuera de control. Su corazón late deprisa, siente un hormigueo en los dedos de las manos y las palmas están sudando. Tiene una sensación de muerte inminente, pero vivirá para pagar los impuestos del año próximo.

En la mayoría de los casos la hiperventilación es causada por la ansiedad. No obstante, si es la primera vez que le ocurre, se recomienda que acuda al médico para que éste confirme el diagnóstico.

Aunque no ocurre con frecuencia, la hiperventilación puede ser una manifestación de una enfermedad pulmonar, una infección en la sangre, una neumonía e, incluso, una intoxicación. También es posible que lo que parece un ataque cardíaco efectivamente lo sea. Casi con seguridad, su problema no sea tan grave; no obstante, deje que sea su médico el que establezca el diagnóstico de certeza.

RESPIRE DENTRO DE UNA BOLSA DE PAPEL. Durante mucho tiempo éste fue el principal tratamiento de la hiperventilación. Al respirar dentro de la bolsa de papel, la persona recupera el anhídrido carbónico eliminado durante el episodio de hiperventilación. Los médicos opinan que este procedimiento es adecuado, pero recomiendan practicarlo sólo si antes se ha sufrido un episodio de hiperventilación y éste ha sido evaluado por un médico. Muchos pacientes creen que este método es muy efectivo no sólo para detener el ataque sino también para prevenirlo. Algunos, incluso, dicen sentirse más aliviados al llevar una de estas bolsas consigo.

SIÉNTESE, CÁLMESE Y RELÁJESE. Lo que usted necesita es respirar más pausadamente y, cuanto más tenso esté, más rápidamente lo hará.

PRACTIQUE LA RESPIRACIÓN NATURAL. No exagere al respirar ni lo haga demasiado superficialmente. Se trata de hacerlo con normalidad (una respiración cada 6 segundos o 10 por minuto). Practique 2 veces al día, 10 minutos por sesión.

NO SE OBSESIONE PENSANDO. Mientras centra su atención en la respiración debe pensar que se trata de un proceso natural y no obsesionarse por las dificultades que le acarrea.

HAGA EJERCICIOS. El ejercicio ayuda a disminuir la ansiedad y proporciona una sensación de bienestar, sobre todo si la frecuencia cardíaca tiende a aumentar. Durante el ejercicio, la respiración un poco más rápida es también saludable.

EVITE LAS SITUACIONES DESAGRADABLES. Para algunos esto significa, por ejemplo, no quedar atrapado en medio de una multitud. Trate de identificar las situaciones que suelen provocarle episodios de hiperventilación y elimínelas de su vida.

DEJE LA CAFEÍNA. Al ser un estimulante, la cafeína es un desencadenante potencial de hiperventilación. Cuidado con las colas, el té, el chocolate y el café.

NO FUME. Recuerde que la nicotina es también un estimulante.

Hipo

17 REMEDIOS CASEROS

El hipo es realmente una experiencia inútil, pero todos lo hemos tenido y lo seguiremos teniendo de vez en cuando por el resto de nuestras vidas. ¿Por qué? Nadie está seguro de ello. ¿Qué lo causa? Las explicaciones son interminables, pero la mayoría de los expertos incriminan en primer lugar dos hechos: comer con excesiva rapidez y tragar demasiado aire. Parece un buen principio para comenzar.

Probablemente recuerda aquella ocasión en la que el hipo lo fustigó durante unos interminables minutos. ¿Tal vez pensó que le ocurría algo terrible? Sin embargo, el caso de Charles Osborne es mucho peor. En 1922 comenzó a hipar y lo siguió haciendo durante los siguientes 65 años. ¡Ha hipado unas 430 millones de veces!

Los remedios para el hipo datan de la antigüedad. Su objetivo es aumentar los niveles de anhídrido carbónico en la sangre o inhibir los impulsos nerviosos causantes del hipo. ¿Estas medidas funcionan? Algunos médicos dicen que no tiene importancia, ya que en la mayoría de los casos el hipo desaparece por sí solo después de unos minutos. De todas formas, lea la información que le brindamos a continuación.

LA LISTA DE LA LAVANDERÍA

La verdad hay que decirla. Los médicos afrontan el problema igual que usted: plantean una serie de opciones hasta que encuentran una que es efectiva.

A continuación le sugerimos una serie de curas propuestas por gastroenterólogos.

- Tire con fuerza de la lengua.
- Levante la úvula (la pequeña campanilla al fondo de la boca) con una cuchara.
- Hágase cosquillas con un algodón en el paladar, en el punto de unión del paladar duro con el blando.
- Mastique y trague pan seco.
- Chupe la cáscara de un limón remojado previamente en un licor amargo.
- Comprima el pecho flexionando las piernas e inclinándose hacia delante.
- Haga gárgaras con agua.
- Contenga la respiración.

Añadimos otros dos tratamientos sugeridos por nuestros expertos:

- Chupe un trozo de hielo.
- Colóquese una bolsa de hielo sobre el diafragma justo debajo de las costillas.

LA CURA DEL AZÚCAR. Se considera muy efectiva. Consiste en tragar una cucharada de azúcar seco. Al cabo de unos minutos, el hipo desaparece. El azúcar probablemente actúa en la boca modificando los impulsos nerviosos que contraen el diafragma en forma espasmódica. Los expertos opinan que merece la pena probarla y recomiendan su uso en niños y bebés (media cucharada de azúcar disuelta en 125 ml de agua).

EL TRAGO «MAC». Llene un vaso con agua, inclínese hacia delante por encima de él y bébalo al revés. Este método es muy efectivo.

EL SISTEMA DREISBACH. La señora Dreisbach, miembro de una importante compañía de publicidad, conoció enseguida las consecuencias de trabajar y comer simultáneamente: ataques de hipo. Para eliminarlos, contiene la respiración y luego expulsa el aire muy lentamente. Al parecer, le da muy buenos resultados.

LA SENSACIÓN DE TRAGAR DE BETTY SHAVER. La señora Shaver, experta en hierbas y otros remedios caseros, sugiere que, en el momento de comer, se quede quieto y coma. A través de su propia experiencia brinda un consejo muy práctico: contenga la respiración durante todo el tiempo que pueda y trague cuando sienta que el hipo es inminente. Hágalo 2 o 3 veces y luego respire profundamente y vuelva a hacerlo. Este método dio muy buenos resultados a un profesor que solía tener hipo cuando se veía forzado a leer en voz alta frente a los alumnos. Debido a su personalidad, siempre le ocurría cuando tenía que aparecer en público. Entonces ¡trague saliva y adelante!

EL MEDIO MINUTO QUE AYUDA. Llene una taza con agua y colóquela sobre una mesa. A continuación, presione con los dedos índices sobre sus orejas. Flexione su cuerpo hasta la cintura y recoja la taza entre los dedos pulgar e índice de cada mano y, mientras contiene el aliento, beba el agua de uno o dos tragos.

EL COSQUILLEO DEL NIÑO. Si se halla usted rodeado de niños revoloteando y riendo a su alrededor, puede estar seguro de que enseguida alguno comenzará con el hipo. Hágale cosquillas e indíquele que mantenga el aliento e intente a toda costa no reírse.

LA BOLSA DE PAPEL. Vamos a intentar olvidar el viejo truco de respirar dentro de una bolsa de papel, ya que, de todas maneras, nunca demostró ser demasiado efectivo. Sin embargo, hay quienes defienden una técnica parecida. Se trata de soplar exactamente unas 10 veces dentro y fuera de una bolsa de papel, pero de manera violenta y hasta que la cara se ponga roja. Debe hacerse muy rápidamente e intentar que no entre aire en su boca. Si sigue estas instrucciones en forma adecuada obtendrá buenos resultados.

Impotencia

14 SECRETOS PARA ALCANZAR EL ÉXITO

Con seguridad no se olvidará de esa noche. Será inolvidable, pero sólo por razones negativas. O sin duda ha sido una semana agitada. Ha estado trabajando duro en un nuevo proyecto y ningún día pudo volver a su casa antes de medianoche. Para compensar, esta noche está resuelto a conquistar a su mujer.

Para ello le compró flores, y ella destapó una botella de su vino predilecto. Después de la cena, cuando usted cogió el teléfono, ella se deslizó por detrás y comenzó a besarle el cuello de aquella manera que siempre lo vuelve loco. Todo parecía que iba sobre ruedas. Todo, excepto cierta parte de su anatomía; sin lugar a dudas, una parte crucial. Sorprendido, usted se pregunta: ¿qué diablos está pasando?, ¿qué demonios puedo hacer?

En verdad hay muchas cosas que usted puede hacer. En primer lugar saber que no es el único hombre en el mundo al que le ha sucedido algo parecido. Los médicos aseguran que, si los hombres fueran honestos, confesarían que han padecido algún episodio de impotencia a lo largo de sus vidas. Esta experiencia suele ser devastadora, puesto que el concepto entero de masculinidad comienza a derrumbarse.

Los expertos estiman que 10 millones de hombres sufren de impotencia, es decir, incapacidad para la erección y la penetración hasta la eyaculación.

Hasta los años 70, los especialistas consideraban que la mayoría de los trastornos de la erección se debían a problemas subyacentes en la psique. En la actualidad, la comunidad médica reconoce que casi la mitad de los hombres impotentes tienen un problema físico o estructural que es al menos parcialmente responsable.

¿Qué puede hacer para evitar los problemas de la erección? A continuación le brindamos los consejos de nuestros expertos.

DÉSE TIEMPO. A medida que el hombre envejece aumenta el tiempo de estimulación genital requerido para lograr la erección. Por el contrario, en los hombres de 18 o 20 años puede tardar sólo segundos, y en los de 30 o 40, 1 o 2 minutos. Si un hombre mayor de 60 años tarda más de 2 minutos en alcanzar la erección no debe pensar que tiene impotencia, sino que simplemente necesita más tiempo. El tiempo comprendido entre una eyaculación y la siguiente erección también tiende a aumentar con la edad. Los hombres de 60 a 70 años pueden necesitar todo el día para obtener una segunda erección.

CONSIDERE SU MEDICACIÓN. Los fármacos que usted ingiere bajo prescripción médica pueden ser el origen del problema. También pueden ser los antihistamínicos, diuréticos o sedantes de venta libre que esté tomando. Tenga en cuenta, además, que aquello que no afecta a su vecino puede tener efecto en usted.

Alrededor de 200 fármacos han sido incriminados en el origen de este trastorno. La impotencia inducida por fármacos es más común en hombres mayores de 50 años. En un estudio efectuado por el *American Medical Journal*, en 188 hombres se demostró que los fármacos eran responsables en el 25 % de los casos.

Si usted sospecha de su medicación consulte con su médico. Es posible que cambie la dosis o el medicamento por otro diferente. Sin embargo, no efectúe modificaciones por su cuenta. Consulte siempre con su médico.

CUIDADO CON LOS ESTIMULANTES. No confíe en los estimulantes como la cocaína, la marihuana, los opiáceos, la heroína, la morfina, las anfetaminas y los barbitúricos.

ALÉJESE DEL ALCOHOL. Shakespeare no se equivocaba al afirmar que «el alcohol provoca el deseo, pero no favorece la actuación» (*Macbeth*). Este efecto se debe a que el alcohol es un depresor del sistema nervioso. Inhibe los reflejos originando un estado opuesto al de la excitación sexual. Beber sólo dos copas puede ya acarrear problemas.

Con el tiempo, el exceso de alcohol puede causar desequilibrios hormonales. El abuso crónico del alcohol causa daños en los nervios y el hígado. Cuando éste se halla muy afectado, se produce un desequilibrio hormonal, con aumento de los estrógenos, las hormonas femeninas. Es necesaria la presencia de una proporción adecuada de testosteronas para que todo funcione correctamente.

LO QUE ES BUENO PARA LAS ARTERIAS ES BUENO PARA EL PENE. En los últimos 5 años ha quedado claro que el pene es un órgano vascular. Todo lo que obstruye las arterias (el colesterol de la dieta y las grasas saturadas) también afecta la sangre que fluye hacia el pene. De hecho, todos los hombres mayores de 38 años presentan cierto grado de estenosis (estrechez) de las arterias del pene.

Se recomienda prestar atención a la dieta. Recuerde que el exceso de colesterol es probablemente una de las causas principales de la impotencia. El colesterol elevado afecta el tejido eréctil.

NO FUME. Los estudios han demostrado que la nicotina puede contraer los vasos sanguíneos. Una investigación llevada a cabo en la Universidad de California con perros reveló que la inhalación del humo de sólo dos cigarrillos era suficiente para impedir la erección completa en 5 de los perros y para mantenerla en otros 6. Los investigadores creen que la inhalación del humo del cigarrillo inhibe la suave relajación muscular del tejido eréctil y, por consiguiente, impide la erección.

HAGA LO NECESARIO PARA SENTIRSE A GUSTO CON SU CUERPO. ¿Acaso está pensando en quitarse algunos kilos? ¿Hacer kárate? ¿Comenzar un programa para reducir de peso? El sexo representa un contacto corporal; por lo tanto, cuanto mejor se sienta con su cuerpo, mejor se sentirá al realizar el acto sexual.

NO EXAGERE CON LOS EJERCICIOS. Si usted practica demasiada gimnasia, estimula las sustancias sedantes naturales del organismo: las endorfinas. Todavía no se conoce muy bien cómo funcionan, pero reducen la sensibilidad. A corto plazo, los ejercicios son buenos, pero, a la larga, el cuerpo adquiere el hábito de protegerse.

ESPERE QUE SE LE PASE EL DOLOR. Su cuerpo también produce sus propios sedantes cuando siente algún dolor. Estos sedantes le quitan todo apetito sexual. Los expertos sugieren que espere a que pase la tormenta.

RELÁJESE. Es fundamental brindarse un marco de relajamiento mental. He aquí el porqué. El sistema autónomo consta de dos partes: cuando predomina el sistema simpático, su cuerpo se encuentra «en estado de alerta». Es la conocida reacción para la lucha. La adrenalina se prepara para pelear. El flujo sanguíneo se dirige sobre todo a los músculos, en detrimento del tracto digestivo y del pene.

Su sistema nervioso simpático puede ponerse en funcionamiento simplemente al estar usted demasiado ansioso. En algunos hombres el sentimiento de miedo al fracaso es tan abrumador que su cuerpo es invadido por noradrenalina y adrenalina. Esto es exactamente todo lo contrario de lo que usted necesita para tener una erección.

La clave está en relajarse y dejar que su sistema nervioso parasimpático tome el control. Las señales que viajan a través de esta red nerviosa harán que las arterias y senos del pene se dilaten y que fluya más sangre.

EVITE LOS ESTIMULANTES. Es decir, la cafeína y ciertas sustancias supuestamente estimulantes. Lo más importante al hacer el amor es estar relajado. Los estimulantes producen el efecto contrario. Contraen el músculo liso, que ha de dilatarse antes de la erección.

PIENSE EN OTRA COSA. Una manera de relajarse es dedicarse con su pareja a los aspectos sensuales más íntimos. Se ha de jugar y disfrutar sin pensar en la erección.

La piel es el órgano sexual más importante del cuerpo, no el pene. De manera que no se detenga en él, todo su cuerpo tiene que reaccionar.

PLANIFIQUE CON ANTELACIÓN. Algunos aconsejan decidir con antelación qué hará en el caso de no tener una erección. ¿Cuáles son sus alternativas? Si su atención no se dirige a la erección, será más fácil que ésta vuelva.

HABLE CON SU PAREJA. No se arriesgue a incrementar la tensión en el dormitorio manteniendo un sombrío silencio. Juntos pueden jugar a los detectives y descubrir qué está sucediendo. ¿Tal vez la presión en el trabajo? ¿O quizá la preocupación por la enfermedad de un niño? ¿Podría tratarse de un problema delicado entre los dos que aún no han resuelto?

Si usted comprende algunas de las razones que le pueden causar impotencia hallará la explicación sin atribuirlo a algo que no existe. También puede hablar con su compañera sobre las alternativas. ¿Continuará haciendo el amor sin erección? ¡No deje que la impotencia interfiera en su intimidad!

Incontinencia

20 CONSEJOS PARA CONVIVIR CON ELLA

La incontinencia urinaria es un síntoma, no una enfermedad. Pero la consecuencia de una pérdida involuntaria de orina puede ser una disminución de la autoestima y de la vida social y laboral.

Algunos médicos consideran que la incontinencia es una enfermedad social. El que la padece hace lo que sea por adaptar su vida a ella. (Una mujer no salió de su casa durante 3 años porque sentía vergüenza.)

Algunos especialistas consideran que las personas que sufren incontinencia no deben aceptarla como el estigma de sus vidas, puesto que es posible lograr una mejoría o, incluso, su curación.

En la mayoría de los casos, la incontinencia es un problema de grado. Se debe rechazar la idea de que forma parte del proceso normal de envejecimiento y que, por lo tanto, es inevitable e irreversible.

A menudo con un mínimo esfuerzo es posible reducirla e, incluso, evitarla. Debe adaptar la incontinencia a su vida, y no al revés. A continuación le brindamos unos consejos para que pueda sentirse mejor.

LLEVE UN REGISTRO DIARIO. Durante una semana escriba lo que come, lo que bebe, las veces que acude al lavabo y la frecuencia con que presenta incontinencia. Con este diario usted y su médico podrán analizar los antecedentes y encontrar la causa del problema.

BEBA MENOS LÍQUIDOS. En su diario podrá comprobar que ha bebido muchos litros de agua cada día. Por lo general esto ocurre cuando se sigue una dieta para reducción de peso. En estos casos se recomienda beber menos para disminuir la incontinencia. Hay que evitar beber antes de irse a dormir.

PERO NO LOS REDUZCA EN EXCESO. Si reduce el consumo diario de líquidos a niveles demasiado bajos sin la aprobación de su médico, puede sufrir una deshidratación, que empeorará sus problemas urinarios y, en consecuencia, derivará en una enfermedad más grave.

EVITE EL ALCOHOL. El alcohol tiene un efecto estimulante sobre la vejiga.

EVITE LA CAFEÍNA. La cafeína es otro diurético muy conocido. Como el alcohol, no sólo se encuentra en las bebidas sino también en los medicamentos. Su diario lo ayudará a reconocer las bebidas que le provocan incontinencia.

EVITE LOS ZUMOS DE POMELO. El zumo de pomelo es también un diurético conocido. Por esta razón constituía la base de un régimen dietético muy popular hace unos años.

INCORPORE EL ZUMO DE ARÁNDANOS. El arándano es ácido y bajo en cenizas. Se sabe que es muy beneficioso para la vejiga.

EVITE EL ESTREÑIMIENTO. El estreñimiento puede contribuir a la incontinencia. Por lo tanto, siga un régimen con alto contenido de fibras y asegúrese de beber la cantidad adecuada de líquidos.

En una clínica donde se trata la incontinencia, se recomienda la ingestión de una porción de palomitas diarias.

NO FUME. La nicotina irrita la superficie de la vejiga.

EL ESTRÉS. Si usted sufre una incontinencia por estrés, simplemente la tos le puede provocar pérdidas.

BAJE DE PESO. Se ha demostrado que la gente que pierde unos cuantos kilos puede aliviar su incontinencia.

VACÍE COMPLETAMENTE LA VEJIGA. Al orinar, asegúrese de vaciar por completo su vejiga. Una vez que la sienta vacía levántese y luego vuelva a sentarse. Inclínese ligeramente hacia delante e inténtelo otra vez.

No se reprima. Es muy conveniente vaciar la vejiga de forma regular. No intente contenerse porque le resulte embarazoso levantarse de la mesa. Si se contiene demasiado puede sufrir una infección o un sobreestiramiento de la vejiga. Si su vejiga está demasiado llena y su esfínter es muy débil, el mero hecho de toser, estornudar o reír puede provocar goteo.

Un buen consejo: vacíe la vejiga antes y después de las comidas y a la hora de irse a dormir.

Adquiera el hábito. Vacíe su vejiga de forma regular (cada hora es una buena manera de comenzar) y, gradualmente, aumente el tiempo de los intervalos.

En ciertos tipos de incontinencia, este método puede ser muy efectivo, pero nadie sabe el porqué. Se desconoce si el efecto es que la vejiga recupera una función normal o el cerebro aprende a enfrentarse a la disfunción vesical.

Plantéese intervalos de 3 a 6 horas. Un buen promedio de tiempo entre las micciones es de 3 a 6 horas. Trate de adaptarse gradualmente a este ritmo en unas semanas.

Tenga en cuenta la edad. Al envejecer, es normal que todo requiere un poco más de tiempo. Incluso es mayor el tiempo que tarda en llegar al lavabo una vez que ha recibido la señal de que debe vaciar su vejiga. En otras palabras, intente dormir y estar cerca de un lavabo. Recuerde que ahora usted no puede salir corriendo.

Esté preparado para las emergencias. Tenga siempre a mano un orinal u otro recipiente adecuado para orinar.

Haga ejercicios especiales. Los siguientes ejercicios fueron sugeridos por el doctor Arnold Kegel en los años cuarenta, para las mujeres con incontinencia durante y después del embarazo. Los expertos opinan que éstos pueden reducir y, tal vez, prevenir cierto tipo de incontinencias en ambos sexos y en todas las edades. A continuación le brindamos las pautas.

Sin contraer los músculos de sus piernas, nalgas o abdomen, imagine que está tratando de impedir la salida de las heces endureciendo el esfínter del ano. Este ejercicio identifica la parte posterior de los músculos pélvicos.

Cuando orine, trate de retener el flujo y luego siga. Este ejercicio permite identificar la parte anterior de los músculos pélvicos. (Para las mujeres: imaginen que están tratando de retener un tampón que se desliza.)

Ahora usted ya está preparado para el ejercicio completo. Trabajando de atrás hacia delante, contraiga los músculos mientras cuenta lentamente hasta cuatro, luego aflójelos. Haga esto durante 2 minutos, al menos, 3 veces al día. (Esto significa unas 100 veces.)

Anticípese a los accidentes. Si advierte que va a estornudar, toser, levantarse o dar un brinco, contraiga previamente el esfínter y evite el accidente.

No se desespere si no lo puede prever. Si no advirtió la necesidad de orinar, no se desespere. En cambio, relájese. A continuación, contraiga el esfínter y afloje los músculos abdominales. Cuando la sensación de urgencia pase, camine lentamente, sin pánico, hacia el lavabo más próximo.

Compre objetos especiales. Existen muchas marcas de productos absorbentes en forma de ropa interior o compresas especiales. Los nuevos productos absorben unas 50 o 100 veces su peso en agua, neutralizan el olor y absorben la orina para evitar que gotee. La más apropiada para usted dependerá de su anatomía y del grado de incontinencia que padezca. Se entiende que resulte embarazoso comprarlos. Acuda a su comprensivo farmacéutico y anímese a pedirle que tenga su pedido preparado para cuando usted pase a buscarlo.

Infección de oído

10 IDEAS PARA ALIVIAR LOS SÍNTOMAS

Su bebé da vueltas incansablemente en la cuna como si tuviera un mal sueño. Usted mira la hora: es medianoche. Suspira, se arrebuja en la cama y trata de dormirse. El bebé sacude las piernas y se da la vuelta con un fuerte suspiro. Lloriquea, pero no se despierta. Usted lo oye medio dormida y se pregunta si podrá dormir esta noche. En lugar de contar ovejas, piensa: «¿Qué podría hacer para ayudar a mi bebé a dormir mejor?».

«¡Mmmmmmmmmmamá, pappppá!» Ahora resulta evidente. Sus gritos reflejan el dolor de oído de medianoche.

Los niños tienen infecciones en el oído medio por distintos motivos. Las trompas de Eustaquio, conductos que van desde la parte posterior de la garganta hasta el oído medio, son más anchas y cortas que las de los adultos. Los nervios de la zona aún no están maduros, lo cual puede afectar también las trompas de Eustaquio.

Aunque usted duerma en una cama en lugar de hacerlo en una cuna, no piense que está inmunizada contra las otitis. Cualquier adulto con los senos obstruidos que haga un viaje en avión o descuide un resfriado o una congestión nasal, es muy probable que sufra una infección de oído.

Los síntomas habituales de una infección en el oído medio son el dolor y la pérdida de audición. Sin embargo, tanto los niños como los adultos pueden tener una infección de oído sin dolor. El mejor tratamiento para curarla consiste en administrar un antibiótico, si bien algunas desaparecen por sí solas. Su oído se habrá recuperado en el término de 7-10 días.

Pero ¿qué hará usted esta noche?, ¿cómo prevenir la próxima infección?

CUIDAR CON TERNURA

Cuando su niño siente dolor, lo que usted desea es aliviarlo. A continuación le exponemos las sugerencias de nuestros expertos.

INTENTE CON PARACETAMOL. Este analgésico (Tylenol®, Panadol® Temperal®) es uno de los más recetados por los médicos. Una dosis antes de acostarse puede resultar suficiente para que el dolor también duerma cuando usted o su niño estén soñando. Las personas menores de 21 años no deberían ingerir aspirinas a causa del riesgo de sufrir el síndrome de Reye, la enfermedad neurológica que puede ser mortal.

MANTENGA LA CABEZA ERGUIDA. Cuando la cabeza está erguida, las trompas de Eustaquio se limpian naturalmente. Ésta es la razón por la cual los niños que padecen infecciones en el oído no tienen dolor durante el día. Mientras juegan y corren sus trompas de Eustaquio están drenando en la parte posterior de sus gargantas.

BEBA AGUA. Sorba agua y luego trague. Esto estimulará la acción muscular y ayudará a que las trompas de Eustaquio se abran y drenen.

Cuando las trompas están abiertas, disminuye el dolor.

CONSEJOS MÉDICOS

NO ESPERE HASTA TENER DOLOR

Si advierte una disminución de la audición o si sus oídos permanecen obstruidos más de 2 días después de un resfriado, acuda al médico. Es posible que sufra una otitis o tenga líquido en el oído medio.

Sin tratamiento, una infección de oído puede provocar una pérdida de audición permanente, tanto en niños como en adultos. El tratamiento habitual consiste en antibióticos durante 10 o 15 días.

TOME UN DESCONGESTIONANTE A LA HORA DE DORMIR. Es recomendable que los niños y adultos propensos a tener infecciones de oído tomen una dosis de un descongestionante de venta libre antes de acostarse. Si los oídos contienen líquido, este fármaco ayudará a eliminarlo y, en consecuencia, a dormir.

UTILICE UN DESCONGESTIONANTE EN AEROSOL PARA SECAR LOS OÍDOS. Los adultos pueden utilizar un descongestionante nasal en aerosol, además del de uso oral o de un antihistamínico. Pero no debe emplearse el aerosol más de 2 o 3 días, pues puede tener un efecto rebote y agravar la obstrucción nasal.

CUIDADOS PREVENTIVOS. Realmente no es posible prevenir las infecciones de oído, pero sí reducir las posibilidades de que se produzcan.

AMAMANTE A SU HIJO. Algunos expertos opinan que los niños alimentados a pecho tienen menos posibilidades de sufrir infecciones de oído. En un estudio llevado a cabo en Helsinki, Finlandia, en 237 niños, se comprobó que el 6 % de los que recibían leche materna y el 19 % de los que tomaban biberón desarrollaron infecciones en el oído medio hacia el final del primer año de vida. A la edad de 3 años, sólo el 6 % de los niños alimentados al pecho desarrollaron una infección, frente al 26 % de los que habían tomado biberón.

¿Por qué esa diferencia? Los investigadores creen que los niños que beben leche materna aumentan la respuesta inmunológica a las infecciones respiratorias.

DEJE DE FUMAR. El cigarrillo puede provocar una infección en un adulto que padece problemas de oído puesto que ensucia el aire con sustancias irritantes, que favorecen la congestión de las trompas de Eustaquio. Los fumadores pasivos respiran el aire contaminado y también pueden tener problemas.

EXTINGA EL FUEGO A LEÑA. Por la misma razón que se le recomienda dejar de fumar, debe evitar el fuego de su hogar y mantener el aire limpio. Las cenizas y el humo de la chimenea contaminan el aire de toxinas difíciles de respirar y de tolerar.

ESCOJA CUIDADOSAMENTE LA GUARDERÍA DE SU HIJO. Los niños que están en contacto con grandes grupos de niños están más expuestos a los gérmenes que causan infecciones de oído. Si su hijo es propenso a sufrir otitis, debe buscar una guardería al que asistan pocos niños hasta que supere el problema de las infecciones.

SEA PACIENTE. Algunos niños superan el problema de las infecciones en el oído cuando tienen 3 años. ¡Padres, ya podréis dormir!

Infecciones por hongos

26 ANTÍDOTOS NATURALES

Candida albicans es un hongo que crece de forma natural e inofensiva en la vagina de las mujeres y en los intestinos de hombres y mujeres.Forma parte de la flora natural y vive al igual que lo hacen las bacterias en, por ejemplo, la boca.

Si se produce una ruptura del equilibrio interno por la toma de antibióticos o por una diabetes, las cándidas aumentan y se puede producir una infección vaginal.

Otras situaciones que pueden desencadenar una infección por hongos son el embarazo, la ingestión de anticonceptivos o de hormonas para la menopausia, las duchas vaginales, el uso de espermicidas, las lesiones producidas en la pared vaginal por el uso de tampones, la sequedad vaginal durante el acto sexual o mantener relaciones sexuales con alguien que padece una infección por cándidas.

Si padece infección por cándidas, el médico confirmará el diagnóstico mediante un examen del flujo vaginal con el microscopio y le prescribirá alguna medicina para eliminarla.

Parece fácil, pero las mujeres que han sufrido infecciones vaginales saben que no lo es. Las cándidas son recurrentes y hay personas que presentan una predis-

TRES FORMAS PARA ELIMINAR LA INFECCIÓN

Un artículo publicado en Boise (Idaho) informaba: «*Los bomberos han tenido que hacer una salida "antibragas" al recibir la llamada de una mujer, alarmada por la presencia de humo en su ático.*
Cuando los bomberos llegaron al lugar, descubrieron que la fuente de humo era un par de bragas de mujer que se estaban quemando en el microondas. La mujer —cuyo nombre no se ha dado a conocer— explicó a los bomberos que había puesto las bragas de nailon en el microondas para liberarse de una infección por cándidas».

El microondas puede ser una magnífica forma para cocinar verduras, pero no es una manera razonable —como demuestra el citado artículo— para curar una infección por cándidas.
La «curación» con el microondas se basa en un estudio llevado a cabo en la Universidad de Florida y en el Baylor College, en el que se demostró que los microondas pueden matar el microorganismo causante de la infección (*C. albicans*). Los científicos dicen que las esporas del hongo persisten en la ropa interior y no son eliminadas por el lavado normal, pero sí pueden ser destruidas mediante los microondas. Pero, como hemos visto, también se queman. Cocinar sus pantys en el microondas no es un buen consejo.
Los investigadores han comprobado que las esporas de *C. albicans* depositadas en la ropa interior sobreviven a los lavados y secados normales, por lo que provocan la reinfección. Pero la mayoría de las mujeres no optarán por una batalla contra las cándidas de las bragas en la cocina.
Así que ¿cuál es la respuesta?

Efectúe un lavado extra. Como precaución, frote la entrepierna de las bragas con un detergente inodoro antes de lavarlas. Evite los suavizantes, ya que irritan la piel sensible.

Hierva la ropa. Otro estudio demostró que hervir las prendas o empaparlas en lejía durante 24 horas antes de usarlas destruye las cándidas. Lávelas con jabón inodoro antes de usarlas.

Mátelas con calor. También se eliminan las cándidas cuando entran en contacto con una plancha caliente.

posición elevada a padecerlas. Causan picores y quemazón, producen un olor a levadura característico y dan al flujo un aspecto cremoso blanco.

Es perfectamente comprensible que las mujeres lo intenten todo para liberarse de las molestias producidas por las cándidas. Una de nuestras especialistas, que padeció y estudió durante 20 años estas infecciones, pudo por fin liberarse de ella y se convirtió en una experta en la materia. A continuación exponemos lo que ella y otros especialistas aconsejan para los que padecen este tipo de infecciones.

DUERMA COMO EVA. Los hongos proliferan en un medio templado y húmedo. Por lo tanto, una medida de prevención consiste en dormir con la zona vaginal aireada (o sea fría y seca).

Duerma desnuda o quítese las bragas antes de acostarse y déle a su cuerpo 8 horas de reposo natural.

USE ROPAS AMPLIAS. Durante el día evite el uso de ropas ajustadas y las prendas de fibra que no permiten una buena circulación de aire. En este grupo se incluyen los tejidos de plástico, poliéster y de cuero. Evite el uso de varias prendas sobre el área vaginal. Es decir, no utilice simultáneamente bragas, medias y unos estrechos tejanos. Cuando esté en su casa quítese las medias y deje respirar su cuerpo. Siempre que pueda use falda.

NO USE POLVOS DE TALCO. El almidón es el medio perfecto para el crecimiento de los hongos. Puesto que la mayoría de los polvos para después del baño tienen una base de almidón, cuando los usa estimula la proliferación de la infección. Mantenga alejados los polvos de talco de sus bragas.

UTILICE UN FÁRMACO DE VENTA LIBRE. Hay varias zonas que usted no puede rascarse (al menos en público) y ésta es una de ellas. Los remedios prescritos por su médico eliminarán los hongos, pero usted puede utilizar un producto en polvo como Talquistina® o una crema de hidrocortisona alrededor de la vulva y el orificio vaginal para disminuir el picor. Sólo ha de tener la precaución de no usar estos productos antes de visitar al médico, puesto que pueden enmascarar la infección y, en consecuencia, conducir a un diagnóstico erróneo.

USE UN LUBRICANTE NATURAL. El aceite mineral, la vaselina, la clara de huevo y el yogur natural son buenos lubricantes para el acto sexual, porque no son químicamente irritantes, a menos que sea alérgico a ellos. (No use vaselina con preservativos, porque puede producir agujeros.) No emplee aceite para bebés, puesto que contiene perfume, que puede irritar su piel.

NO A LAS POCIONES QUÍMICAS. Una forma segura de agravar la situación es añadir sustancias químicas a una infección por cándidas. Evite las duchas vaginales, los geles contraceptivos, las espumas, los aerosoles, los comprimidos antifúngicos y los desodorantes femeninos.

DEJE QUE EL MÉDICO ESTABLEZCA EL DIAGNÓSTICO

A menudo los médicos efectúan exámenes al microscopio de las secreciones vaginales, puesto que éstas no siempre están causadas por este hongo relativamente inofensivo. Desde un tampón olvidado hasta una enfermedad inflamatoria grave de la pelvis pueden causar los mismos síntomas: picor y olor del flujo.

Otras causas que pueden producir la misma sintomatología incluyen gardnerella vaginalis (una bacteria), los tricomonas (parásitos), las clamidias (hongos) y enfermedades como la gonorrea y la sífilis. Así pues, no juegue a ser médico y póngase en manos de un profesional.

PREPÁRESE USTED MISMA UN BAÑO SANO. Una alternativa a la ducha vaginal es el baño de asiento. Llene una bañera con poca agua templada (que sentada cubra hasta la cadera) y después haga una de las dos cosas que se indican a continuación.

- Añada sal (la suficiente para que el agua tenga un sabor salado, alrededor de 1/2 taza) para igualar la salinidad natural del cuerpo y la del agua.
- Añada vinagre (1/2 taza) para ayudar a restablecer el pH vaginal a 4,5.

Siéntese en la bañera, con las rodillas separadas, hasta que el agua se enfríe. El baño efectuará la limpieza.

PONGA LOS ESPERMICIDAS EN SU LUGAR. Los espermicidas son productos químicos que no debe introducir en la vagina, especialmente si es propensa a las infecciones. Si utiliza un espermicida en sus relaciones sexuales, colóquelo dentro del preservativo (en la punta), donde ejercerá la función eficazmente.

EVITE LOS PRODUCTOS PERFUMADOS. Para su higiene personal escoja productos naturales e inodoros. Los tampones y compresas perfumados o desodorantes pueden irritar o iniciar otro episodio de vaginitis.

LÁVESE CON AGUA. El jabón, el champú, los baños de sales y los aceites pueden eliminar los aceites naturales que protegen su piel. Lave y friccione la zona vaginal con agua natural. Una ducha manual es ideal para dirigir el chorro de agua.

ELIJA EL ALGODÓN. Escoja prendas de algodón porque eliminarán la humedad de la piel. El nailon retiene la humedad y el calor, favoreciendo el crecimiento de las cándidas. Si prefiere sentir el contacto del nailon en su piel, escoja bragas con la entrepierna de algodón. En su defecto, una mini-compresa puede ser un buen sustituto.

Use siempre medias con la entrepierna de algodón, de forma que el aire pueda circular a fin de enfriar y secar la vagina. Recuerde que no debe usar bragas con medias. Cuantas más prendas lleve, menor será la aireación.

USE PAPEL HIGIÉNICO INCOLORO. Los pigmentos son productos químicos potencialmente irritantes.

Para evitar irritaciones innecesarias, utilice papel higiénico blanco natural e inodoro.

MANTENGA LOS GÉRMENES EN SU LUGAR. Cada vez que efectúe una deposición intestinal límpiese desde delante hacia atrás. Limpie todo lo que entre en contacto con el ano antes de tocar la vagina.

LÁVESE ANTES DE REALIZAR EL ACTO SEXUAL. Si usted y su pareja están perfectamente limpios, el riesgo de introducir cándidas en su vagina es menor. Límpiese las manos y los genitales antes de mantener relaciones sexuales.

ENJUÁGUESE SÓLO CON AGUA. La vagina se limpia naturalmente por sí sola, pero algunas mujeres desean efectuar duchas vaginales especiales. En estos casos los lavados no deben ser muy frecuentes y sólo ha de utilizarse agua fría, ya que es la sustancia menos irritante.

No efectúe duchas vaginales durante la menstruación, puesto que el cuello del útero está abierto y, por consiguiente, puede extender la infección hasta el útero. Tampoco debe realizarlas si está embarazada, a menos que se lo recomiende su médico.

LAVADO VAGINAL CON VINAGRE. El vinagre tiene aproximadamente la misma acidez que la vagina. Por esta razón, a veces se recomienda para el lavado una mezcla templada de vinagre y agua (4 cucharaditas de vinagre en 500 ml de agua). Algunos especialistas afirman que una vagina con un pH equilibrado es menos propensa a presentar un exceso de cándidas.

También existen en el mercado soluciones ya preparadas.

EVITE EL SEXO CUANDO TENGA VAGINITIS. Las relaciones sexuales pueden empeorar el curso de una infección por cándidas. Además, éstas pueden transmitirse al compañero, el cual volverá a reinfectarla a usted más tarde.

ORINE ANTES Y DESPUÉS. Los hombres y las mujeres deberían orinar y lavarse antes y después de mantener relaciones para expulsar con la orina los gérmenes y evitar infecciones en la vejiga.

USE PRESERVATIVO. Un preservativo liso y no lubricado es menos irritante. Su uso evitará el contagio recíproco de una infección.

CONTROLE LAS CÁNDIDAS Y OTROS HONGOS. Las mujeres que tienen infecciones recurrentes por cándidas pueden volverse alérgicas a los alimentos que contienen levaduras y hongos. Evite comidas y bebidas como el pan, los donuts, la cerveza, el vino, el vinagre, escabeches, comidas fermentadas, quesos, setas y zumos de frutas.

MANTENGA EL AZÚCAR EN LA SANGRE BAJO CONTROL. Según un estudio realizado, las cándidas proliferan en el azúcar. Los niveles elevados de azúcar contribuyen a las infecciones por hongos al proporcionarles nutrientes. Los diabéticos, que presentan mayor propensión a las infecciones micónicas, deben controlar sus niveles de azúcar en la sangre. También el exceso de productos lácteos que contienen lactosa y de edulcorantes artificiales aumenta el riesgo de padecer infecciones por cándidas.

REFUERCE SUS DEFENSAS. Una persona con buena salud resiste mejor una infección que otra más débil. Estimule su inmunidad mediante la práctica de ejercicio regular, una alimentación correcta y una cantidad adecuada de horas de sueño. No fume y modere el consumo de alcohol y cafeína.

ESCOJA PRIMERO FIBRAS NATURALES. Use tampones de algodón en lugar de tampones de fibra sintética. Los superabsorbentes y los que permanecen en el interior más de 12 horas impiden el drenaje natural y estimulan el crecimiento bacteriano. Otra idea: use compresas por la noche y tampones durante el día.

Insomnio

19 SECRETOS PARA UNA BUENA NOCHE DE SUEÑO

El día ha sido interminable y usted está terriblemente cansado. Pero otra vez le ocurre lo mismo. Está tumbado en la cama intentando dormir hace 3 horas. A pesar de que lo intenta, no puede hacerlo.

Sus pensamientos corren a mil por hora, pero el reloj despertador junto a la cama sigue con su tic-tac, y los minutos parecen horas. Haría lo que fuera por poder dormir bien al menos una noche y, como usted, unos cuantos millones de personas.

Después de los resfriados, los trastornos estomacales y los dolores de cabeza, el insomnio es el motivo más frecuente de consulta médica. En una encuesta realizada en más de 1.000 adultos, la tercera parte de ellos se quejó de que se despertaban en mitad de la noche y no podían volver a dormirse.

Hace un tiempo, los médicos inmediatamente hubieran prescrito una píldora o dos para volver a los brazos de Morfeo, pero éste no es el caso hoy en día. Los investigadores y los médicos aprenden cada vez más con respecto a este tema y ahora saben mejor cómo tratar estos problemas.

Existen varias medidas para ayudar a conciliar el sueño. Una sola de ellas puede ser suficiente, pero a veces deben utilizarse varias. En todo caso, la llave para el éxito es la disciplina. Dormir es un fenómeno psicológico natural, pero también constituye un comportamiento adquirido.

CONSEJOS MÉDICOS

ALGUNOS INSOMNES NECESITAN AYUDA

Los trastornos del sueño pueden degenerar en insomnio crónico, un problema con consecuencias graves, como alteraciones psíquicas, insuficiencia respiratoria o espasmos inexplicables en las extremidades durante la noche. Los expertos coinciden en que siempre que los problemas para conciliar el sueño o para dormir toda la noche se prolonguen durante más de un mes, es preciso consultar con un especialista.

Según la Asociación Americana de Trastornos del Sueño, primero hay que informar del problema al médico de cabecera. Si éste no puede ayudar, el paciente debe solicitar que le recomiende un especialista.

PLANIFIQUE UN ESQUEMA RÍGIDO DE SUEÑO PARA LOS SIETE DÍAS DE LA SEMANA. El sueño es una parte inevitable de una jornada de 24 horas. Los médicos aconsejan seguir hábitos regulares de sueño.

La clave es dormir lo suficiente para poder pasar el día siguiente en un estado normal. Para conseguirlo, intente irse a dormir cada día a la misma hora, a fin de regular su ritmo circadiano, es decir el reloj biológico que controla la mayoría de las funciones internas. También es fundamental que se levante cada día a la misma hora.

Establezca un horario para dormir, por ejemplo, entre la 1:00 y las 6:00 de la mañana. Si usted lograr dormir profundamente durante ese período de 5 horas, añada 15 minutos cada semana hasta que vuelva a despertarse durante la noche. Cuando esto ocurra, intente volver a dormir sin interrupciones antes de añadir otros 15 minutos. Cuando duerma lo suficiente se despertará con energía, renovado y listo para enfrentarse al día.

Si usted se despierta durante la noche y no puede volver a dormirse en los siguientes 15 minutos, no se desespere. Quédese en la cama y oiga la radio hasta que esté soñoliento.

Recuerde que se tiene que levantar igualmente a la hora convenida: no siga durmiendo para compensar el tiempo perdido. Esto aplíquelo también durante los fines de semana. No duerma hasta tarde los sábados y domingos por la mañana. Si lo hace, puede tener luego problemas para dormirse el domingo por la noche y, como consecuencia, se sentirá mal el lunes por la mañana.

NO PIERDA SU TIEMPO EN LA CAMA. A medida que envejece, el cuerpo necesita dormir menos. Muchos recién nacidos duermen un promedio de 18 horas diarias y, cuando tienen 10 años, generalmente lo hacen entre 9 y 10 horas.

Los expertos coinciden en que no existe una cantidad normal de horas de sueño en un adulto. El promedio es de 7-8 horas, pero para algunas personas son suficientes sólo 5 horas, mientras que otras necesitan 10. La clave es llegar a ser lo que los expertos denominan un dormidor eficiente.

Hay que irse a dormir sólo cuando se tiene sueño. Si no logra conciliar el sueño en unos 15 minutos, levántese y haga algo monótono pero agradable. Lea una revista (no un libro que le pueda ser pesado). Haga punto, mire televisión o analice sus cuentas de banco. No juegue con el ordenador, puesto que puede excitarlo, ni tampoco realice tareas duras del hogar.

Cuando sienta que tiene sueño, vuelva a la cama. Si no puede dormir, repita el procedimiento hasta que lo logre. Pero recuerde: siempre levántese a la misma hora por la mañana.

Tenga un momento de tranquilidad antes de irse a dormir. Algunas personas suelen estar tan ocupadas que cuando se tumban para dormir es la primera ocasión en el día que tienen para pensar en los acontecimientos de la jornada.

Es importante que, 1 o 2 horas antes de irse a dormir, se siente durante 10 minutos para reflexionar sobre lo que ha hecho y ordenar sus pensamientos. Repase su estrés, los esfuerzos realizados y sus problemas. Trate de encontrar soluciones. Planifique las actividades del día siguiente.

Este ejercicio lo ayudará a esclarecer su mente y alejará las preocupaciones que quizá son las que lo mantienen despierto una vez que se mete en la cama. De esta forma, podrá dirigir su mente para concentrarse en pensamientos e imágenes agradables mientras intenta dormirse. Si, por alguna razón, la cruda realidad vuelve a invadir su conciencia, aléjela diciendo: «Oh, ya me he ocupado de eso y ya sé qué haré al respecto».

No transforme su cama en su oficina. Cuando usted se va a la cama, es para dormir. Si hay algo más, no podrá concentrarse en su sueño.

No mire la televisión, ni hable por teléfono, ni discuta con su mujer, ni lea o coma.

Use su cama sólo para dormir o para hacer el amor.

Evite los estimulantes. El café, la cola y el chocolate contienen cafeína, un potente estimulante que puede mantenerlo despierto. Por lo tanto, trate de no consumirlos después de las 4.00 de la tarde. Tampoco fume, ya que la nicotina es también un estimulante.

No tome alcohol por la noche. Evite el alcohol en la cena y durante el resto de la velada y no se tome una copita para relajarse antes de irse a dormir. El alcohol deprime el sistema nervioso central, pero también le impedirá conciliar el sueño. Al cabo de unas horas su efecto desaparecerá y usted se encontrará despierto en medio de la noche.

Controle su medicación. Algunos medicamentos, como los aerosoles para el asma, pueden interrumpir el sueño. Si usted toma regularmente medicamentos prescritos por el médico, pregúntele sobre sus efectos secundarios. En caso de que sospeche que el fármaco interfiere su sueño, es posible que lo sustituya por otro o cambie la dosis diaria.

OTRA ALTERNATIVA
PONGA LUZ EN SU VIDA

Los investigadores del National Institute of Mental Health de Estados Unidos utilizan luces intensas por las mañanas para ayudar a los insomnes crónicos a adquirir sus ritmos circadianos o «relojes biológicos».

Según ellos, muchas personas sufren el denominado síndrome del sueño retrasado. Éste consiste, simplemente, en una dificultad para levantarse por la mañana.

Por esta razón, en cuanto los pacientes se despiertan (alrededor de las 8.00), los investigadores los colocan durante 2 horas frente a una luz fluorescente de alta intensidad y de amplio espectro. Se trata de una luz muy potente que indica que es la mañana y que llegó el momento de comenzar a moverse. Luego, por la tarde, usan gafas oscuras para que el cuerpo comience a adaptarse al final del día.

Hasta ahora los resultados de esta terapia han sido buenos; después de unas semanas, las personas logran ser más activas por la mañana y dormir mejor por la noche. En su casa puede lograr el mismo efecto dando una caminata, sentándose al sol o trabajando en el jardín tan pronto como se levante. Durante el invierno es conveniente que consulte a su médico sobre el tipo de luz artificial más indicado.

VERIFIQUE SU AGENDA LABORAL. Las investigaciones han demostrado que las personas que trabajan en turnos rotativos, sobre todo los que alternan horarios nocturnos y diurnos, tienen problemas para dormir. El estrés que provocan estos cambios horarios deriva en un cansancio casi permanente. Además, todos los mecanismos del sueño se pueden colapsar al mismo tiempo. La solución: trate de trabajar siempre en el mismo turno, aunque sea por la noche.

TOME UNA COMIDA LIGERA ANTES DE DORMIR. El pan y la fruta 1 o 2 horas antes de irse a dormir son muy apropiados. También lo es un vaso de leche caliente. Evite las comidas dulces, ya que son excitantes, y las pesadas que pueden someter al cuerpo a demasiadas tensiones. Una precaución: si usted es mayor, no beba mucho líquido antes de irse a la cama; la necesidad de orinar puede impedirle el sueño.

CREE UN AMBIENTE CONFORTABLE PARA DORMIR. El insomnio es a menudo causado por el estrés. Si usted está ansioso y nervioso cuando se mete en la cama, la excitación del sistema nervioso le impide dormir. Enseguida asociará su habitación a la dificultad de dormirse y ello desencadenará una respuesta fóbica.

Usted puede modificar esta situación transformando su dormitorio en un ambiente agradable. Decórelo con sus colores preferidos, instale un sistema que lo aísle de los ruidos y cuelgue cortinas oscuras para impedir que pase la luz.

Compre una cama confortable, no importa qué tipo sea mientras usted se sienta cómodo en ella. Use ropa de dormir adecuada y amplia. Controle que la temperatura del cuarto sea la correcta (ni demasiado fría ni caliente) y que no haya un reloj a la vista, que pueda distraerlo durante la noche.

DESCONECTE SU MENTE. Intente desconectarse para que las preocupaciones del día no invadan su mente. Para ello, trate de pensar en algo agradable y saludable. Puede oír música o algún tipo de ruido ambiental, como el agua de un manantial, las olas del mar golpeando en la playa o la lluvia en un bosque. Una regla: debe escoger algo que lo relaje y que lo distraiga.

USE AYUDAS. Los tapones para los oídos pueden ayudarlo a aislarse del ruido, especialmente si vive en una calle ruidosa o cerca de un aeropuerto. Las gafas para dormir lo protegerán de la luz, y las mantas eléctricas lo ayudarán a calentarse, especialmente si usted es friolero.

APRENDA Y PRACTIQUE TÉCNICAS DE RELAJACIÓN. Cuanto más intente dormir, más posibilidades tendrá de permanecer despierto toda la noche. Por ello, es necesario que se relaje cuando está en la cama.

Uno de los problemas del insomnio es que la gente, frecuentemente, se concentra demasiado en su sueño. El secreto para lograr dormirse es «vaciar» la mente y relajarse.

Se aconseja practicar ejercicios de biorretroalimentación, de respiración profunda, de estiramiento de los músculos y de yoga. Los vídeos de ejercicios de relajamiento progresivo de los músculos resultan también efectivos.

Es posible que no le resulte muy fácil al principio. Al igual que ocurre con un régimen para adelgazar, se requiere tiempo para ver los resultados, pero éstos se consiguen con seguridad. He aquí unas técnicas recomendadas por los expertos.

- Respire lentamente y concéntrese en el aire que entra y sale de sus pulmones mientras usted respira desde su diafragma. Practique esta técnica durante el día, para que le resulte más fácil efectuarla antes de irse a dormir.
- Condicione su mente para desconectarse de los pensamientos desagradables. Para ello, piense en experiencias agradables. Recuerde buenos tiempos pasados, imagine fantasías o haga juegos mentales. Intente contar ovejas de 7 en 7 desde el número 1.000 hacia atrás.

DÉ UN PASEO. Practique algún ejercicio al finalizar la tarde o temprano por la noche. No tiene que ser extenuante (un paseo por el barrio puede ser adecuado). La caminata le provocará cierta fatiga y le aumentará la temperatura del cuerpo, efectos que inducirán el sueño. El ejercicio lo ayudará también a estimular el sueño profundo, que el organismo necesita para recuperar fuerzas.

HAGA EL AMOR ANTES DE DORMIR. Para muchas personas, hacer el amor antes de dormir representa un placer mental y físico a través del cual liberan totalmente las energías. En efecto, algunos investigadores han descubierto que los mecanismos hormonales desencadenados durante la actividad sexual ayudan a intensificar el sueño.

Los médicos, no obstante, insisten en que depende de las personas. Si las relaciones sexuales causan ansiedad y estrés, es mejor no intentarlas. Si, en cambio, proporcionan placer, con seguridad estimularán el sueño.

TOME UN BAÑO CALIENTE. Los expertos sostienen que la temperatura normal del cuerpo sigue el ritmo circadiano. Así, es baja durante el sueño y más elevada durante el día. Se piensa que el cuerpo empieza a estar soñoliento cuando su temperatura desciende. Un baño caliente unas 5 horas antes de acostarse elevará la temperatura. Luego, cuando empiece a bajar, usted se sentirá más cansado, lo cual facilitará el sueño.

Intolerancia a la lactosa

15 IDEAS PARA CALMARLA

¿Se infla usted cuando bebe un vaso de leche como si fuera a elevarse en un globo de gas para recorrer el mundo en 80 días? ¿Cuando come un helado, los ruidos de su intestino parecen los timbales de la Obertura 1.812? ¿La pizza de queso actúa como un potente laxante?

Si es así, probablemente lo que usted tiene es intolerancia a la lactosa. Eso significa que su intestino delgado no produce suficiente lactasa, es decir, la enzima que necesita para digerir la lactosa, el azúcar natural que se encuentra en los productos lácteos. No se preocupe, no es peligroso. Tampoco es usted el único que la tiene. Antes de los 20 años, la mayoría de los seres humanos presentan intolerancia a la lactosa, que puede ser de diversos grados. Pero tenemos buenas noticias: usted podrá comerse un helado sin sufrir problemas digestivos. ¡Preste atención!

HÁGASE UNA PRUEBA DE TOLERANCIA. Dado que el grado de tolerancia es diferente en cada persona, seguramente usted querrá saber la cantidad de lactosa que puede consumir sin que aparezcan síntomas de intolerancia. La solución más sencilla consiste en disminuir la cantidad de leche y productos lácteos hasta que desaparezcan los síntomas. Algunas personas presentan problemas con sólo un cuarto de vaso de leche, pero alrededor del 30 % de los individuos con intolerancia a la lactosa tiene síntomas al beber el 30-40 % de un vaso de leche.

NO SE OLVIDE DEL CALCIO. Los productos que contienen leche son una de las principales fuentes de calcio. Mucha gente debe consumir una cantidad de calcio equivalente a la que contienen 2 vasos de leche. Si la principal fuente de calcio de su dieta es la leche y usted debe dejar de tomarla, ha de complementar su dieta con otros sustitutos como sardinas sin espinas, espinacas o brécol. Los suplementos de calcio son otra opción: las enzimas de lactasa, píldoras o leche enriquecida con lactasa.

Nunca beba leche sola. Muchas personas han comprobado que los síntomas desaparecen si toman la leche junto con las comidas.

Establezca su límite. Lo mejor que puede hacer es comenzar bebiendo una pequeña cantidad de leche y, gradualmente, ir aumentándola hasta llegar al grado de su tolerancia. Disminuya la cantidad cuando reaparezcan los síntomas.

Coma yogur. Los microorganismos que producen el yogur también elaboran lactasa para digerir la lactosa contenida en el yogur. Por otra parte, las mismas bacterias posiblemente rompen la lactosa de la leche. Alrededor del 70-80 % de las personas con intolerancia a la lactosa, toleran muy bien el yogur. Éste contiene sólo el 75 % de la lactosa que contiene una cantidad equivalente de leche. Esta diferencia es quizá la que usted necesita para tolerar la lactosa. La mayoría de las personas toleran 120 y 180 ml de yogur sin sufrir la aparición de gases.

Elija ultracongelados. El yogur congelado sólo presenta el problema de que puede haber sido repasteurizado. El yogur se elabora con leche pasteurizada, pero a veces el productor lo repasteuriza antes de congelarlo. En este caso, desafortunadamente, los microorganismos que producen la lactasa mueren.

Elija yogur desnatado. La grasa obstaculiza el vaciamiento gástrico. El yogur con grasa permanece en el estómago durante un largo tiempo. Esto significa que el ácido del estómago tiene más tiempo para matar los microorganismos. Además, como la digestión de la lactosa se produce en el intestino delgado, es conveniente que los microorganismos lleguen allí lo antes posible, aun cuando los ácidos del estómago no los maten. Incluya en su dieta yogur desnatado.

Cómalo a diario. Los estudios han demostrado que la ingestión diaria de yogur mejora la digestión.

Coma yogur antes del helado. Si usted come un yogur entre 5 y 10 minutos antes de comerse un helado (o cualquier otro producto lácteo), probablemente los síntomas de intolerancia a la lactosa se reducirán.

Agregue su propia lactasa. Muchas industrias producen lactasa y la añaden a la leche. También existe una forma líquida, que usted mismo puede agregar a la leche. Asimismo, se puede ingerir en forma de comprimidos en el mismo momento que esté comiendo alimentos que contengan lactosa. Unas pocas gotas de lactasa en 1/4 de litro de leche le da un sabor más dulce y reduce las flatulencias.

El único problema es saber si la cantidad de lactasa que agrega es la correcta, sobre todo si se tiene en cuenta que cada individuo presenta un grado diferente de intolerancia a la lactosa. Se trata simplemente de una prueba de ensayo y error. Los comprimidos y las gotas se encuentran en las farmacias y no requieren receta médica. En los supermercados puede encontrarse queso enriquecido con lactasa y queso cottage.

Pruebe la leche cortada. La leche cortada es mucho más tolerable, ya que tiene menos grasa y menos colesterol.

Y el queso también. El queso tiene menos lactosa que la leche. Los quesos fuertes son los mejores, porque están más fermentados. El queso suizo o el queso cheddar extrapicante contienen muy poca cantidad de lactosa, por lo que tienden a provocar menos trastornos digestivos.

Sepa que la leche con *Acidophilus* no ayuda. Los microorganismos acidófilos son altamente beneficiosos para la digestión, pero colonizan el intestino *grueso*. La digestión de la lactosa ocurre en el intestino *delgado*, por lo que dichas bacterias no participan en su digestión.

Cuidado con los aditivos. La lactosa es un ingrediente muy común en muchos medicamentos y suplementos nutritivos. A algunas personas ciertos comprimidos les producen síntomas de intolerancia debido a que contienen lactosa. Se recomienda leer las etiquetas detenidamente. Pregunte a su farmacéutico si los remedios que toma contienen lactosa.

Intoxicación alimentaria

23 MÉTODOS PARA CONTROLARLA

¡Un picnic genial! Usted apenas podía esperar que el partido de fútbol terminara para abalanzarse sobre el festín deliciosamente presentado sobre la mesa improvisada para la ocasión. El sabor penetrante del pollo a la brasa, las almejas con mantequilla al vapor, la ensalada de patatas y el pastel de nata.

Ahora ya han pasado unas horas y usted siente como si le retorcieran las tripas. Tiene ganas de vomitar y se siente débil. Al cabo de un rato, vomita. Tiene diarrea. Está arruinado para el resto del día.

¿Qué ha ocurrido? Es muy probable que la comida estuviera contaminada con alguna bacteria tóxica, que le ha causado una intoxicación alimentaria. Tal vez la ensalada de patatas fue preparada con las manos sucias y los estafilococos llegaron así a la comida. Quizás el pollo no se cocinó lo suficiente para matar las salmonellas. Tal vez el fantástico pastel quedó demasiado tiempo al sol y se convirtió en un excelente caldo de cultivo para las bacterias.

En cualquier caso, una vez en su organismo, estos gérmenes atacan sus intestinos. Durante un día o más, usted se siente destruido, porque su cuerpo intenta luchar contra los intrusos. A continuación le brindamos los consejos de nuestros expertos para ayudar a su organismo a enfrentar la intoxicación alimentaria.

CONSEJOS MÉDICOS

ALGUNAS PERSONAS NECESITAN UN CUIDADO ESPECIAL

En un caso normal de intoxicación alimentaria, los síntomas son: calambres, náusea, vómitos, diarreas y mareos, que desaparecen en 1 o 2 días. Pero en los niños pequeños, los ancianos o las personas que padecen una enfermedad crónica o un trastorno inmunológico, esta intoxicación puede resultar muy grave. Por consiguiente, deben consultar al médico apenas perciben un signo de intoxicación.

Si usted no se encuentra en ninguno de los grupos citados, llame al médico si sus síntomas se acompañan de:

- Dificultad para tragar, hablar o respirar, cambios en la visión, debilidad muscular o parálisis, particularmente si esto ocurre después de comer setas, comida enlatada o mariscos.
- Fiebre superior a 37,7 °C.
- Vómitos intensos (es decir, que no puede retener ningún líquido).
- Diarrea intensa durante más de 1 o 2 días.
- Dolor abdominal persistente y localizado.
- Deshidratación (sed extraña, sequedad de la boca, disminución de eliminación urinaria y resistencia de los pliegues tras pellizcarse el dorso de las manos).
- Diarrea sanguinolenta.

BEBA MUCHO LÍQUIDO. Las bacterias irritan el tracto intestinal y provocan la pérdida de gran cantidad de líquidos, probablemente por ambos extremos. Por lo tanto, usted necesita beber muchos líquidos para prevenir la deshidratación. El agua es el mejor líquido, seguida por el jugo de manzana, el caldo o el consomé. Las bebidas gaseosas son adecuadas siempre que se les quite la efervescencia. De lo contrario, la carbonación puede irritar el estómago. La Coca-Cola sin gas, por motivos aún no dilucidados, tiene una ventaja añadida: calma el estómago.

SORBA LENTAMENTE. Si trata de tragar demasiada cantidad de líquido de una vez puede estimular el vómito.

PRUEBE UN CÓCTEL ESPECIAL. Los vómitos y la diarrea eliminan electrólitos importantes: potasio, sodio y glucosa. Puede reemplazarlos ingiriendo los productos preparados con electrólitos comerciales como Gatorade. También puede probar la siguiente receta de rehidratación: mezcle el zumo de fruta (potasio) con media cucharadita de miel o jarabe de maíz (glucosa) y una pizca de sal de mesa (cloruro de sodio).

NO DEJE QUE SUCEDA OTRA VEZ

Usted ciertamente no puede maldecir a todas las casas de comida de la ciudad por sus problemas digestivos. En muchos casos, la intoxicación alimentaria probablemente se deba a su propio descuido en casa. Siga estas reglas de sentido común y disminuirá significativamente las probabilidades de sufrir una intoxicación.

- Lávese las manos antes de preparar la comida para evitar el paso de bacterias como los estafilococos (comúnmente presentes en la piel y en la garganta) o las shigelas (provenientes de la materia fecal). Lávese después de tocar la carne cruda y los huevos.
- No coma alimentos proteicos crudos como el pescado, las aves, la carne, la leche o los huevos. Evite el sushi, las ostras en su concha, la ensalada que contenga huevos crudos y el ponche de leche no pasteurizada y huevo. No utilice los huevos que estén rotos. Los alimentos crudos siempre contienen bacterias.
- Caliente o enfríe la comida cruda. Las bacterias no pueden multiplicarse a temperaturas superiores a 100 °C o inferiores a 33 °C.
- Cocine la carne hasta que desaparezca el color rosado, las aves hasta que no tengan articulaciones rojas y el pescado hasta que no le queden escamas. Sólo mediante una cocción adecuada se puede garantizar que las bacterias se han eliminado.
- Use un termómetro para la carne, especialmente cuando coloque trozos grandes de carne y ave en el microondas. Con ello se asegurará de que estén bien cocidos.
- No pruebe el cerdo o el pescado estofado antes de que esté totalmente cocido, ni tampoco la pasta cruda para cocinar pasteles.
- No deje que el jugo de la carne cruda caiga sobre otros alimentos.
- Utilice tablas para picar y utensilios diferentes para cortar la carne cruda y luego lávelos con agua o con lejía. De esta forma no contaminará otros alimentos.
- Friegue bien los abridores de latas y botellas, especialmente en las grietas, puesto que constituyen un escondite ideal para las bacterias.
- Cambie con frecuencia las esponjas y los trapos de cocina.
- No deje comida a temperatura ambiente durante más de 2 horas. No coma nada que sospeche que ha estado fuera de la nevera más de ese tiempo. Las bacterias proliferan en los alimentos proteicos calientes, como carne o huevos, pasteles con nata, salsas, ensaladas de patatas, etc.
- Deshiele la carne en la nevera. Las bacterias pueden multiplicarse sobre la superficie de los alimentos mientras el centro está aún congelado.
- Coloque inmediatamente en la nevera los restos de las comidas, cuando éstos estén aún calientes. Cuando congele una comida, hágalo en porciones pequeñas.
- Nunca coma setas silvestres. Algunas tienen toxinas que atacan el sistema nervioso y, en consecuencia, pueden provocar la muerte.
- Nunca pruebe comida enlatada casera antes de que haya hervido durante 20 minutos. Si no ha sido adecuadamente enlatada la comida puede contener bacterias que producen toxinas peligrosas.
- No coma ningún alimento si su aspecto o su olor le parecen dudosos. No pruebe alimentos contenidos en recipientes con roturas o latas deformadas o hinchadas. No consuma líquidos claros que se han vuelto más espesos o alimentos en lata o en conserva que dejan salir el contenido a chorros o tienen olor raro.

No consuma antiácidos. Éstos pueden reducir los ácidos en su estómago y debilitar sus defensas contra las bacterias. Si ingiere un antiácido, las bacterias pueden multiplicarse más rápidamente y en mayor número.

No interfiera en el progreso. Su cuerpo está intentando eliminar el microorganismo tóxico. En algunos casos, los medicamentos antidiarreicos (Fortasec® o Loperam®) pueden interferir en su capacidad para combatir la infección. Se recomienda evitar estos remedios y dejar que la naturaleza siga su curso. Si cree necesario tomar alguna medicación, consulte a su médico.

No se provoque el vómito. No se asuste ante la intoxicación hasta el punto de introducirse un dedo en la garganta. No es necesario que se provoque el vómito.

Ingiera comidas ligeras. Normalmente después de un día de diarreas y vómitos, se necesita una «buena» comida. Pero sea prudente. Su estómago ha sufrido un ataque: ahora se encuentra débil e irritado. Se recomienda empezar con alimentos fáciles de digerir. Evite los que sean ricos en fibra, muy condimentados, ácidos, grasosos, azucarados o los productos lácteos que puedan causar mayor irritación. En cambio, coma cereales, budines, galletas saladas o caldo. Al cabo de 1 o 2 días su estómago estará nuevamente en condiciones de volver a su rutina.

Irritación ocular

5 MANERAS PARA ELIMINARLA

¿Acaso sus ojos presentan más líneas rojas que un mapa de carreteras? Si es así, he aquí lo que puede hacer.

Póngase agua en los ojos. Parece obvio, pero si el enrojecimiento de sus ojos se debe a que no ha dormido lo suficiente, busque la manera de poder hacerlo en lo sucesivo. Mantener los ojos cerrados durante 7 u 8 horas permite que se rehidraten. Si no duerme las horas necesarias, se pueden secar y enrojecer.

Trate los párpados. Si sus ojos están rojos al levantarse, es posible que el problema no se localice en sus ojos sino en sus párpados. Éstos pueden sufrir una blefaritis, que es una infección leve. El tratamiento es muy sencillo, y consiste en lavar los párpados con agua caliente por la noche antes de irse a la cama. Asegúrese de efectuar una limpieza profunda, de forma que no le queden restos de aceites, bacterias, maquillaje o caspa (puede quedar adherida a las pestañas).

BUSQUE LA SEÑAL ROJA DE LA EDAD

Usted descubre una zona roja en el ojo y no recuerda que le haya sucedido nada especial. No está hinchado, no ha perdido la visión, ni le duele, simplemente se trata de una mancha roja.

Si éste es su caso, entonces relájese. Esto ocurre muy a menudo en las personas mayores de 40 años. La sangre desaparecerá por sí sola; no se puede hacer nada al respecto. Las gotas no lo ayudarán. Espere que pasen 2 semanas y no le quedará ni rastro.

CONSEJOS MÉDICOS

PROTÉJASE LAS PUPILAS

Una mancha roja en el globo ocular habitualmente no tiene trascendencia alguna; sin embargo, si la mancha cubre la pupila, la situación es completamente distinta y debe ver al médico de inmediato.

Puede ocurrir que usted no observe una mancha pero que presente dolor en el ojo o visión borrosa o de color rosado. Si tiene alguno de estos síntomas, significa que algo no anda bien y, en consecuencia, debe acudir al médico de forma urgente.

SEA PRUDENTE CON LAS GOTAS. Las gotas empleadas para la irritación ocular contienen una sustancia que favorece la contracción de los vasos sanguíneos. De esta forma, desaparece la coloración rojiza del ojo y éste vuelve a verse blanco.

El problema es que la mayoría de estas gotas tienen un efecto negativo: las manchas desaparecen durante un par de horas, pero luego el enrojecimiento reaparece con más intensidad que antes.

Nuestro mejor consejo: use las gotas con prudencia.

CAMBIE POR LÁGRIMAS DE COCODRILO. ¿Vuelve usted del trabajo con los ojos enrojecidos? El enrojecimiento que ocurre durante el día se debe a la sequedad de los ojos. Si éste es su caso, compre lágrimas artificiales que lo ayudarán a humedecer los ojos. A diferencia de las otras gotas, éstas no contraen los vasos sanguíneos.

ENFRÍE LOS OJOS. Coloque un paño húmedo y frío sobre sus ojos cerrados. El frío contraerá los vasos sanguíneos sin el efecto negativo mencionado anteriormente y proporcionará agua a los ojos, lo cual favorecerá su hidratación.

Irritaciones

10 FORMAS PARA BORRARLAS

Durante 10 años, el equipo de lucha libre de la Universidad de Ohio se entrenó usando camisetas grises fabricadas en un 100 % con algodón.

Unos años después, en 1987, el uniforme de entrenamiento del equipo cambió. Las camisetas contenían, esta vez, un 50 % de poliéster y un 50 % de algodón. La camiseta era gruesa y duradera. Parecía una buena compra, que duraría muchas temporadas.

Sin embargo, los luchadores se quejaron. Las camisetas frotaban el cuello y la cara, dejando la piel dolorida e irritada. Aunque las camisetas se lavaban a diario, la tela permanecía áspera y abrasiva. Las abrasiones aumentan las posibilidades de infección y, en un momento, 8 de los 42 miembros del equipo informaron que padecían un herpes simple en la cara o el cuello.

En 1988, los miembros del equipo volvieron otra vez a usar camisetas de algodón puro. Los luchadores tuvieron menos salpullidos y, en consecuencia, las infecciones de herpes desaparecieron.

¿La moraleja? Si la ropa le produce un salpullido debido al frotamiento, hay varias cosas que usted puede hacer:

CONTINÚE CON LAS FIBRAS NATURALES. Los especialistas señalaron que las camisetas que contenían fibras sintéticas eran las culpables de los salpullidos de los luchadores. Cuando los luchadores cambiaron al 100 % de algodón, el problema desapareció.

LÁVELA ANTES DE USARLA. Lave cualquier tipo de ropa para ejercicio antes de usarla. El lavado puede suavizar la tela y disminuir la abrasión.

ENVUÉLVASE. Las personas con sobrepeso o que tienen muslos gruesos son más propensas a las irritaciones. Por lo tanto, se recomienda el uso de vendajes elásticos alrededor de las partes de sus piernas sujetas a fricción. Los vendajes protegen los muslos de los frotamientos que se producen entre ellos al realizar un movimiento. De esta forma, el frotamiento no será piel contra piel sino tela contra tela. El vendaje debe estar bien firme para evitar que se mueva sobre la piel.

MANTÉNGALO AJUSTADO. Se recomienda usar mallas deportivas de tela ceñida y colores brillantes, puesto que se adaptan bien al cuerpo y no causan fricción.

PRIMERO ALGODÓN. Si la ropa que utiliza es de nailon u otra tela abrasiva, ponga debajo un paño de algodón para separar la tela de su delicada piel. Muchos deportistas masculinos suelen poner algodón debajo de sus tirantes.

RENUEVE SU ROPA DEPORTIVA. Cuanto más áspera sea su ropa, más propenso será a las irritaciones. Si al hacer algún tipo de ejercicio sufre irritaciones, renueve el vestuario y pruebe con una nueva prenda.

ENGRASE SU CUERPO. Aplique vaselina entre sus muslos, alrededor de sus pies y debajo de los brazos (en cualquier lugar en el que presente irritaciones). Actuará como un lubricante y ayudará a que la superficie de contacto sea más resbaladiza.

RECUPERE EL PODER DEL POLVO. Los polvos de talco constituyen un viejo y fiel remedio para las irritaciones (posiblemente su madre lo usaba cuando usted era un niño). Los polvos talco actúan como un lubricante, al igual que la vaselina. Favorecen el deslizamiento de la piel y evitan la fricción.

A continuación le sugerimos una forma fácil de aplicarlo. Si no le agrada que el suelo del baño quede lleno de polvo, coja un pañuelo, dóblelo y ponga los polvos talco en su interior. Ate firmemente las puntas del pañuelo y utilícelo como una borla de polvo. Mediante este sistema, el polvo quedará sobre usted y no en el suelo.

APLIQUE UN VENDAJE. Puede también evitar el roce con un vendaje adhesivo. Los corredores, por ejemplo, se ponen este tipo de vendaje sobre sus pezones irritados.

PRUEBE OTRO DEPORTE. Los deportistas con sobrepeso pueden tener problemas de irritaciones de forma regular hasta que pierdan un poco de peso. Aconsejamos cambiar de deporte hasta que su piel se cure. Por ejemplo, si usted presenta zonas doloridas al caminar, pruebe la natación, deporte que casi nunca provoca irritaciones.

Labios agrietados

12 CONSEJOS PARA LA SEQUEDAD

Los labios agrietados dan un nuevo significado a la expresión «sonreír». Cuando los labios están doloridos, rojos y despellejados, incluso una pequeña mueca puede empeorarlos. No importa que se sienta (y parezca) poco simpático. Así que devuelva el color rosado a sus labios con los consejos que a continuación le brindamos. Éstos lo ayudarán a poner una sonrisa en su rostro.

PRUEBE UNA SOLUCIÓN BALSÁMICA. La mejor forma de impedir que sus labios se agrieten es evitar el tiempo seco y frío, el principal causante de las lesiones en los labios. Dado que a la mayoría de la gente le resulta poco práctico desplazarse a los trópicos, en su lugar le proponemos que acuda a una farmacia.

Antes de salir al exterior (y lo hará muchas veces), cúbrase los labios con una sustancia balsámica. Debe hacerlo cada vez que coma o beba cualquier cosa o bien cada vez que se moje los labios, ya que ninguna sustancia dura mucho tiempo sobre ellos.

USE UNA CREMA SOLAR. Recuerde también que el sol quema los labios (en cualquier época del año), de manera que es aconsejable que escoja un producto que tenga un protector solar.

El sol daña los labios y puede causarles sequedad, al igual que en el resto de su piel. El labio más afectado por el sol es el inferior, puesto que es el que más recibe los rayos ultravioleta.

Por ello no debe usarse un bálsamo de labios cualquiera, sino uno que contenga un protector solar.

USE LÁPIZ DE LABIOS. El uso de un lápiz de labios cremoso, además de un protector solar, ayudará a suavizar los labios agrietados. De hecho, su uso brinda protección y ayuda a prevenir los labios agrietados.

Dado que se trata de una sustancia opaca, filtra la luz solar, incluida la luz visible dañina. Además, se cree que el uso del lápiz de labios es el motivo por el cual las mujeres raras veces presentan cáncer de labios. De hecho, frente a 1 o 2 cánceres de labios en las mujeres ocurren cientos de casos en los hombres.

SUAVICE Y CURE. El peligro de los labios agrietados es que pueden causar una infección. Para prevenirla, aplíquese un ungüento antibiótico (de venta libre) como la Alantomicina®. Los ungüentos con hidrocortisona también son beneficiosos en los labios agrietados, pero no ayudan a prevenir la infección. Si tiene los labios muy agrietados, puede usar ambos ungüentos. En este caso, aplíquese uno por la mañana y otro por la noche.

VITAMINA B. Las deficiencias nutricionales, sobre todo las del complejo de la vitamina B y las de hierro, pueden tener un papel importante en la aparición de grietas en los labios. Así, para asegurar que su aporte sea correcto ingiera un suplemento multivitamínico.

BEBA MÁS. Humedezca sus labios desde el interior, es decir, bebiendo más líquidos en invierno. Se recomienda beber 1 l de agua cada varias horas. A medida que la edad avanza, la capacidad de las células para retener el agua disminuye; así el problema de sequedad de la piel puede aumentar cada invierno. Otra forma de evitar la sequedad en los labios durante el invierno consiste en humedecer el aire en su casa y en el trabajo.

PRUEBE LA CERA DE ABEJAS. La manteca de cacao es uno de los productos más tradicionales y útiles para tratar los labios agrietados. Se presenta en una pequeña lata y contiene entre otras cosas cera de abeja y fenol. No hay ningún otro medicamento de venta libre mejor que éste.

No se moje los labios. Los labios agrietados son un problema de deshidratación. Cuando se moja los labios con la lengua los humedece de forma momentánea, pero después, cuando se evapora la humedad, la sensación de sequedad es mayor que antes. Además, la saliva contiene enzimas digestivas que, aunque no son muy fuertes, no hacen ningún bien a los labios doloridos.

La humedad persistente sobre los labios agrietados puede producir una dermatitis. Ésta afecta sobre todo a los niños, pero también puede aparecer en los adultos. Al pasar la lengua por los labios, se arrastra todo el aceite proveniente de las zonas circundantes (los labios no contienen glándulas sebáceas). Al poco tiempo, no sólo moja los labios con la lengua, sino también el área circundante. El resultado es la aparición de una franja roja alrededor de los labios. Por consiguiente, no debe pasar la lengua por los labios.

Use un dentífrico neutro. La alergia y la sensibilidad a las diferentes sustancias utilizadas para dar sabor a los dentífricos, los dulces, las gomas de mascar y los limpiadores bucales pueden causar, en algunas personas, labios agrietados.

Algunos odontólogos opinan que los nuevos dentífricos para el control del sarro son mucho más perjudiciales para los labios secos que para los normales. Se recomienda, si es éste el caso, eliminar el uso del dentífrico. Emplee el cepillo solo o con un poco de bicarbonato sódico.

El cinc. Algunas personas babean cuando duermen, lo cual puede secar los labios o empeorarlos si ya están agrietados. Si éste es su problema, puede aplicarse un ungüento de óxido de cinc cada noche antes de acostarse. Actuará como una barrera de protección de los labios.

Utilice su aceite natural. Este consejo va especialmente dirigido a las personas que trabajan al aire libre y no disponen de nada mejor. Pase el dedo a lo largo de la nariz, para recoger parte del aceite natural de su piel, y luego frote el dedo sobre los labios, con el objeto de depositar parte del aceite. Ésta es la clase de aceite que los labios necesitan y, usualmente, lo obtienen de las zonas adyacentes.

La alternativa de la ubre. Éste es otro truco especialmente útil para las personas que trabajan en el campo. Existe un producto que los granjeros utilizan para las ubres de las vacas cuando están doloridas. También puede usarlo para sus labios. Es un compuesto de vaselina disponible en tiendas agrícolas o de productos veterinarios y en algunas farmacias y tiendas de dietética.

Laringitis

16 REMEDIOS EFICACES

U sted tiene que olvidarse de su habitual solo matinal en la ducha. La canción que sale de su garganta parece más un croar que un aria. Aclara la garganta para comenzar de nuevo, pero los sonidos que salen de este intento son cualquier cosa menos musicales. Si sigue así, se quedará completamente sin voz.

¿Quiere saber cuál es su problema? Malas vibraciones.

El aire que se exhala a través de la laringe (comúnmente conocida como manzana de Adán) tiene que vibrar a través de las cuerdas vocales de una manera correcta. Cuando las cuerdas están irritadas o hinchadas, no logran crear la forma correcta para contener el aire, que se escapa por todas partes.

Aun un mínimo cambio en sus cuerdas vocales puede hacer que usted no reconozca su voz. Las cuerdas vocales contienen un músculo central, varias capas de tejido conectivo y una membrana protectora denominada mucosa. Una alteración en cualquiera de estas capas puede alterar la vibración óptima a través de los tejidos.

El daño puede ocurrir de muchas maneras. Por ejemplo, el uso inadecuado de la voz puede lastimar temporalmente sus cuerdas vocales. Una infección de las vías respiratorias superiores o una reacción alérgica puede inflamarlas. Incluso, el aire seco puede hacer que la mucosidad se adhiera entre las cuerdas. ¿Cuál es el resultado? La laringitis.

¿Cuál es la mejor manera de recobrar la voz? He aquí lo que nuestros expertos aconsejan.

CONSEJOS MÉDICOS

CUANDO LA LARINGITIS AMENAZA SU VIDA

Si la pérdida de la voz se acompaña de un dolor tan agudo que tiene dificultad para tragar incluso la saliva, consulte inmediatamente a un médico. Si la porción superior de la laringe se hincha puede obstruir las vías respiratorias.

También debe consultar a un especialista si tose con sangre, oye ruidos en su garganta cuando respira o el descanso continuo de la voz no alivia su ronquera. La laringitis persistente puede ser un signo de la presencia de un tumor en la garganta. De cualquier modo, consulte a su médico si su voz no vuelve a la normalidad en el plazo de 3-5 días.

NO HABLE. No importa cuál sea la causa de su laringitis, lo más importante es que le dé un descanso a su voz. Intente no hablar durante 2 o 3 días.

NI SIQUIERA SUSURRE. Si desea comunicarse, escriba. Si susurra, sus cuerdas vocales golpearán entre sí con la misma fuerza que si gritara.

NO TOME ASPIRINA. Si ha perdido la voz porque ha gritado demasiado, es probable que se haya roto un vaso capilar. Por lo tanto, no tome una aspirina, ya que ésta aumenta el tiempo de coagulación y, por consiguiente, puede impedir el proceso de curación.

USE UN HUMIDIFICADOR DE AIRE FRÍO. La mucosa que cubre sus cuerdas vocales necesita mantenerse húmeda. De lo contrario, se vuelve pegajosa y se adhiere con más facilidad, favoreciendo las irritaciones. Para evitarlo, utilice un humidificador de aire frío.

USE VAPOR. El vapor también puede provocar humedad. Se recomienda colocar la cabeza sobre un recipiente con agua caliente y respirar profundamente el vapor. Hágalo durante 5 minutos 2 veces al día.

BEBA MUCHOS LÍQUIDOS. Se aconseja beber 8-10 vasos de líquido por día, si es posible, agua o bien zumos o té con miel o limón.

NO USE HIELO. Los líquidos templados son los mejores. Las bebidas frías pueden agravar el problema.

RESPIRE POR LA NARIZ. La respiración por la nariz es un humidificador natural. Las personas que tienen el tabique nasal desviado duermen con la boca abierta. Esto expone la voz al aire seco y frío. Para conocer la causa de la ronquera se debe evaluar la forma en que se respira.

NO FUME. El tabaco es uno de los principales responsables de la sequedad de la garganta.

LUBRIQUE CON UNA VARIEDAD DE OLMO (*ULMUS FULVA*). El té de esta variedad de olmo es un excelente lubricante de la garganta. Beber líquidos no lubrica las cuerdas vocales directamente, debido a que la epiglotis se cierra sobre ellas, pero el aporte de agua a las glándulas mucosas permite que éstas produzcan la capa protectora de las cuerdas.

ESCOJA CUIDADOSAMENTE LAS GOTAS PARA LA TOS. Evite la menta y los productos mentolados y, en cambio, escoja las gotas para la tos con gusto a miel y a frutas.

CUÍDESE DEL AIRE DEL AVIÓN. Hablar durante los viajes en avión puede tener efectos perjudiciales para la voz debido a que el aire a presión de la cabina es demasiado seco. Para que sus cuerdas se mantengan húmedas, respire por la nariz. Masque chicle o chupe una pastilla para estar seguro de mantener la boca cerrada. Además, esto incrementará la producción de saliva.

CONTROLE SU MEDICACIÓN. Algunos remedios de venta con receta pueden causar mucha sequedad. Si usted no está muy seguro al respecto, consulte a su médico. Entre los medicamentos incriminados se encuentran los antihipertensivos, los remedios para el tiroides y los antihistamínicos.

NO FUERCE LA VOZ, AMPLIFÍQUELA. Si su trabajo lo obliga a subir la voz para hacerse oír, ¿acaso no sería conveniente utilizar algún tipo de aparato para amplificarla? A menudo, no hacemos demasiado uso de los sistemas de amplificación para proteger nuestra voz.

RESPETE SU VOZ. Si usted debe hacer una actuación o representación y está ronco, se recomienda que cancele aquélla antes de forzar las cuerdas vocales y correr el riesgo de sufrir un daño mayor.

ENTRENE SU VOZ. Si usted suele hablar mucho, debería ejercitar su voz. La voz que no está entrenada causa fricción entre los músculos de la laringe. El entrenamiento de la voz permite que los músculos trabajen en equipo.

Llagas en la boca

13 MANERAS DE CURARLAS

Miguel tiene permanentemente llagas en la boca. Come la pizza tan caliente que la mozzarella le quema el paladar. Le gusta chupar las gotas de limón, que quedan adheridas en el interior de su boca. Cuando tiene que meditar algo muy seriamente (y esto ocurre a menudo, ya que para él cada día tiene un sentido diferente), muerde el interior de sus labios como si fuera el mejor de los bocados. Este hábito le provoca llagas en la boca, que le duelen como el día que preparó estofado de puerco espín y se olvidó de sacarle las púas. Cuando Miguel tiene llagas en la boca, está malhumorado, siente hambre, sueño y, como su esposa no duda en confesar, es muy poco romántico.

Estas pequeñas úlceras en la boca, que pueden amargarle la vida, constituyen un gran misterio. Nadie sabe por qué algunas personas las presentan y otras no. La quemadura causada por una pizza caliente suele curarse en 2 o 3 días y producir muy poco dolor; sin embargo, en algunas personas puede provocar una lesión cuya curación tarda más de 10 o 15 días.

Las llagas en la boca están intrínsecamente relacionadas con los malos hábitos, la herencia, la comida, la limpieza exagerada de los dientes y el estrés emocional. Hay que ser un verdadero detective para descubrir cuál es la causa.

Cualquiera que sea su causa, el tratamiento de esta úlcera resulta difícil. La boca es el lugar del organismo que contiene mayor número de bacterias y presenta la desventaja de que prácticamente nada puede adherirse a su mucosa.

Los medicamentos para las llagas de la boca tienen dos objetivos: eliminar los microorganismos que infectan la llaga (y son los principales responsables del dolor y de la inflamación roja que rodea la úlcera) y proteger la lesión.

Además de la seguridad social y de los descuentos específicos de que gozan, los ancianos tienen, al menos, una ventaja: cuanto mayor es la edad, menor es la aparición de llagas. Pero, mientras tanto, estas pequeñas úlceras pueden hacerle la vida imposible. He aquí unas cuantas sugerencias para evitarlas. Pruébelas hasta que encuentre la más adecuada para usted.

CONSEJOS MÉDICOS

LAS LLAGAS QUE NO SE CURAN REQUIEREN ATENCIÓN MÉDICA

Una llaga en la boca debe curarse en el plazo de 2 semanas. Si dura más tiempo o le impide comer, hablar o dormir adecuadamente, debe consultar a un médico o a un odontólogo. Seguramente le prescribirán corticoides tópicos y/o antibióticos orales para tratar la enfermedad propiamente dicha, no sólo la infección.

TRÁTELAS CON CLORURO DE POTASIO. Se aconseja preparar una solución con una cucharadita de cloruro de potasio en una taza de agua y enjuagarse la boca varias veces al día. No debe tragarse. Es un viejo remedio con propiedades antisépticas.

UTILICE LA ARTILLERÍA. Pruebe algún medicamento de venta libre, en forma de líquido o gel, que contenga benzocaína, mentol, alcanfor, eucalipto y/o alcohol. Al principio causan un ligero dolor y, en la mayoría de los casos, deben aplicarse varias veces porque no se adhieren bien.

RECURRA A LAS PASTAS MEDICAMENTOSAS. Existen también en el mercado pastas que forman un «vendaje» protector sobre la llaga. Para obtener buenos resultados pase primero el extremo de un bastoncillo de algodón para secar la herida e inmediatamente pase al otro extremo con la pasta. Sin embargo, ésta sólo es efectiva en llagas de aparición reciente.

TRÁTELAS CON UNA BOLSITA DE TÉ HÚMEDA. Muchos expertos recomiendan aplicar una bolsita de té húmeda sobre la úlcera. El té negro contiene tanino, sustancia astringente cuyas propiedades para calmar el dolor pueden realmente sorprenderlo.

LÁVESE LA BOCA. Diluya una cucharadita de agua oxigenada en un vaso de agua y enjuáguese la boca con la solución obtenida para desinfectar la llaga y acelerar la curación.

ATAQUE CON ALUMBRE. El alumbre es un componente activo de un lápiz hemostático, que da excelentes resultados cuando se utiliza sobre una llaga de reciente aparición. Es antiséptico, analgésico e, incluso, puede evitar que la infección empeore. Sin embargo, no puede eliminarla.

SEA CREATIVO CON LA LECHE DE MAGNESIA. No trague el Maalox Concentrado® ni la leche de magnesia. En cambio, enjuáguese la boca con ellas para crear una capa protectora sobre la llaga. También tienen efecto antibacteriano.

EXPERIMENTE CON EL BOTÓN DE ORO. Prepare una infusión fuerte con la raíz del botón de oro y enjuague con ella la boca.

También puede formar una pasta y aplicarla directamente sobre la úlcera. Es antiséptica, astringente y efectiva.

EVITE LOS IRRITANTES. El café, las especias, los cítricos, las nueces ricas en el aminoácido arginina (especialmente las nueces de nogal), el chocolate y las fresas irritan las llagas y, en algunas personas, las provocan. Si usted tiene llagas en la boca, seguramente sabe que es necesario limpiarse los dientes con mucho cuidado y evitar los alimentos mencionados.

COMA YOGUR CADA DÍA. Coma al menos 4 cucharadas de yogur natural cada día, para que las bacterias sanas que aquél contiene eliminen las que son perjudiciales para la boca. Compre yogur que contenga cultivos activos de *Lactobacillus acidophilus*.

SEA TODO OÍDOS. Existe un remedio casero que puede causar risa y es el siguiente: coja un poco de cera de sus oídos y aplíquelo sobre la llaga. Se dice que es un remedio muy eficaz y que tiene valor antiséptico.

LOGRE LA VICTORIA CON LAS VITAMINAS. Se recomienda vaciar el contenido de una cápsula de vitamina E y aplicarlo sobre la herida.

Hay que repetir este procedimiento varias veces al día para mantener el tejido bien lubricado.

Ante el primer indicio de una llaga en la boca, ingiera 500 mg de vitamina C con bioflavonoides 3 veces al día durante 3 días.

Mal aliento

16 MANERAS PARA ELIMINARLO

Usted acaba de terminar de comer y mantiene una importante entrevista de trabajo. Todo va bien. No ha cometido un solo error. Las palabras salen con naturalidad de su boca ante las preguntas de su entrevistador. Ríen juntos, se sonríen mutuamente. Está tranquilo y se siente seguro. Conseguirá ese trabajo.

Se incorpora, extiende su mano y dice: «Me ha encantado conversar con usted. Espero tener buenas noticias muy pronto». Oh, oh.

Su interlocutor hace una mueca. Su labio superior se contrae, sonríe con la boca muy apretada. Usted se da cuenta de que algo ha salido mal. El hombre ha sido ametrallado por su mal aliento.

Ésta no es exactamente la última impresión que hubiera querido dejar. ¿Ha sido la comida? Puede ser. Pero también puede ser la cena de ayer. Para conocer la causa y evitar pasar por momentos tan embarazosos, lea las siguientes recomendaciones.

CÓMO COMPROBAR SU ALIENTO

¿Cuán horrible es su halitosis? Si no tiene un amigo que le diga la verdad, he aquí unas cuantas maneras para comprobar su aliento.

Ahueque la mano. Respire profundamente y exhale el aire. Huela su mano: si el olor le resulta fétido, significa que para los demás es aún peor.

Mueva el hilo dental entre los dientes. Para saber si tiene mal aliento, pase el hilo dental entre los dientes, no para limpiarlos, sino para comprobar su olor.

NO ABUSE DEL AJO. El olor de los alimentos muy condimentados persiste durante bastante tiempo después de comer. Las especias tienden a permanecer y recircular a través de los aceites esenciales que dejan en su boca. Según la cantidad que coma, el olor puede durar hasta 24 horas, aunque se limpie los dientes varias veces. Se deben evitar las cebollas, los pimientos calientes y el ajo.

CUIDADO CON LOS EMBUTIDOS. Algunos embutidos, como el pastrami (carne ahumada), el salami y el pepperoni (salchicha italiana sazonada) también dejan aceites durante bastante tiempo después de haberlos comido. Usted respira y ellos respiran. Si desea tener el aliento fresco para un acontecimiento especial, evite estos alimentos por lo menos en las 24 horas previas.

POR FAVOR, QUESO NO. Al camembert, al roquefort y los quesos azules se los denomina —con toda razón— quesos fuertes, ya que su olor impregna el aliento durante mucho tiempo. También pueden tener este efecto los productos lácteos.

EL PESCADO PUEDE JUGARLE UNA MALA PASADA. La ensalada o la pizza con anchoas e, incluso, los bocadillos de atún pueden causar mal aliento en la boca.

VALORE EL AGUA. El café, la cerveza y el whisky encabezan la lista de las bebidas que deben evitarse. Todas ellas dejan una sustancia residual que se adhiere a la placa de su boca e infiltra su sistema digestivo. Cada vez que usted respira, pequeñas partículas impregnan el aire con su olor.

CONSEJOS MÉDICOS

EL MAL ALIENTO PUEDE INDICAR UN PROBLEMA MÁS SERIO

El mal aliento persistente no significa que usted come demasiadas cebollas. Puede ser un signo de problemas en las encías.

También puede estar causado por gases y olores debidos a problemas gastrointestinales. Si su halitosis dura más de 24 horas sin ningún motivo aparente, consulte al médico o al dentista.

Algunas enfermedades que tambien pueden provocar mal aliento son el cáncer, la tuberculosis, la sífilis, la deshidratación y el déficit de cinc. Algunos fármacos, como la penicilina y el litio, a menudo causan mal aliento.

LLEVE CONSIGO UN CEPILLO DE DIENTES. Algunos olores pueden eliminarse, temporal o permanentemente, mediante el cepillado de los dientes después de cada comida.

El principal culpable del mal aliento es la capa de bacterias vivas y muertas que se adhiere a los dientes y las encías. Esta capa se denomina placa. En todo momento hay más de 50 trillones de estos microorganismos holgazaneando por la boca. Se esconden en cada rincón oscuro y comen cada trozo de comida que pasa por la boca, produciendo olores intensos y desagradables. Cuando nosotros exhalamos, las bacterias exhalan.

Por lo tanto, se recomienda cepillarse después de cada comida y lograr así un mejor aliento.

ENJUÁGUESE LA BOCA. Si no puede cepillarse los dientes, debe enjuagarse la boca. Vaya al lavabo después de las comidas y llénese la boca con agua. Llévela de un lado a otro y escúpala. Así limpiará su boca y se le irá el olor de la comida.

EFECTÚE TRES COMIDAS AL DÍA. El mal aliento puede deberse también a la falta de comida. Uno de los efectos secundarios del ayuno o de una mala dieta es, justamente, el mal aliento.

LLENE LA BOCA DE AGUA Y TRAGUE. Usted está en un restaurante y su cepillo y el hilo dental están en su casa. No puede disculparse y levantarse de la mesa; por lo tanto, beba un sorbo de agua de su vaso y déjelo circular discretamente de un lado a otro de su boca. Los restos de comida se desprenderán y usted podrá tragarlos.

EFECTÚE GÁRGARAS CON COLUTORIOS MENTOLADOS. Si necesita liberarse durante 20 minutos del mal aliento, las gárgaras con colutorios dan excelentes resultados. Pero, como la carroza de Cenicienta, cuando se vence el plazo, la magia desaparece y usted se encuentra de nuevo hablando mientras tapa la boca con la mano.

Elija el colutorio según el color y el sabor. Los colutorios de color ámbar y los de sabores medicinales contienen aceites esenciales, como el de tomillo, de eucalipto y de menta, y benzoato de sodio o ácido benzoico. Los colutorios rojos y picantes pueden contener compuestos de cinc. Ambos tipos neutralizarán el olor producido por los desechos de las bacterias de su boca.

EMPLEE CARAMELOS DE MENTA O GOMA DE MASCAR. Resultan tan convenientes para su aliento como los colutorios. También deben utilizarse para entrevistas breves, un paseo corto en coche o una cita personal de escasa duración.

COMA PEREJIL. El perejil es más que un elemento decorativo sobre el plato. También es un salvavidas para el mal aliento.

El perejil puede refrescar su aliento naturalmente. Coja un ramito y mastíquelo lentamente.

DESCUBRA LAS ESPECIAS BUENAS. Algunas hierbas y especias que usted suele tener en la cocina refrescan naturalmente el aliento. Lleve consigo una pequeña bolsa de plástico con clavos de olor, hinojo o semillas de anís para masticarlas después de las comidas fuertes.

CEPILLE LA LENGUA. La mayoría de las personas no se cepillan la lengua. Ésta se halla cubierta por papilas que, bajo el microscopio, parecen un bosque de champiñones, debajo de los cuales se almacenan la placa y minúsculas partículas de alimentos que causan mal aliento.

Nuestro consejo: cada vez que se cepille los dientes, pase también suavemente el cepillo por la punta de la lengua. No deje comida y bacterias que puedan incrementar su mal aliento.

Manchas en los dientes

7 IDEAS GENIALES

Piense en una taza de porcelana fina. Llénela diariamente con café y otras bebidas, expóngala al frío y al calor, al humo y al alcohol. Llénela con alimentos de diferentes colores. Luego, límpiela con un fuerte detergente. Con el tiempo aparecerán diminutas grietas en su superficie y, antes de que se dé cuenta, su espléndida taza blanca estará sucia y manchada. Sus dientes son como esa hermosa taza de porcelana. Al principio son brillantes y blancos, pero la cola, el té, el humo, los zumos cítricos y los alimentos muy pigmentados los atacan 3 veces (o más) al día, dejando sobre ellos manchas persistentes. No se trata de que los dientes sean inmaculadamente blancos, de hecho su color natural suele ser un amarillo claro, a veces algo rojizo, y con la edad tienden a oscurecerse.

El paso del tiempo trae desagradables consecuencias: el esmalte se desgasta y expone la dentina, sustancia menos densa localizada en el interior de los dientes, que absorbe los pigmentos de los alimentos. Los pigmentos también se fijan en la placa y el sarro de los dientes, ocupando todos los escondrijos y grietas.

Existen muchos tipos de manchas. Algunas pueden ser causadas por los antibióticos, por defectos en el metabolismo y, a veces, por una fiebre elevada. Para profundizar sobre estas causas es necesario consultar a un profesional.

Pero las manchas comunes, las causadas por el café y el tabaco, pueden desaparecer con una limpieza bucal adecuada. He aquí los consejos.

CEPÍLLESE LOS DIENTES DESPUÉS DE CADA COMIDA. Si usted se cepilla los dientes regularmente y a conciencia, tiene menos posibilidades de que aparezcan manchas.

FRÓTESE CON BICARBONATO DE SODIO. Mezcle bicarbonato de sodio con suficiente agua oxigenada hasta obtener una pasta blanda. Cepíllese con ella las manchas, cuidando que la solución no toque las encías. No utilice demasiada agua oxigenada, ya que podría provocar una quemadura.

CONTROLE EL COEFICIENTE DE SU PLACA. Existen soluciones de enjuague que revelan la placa dental residual tras el cepillado. Los lugares ocupados por la placa serán futuras manchas si no mejora su técnica de limpieza.

ENJUAGUE, ENJUAGUE, ENJUAGUE. Después de cada comida enjuague sus dientes. Si no puede ir a un lavabo, coja un vaso con agua, tome unos sorbos, enjuague su boca y trague el agua.

ELECTRIFIQUE SU SONRISA. Un cepillo de dientes eléctrico le permitirá quitar más y mejor la placa de sus dientes. Se ha demostrado que los cepillos eléctricos llegan a eliminar el 98,2 % de la placa.

INTENTE CON UN DISOLVENTE DE PLACA. Los enjuagues bucales que tienen acción antibacteriana reducen la posibilidad de que se produzcan manchas.

NO ELIMINE SU SONRISA RESTREGANDO. Si se siente tentado a usar un producto para blanquear los dientes, no lo haga. Es un método rápido, pero muy abrasivo. Quita la mancha pero también desgasta el esmalte. Cuanto más fino se vuelve el esmalte, más se verá la dentina, y como ésta es más oscura, sus dientes parecerán más manchados. Cuidado con el cepillado excesivo. Hacerlo con más fuerza no significa hacerlo mejor. Un cepillado muy vigoroso desgasta el esmalte de los dientes de la misma forma que lo haría una pasta dentífrica abrasiva.

Manos agrietadas

24 CONSEJOS PARA SUAVIZARLAS

¿De dónde vienen esos cepillos tan estropeados? No los que están en sus manos, sino los que son sus manos, tan rojas, secas, agrietadas y doloridas que no se las desearía a su peor enemigo. Las manos se agrietan en otoño y dichas grietas no desaparecen hasta después de Semana Santa. Afronte la realidad: incluso las garras de un lagarto son más suaves que sus manos.

¿Cómo ha llegado a esto? Sentimos mucho decírselo, pero probablemente fue usted mismo. Primero, la baja humedad de otoño e invierno seca e irrita su piel. (Por supuesto, esto no es culpa suya.) Segundo, con la edad disminuye la producción natural de aceites que mantienen la piel suave y elástica. (Tampoco esto es culpa suya.) Pero malos hábitos, pequeñas negligencias y una falta de juicio en el cuidado de la piel, contribuyen a que sus manos se endurezcan y a volverle loco. (¡Y éstos sí son sus fallos!).

¿Qué puede hacer para suavizar sus manos doloridas? A continuación le decimos lo que los expertos recomiendan.

EVITE EL AGUA. La medida básica para combatir las manos agrietadas es evitar el contacto con el agua a toda costa. Considérela como si fuera ácido para sus manos, puesto que ésta es el peor enemigo que sus manos pueden tener. Los lavados demasiado frecuentes eliminan la capa de aceite protector de la piel, lo cual tiene como consecuencia que la humedad de la piel se evapore y ésta se seque.

LAVE SÓLO LAS PALMAS. Si se lava las manos a menudo, trate de lavarse sólo las palmas. Éstas pueden mojarse con mayor frecuencia que el dorso, cuya piel es más delgada y, por tanto, puede resecarse más fácilmente.

USE UNA LOCIÓN. En lugar de usar jabón, lávese las manos con un limpiador de la piel sin aceites. Frótese la piel hasta que la loción haga espuma y luego quítesela con un pañuelo de papel. Es una excelente manera de lavarse la piel sin provocar irritación alguna.

PRUEBE EL TRATAMIENTO DE ACEITES DE BAÑO. Para evitar el uso del jabón en el lavado de las manos, algunos estudiosos han propuesto emplear el aceite de baño para lavarse las manos.

Es posible que no se sienta tan limpio como con el jabón, pero no se le resecarán las manos.

USE AGENTES TÓPICOS. Utilice algún tipo de emoliente tópico cada vez que tenga que lavarse las manos y a la hora de acostarse. Su efectividad dependerá del grado de sequedad de sus manos.

Las lociones son las menos hidratantes, seguidas de las cremas y de los ungüentos.

Primero pruebe una loción y, si no es suficiente, sustitúyala por una crema y, como último recurso, emplee un ungüento.

LA PREVENCIÓN ES SU MEJOR SOLUCIÓN

Siempre es más fácil prevenir el agrietamiento de las manos que tratarlas. A continuación explicamos cómo realizar la prevención:

Evite el agua caliente. Una regla de oro es evitar el contacto con agua caliente, detergentes y disolventes caseros fuertes.

Evite el jabón. Debido a que las grietas en las manos se producen por la pérdida de los aceites naturales de la piel, no debe usar jabones ásperos o alcalinos. Es preferible emplear un jabón suave, si es posible, que contenga crema hidratante. Suele recomendarse el uso del jabón Dove, porque es prácticamente el jabón más suave existente.

Humedezca el aire. La piel se autohumedece desde el interior hacia fuera. Por lo tanto, si hay bastante humedad en el aire, no se eliminará por evaporación mucha humedad de la piel. En consecuencia, es una buena idea usar un humidificador.

Mime sus manos. Cuando se aplique una crema humectante en la cara por la mañana, aplíquela también en las manos. Haga lo mismo por la noche. Esto ayuda a mantenerlas suaves y resistentes al agrietamiento. Se recomienda hacerlo como mínimo un par de veces al día y, si es posible, después de cada lavado de las manos.

NO TIRE LA TOALLA. Si en su lugar de trabajo hay un secador de aire para las manos en lugar de toallas, llévese una toalla de su casa. El uso de los secadores de aire se ha asociado a las manos agrietadas. Si debe usarlo, mantenga sus manos alejadas unos 20 cm de la tobera del secador y séquese totalmente las manos.

REMÓJESE LAS MANOS. Aunque en general debe evitar el agua en sus manos, a veces es conveniente un remojo terapéutico. Para obtener los mismos efectos hidratantes producidos por una crema, pero más baratos, sumerja las manos en agua caliente durante unos minutos. Después sacúdase el exceso de agua y aplíquese aceite mineral o vegetal sobre la superficie húmeda para conservar la humedad de la piel.

Algunos especialistas recomiendan empaparse las manos en una solución de agua y aceite. Para prepararla disuelva 4 medidas de aceite de baño que tenga un buen dispersante en unos 600 ml de agua. Al final del día empape las manos en la solución durante unos 20 minutos, para que el aceite se introduzca en la piel. Esta sola medida puede ser de gran ayuda para sus manos agrietadas.

PRUEBE UNA CREMA CASERA. No es necesario adquirir cremas caras para obtener buenos resultados. Los sustitutos económicos de estas cremas, si usted tiene la piel seca y normal, son la mantequilla de cacao, la lanolina, la vaselina y el aceite de mineral ligero.

APLIQUE UNA CAPA DOBLE. Cuando emplee una crema, utilice la técnica que los especialistas denominan de la doble capa. Ésta consiste en aplicarse una capa delgada sobre la superficie de la piel y dejar que penetre en ella. Al cabo de unos minutos se aplica una segunda también delgada. Dos capas finas trabajan mejor que una gruesa.

PRUEBE EL ACEITE DE LIMÓN. Para suavizar y aliviar sus manos agrietadas, mezcle unas pocas gotas de glicerina con aceite de limón (ambos disponibles en cualquier farmacia). Masajee las manos con la mezcla a la hora de acostarse.

USE ROPA ADECUADA. Muchas actividades cotidianas pueden irritar las manos agrietadas. Se recomienda usar guantes de algodón blanco puro para llevar a cabo cualquier trabajo con las manos que no requiera el contacto con agua, como leer el periódico o incluso para manipular los comestibles de la cocina. Cada vez que la piel resecada, agrietada o enrojecida sufre un rozamiento o fricción, se agrava más. La ventaja de los guantes de algodón es que permiten la respiración de la piel, al mismo tiempo que absorben la humedad acumulada, de forma que su piel no se irritará. Además, al usar guantes sus manos se ensucian menos y, por lo tanto, no tendrá que lavarlas tan a menudo, evitando así que el problema sea perpetuo.

Si tiene que hacer un esfuerzo mayor con las manos, puede usar guantes de piel.

COMBINE EL PLÁSTICO Y EL ALGODÓN. Si debe trabajar con agua, es muy importante usar guantes de algodón debajo de los de goma. Si el algodón se humedece, cambie los guantes inmediatamente; en caso contrario, hágalo cada 20 minutos. La transpiración, las lociones y las cremas de sus manos acumuladas en el interior pueden volverse rápidamente irritantes. No recomendamos los guantes de goma forrados en su interior de algodón, por la dificultad que entraña su lavado. Los guantes de algodón, en cambio, pueden lavarse por separado con un detergente suave.

El mayor error que cometen las amas de casa cuando tienen problemas en las manos es usar guantes de goma, ya que sólo los empeoran. La goma retiene la humedad, impide que la piel respire y provoca mucha fricción.

En ocasiones podrá eliminar por completo el uso de guantes. Por ejemplo, el empleo de un cepillo con mango largo para lavar los platos permite evitar el contacto de las manos con el agua.

SIGA LOS CONSEJOS DE LAS MODELOS

Si en sus manos reside su fortuna, usted tiene mucho cuidado con ellas. Las modelos de joyas y cosméticos deben tener las manos perfectas, so pena de perder su trabajo.

¿Cómo hacer para mantenerlas siempre con ese aspecto juvenil? Pues de la misma forma que puede hacerlo usted.

Prevenir mejor que curar. Mantenga sus manos fuera del agua a toda costa (¡ésta puede ser una buena excusa para no lavar los platos!). Cuando no pueda evitar mojárselas, por ejemplo en el baño, aplíquese un humectante inmediatamente después, puesto que la humedad acumulada en la piel se evapora en pocos minutos, quedando las manos más secas de lo que estaban.

Protéjase. Nunca salga en invierno al exterior sin aplicarse una buena capa de crema o sin ponerse guantes.

Tenga juicio con el sol. Tenga cuidado con el sol, puesto que seca y envejece las manos, al igual que lo hace con la cara.

Si no está dispuesto a evitar el sol, le aconsejamos que use una crema hidratante protectora solar para sus manos. Las cremas protectoras solares hidratan sus manos y les dan un aspecto juvenil. Úselas a diario.

Puesto que el alcohol es un agente secante, evite los protectores solares basados en alcoholes y geles.

También evite los productos que contengan el ingrediente activo PABA, puesto que puede ser irritante si tiene una piel sensible.

SEA ELEGANTE POR LA NOCHE. Como tratamiento especial, puede utilizar en ocasiones guantes de algodón para dormir. Coloque en su interior un poco de vaselina, a fin de que los guantes no absorban la crema de sus manos. Aplíquese crema en las manos y duerma con los guantes. Éstos actuarán como una especie de vendaje y favorecerán la curación.

Un punto importante es que, al levantarse por la mañana, no corra a toda prisa al lavabo para sacarse la crema.

Tampoco debe dormir con guantes de goma, aumentan el sudor de las manos y, por la mañana, tendría las manos agrietadas como si hubiera estado lavando toda la noche.

Recurra a la hidrocortisona. Las cremas o los ungüentos con hidrocortisona de venta libre son muy apreciados para el tratamiento de las manos agrietadas. Utilice cualquier crema al 0,5 % varias veces al día. Después cúbrala con un producto más graso y fuerte. Las cremas de hidrocortisona no sustituyen el cuidado de las manos, pero son buenas adyuvantes. Cada vez que se lave las manos, aplique la crema.

Haga como los peluqueros. Lo crea o no, incluso el champú puede irritar las manos sensibles. Si no dispone de alguien que pueda lavarle el cabello, utilice guantes de goma.

CONSEJOS MÉDICOS

MANOS QUE NECESITAN CONTROL MÉDICO

Si sus manos están hinchadas y agrietadas, lo que usted padece es un eccema. Por lo tanto debe acudir a un dermatólogo. Si empiezan a aparecer pequeñas ampollas a lo largo de los dedos, es probable que también se trate de un eccema cuya curación requiere una medicación potente.

Hay otros signos que pueden indicarle que no se trata simplemente de manos agrietadas. Si después de 2 semanas de autotratamiento no nota mejoría alguna, debe acudir al dermatólogo. Podría tratarse de una infección por hongos o, incluso, de psoriasis de las manos.

Los expertos recomiendan especial atención a las personas que, por razones de trabajo, tienen mucho tiempo sus manos sumergidas en agua (médicos, enfermeras, jefes de cocina y amas de casa), ya que pueden sufrir un panadizo periungueal, una infección fúngica bastante molesta que se produce en la piel alrededor de la cutícula. Los camareros que manipulan cerveza, la cual contiene levadura, son muy susceptibles a dicha infección. Cuando ésta afecta a la piel que protege la raíz de la uña, el dedo se vuelve rojo, hinchado y doloroso.

Ponga sus manos en harina de avena. Le recomendamos un tratamiento semanal para eliminar la capa de células muertas de la piel que aparece en las manos agrietadas. Licue una taza de avena desmenuzada cruda (no instantánea) hasta convertirla en un polvo muy fino. Póngalo en un recipiente y frótese suavemente las manos con el polvo, eliminando de este modo la piel seca. Enjuague las manos con agua fría, sacuda el agua y aplíquese abundante cantidad de crema para las manos. Espere 2 minutos y luego aplique más crema.

CONTRATE UN COCINERO. Los jugos de la carne cruda y de los vegetales como las patatas, las cebollas, los tomates e incluso las zanahorias son en ocasiones muy tóxicos para la piel, especialmente si ya está irritada. Puede contratar un cocinero para que manipule estos alimentos, o usar guantes de un material fino plástico.

Evite especialmente exprimir frutas ácidas, como el limón y los pomelos, con las manos desprotegidas, puesto que son muy irritantes y secarán aún más sus manos.

Mareos

25 CURAS RÁPIDAS

El cielo está azulado, el mar es verde y usted se halla de pie en la cubierta de un velero flotando sobre las olas. Se siente feliz, le brillan los ojos y tiene las mejillas rosadas. La embarcación avanza y se balancea entre las olas. El viento sacude las velas y el mar golpea contra el casco. De pronto, el placentero viaje se transforma en una sensación desagradable en la boca del estómago. Antes de que pueda darse cuenta, ha vomitado su almuerzo en las resplandecientes aguas verdes. Son los mareos del mar.

Los franceses los llaman *mal de mer* e, incluso, los marineros más experimentados pueden padecerlo. En avión son los mareos del aire. En la tierra son los mareos por el movimiento del coche. En todos los casos se trata de la misma sensación de náuseas y mareos.

Los mareos se producen cuando el cerebro recibe una información errónea sobre su entorno. Para ayudar al organismo a mantener el equilibrio, los sistemas sensoriales acumulan permanentemente información acerca del entorno y la envían al oído interno. Una vez allí, como un ordenador, se organiza la información y se envía al cerebro.

Cuando el sistema de equilibrio advierte una discrepancia entre la información recibida en el oído interno y en los ojos, se producen los mareos.

Cuando aparecen sus signos son inequívocos: nos mareamos, sudamos, la piel se vuelve pálida y, si la situación no se revierte, vomitamos.

Una vez que los síntomas aparecen, resulta muy difícil detener el proceso, especialmente si se acompañan de náuseas. Sin embargo, nuestros expertos consideran que existen algunos remedios que pueden curar los síntomas o detenerlos e, incluso, evitar su aparición.

CONSIDERE EL LADO POSITIVO. Los mareos son, en parte, psicológicos. Si usted piensa que va a vomitar, probablemente acabará haciéndolo. Para contrarrestar este pensamiento, intente pensar en algo maravilloso.

Deje que otros cuiden a los que se marean. Esto sucede a menudo. Usted está en un barco de pesca y todo va sobre ruedas hasta que alguien se marea. Usted se solidariza con el afectado y hasta le ofrece su hombro. En poco tiempo usted se transforma en la próxima víctima de los mareos. Luego se marea otra persona, y así sucesivamente. Es la teoría del dominó en acción. Por ello, se recomienda que, por más cruel que parezca, haga caso omiso de los mareos ajenos. De lo contrario, sepa que usted acabará igual.

UNA SOLUCIÓN A SU PROBLEMA

Casi todos los médicos afirman que los mareos derivan de un desequilibrio del oído interno; sin embargo, otros piensan que, sobre todo en tierra, están relacionados con la vista.

Se sabe que alrededor de una tercera parte de la población no puede leer desde un coche en movimiento sin sentir náuseas, mareos o dolores de cabeza. Esto se relaciona con la sensibilidad a la rapidez de los movimientos oculares y con la percepción del movimiento. Por la misma razón, mucha gente se marea cuando mira un partido de baloncesto o camina a lo largo de un corredor en una gran tienda. Este problema no tiene nada que ver con la necesidad de llevar gafas.

Algunos pacientes que padecen mareos se han sometido a *terapias de visión dinámica adaptativa*, las cuales se basan en un programa de desensibilización, y han obtenido buenos resultados. Estas terapias no intentan fortalecer los músculos, sino enseñar a utilizar los ojos, al igual que se aprende a esquiar o a ir en bicicleta. Los que aprenden a utilizar las técnicas propuestas, en general no vuelven a sentir mareos durante años. Consulte con un oftalmólogo acerca de estas técnicas.

Aparte su nariz. Los malos olores, como los de la sala de máquinas, los pescados muertos sobre el hielo o un simple bocadillo de sardinas, pueden contribuir a sus náuseas.

No fume. Si usted es fumador, es probable que crea que un cigarrillo lo calmará y evitará los mareos. Se equivoca; el tabaco sólo contribuye a aumentar el mareo.

Viaje por la noche. Las posibilidades de marearse disminuyen si viaja por la noche, puesto que no ve tanto como de día.

Tenga cuidado con las comidas. Si hay comidas que habitualmente no le gustan, cuando esté viajando y en movimiento aún le gustarán menos.

Aunque los alimentos se presenten de una manera muy tentadora, intente no abalanzarse sobre ellos, especialmente durante un viaje.

Tome el aire. Se aconseja respirar el aire fresco para prevenir los mareos. En caso de viajar en barco, suba a cubierta y respire la brisa fresca. Si viaja en avión, abra el conducto de aire.

LA CURA DE LA ERA DEL ESPACIO QUE LLEGA HASTA LOS EXTREMOS

«...Cuatro, tres, dos, uno. ¡Despegue!». Con un estruendo que hace temblar la tierra, las turbinas propulsoras impulsan al Space 3 y a los 4 miembros de su tripulación hacia la estratosfera, mientras los controladores permanecen aún absortos en tierra. Al cabo de sólo 7 minutos de vuelo, uno de los miembros de la tripulación tiene su primer episodio de mareos, un incidente que se repite varias veces durante la misión. Los mareos en el espacio constituyen un serio problema para los astronautas. En cualquier momento, toda la tripulación puede estar afectada. Se trata de un problema potencialmente peligroso, sobre todo cuando se usa escafandra. Por otra parte, los fármacos para prevenir los mareos tienen importantes efectos secundarios.

No obstante, se están visualizando nuevos horizontes gracias a los programas de biorretroalimentación. Éstos consisten, esencialmente, en provocar los mareos y los vómitos en un laboratorio. Para ello se utiliza una silla que rota al mismo tiempo que el voluntario mueve su cabeza en varias direcciones, un proceso que les hace perder el sentido del equilibrio en el oído interno. Los expertos opinan que se puede aplicar a todo el mundo. Mientras la persona está en la silla rotatoria se controlan las respuestas fisiológicas, como el ritmo cardíaco, la respiración, el sudor y las contracciones musculares. Cada persona tiene una respuesta individual. En verdad, los mareos son una especie de huella digital que es única en cada persona. Una vez que se conocen las respuestas de cada individuo, es posible enseñar a controlar dichas respuestas a través de una combinación de relajación profunda y ejercicios musculares para desarrollar músculos de los cuales no tenemos conciencia, como los de los vasos sanguíneos. Si una persona logra controlar sus primeras respuestas, es probable que pueda prevenir la aparición de otras más violentas. Se han realizado estudios en los cuales se demostró que el 60 % de la gente puede eliminar sus síntomas completamente cuando se la somete a la silla rotatoria. Otro 25 % puede disminuir significativamente sus respuestas. Este entrenamiento puede resultar efectivo durante un período de 3 años. Las perspectivas son lo bastante prometedoras para creer que la cura de los mareos está muy próxima.

PIENSE ANTES DE BEBER. Demasiado alcohol puede interferir la percepción de la información por el cerebro y provocar mareos. Además, el alcohol puede disolverse en los líquidos de su oído interno y provocar vértigo. Beba con moderación durante el viaje en avión o barco.

DUERMA BIEN. Las posibilidades de sufrir mareos aumentan con la fatiga. Duerma bien antes de irse de viaje.

SIÉNTESE Y QUÉDESE QUIETO. Su cerebro está todavía demasiado confuso para añadirle un movimiento extra. Mantenga inmóvil, especialmente, la cabeza.

SIÉNTESE EN EL ASIENTO DELANTERO. Cuando va en coche, siéntese en el asiento delantero y mire hacia delante la carretera o el horizonte. Esto ayudará a que su cuerpo reciba la información necesaria para recuperar el punto de equilibrio.

MEJOR AÚN, SIÉNTESE EN EL ASIENTO DEL CONDUCTOR. Cuando se sienta en el lugar del conductor, necesita hacer uso de su raciocinio mientras mira hacia delante y, con ello, tiene la ventaja de anticipar cualquier cambio en el movimiento.

LEA EN OTRO MOMENTO. No lea cuando viaje en coche, avión o barco ya que el movimiento del vehículo le impedirá ver las letras con nitidez y, en consecuencia, se mareará. Si tiene que leer, existen formas de hacerlo sin sentir mareos:

- Agáchese en el asiento y sostenga el material de lectura a la altura de sus ojos. Los expertos opinan que no es la lectura en sí misma la que produce el malestar sino el ángulo en el que usted lo hace. Cuando mira hacia abajo mientras viaja, el movimiento visible de las ventanas laterales golpea en sus ojos en un ángulo poco convencional, y esto es lo que le causa los síntomas. Este método hace que sus ojos se encuentren en la misma posición como si estuvieran mirando a la carretera.
- Coloque las manos en las sienes a modo de visera o vuelva la espalda hacia la ventana.

OTRA ALTERNATIVA
VIEJOS REMEDIOS POPULARES

Es posible que no sean eficaces para todos y que tampoco lo sean siempre, pero los remedios tradicionales para los mareos se utilizan desde que el mundo es mundo.

Raíz de jengibre. A pesar de que la tradición se remonta a cientos de años, sólo hace muy poco un estudio científico demostró que 2 cápsulas de esta sustancia en polvo eran más efectivas para prevenir los vértigos y mareos que una docena de Biodramina®.

Olivas y limones. En la primera fase de los mareos aparece un exceso de saliva, que se vierte en el estómago provocándole náuseas. Las olivas producen unas sustancias químicas denominadas taninas que hacen que la boca se seque. Por consiguiente, ante el primer signo de mareos se aconseja comer unas olivas o chupar un trozo de limón.

Galletas saladas. No evitan la salivación, pero ayudan a absorber el exceso de líquido cuando éste llega al estómago. Sus ingredientes secretos son el bicarbonato de soda y la crema tártara.

Jarabe de cola. Se prescribe para la prevención y el tratamiento del mareo en los niños. Si éste se añade a un vaso con agua y Alka-Seltzer® resulta más eficaz. Lo mismo ocurre con cualquier otra bebida carbonatada. ¡Pruebe usted mismo!

Vendas de acupresión en las muñecas. Se venden en las tiendas de viajes y de artículos navales. Estas vendas para las muñecas tienen un botón plástico que debe colocarse sobre lo que los médicos orientales denominan punto de acupresión interno de la muñeca: el Nei-Kuan. Según la teoría, al ejercer presión sobre el botón durante unos minutos se evitan las náuseas.

ENCUENTRE EL CENTRO DE LA MAYOR RESISTENCIA. Cuando viaje en barco, elija una cabina que se encuentre en el medio, donde se sientan menos las sacudidas y los balanceos. Desafortunadamente, si se trata de un barco pequeño no existe escapatoria, aunque en este caso se recomienda escoger un camarote en la proa más que en la popa.

MEJOR ARRIBA QUE ABAJO. Quedarse encerrado debajo de la cubierta de un barco o bote, especialmente en un área poco ventilada, es buscarse problemas. Se aconseja que salga a tomar el fresco.

DIRIJA LA VISTA A UN PUNTO FIJO. Esto ayuda a que el sistema sensorial recupere su equilibrio. No debe mirar el horizonte, ya que éste se mueve cuando se sacude el barco. En cambio, si busca un punto fijo en el cielo o a cierta distancia en la tierra logrará sentirse mejor.

TOME UN MEDICAMENTO PREVENTIVO. Si los mareos son inevitables, puede tomar una medicación de venta libre, como Biodramina®. Tómela unas horas antes, puesto que, una vez que los síntomas aparecen, carece de efecto.

RECUERDE QUE EL TIEMPO CURA TODAS LAS HERIDAS. Esto es válido también para los mareos. Usted puede sentir que se va a morir, pero los mareos no lo matarán. Su cuerpo finalmente se adecuará al entorno, aunque tarde un par de días. De manera que sea paciente y las cosas mejorarán.

Mareos matinales

13 MANERAS DE COMBATIRLOS

Usted tenía la intención de ser una *madonna* radiante, que se vuelve más bella a medida que avanza el embarazo. Las náuseas matinales simplemente no entraban en sus cálculos.

Los mareos y náuseas matinales varían de una mujer a otra y pueden ocurrir en cualquier momento del día. Quizás usted los sufra por la tarde, después de un largo día de trabajo. Asimismo, algunos olores pueden provocar náuseas.

En general, los mareos matinales comienzan alrededor de la 6.ª semana del embarazo, en el momento en que la placenta comienza a producir gran cantidad de gonadotropina coriónica (HCG), hormona especial del embarazo.

En la mayoría de las mujeres, los síntomas son máximos durante la 8.ª o 9.ª semana y disminuyen después de la 13.ª.

Al parecer, la aparición de náuseas durante el embarazo indica que éste marcha bien. Un estudio efectuado por el National Institute of Child Health and Human Development en 9.098 mujeres embarazadas demostró que las que vomitaban durante los primeros 3 meses tenían menos posibilidades de abortar o tener un parto prematuro.

Es posible que estos datos la animen, pero también querrá aliviar sus molestias. A continuación le brindamos las sugerencias de nuestros expertos.

EXPERIMENTE. El remedio adecuado para su hermana, su mejor amiga o su vecina puede no tener éxito con usted. Los médicos opinan que existen tantos remedios como mujeres. Probablemente deba intentar un par de estrategias para poder determinar cuál es la apropiada para usted.

COMA COMO LO HACE SU BEBÉ. El niño que crece en su interior se alimenta de glucosa durante las 24 horas del día. Si usted no repone la glucosa que él consume, los niveles de azúcar en su sangre disminuirán significativamente.

La mejor táctica consiste en comer de la misma forma en que lo hace su bebé, es decir, poca cantidad por vez. Usted puede aportar glucosa a su sangre rápida y fácilmente comiendo azúcares simples, como los que contienen las frutas. Son preferibles los azúcares simples a los complejos. Los zumos de naranja y de uva son excelentes.

EVITE LOS FRITOS Y LAS GRASAS. La hamburguesa con queso y cebolla le pareció exquisita la semana pasada, pero hoy no debería correr el riesgo.

Los alimentos fritos suelen provocar náuseas a las embarazadas. El organismo tarda más tiempo en digerirlos, lo que significa que permanecen más tiempo en el estómago.

LLEVE CONSIGO ALMENDRAS CRUDAS. Las almendras son muy adecuadas para las mujeres embarazadas. Pueden comerse en pequeñas cantidades frecuentes, en lugar de ingerir una comida abundante. Las almendras contienen grasa, proteínas y vitamina B. Son fáciles de llevar y más sabrosas que las galletas saladas.

COLOQUE EN SU MESA DE NOCHE ALGO PARA PICAR. Si las almendras no le agradan, tenga a mano galletas saladas. Las náuseas suelen producirse cuando el estómago está vacío. Se recomienda comer algo para aumentar la glucemia antes de levantarse por la mañana o durante la noche.

DÉ UN BOCADO PARA EVITAR LA ACIDEZ. Siempre debe tener algo en el estómago, aunque sólo sea una galleta o un caramelo. Durante el embarazo, el estómago produce mayor cantidad de ácido, y este exceso de ácido necesita un sustrato sobre el cual actuar.

BEBA GINGER ALE. ¿Recuerda cuando su madre le daba esta bebida para aliviar las molestias gástricas?

BEBA LÍQUIDO EN ABUNDANCIA. Se aconseja beber pequeñas cantidades de líquidos pero con mucha frecuencia. Los caldos, el agua, los zumos de frutas y ciertas infusiones de té de hierbas resultan apropiados. El producto Gatorade es muy efectivo para mantener el equilibrio de los electrolitos, sustancias que controlan el equilibrio electroquímico del organismo.

CONSEJOS MÉDICOS

CUÁNDO LAS NÁUSEAS DEBEN PREOCUPARLE

Consulte a su médico sobre sus mareos matinales si:

- Nota que ha perdido peso. Normalmente, éste aumenta durante el embarazo, incluso en el caso de que vomite gran parte de lo que come.
- Se siente deshidratada o no orina lo suficiente.
- No puede retener ningún alimento (ni agua, ni zumo) durante 4-6 horas.

En casos graves, los mareos matinales pueden degenerar en una afección que los médicos denominan hiperemesis gravídica. Sin tratamiento, los vómitos persistentes pueden causar un desequilibrio electrolítico, alteraciones en el pulso y, lo más grave aún, daño en el hígado y el riñón. Asimismo, ponen en peligro la vida de su bebé. Las cetonas producidas por la degradación de las grasas ya almacenadas en el organismo pueden afectar el desarrollo neurológico del bebé.

EL ALIVIO DE LAS INFUSIONES. Si siente náuseas, intente aliviarlas con una infusión de té de hierbas. Resultan muy efectivas las infusiones de la hoja de frambuesa, la manzanilla y el bálsamo de limón. Los médicos creen que las hierbas son más efectivas si se usan combinadas. Por ejemplo, se puede agregar manzanilla a la menta.

SI TOMA VITAMINAS, CONSULTE A SU MÉDICO. En ocasiones, estas vitaminas pueden causar malestar estomacal.

CONFÍE EN LA SABIDURÍA DE LA NATURALEZA. Coma todo lo que se le antoje siempre que sea nutritivo. Debe evitar la cafeína, los edulcorantes artificiales y los medicamentos, pero si le apetece comer pasta, ¡hágalo! La mejor sabiduría proviene de su propio cuerpo.

MANTÉNGASE TRANQUILA. Si usted sigue aumentando de peso y no tiene problemas de deshidratación, probablemente no existe motivo alguno de preocupación.

Las mujeres no suelen eliminar con los vómitos más de lo que sus organismos pueden soportar. Aunque no se conoce exactamente lo que ocurre en el interior de la madre, los expertos creen que los mareos y náuseas matinales no afectan la nutrición del bebé.

Menopausia

21 MANERAS DE EVITAR LOS SÍNTOMAS

¿Tiene usted el ímpetu posmenopáusico? No se inquiete, no se trata del síndrome premenstrual. El ímpetu posmenopáusico significa liberación, y no sufrimiento.

La denominación ímpetu posmenopáusico se debe a la antropóloga Margaret Mead. Con ella se intenta estimular a las mujeres a aprovechar su menopausia y vivirla plenamente. En esta etapa usted se ha liberado de los anticonceptivos, los embarazos y las reglas menstruales que solían deprimirla. Para Margaret Mead ésta es la libertad.

Es el momento de explorar todos los aspectos de la femineidad y no sólo la maternidad. Cuando alcanzan la menopausia, muchas mujeres se sienten más fuertes y ricas humanamente, mientras que otras sienten que es el inicio de la decadencia.

La menopausia comienza cuando sus ovarios dejan de funcionar. La secreción de estrógenos disminuye gradualmente hasta desaparecer. Las menstruaciones mensuales se vuelven irregulares y después cesan. Normalmente, las mujeres alcanzan la menopausia antes de los 52 años.

Durante los primeros 6 meses a 3 años de este ciclo, es posible que sienta los síntomas tradicionales de la menopausia: ataques repentinos de calor y frío, menor deseo sexual, sequedad en la vagina, depresiones y problemas para dormir. Consulte a su médico sobre estos temas.

CAMBIE EL ENFOQUE DE SU VIDA

Usted puede ser el arquitecto de esta etapa de su vida. La menopausia puede ser dulce y amarga a la vez o un período de gran vitalidad. ¡Todo depende de usted!

PROYECTE SU PROPIO PLACER. Conocer los cambios fisiológicos que se avecinan y tener perspectiva más aventurera puede representar una gran diferencia en la forma de afrontar el estrés que acompaña a la menopausia, así como también los cambios en la vida diaria (los hijos que se marchan de casa, los padres que vienen a vivir con usted) que la mayoría de las mujeres tienen que hacer frente entre los 40 y 50 años.

Las investigaciones han demostrado que en la actualidad un tercio de la vida de las mujeres corresponde a la etapa posmenopáusica. Por lo tanto, considere la menopausia un paso hacia delante en su vida y haga los cambios necesarios para estar mejor. Se recomienda volver a estudiar, encontrar un nuevo *hobby*, dedicarse a otra actividad, cuidar de su salud, en resumen, hacer de la vida una aventura.

BUSQUE AYUDA. Existen grupos de ayuda especiales para las mujeres menopáusicas, en los que se tratan y analizan los problemas específicos de esta etapa de la vida.

PRACTIQUE EJERCICIO DIARIAMENTE. Caminar, correr, andar en bicicleta, saltar a la cuerda, bailar, nadar o cualquier otro ejercicio diario ayuda a aliviar los síntomas de la menopausia, como los ataques de calor y sudor nocturnos, la depresión y otros problemas emocionales, así como también los problemas vaginales. Obviamente, el resultado más importante de hacer ejercicio es mejorar el estado físico general. Sin embargo, el ejercicio también mejora la salud mental, al estimular la secreción de noradrenalina y serotonina, que son neurotransmisores del cerebro.

Los expertos recomiendan hacer ejercicios de *aerobic* y de estiramiento para incrementar la flexibilidad, la vigorización de los músculos y la relajación. El yoga es también excelente para la flexibilidad y tiene el beneficio añadido de mejorar la respiración diafragmática, lo cual favorece la relajación y reduce el estrés.

OLVÍDESE DE LOS ATAQUES DE CALOR

Los ataques de calor son la respuesta a la disminución de los niveles de estrógeno. Ésta produce una disfunción en la regulación de la temperatura por el cerebro hasta que el cuerpo se adapta a la falta de estrógeno.

Alrededor del 80 % de las mujeres padecen ataques de calor. Normalmente, un ataque dura alrededor de 3 minutos. Durante éste usted siente como si la cara y la parte superior del cuerpo estuvieran dentro de un horno. Su cara se enrojece y usted transpira profusamente debido a que la temperatura de su piel aumentó de repente 4-5 °C. Habitualmente se normaliza al cabo de unos minutos.

Muchas mujeres se dan cuenta de que sufrirán un ataque y, por consiguiente, pueden prepararse. He aquí cómo.

VUÉLVASE FRÍA. Una visión positiva puede llegar a ser una herramienta diaria muy efectiva para combatir los ataques de calor.

Cuando sienta que sobreviene un ataque, recuerde lo siguiente: los sofocos son normales, no duran mucho y usted puede hacer algo al respecto. En la mayoría de los casos, un enfoque positivo puede hacer que el ataque sea más soportable.

APRENDA A RELAJARSE. Las mujeres que saben relajarse pueden controlarse mejor. Se recomienda que aprenda meditación o yoga o que, simplemente, se siente tranquila, con los ojos cerrados durante un rato.

CONTROLE LOS ESTÍMULOS. Intente averiguar qué es lo que desencadena sus ataques de calor. En algunas mujeres los conflictos emocionales pueden ser los causantes, en otras, tal vez una comida caliente, un alimento picante o una cama caliente.

QUÍTESE ROPA. Use camisetas y jerseys al mismo tiempo para poder quitárselos cuando tenga ataques de calor. A medida que la temperatura de su cuerpo descienda y usted comience a sentir frío, vuelva a ponerse la ropa.

USE FIBRAS NATURALES. Las fibras sintéticas retienen el calor y el sudor durante los ataques de calor, por lo que los síntomas resultan más molestos. En cambio, las fibras naturales, como el algodón o la lana, brindan a su cuerpo más ventilación y le permiten mantenerse más fresca, impidiendo la acumulación de humedad y favoreciendo el enfriamiento natural.

LLEVE CONSIGO UN ABANICO. Cómprese un abanico bonito y llévelo en el bolso. También se recomienda comprar un ventilador eléctrico y colocarlo sobre el escritorio. Enciéndalo cuando sienta que comienza con los calores.

COMA POCO EN CADA COMIDA. En lugar de comer 3 veces al día, hágalo 5 o 6 veces. Así regulará más fácilmente la temperatura de su cuerpo.

BEBA MUCHA AGUA. Beba agua o zumos frescos, especialmente después de hacer ejercicio. Los líquidos ayudan a controlar la temperatura de su cuerpo.

ELIMINE LA CAFEÍNA. Las bebidas que la contienen estimulan la producción de las hormonas del estrés, que causan ataques de calor.

LIMITE EL CONSUMO DE ALCOHOL. Algunas mujeres piensan que las bebidas alcohólicas son también causantes de los ataques de calor.

LLEVE CONSIGO TOALLITAS HÚMEDAS. Tenga siempre en el bolso toallitas húmedas. Puede usarlas para refrescarse cuando el calor es muy intenso o, una vez que el sofoco haya desaparecido, para quitarse el sudor.

APAGUE LA CALEFACCIÓN. La calefacción es otra de las causas de los ataques de calor. Baje su termostato, deje una ventana abierta y evite las comidas y los alimentos calientes.

MANTENGA UNA VIDA SEXUAL ACTIVA. Según muchas investigaciones, las mujeres menopáusicas que mantienen relaciones sexuales en forma regular (1 vez por semana o más) sufren menos ataques de calor que las que practican el sexo esporádicamente. En un estudio realizado sobre una muestra de 43 mujeres que se hallaban en el inicio de la menopausia se comprobó que las relaciones sexuales frecuentes ayudaban a que los niveles de estrógeno disminuyeran más lentamente y, por consiguiente, a retrasar la aparición de ataques de calor.

Los médicos creen que los niveles elevados de estrógeno ayudan a mantener la libido y la actividad sexual regular, estimulando a los ovarios deficientes, lo que ayuda a equilibrar el sistema endocrino y a prevenir los cambios bruscos en los niveles de estrógeno.

NO COMPARTA LAS SÁBANAS. No es necesario que duerma en una cama separada para no molestar a su marido durante los ataques nocturnos de calor. Use ropa de cama individual o cómprese una manta eléctrica con dos controles. De esta manera usted podrá quitarse las mantas cuando lo necesite.

SOLUCIONE LOS PROBLEMAS SEXUALES

Nuestros expertos han elaborado una serie de pautas para continuar con una vida plena de amor durante la menopausia.

LUBRIQUE SU AMOR. La sequedad vaginal debida a la falta de estrógeno disminuye el interés sexual durante la menopausia. Un lubricante hidrosoluble, los aceites vegetales y las cremas inodoras son bastante efectivos.

Otra opción es vaciar varias cápsulas de vitamina E y utilizarlas como lubricante.

CONVERSE CON SU PAREJA. Hablar sobre sus necesidades y sentimientos con su compañero pueden ayudarla a estimular su vida sexual.

SEA IMAGINATIVA. Puede probar nuevas posiciones durante sus relaciones sexuales y encontrar la más adecuada para usted. En esta etapa, las caricias y juegos amorosos son muy importantes, pues permiten crear una atmósfera de gran complicidad sensual.

PRACTIQUE EL KEGEL. Mediante un ejercicio denominado Kegel puede fortalecer los músculos anales, urinarios y vaginales. Si sus músculos están vigorizados, se relajará más fácilmente. También podrá utilizarlos durante las relaciones sexuales para sentir menos dolor y mayor placer. Asimismo, son efectivos para prevenir la incontinencia urinaria, un problema frecuente en mujeres menopáusicas. He aquí cómo hacerlo. Imagine que quiere dejar de orinar en mitad de la micción. Contraiga con fuerza los músculos del área vaginal, cuente hasta tres y relájese. Practique este ejercicio alternando con rapidez la contracción y la relajación.

Molestias en las mamas

16 PISTAS PARA REDUCIR EL DOLOR

Tal vez esté usted embarazada y le cueste creer que esos enormes senos hinchados y doloridos sean suyos. Por la noche no puede encontrar una posición cómoda para dormir. Tal vez su menstruación esté a la puerta y la camisa de seda suave que se puso esta mañana le parece áspera como si fuera de arena. O, quizás, está aún asustada por el bulto duro que se encontró en la autoexploración mamaria, a pesar de que el médico le aseguró en su momento que era benigno.

¡Bienvenida al mundo de los cambios benignos en los senos! En este mundo no está sola. Un elevado tanto por ciento de las mujeres padecen molestias y dolores benignos en los senos en algún momento de sus vidas.

Durante el embarazo y en los días previos a las reglas aumenta la sensibilidad mamaria debido a los ciclos naturales de sus hormonas reproductivas: los estrógenos y la progesterona. Estas hormonas estimulan el crecimiento celular de las glándulas productoras de leche, de forma que los tejidos circundantes se llenan de sangre y otros líquidos para alimentar las células. Estos tejidos hinchados pueden estirar las fibras nerviosas y, entonces, usted siente dolor.

Los cambios fibroquísticos, que incluyen bultos y quistes, se producen por lo general en las zonas inactivas de la mama: las células grasas, los tejidos fibrosos y otras partes que no contribuyen a la producción y al transporte de la leche.

A continuación le brindamos las estrategias que recomiendan nuestros expertos para aliviar y acelerar el proceso curativo.

CAMBIE LA DIETA. Siga un régimen bajo en calorías y alto en fibras, como los cereales integrales, vegetales y judías. Los estudios han demostrado que las mujeres que siguen este tipo de dieta metabolizaban los estrógenos de manera diferente: al eliminar más estrógenos en las heces, se reduce su concentración en la sangre y, por consiguiente, disminuye la estimulación hormonal de los senos.

CONSEJOS MÉDICOS

¿BENIGNO? SÓLO SU MÉDICO PUEDE ASEGURARLO

Tiempo atrás le encontraron un bulto y, después de efectuar los estudios pertinentes, le aseguraron que era benigno. Ahora, al realizar la autoexploración mensual, comprueba que tiene un nuevo bulto. ¿Puede dar por sentado que éste también será benigno?

¡No! Siga esta regla con respecto al cuidado de las mamas: cada vez que encuentre un nuevo bulto, consulte a su médico. Es posible que éste indique una biopsia o, mediante una aguja, extraiga el contenido del quiste.

Alrededor del 90 % de los bultos detectados en los senos se deben a las autoexploraciones de las mujeres, más que a los médicos, enfermeras o mamografías.

Un buen momento para hacerse la revisión es una semana después del inicio del período menstrual, puesto que antes de la regla pueden aparecer bultos que desaparecen en cuanto ésta concluye.

MANTÉNGASE DELGADA. Esto significa mantener el peso adecuado a su altura. En las mujeres obesas, la reducción del peso puede significar un gran alivio de las molestias mamarias y una disminución de los bultos.

En las mujeres, la grasa actúa como una glándula adicional, produciendo y almacenando estrógenos.

Si usted tiene mucha grasa en su cuerpo, habrá más estrógenos circulantes frente a los cuales el tejido mamario es muy sensible.

INGIERA VITAMINAS. Asegúrese de consumir muchos alimentos ricos en vitamina C, calcio, magnesio y vitaminas B.

Estas vitaminas ayudan a regular la producción de prostaglandina E, la que, por su parte, ejerce un efecto inhibidor sobre la prolactina, la hormona que activa el tejido mamario.

EVITE LA MARGARINA Y LAS GRASAS HIDROGENADAS. Las grasas hidrogenadas impiden la conversión de los ácidos grasos esenciales de la dieta en ácido gammalinoleico en el organismo. El ácido gammalinoleico es importante porque contribuye a la producción de la prostaglandina E, sustancia que participa en el control de la prolactina.

MANTÉNGASE TRANQUILA. La adrenalina, una sustancia producida por las glándulas suprarrenales en situaciones de estrés, también interfiere en la conversión a ácidos gammalinoleicos.

ELIMINE LA CAFEÍNA. Todavía no se ha comprobado que la cafeína esté implicada en las molestias mamarias. Algunos estudios así lo demuestran, pero otros no son concluyentes.

No obstante, nuestros expertos recomiendan eliminar la cafeína, puesto que han comprobado una mejoría de las molestias de los senos en muchas mujeres tras su abandono.

Por lo tanto, debe olvidarse de las bebidas gaseosas, el chocolate, los helados, el té y algunos analgésicos de venta libre.

EVITE LOS ALIMENTOS MUY SALADOS. El exceso de sal produce hinchazón. Se recomienda evitar los alimentos salados, sobre todo 7-10 días antes de la menstruación.

NO UTILICE DIURÉTICOS. Es verdad que los diuréticos favorecen la eliminación de líquidos del organismo y, en consecuencia, ayudan a reducir la hinchazón de sus senos. Pero este alivio inmediato le costará caro. El abuso de diuréticos puede causar una disminución de potasio y un desequilibrio electrolítico y alterar la producción de glucosa.

COMPRE UN MEDICAMENTO DE VENTA LIBRE. Nuestros expertos recomiendan el ibuprofeno (Altior®) para aliviar las molestias mamarias, y evitar los antiinflamatorios esteroides tópicos. Las mujeres embarazadas deben consultar antes con su médico.

APLIQUE FRÍO. Algunas mujeres obtienen alivio simplemente mojándose las manos con agua fría y pasándolas sobre los senos.

O APLIQUE CALOR. Otras mujeres, en cambio, alivian las molestias mediante una almohadilla caliente, un baño con agua caliente o alternar el frío con el calor.

UTILICE UN SUJETADOR ADECUADO. Un sujetador firme puede ayudar a prevenir que las fibras nerviosas, estiradas a causa de los tejidos llenos de líquido, se estiren más.

CONSIDERE LAS PÍLDORAS ANTICONCEPTIVAS. Según su situación particular los niveles de estrógenos de los anticonceptivos pueden favorecer o perjudicar sus intentos de controlar los cambios benignos de sus mamas. En general, una píldora con bajo contenido de estrógenos puede ayudar en una afección fibroquística, pero empeorar un fibroadenoma, que es un bulto a menudo móvil y sólido.

MASAJEE PARA REDUCIR LA ACUMULACIÓN DE LÍQUIDOS. Algunas mujeres encuentran alivio en un automasaje suave, el cual ayuda a que los líquidos drenen hacia los conductos linfáticos. Una técnica adecuada es enjabonarse los senos mediante movimientos circulares con los dedos y luego presionar hacia arriba y hacia abajo.

DESCUBRA EL MENSAJE EMOCIONAL EN SUS SÍNTOMAS FÍSICOS. Para las mujeres los senos son el símbolo de la maternidad y la lactancia. Este símbolo contiene un componente emotivo muy fuerte. ¿Ha sentido el hormigueo que acompaña el amamantamiento? Algunas mujeres menopáusicas refieren que aún perciben ese hormigueo cuando oyen llorar a un bebé. Este ejemplo revela hasta qué punto los senos están íntimamente ligados a las emociones.

Mordeduras y picaduras

36 CONSEJOS PARA EL TRATAMIENTO

Afortunadamente, la mayoría de las picaduras de insectos sólo causan molestias ligeras, consistentes en picores intensos y ronchas, que desaparecen en 1 o 2 días. En ocasiones, sin embargo, los daños pueden ser mayores, en cuyo caso los expertos sugieren las siguientes recomendaciones.

MOSCAS Y MOSQUITOS

Estos bichos voladores pueden resultar muy molestos cuando deciden atacar. He aquí lo que hay que hacer.

DESINFECTE LA PICADURA. Tanto las moscas como los mosquitos pueden transmitir enfermedades. Por lo tanto, ha de lavarse muy bien con agua y jabón la zona de la picadura y luego aplicar un antiséptico.

FROTE CON ASPIRINA. Se recomienda un tratamiento local con aspirina para ayudar a controlar la inflamación. Humedezca la piel y frote con un comprimido de aspirina directamente sobre la picadura. Si usted es alérgico o sensible a la aspirina no debe utilizar este tratamiento.

CALME EL PICOR. Las picaduras de moscas y mosquitos pueden causar hinchazón y un intenso picor durante 3 o 4 días. Para aliviar estos síntomas se recomienda:

- Un antihistamínico oral. Escoja uno de venta libre de los recomendados para la alergia o los resfriados.
- Una loción de calamina.
- Hielo.
- Sal y agua mezcladas en forma de pasta, que se aplican sobre la lesión.
- Bicarbonato de sodio. Disuelva una cucharadita en un vaso de agua. Introduzca un paño en la solución y colóquelo sobre la picadura durante 15 o 20 minutos.
- Sales Rodell. Disuelva una cucharada en 250 ml de agua caliente. Enfríe la solución y luego aplíquela sobre la picadura durante 15 o 20 minutos.

PRACTIQUE LA PREVENCIÓN. Puede evitar las picaduras de insectos mediante el uso de repelentes. Tenga presente que, cuanto más calor hace, más activos son las moscas y los mosquitos. Éstos abundan en los lugares húmedos, como ríos y pantanos. Algunas especies resultan muy molestas sobre todo al caer la tarde y son atraídas por las luces durante la noche. Por lo tanto, no baje la guardia cuando cae el sol.

CLORURO DE TIAMINA. Ingerida por vía oral, esta vitamina de complejo B repele a los insectos al ser excretada a través de la piel. Este medicamento puede provocar escozor, urticaria y salpullido.

DEET. Se recomienda el uso de cualquier repelente que contenga N,N-dietil-m-toluamida (DEET). Aplíquelo sobre la piel expuesta, pero tenga cuidado en la zona de los ojos, puesto que puede provocar punzadas muy dolorosas.
Se recomienda no abusar de su empleo, sobre todo en los niños.

BAÑO DE CLORO. Puede tomar un baño en una solución de cloro muy diluido, antes de salir a pasear. Vierta 4 cucharadas de lejía en la bañera con agua templada y permanezca en ella durante 15 minutos. Debe tener cuidado y evitar que la solución contacte con los ojos. El efecto del repelente durará varias horas.

BAÑOS DE ACEITE. Algunos baños de aceite, tales como el Skin-So-Soft de Avon, tienen efecto repelente.

CUANDO LA DIMINUTA ARAÑA
SE VUELVE DESAGRADABLE

En principio, todas las arañas son venenosas, pero no todas son suficientemente grandes o potentes para penetrar la piel y causar daños intensos. Si usted ha sido mordido por una araña, siga estos pasos:

• Lave la herida y desinféctela con un antiséptico.
• Aplique hielo para disminuir la absorción del veneno.
• Neutralice el veneno humedeciendo la mordedura con agua y frotando con una aspirina. Las personas sensibles o alérgicas a la aspirina no deben utilizarla.

Tenga cuidado, la araña viuda negra puede provocar un intenso dolor abdominal que fácilmente se confunde con la apendicitis. Informe a su médico de que ha sido mordido para que le suministre inyecciones de gluconato de calcio.
La mordedura de una araña marrón también puede causar problemas. Si le aparece un bulto, incluso semanas después del accidente, consulte a un especialista.

PANTALLAS SOLARES. Algunas pantallas solares tienen también efecto repelente.

VICKS VAPORUB. Algunas personas han obtenido muy buenos resultados con este ungüento debido a su intenso olor.

CINC. Algunos especialistas recomiendan dosis diarias de cinc (al menos unos 60 mg) como repelente natural. Hay que tener presente que debe transcurrir al menos un mes para acumular una cantidad de cinc suficiente para ahuyentar a los insectos. (No ingiera suplementos de cinc sin consultar previamente a su médico.)

GARRAPATAS

Las garrapatas no son exigentes con respecto al animal que les proporciona sus raciones alimentarias. Los seres humanos son una presa muy idónea para ellas. He aquí unos consejos útiles en el caso de que una garrapata se instale en su cuerpo.

CÓMO ELIMINARLAS. Las garrapatas representan un problema, puesto que clavan sus pequeñas mandíbulas en la piel y se aferran a ella. Intentar eliminarlas como si se tratara de una mosca no da ningún resultado. Por otra parte, si se intenta arrancarlas, una parte de la boca de la garrapata puede quedar en la piel y causar una infección. He aquí unos consejos para eliminar las garrapatas sin dañarse.

MUY LENTAMENTE. Algunos médicos recomiendan coger la garrapata con unas pinzas e ir quitándola muy lentamente. ¡No tenga prisa! Si no tiene éxito, intente aplicar un poco de calor sobre el dorso del insecto. Encienda una cerilla y cuidadosamente toque la garrapata con la punta. El calor puede hacer que se marche.

IRRITE AL INSECTO. Se recomienda poner una gota de gasolina, queroseno, bencina o alcohol en la cabeza de la garrapata para que afloje su mandíbula. Sea paciente, ya que la garrapata puede continuar prendida 10 minutos o más. Estas sustancias son inflamables y, por consiguiente, este método no debe emplearse al mismo tiempo que el de la cerilla caliente.

AHOGUE AL INSECTO. Una variación del procedimiento anterior consiste en verter una gota de parafina o esmalte para uñas sobre la garrapata. Estas sustancias cerrarán los minúsculos orificios para respirar del insecto, que, en consecuencia, se ahogará.

INTENTE UN MÉTODO DIFERENTE. Coja un clavo grande y caliente la punta con la llama de una cerilla. Deslice la hoja de un cuchillo por debajo del abdomen de la garrapata. Coloque la punta del clavo caliente sobre el dorso del insecto, de forma que quede presa entre el cuchillo y el clavo. Cuando la garrapata comience a mover las patas como reacción al calor, gire la hoja del cuchillo unos 90°, de manera que el insecto quede sostenido sobre la cabeza. Manténgalo entre el cuchillo y el clavo y tire suavemente para desprender la mandíbula. Si las patas no se mueven significa que el clavo no está suficientemente caliente. Inténtelo otra vez. El objetivo es fastidiar al insecto más que quemarlo.

LIMPIEZA. Una vez retirada la garrapata se recomienda limpiar la zona con agua y jabón. Luego aplicar yodo u otro antiséptico para prevenir infecciones.

MANTÉNGASE ALERTA. Aunque la época de mayor riesgo corresponde a los meses de junio y julio, las garrapatas son un peligro desde principios de primavera hasta el otoño. Si piensa pasear por bosques o zonas de pastos altos —incluidas las dunas cubiertas de hierba— tome las siguientes precauciones:

- Se recomienda un método para comprobar si hay garrapatas en un lugar: ate un paño blanco con una cuerda y arrástrelo sobre la hierba o entre la vegetación. Examínelo con frecuencia. Si en la zona hay garrapatas, se adherirán al paño.
- Si se encuentra en una región donde generalmente abundan las garrapatas, cúbrase lo más posible: use pantalones largos, calcetines altos y prendas de manga larga.
- Antes de retirarse a dormir, inspecciónese el cuerpo para comprobar que no tenga ninguna garrapata adherida a él. Ciertas especies son muy pequeñas y podrían pasar inadvertidas.

PERROS Y GATOS

A continuación le explicamos qué hacer cuando uno de estos animales se vuelve hostil.

VALORE LAS HERIDAS. Los médicos recomiendan solicitar atención médica para cualquier herida, a menos que ésta sea insignificante.

LAVE LA HERIDA CON CUIDADO. Los especialistas dicen que las mordeduras de animales —y en especial las de los gatos— pueden transmitir infecciones. Recomiendan lavar la herida minuciosamente con agua y jabón para retirar cualquier resto de saliva u otras sustancias contaminantes. El lavado debe prolongarse durante cinco minutos.

CONSEJOS MÉDICOS

MANTENGA LA GUARDIA

Cualquier tipo de mordedura puede acarrear consecuencias y derivar en complicaciones serias. Esté alerta ante los siguientes problemas potenciales:

Infección. Revise periódicamente toda herida causada por cualquier animal. Si ésta se vuelve roja, dolorosa o caliente significa que está infectada. Acuda rápidamente al médico.

Lesión por aplastamiento. A veces un perro grande (p. ej., un pastor alemán) puede morder sin atravesar la piel.
Si usted tiene marcas de mordedura a ambos lados de una extremidad, puede sufrir algún daño interno. Si siente punzadas o la extremidad cambia de color, volviéndose, por ejemplo, azulada, es posible que exista daño estructural. Acuda a un servicio de urgencias.

Rabia. Todos los animales de sangre caliente pueden tener rabia. Si es mordido por uno de estos animales, debe ponerse en contacto con su dueño para comprobar si se halla vacunado contra esta enfermedad.
El tratamiento contra la rabia puede retrasarse mientras el animal no presente síntomas y siempre que la mordedura no sea demasiado grande ni se encuentre cerca de la cabeza. Debe acudir a la policía para informarse sobre la necesidad de comunicar el caso a las autoridades sanitarias.

Fiebre manchada de las Montañas Rocosas. Tras la mordedura de una garrapata puede presentar un salpullido alrededor de las muñecas o los talones, que luego se extiende por todo el cuerpo, fiebre muy alta y dolores de cabeza. Esta enfermedad puede resultar grave. Por lo tanto, si le aparece alguno de estos síntomas consulte al médico.

Enfermedad de Lyme. También causada por una garrapata, esta enfermedad se manifiesta por la aparición de una marca en forma de anillo en el lugar de la mordedura. Sin tratamiento, esta afección puede ser muy grave, pero los antibióticos eliminan fácilmente los microorganismos. Los síntomas pueden aparecer semanas después de la picadura, por lo que es necesario controlar la herida.

Vacúnese contra el tétanos. Todas las mordeduras de los animales pueden provocar el tétanos. Si no ha recibido una dosis de recuerdo en los últimos 5-8 años, éste es el momento para hacerlo.

CONTROLE LA HEMORRAGIA. Cuando la herida sangra, es necesario cubrirla con una gasa estéril gruesa o con un paño limpio. Si no dispone de un material apropiado, lávese bien una mano y apriétela con firmeza contra la herida. También puede aplicar hielo con un paño —nunca directamente sobre la piel— o levantar la extremidad herida por encima del nivel del corazón para detener la hemorragia.

VENDE LA HERIDA. Una vez detenida la hemorragia, cubra la lesión con una venda esterilizada y sujétela con cinta adhesiva sin ejercer excesiva presión.

REDUZCA EL DOLOR. Tome aspirina o paracetamol para reducir el dolor. Eleve la zona de la herida y aplique hielo si nota que está hinchada.

Náuseas

8 SOLUCIONES PARA CALMAR EL DOLOR DE ESTÓMAGO

Hemos realizado una encuesta para averiguar qué es lo que suele causar náuseas. En media hora hemos registrado lo siguiente: los huevos, las ensaladas de huevo, los huevos fritos, las agujas, dar sangre, ver sangre, el olor de los hospitales, los pelos en la comida, el tubo de escape de un autobús, las facturas de las tarjetas de crédito, las sémolas, las zanahorias hervidas, la ansiedad de la mañana de Navidad, una muerte en la carretera, una descripción gráfica de una operación de cirugía plástica, el olor grasoso de las hamburguesas, las colillas de los cigarrillos flotando en una taza de café, el bacon frito, el estiércol bajo una pila de hojas, el olor de las castañas al horno, los pañales muy sucios, el olor a pescado descompuesto y las personas que tienen náuseas.

¿Cómo está su estómago?, ¿es un poco delicado?, ¿qué es ese nudo que tiene en la garganta?, ¿le gustaría que el mundo se acabara rápidamente? Pues no se preocupe, tenemos una serie de consejos sobre remedios caseros para compartir con usted.

Así como la belleza está en el ojo del que la puede percibir, las náuseas están en el estómago del que las sufre. Pruebe los remedios hasta que encuentre uno eficaz.

CONSEJOS MÉDICOS

PUEDE SER CUALQUIER COSA

Existen alrededor de 25 diferentes enfermedades que pueden causar náuseas crónicas. Si las náuseas no desaparecen en 1 o 2 días, será una buena idea ver al médico.

TOME UN JARABE. Si las náuseas no son muy intensas se recomienda la ingesta del jarabe de cola. Este jarabe no carbonado contiene hidratos de carbono concentrados que lo ayudarán a aliviar el malestar gástrico. Cualquier bebida no alcohólica concentrada, incluso el azúcar normal, puede ser efectiva. La dosis es de 1 o 2 cucharadas para los adultos, a temperatura ambiente, y de 1 o 2 cucharaditas para los niños.

MANTENGA EL ESTÓMAGO VACÍO. Si siente la necesidad de comer algo, beba líquidos como el té o los zumos calientes o a temperatura ambiente. Nunca deben estar fríos. No beba más de 30-60 ml a la vez.

QUÍTELE EL GAS. Algunas madres dan a sus hijos colas o bebidas gaseosas. Nuestros expertos recomiendan evitar las bebidas frías y carbonadas, por lo cual se deben dejar las botellas abiertas hasta que desaparezca el gas y beberlas cuando alcancen la temperatura ambiente sugerida.

COMA PRIMERO HIDRATOS DE CARBONO. Si usted necesita comer y las náuseas son intensas, coma hidratos de carbono, como tostadas o galletas en pequeñas cantidades. Cuando su estómago comience a recuperarse añada proteínas suaves, como la pechuga de pollo o el pescado. Las grasas son lo último que tiene que agregar.

OTRA ALTERNATIVA

PRESIONE SU SUERTE

Los chinos saben desde hace siglos que la acupuntura es efectiva, no causa dolor ni requiere medicación. La acupresión es una técnica de acupuntura que no necesita agujas. Debe utilizarse antes de que aparezcan los vómitos.

Ejerza presión sobre la zona de unión entre los dedos pulgar e índice de cada mano (la presión tiene que ser firme) y luego masajee durante algunos minutos (no acariciar).

Puede ejercer también presión con el pulgar o la uña de éste en la parte superior del pie, entre los tendones del segundo y el tercer dedos.

PRESTE ATENCIÓN A LA MEDICACIÓN. Los antibióticos como Gelotrisin® o Maalox® están indicados para los trastornos gástricos, pero no son adecuados para los estómagos delicados. Si las náuseas se deben a una inflamación o irritación y no son muy intensas, algunos médicos aconsejan comenzar un tratamiento con uno de ellos. Sin embargo, nuestros expertos no lo creen conveniente, puesto que ninguno está concebido específicamente para las náuseas.

PRUEBE LA CURACIÓN CON JENGIBRE. Algunos médicos que han investigado las hierbas se pronuncian a favor de la raíz de jengibre. Recomiendan ingerir dos cápsulas de polvo de la raíz (la cantidad depende de la gravedad de las náuseas). Usted sabrá que la cantidad es correcta cuando eructe y sienta el gusto del jengibre.

ASEGÚRESE DE QUE SEA EN CÁPSULAS. El jengibre fresco es demasiado fuerte en las proporciones que resulta efectivo. La gaseosa y las galletas de jengibre pueden dar resultados si las náuseas son leves.

VOMITE. Una de las mejores formas de detener las náuseas es vomitar. Desaparecen casi inmediatamente y usted se encontrará aliviado. Sin embargo, se recomienda no *forzar* el vómito.

Ojo amoratado

5 MANERAS PARA HACER DESAPARECER UN MORADO

¿Le molesta ese ojo amoratado? ¡Tiene suerte de que le haya sucedido en los años 90! Años atrás la gente solía ponerse una sanguijuela sobre el ojo para que le chupase la sangre.

Las sanguijuelas pasaron a la historia cuando se comprobó que un bistec resultaba mucho más agradable.

Por fortuna, ya no es necesario recurrir a estos métodos, y los ojos morados pueden tratarse con los siguientes procedimientos:

PÓNGASE HIELO. La efectividad del bistec residía en que estaba frío, no en la carne. De hecho, los vegetarianos hubieran obtenido los mismos resultados con una hoja de lechuga congelada.

El frío da resultado en 2 días. Ayuda a disminuir la hinchazón y, por la contracción de los vasos sanguíneos, ayuda a reducir la hemorragia interna, que es precisamente la que causa el color negruzco.

Se recomienda utilizar hielo durante las primeras 24-48 horas. Si su ojo está casi cerrado debido a la hinchazón, póngase hielo durante 10 minutos cada 2 horas, el primer día. Fabríquese una compresa con hielo, envuelta en una bolsa de plástico, y péguesela con una tirita en la frente. Así evitará la presión en el ojo.

INTENTE EL TRATAMIENTO TYSON. El campeón de boxeo Mike Tyson ha sufrido mucho de ojos amoratados a lo largo de su vida profesional. Uno de sus médicos nos ha revelado que los entrenadores tienen un truquillo que puede dar resultados fuera del ring. Los entrenadores usan un objeto metálico pequeño de hierro muy frío, que resulta muy efectivo para detener la hemorragia. Usted puede hacer lo mismo utilizando una lata de gaseosa fría y sosteniéndola intermitentemente (5-10 minutos cada 15) contra su ojo hasta que éste se enfríe. Asegúrese de que la lata esté limpia. No ejerza presión sobre el globo ocular.

TENGA PACIENCIA. Una vez que el ojo está amoratado, es muy poco lo que se puede hacer, aparte de reducir la hinchazón. Ni siquiera el maquillaje puede ocultarlo por completo. En la mayoría de los casos, tarda una semana en desaparecer. Al principio la zona ocular presenta una coloración negra, que se vuelve verdusca cuando empieza a curarse, luego amarillenta y, finalmente, desaparece.

EVITE LA ASPIRINA. La aspirina puede ser perjudicial para el ojo amoratado. Los médicos recomiendan más el paracetamol. La aspirina tiene la propiedad de ser anticoagulante, lo que significa que disminuye la coagulación de la sangre. Por lo tanto, la hemorragia, que decolora la piel, tardará más tiempo en detenerse. Si necesita tomar un analgésico, recurra al paracetamol.

NO SE SUENE LA NARIZ. Si la causa de su ojo amoratado ha sido un fuerte golpe (algo más serio que un simple golpe contra una puerta), sonarse la nariz puede hacer que su cara se infle como un globo. Si la lesión ha causado la fractura del hueso de la órbita del ojo, al sonarse la nariz hace que pase aire del seno adyacente a la órbita. El aire se introduce bajo la piel y provoca mayor hinchazón de los párpados. Asimismo, esto aumenta las probabilidades de sufrir una infección.

Olor corporal

12 MANERAS PARA SENTIRSE FRESCO Y LIMPIO

Algunos científicos piensan que el olor corporal, al igual que el apéndice, es un vestigio de nuestra evolución. Es decir, el olor que se desprende de ciertas partes de nuestros cuerpos, básicamente las axilas y la ingle, puede haber servido alguna vez para revelar la sexualidad. Hoy ya no tiene las mismas connotaciones y, en consecuencia, resulta desagradable para la mayoría de la gente. No obstante, sobre este punto hay muchas divergencias entre los médicos y entre las personas. Si usted quiere ganar amigos y tener influencia sobre ellos, no apeste.

¿Es más fácil decirlo que hacerlo? Existen unas cuantas maneras para disimular el olor corporal y oler a rosas.

LÁVESE BIEN. La mejor manera para combatir el olor corporal consiste en restregarse bien con jabón y agua, especialmente las partes del cuerpo más propensas a oler (como las axilas y la ingle).

El olor corporal es en la mayoría de los casos producido por la combinación del sudor y las bacterias. Si se restrega a conciencia, ambos desaparecerán.

El tipo de jabón más conveniente es el desodorante, ya que su acción contribuye a obstaculizar el retorno de las bacterias. La frecuencia con la que usted debe lavarse dependerá de la química individual de su cuerpo, de sus actividades, de su estado anímico y de la época del año. Si no está seguro de lavarse con suficiencia, pregúntele a un amigo.

Recuerde que tanto las glándulas sudoríparas como las bacterias trabajan tanto por la noche como durante el día, lo cual significa que puede necesitar ducharse por la mañana y por la noche.

LAVE MÁS QUE SU PROPIO CUERPO. Usted se puede lavar hasta que su piel se vuelva roja como una ciruela y, aun así, oler mal si no lava también la ropa. Usar durante 7 días consecutivos la misma camisa es, sin lugar a dudas, una gran ofensa para los demás. ¿Con qué frecuencia se ha de cambiar la camisa? La respuesta depende de su estilo de vida. Se recomienda hacerlo cada día y, en verano, hasta 2 veces al día.

ELIJA FIBRAS NATURALES. Las fibras naturales, como el algodón, absorben mejor el sudor que las sintéticas. El sudor absorbido tiene más posibilidades de evaporarse.

HAGA DE MÉDICO. Si su sudor es abundante y tiende a oler mal, el jabón desodorante puede ser insuficiente. En este caso, puede solicitar a su farmacéutico un producto antibacteriano de venta libre que se utiliza en cirugía para lavarse las manos.

LOS ANTITRANSPIRANTES SON LOS MEJORES. Los desodorantes comerciales son efectivos para enmascarar el mal olor de las axilas, debido a que depositan sustancias químicas sobre la piel, que matan a las bacterias causantes de dicho olor. Pero si éste es tan intenso que sus amigos y enemigos le huyen, usted necesita un antitranspirante.

Éste contiene un fármaco que reduce la cantidad de sudor producido por su cuerpo. Muchos antitranspirantes comerciales combinan también un efecto desodorante. Sin embargo, los desodorantes por sí solos no pueden controlar el sudor.

NO SE IRRITE LA PIEL. Si los desodorantes o antitranspirantes comerciales le provocan un salpullido, debe probar una crema antibiótica de uso tópico que se puede adquirir en cualquier farmacia. Produce el mismo efecto, pero no irrita la piel.

ESCOJA LA OPCIÓN FRANCESA. Si no tolera los desodorantes comunes o los antitranspirantes, otra opción es usar el producto francés Le Crystal Natural. Se trata de sales minerales, en forma cristalina, que ayudan a mantener las bacterias bajo control, sin que se produzcan irritaciones en la piel.

DÉ UN PASEO POR EL BOSQUE. Olvídese de los perfumes de París. Los cazadores tienen una manera muy particular de elaborar sus propias fragancias. Para que la caza sea fructífera hay que enmascarar toda pista de olor corporal, a fin de no alertar al ciervo o al oso, que huirían a toda prisa.

¿Cómo lo hacen los cazadores? Una de las formas más populares para disimular los olores consiste en usar jabón de pino, que se vende en las tiendas de artículos para la caza. Si el aroma a pino no es de su agrado, puede utilizar el jabón de glicerina tradicional.

CONTROLE LAS COMIDAS. Ciertos extractos de proteínas y grasas que contienen algunos alimentos y especias permanecen en las excreciones y secreciones del cuerpo durante muchas horas después de haber comido. El pescado, el comino, el curry y el ajo son los que encabezan la lista.

MANTÉNGASE CALMO. La excitación sexual, la ansiedad y los nervios pueden aumentar el sudor. Si prevé que deberá afrontar una situación difícil que le provocará angustia o ansiedad, utilice doble dosis de desodorante, aunque esté practicando la meditación o la respiración profunda.

INTENTE CON EL VIEJO TRUCO PARA PERROS. Usted ya lo ha intentado todo y nada parece funcionar. Tal vez aún no lo ha intentado *todo*. Existe un viejo remedio utilizado para los perros que apestan, que consiste en desinfectarlos con jugo de tomate. También sirve para los seres humanos. Todos los que lo han probado aseguran que es muy efectivo. No es necesario llenar la bañera con jugo de tomate, sino verter 2 tazas en el agua e introducirse en ella durante unos 15 minutos.

Olor de pies

19 SECRETOS PARA EVITARLO

¿Qué es ese olor? Podrían ser sus *pies*, ¿o no? No. No, claro que no. Eso sería tan embarazoso. Debe de ser, hum... alguna otra cosa. Podría ser un trozo de queso camembert perdido detrás del sofá desde hace un mes. Sí, eso debe de ser. Se trata de un trozo de queso podrido.

Bien, gracias a Dios, el problema está resuelto. No tiene sentido, pues, que siga leyendo nuestros consejos para el olor de pies. Ya está, puede ir a hacer cualquier otra cosa.

Pero, antes, ¿no podría volver a ponerse los zapatos y echar un vistazo a los siguientes consejos?

LÁVESE A MENUDO. Aunque parezca elemental, nuestros expertos coinciden en que las cosas nunca son demasiado obvias. Usted tiene que mantener los pies inmaculadamente limpios. Use agua caliente y jabonosa y lávese los pies tantas veces como sea necesario. Si el sudor en los pies es intenso o siente algún olor desagradable, hágalo varias veces al día. Frótese con un cepillo suave, incluso entre los dedos, y asegúrese de que queden bien secos.

¿ACASO SUS PIES TRABAJAN MÁS DURO QUE USTED?

Algunos podólogos opinan que a veces los pies sudan mucho simplemente porque *trabajan* más de lo que deberían. Un defecto congénito, como el pie plano, o un trabajo que implique andar todo el día pueden ser los culpables. En ambos casos, la actividad de los músculos del pie aumenta. Cuanto más trabajan los pies, mayor es el sudor para intentar enfriarlos.

Aunque no todos los pies que sudan huelen mal, la humedad constituye el medio más favorable para el desarrollo de bacterias, que sí producen olor.

La corrección del problema mediante un soporte del arco o cualquier otro dispositivo ortopédico para zapatos promueve una reducción de la cantidad de sudor. Si los músculos disminuyen su actividad, producen menos calor.

PÓNGASE POLVO EN LOS PIES. Después de lavarse, aplíquese polvos de talco o un aerosol antifungicida en los pies.

Otra forma para mantener los pies fríos y secos es espolvorear el interior de los zapatos con polvos de talco o fécula de maíz.

USE UN ANTITRANSPIRANTE. La clave para controlar el olor es usar tanto un antitranspirante como un desodorante directamente en los pies. Puede comprar un desodorante especial para los pies o, incluso, usar el que emplea para las axilas. Tenga presente que los desodorantes eliminan el olor, pero no impiden el sudor. Los antitranspirantes, en cambio, son efectivos para ambos problemas. Los expertos aconsejan el uso de productos que contengan cloruro de aluminio hexahidratado.

No debe usar un antitranspirante si tiene lesiones activas de pie de atleta, porque le escocerá.

Además, se recomienda el uso de productos en barra más que en aerosol, puesto que la mayor parte del antitranspirante se pierde en el aire. Al principio emplee el producto 2 o 3 veces al día y, luego, vaya disminuyendo gradualmente hasta una vez al día.

CAMBIE A MENUDO DE CALCETINES. Una de las mejores formas para evitar el sudor excesivo y el mal olor es cambiarse los calcetines tantas veces como sea posible (incluso, 3 o 4 veces al día). Use siempre calcetines de fibras naturales, como el algodón, puesto que son más absorbentes que los de fibras sintéticas.

USE DOS PARES A LA VEZ. También reducirá el sudor si usa dos pares de calcetines a la vez. A primera vista, esto puede parecer una incongruencia, pero los espacios de aire que se forman entre las dos capas de tejido favorecen el enfriamiento. El primer par de calcetines debe ser de algodón (puesto que estará en contacto con la piel), y el extremo, de lana. Evite los materiales sintéticos porque estimulan el sudor.

ESCOJA BIEN LOS ZAPATOS. Los zapatos cerrados agravan el problema de los pies sudorosos, creando un ambiente ideal para el crecimiento de las bacterias, responsables de más olor y más sudor. Escoja sandalias y zapatos con los dedos abiertos cuando las circunstancias lo permitan. Evite los zapatos de goma o plástico, ya que dificultan la respiración de los pies, nunca use los mismos zapatos 2 días seguidos. Los zapatos tardan unas 24 horas en secarse plenamente.

ENVUELVA SUS PIES PARA DORMIR. Nuestros expertos recomiendan el siguiente tratamiento nocturno para ayudar a secar los pies. Mójeselos con alcohol y deje que se sequen y enfríen. Aplique luego un desodorante fuerte en la planta del pie. Cubra los pies con un plástico (para inducir el sudor, de forma que el desodorante pueda penetrar mejor en el pie). Póngase un calcetín sobre el plástico y duerma con los pies así envueltos. Por la mañana, lávese el excedente de polvo. Repita este proceso cada noche durante una semana y, luego, 1 o 2 veces por semana.

HAGA BAÑOS FRECUENTES. Para mantener secos los pies y controlar el olor, se recomiendan los baños con las siguientes sustancias.

Té. El tanino, una sustancia presente en las bolsitas de té, es un agente secante. Hierva 3 o 4 bolsitas de té en 250 ml de agua durante aproximadamente 10 minutos, y luego añada suficiente agua fría para que el baño de los pies resulte agradable. Sumerja los pies en el agua con té durante 20-30 minutos, luego séquelos y aplique polvos de talco para los pies. Se recomienda hacerlo 2 veces al día hasta controlar el problema. Repítalo 2 veces a la semana para evitar que el olor reaparezca.

Sal Kosher. Se recomienda el uso de esta sal cuando el sudor de los pies es especialmente intenso. Se disuelve 1/2 taza de sal en 250 ml de agua. Esta sal es más gruesa que la sal común de mesa.

Acetato de aluminio. Intente remojar sus pies 2 veces al día en una solución de agua fría y acetato de aluminio, el cual tiene propiedades secantes. Para ello disuelva 30 ml de solución de Burow (de venta libre) en 500 ml de agua y sumerja los pies 10-20 minutos cada vez que tome un baño.

Bicarbonato de sodio. Éste vuelve más ácida la superficie del pie y, por lo tanto, disminuye el olor. Disuelva una cucharada de bicarbonato en 250 ml de agua. Remójese los pies 15 minutos cada vez.

Vinagre. Otro ácido adecuado para los baños de pie es el vinagre. Se aconseja echar 1/2 taza de vinagre en 250 ml de agua. Remoje los pies durante 15 minutos 2 veces a la semana.

Agua fría y caliente. Alterne los baños de pie con agua fría y con agua caliente. Este procedimiento disminuye el flujo sanguíneo hacia los pies, reduciendo el sudor. A continuación, hágase un tercer baño con cubitos de hielo y zumo de limón. Finalmente, frote sus pies con alcohol para enfriarlos y secarlos. En un clima caluroso, cuando sus pies suden mucho, encontrará muy útil este procedimiento. Precaución: los diabéticos y las personas con trastornos de la circulación no deberán realizar estos baños.

INTENTE CON SALVIA. Algunas personas utilizan salvia en los calcetines para disminuir el olor. Una pequeña cantidad de estas hojas, secas y desmenuzadas, puede ser muy efectiva.

CONSERVE LA TRANQUILIDAD. Las glándulas sudoríparas de los pies, similares a las de las axilas y las palmas, responden a las emociones. El estrés, tanto el positivo como el negativo, puede aumentar la secreción y, por consiguiente, la actividad de las bacterias en sus zapatos, produciendo aún más olor. Así que ¡trate de no perder la calma!

CUIDADO CON LAS COMIDAS. Aunque le sorprenda, si come alimentos muy condimentados o picantes (como cebollas, pimientos, ajo o escalonia), sus esencias pueden excretarse a través de las glándulas sudoríparas de los pies. En consecuencia, ¡éstos pueden revelar lo que usted ha comido en el almuerzo!

Otitis externa

15 MEDIDAS PARA CURARLA Y PREVENIRLA

Si usted pudiera reducirse al tamaño de una pulga y reptar por el interior de una oreja de un nadador, probablemente vería un conducto inflamado y rojo. Observaría pequeñas cantidades de cerumen, sentiría la humedad y percibiría el olor de las bacterias horadando la piel.

En suma, estaría viendo el interior de la oreja de un nadador con otitis externa, infección que también se denomina (y no es sorprendente) oreja del nadador.

La otitis externa se produce a causa de la humedad constante en el conducto auditivo. Las orejas están constantemente expuestas al agua (ya sea por la ducha, la natación o el champú). Al intentar secar los oídos con una bolita de algodón, se eliminan la capa externa de la piel y las bacterias protectoras, dejando el campo libre a las bacterias perjudiciales.

La otitis externa empieza con un picor de oreja. Sin tratamiento puede convertirse en una infección y causar un dolor muy intenso. Una vez establecida la infección, necesitará la ayuda del médico y de los antibióticos para vencerla. Pero hay muchas cosas que puede hacer para aliviar e, incluso, prevenir el dolor.

SEQUE CON AIRE LAS OREJAS. Elimine la humedad de sus orejas, cada vez que se mojen, sospeche o no de una posible infección. Para ello, tire hacia arriba y abajo del pabellón de la oreja para desobstruir el conducto auditivo y luego oriente el secador hacia el interior del oído desde una distancia de 45-50 cm. Use el aire caliente o el frío pero mantenga una corriente de aire durante, al menos, 30 segundos. Esto eliminará la humedad de su oreja y, por lo tanto, desaparecerán las condiciones que favorecen el desarrollo de bacterias y hongos.

PRUEBE UN REMEDIO DE VENTA LIBRE. En las farmacias encontrará gotas para los oídos que combaten las bacterias. Si su único síntoma es el picor, cualquiera de estos productos podrá prevenir la infección. Utilícelo cada vez que sus oídos estén húmedos.

TAPE EL PROBLEMA. Decirle a un nadador que no nade es casi como decirle a alguien que no respire. Por lo tanto, si a usted le gusta nadar, hágalo, pero use tapones de cera o de silicona para que el agua no entre en las orejas. Este tipo de tapones, que son suaves y moldeables para adaptarse a cualquier oído, se puede encontrar en cualquier farmacia.

No olvide usar los tapones cuando se duche o se enjabone. Mantener los oídos secos es especialmente importante para las personas que son propensas a sufrir infecciones del oído.

NADE EN LA SUPERFICIE. Aunque tenga una otitis externa, puede ejercitar la natación, pero hágalo en la superficie del agua y no se zambulla de cabeza. De esta forma entrará menos agua en sus oídos.

TOME UN ANALGÉSICO. Si le duelen los oídos (lo cual es un signo de infección), puede tomar aspirina o paracetamol, para obtener un alivio temporal hasta que lo visite el médico.

CALME EL DOLOR CON CALOR. El calor también lo ayudará a aliviar el dolor. Puede usar una toalla templada con un secador, una botella de agua caliente o una esterilla en el punto mínimo de calor.

DEJE EN PAZ SU CERUMEN. La cera de los oídos cumple varias funciones, incluida la de albergar a las bacterias «amistosas». Por lo tanto, coopere con sus defensas naturales no eliminando la cera. Además, ésta cubre las paredes del conducto auditivo, protegiéndolo de la humedad.

AYUDE A ELIMINAR LA INFECCIÓN

Si usa audífonos puede coger una otitis externa aunque no se exponga al contacto del agua. Los audífonos actúan como tapones en los oídos. Además de captar el sonido, captan la humedad que se aloja en el conducto auditivo. La humedad atrapada favorece el crecimiento de gérmenes, los cuales pueden producir una infección. ¿Cuál es la solución? Quítese los audífonos siempre que pueda, para que su oído se seque.

MANTENGA SECOS LOS OÍDOS. La otitis externa disminuye la secreción de cera de su oído, pero usted puede fabricarse la suya propia. Para ello, empape una bolita de algodón en vaselina y úntese con ella el borde externo de la entrada del oído. Esto evitará la entrada de humedad del exterior y mantendrá el oído seco y cálido.

PÓNGASE UNAS GOTAS. Algunos líquidos son excelentes para matar los gérmenes y, al mismo tiempo, secar los oídos. Si sufre otitis externa con frecuencia o permanece mucho tiempo en contacto con el agua, use un agente secante cada vez que se moje la cabeza. Cualquiera de estas soluciones caseras que le proponemos son eficaces.

Un chorro de alcohol para frotar. Incline la cabeza de manera que la oreja afectada quede orientada hacia arriba. Tire del pabellón auricular hacia arriba y abajo para desobstruir el conducto auditivo y vierta el contenido de un gotero de alcohol. Mueva suavemente la oreja para que el alcohol llegue al fondo del conducto. Por último, incline la cabeza hacia el otro lado para drenar el alcohol.

Una solución de cocina. Unas gotas de vinagre blanco o de alcohol y vinagre blanco, en partes iguales, en el oído matarán los hongos y las bacterias presentes en el conducto auditivo. Hágalo de igual forma que en el apartado anterior.

Aceite mineral, aceite para bebés o lanolina. Estas sustancias pueden ser eficaces como soluciones preventivas antes de meterse en el agua. Se emplean de la misma forma que en los apartados anteriores.

UTILICE UN GORRO. Puede utilizar un gorro que le cubra las orejas, manteniéndolas fuera del alcance del agua. La combinación ideal es un par de tapones para el oído y un gorro de este tipo para mantenerlos en su lugar.

ESCOJA EL LUGAR PARA NADAR CON CUIDADO. Si se baña en una piscina con las aguas bien tratadas, será menos propenso a coger bacterias no deseadas.

Osteoporosis

24 MANERAS DE FORTIFICAR LOS HUESOS

Aunque todo el mundo puede padecer esta enfermedad, las mujeres son las más propensas, debido a que desarrollan menos masa ósea que los hombres. Además, después de la menopausia, las mujeres pierden una parte de masa ósea a mayor velocidad debido a que ya no producen estrógenos.

Sin embargo, es posible evitar la osteoporosis.

Si se toman medidas preventivas adecuadas, no tendrá necesidad de acudir al médico.

Los que ya padecen la enfermedad, aún están a tiempo de hacer muchas cosas para detener su progresión.

Desgraciadamente, el debilitamiento de los huesos puede producirse de manera casi imperceptible durante años e, incluso, décadas. Tanto es así, que los médicos la denominan la enfermedad que destruye silenciosamente.

La mayoría de las personas alcanzan el pico máximo de masa ósea en la columna vertebral a los 25-30 años y en los huesos largos (por ejemplo, las caderas) desde los 35 hasta los 40. A partir de entonces (y, sobre todo, después de los 45), todos los huesos del cuerpo comienzan a perder densidad.

Dado que el diagnóstico de osteoporosis suele establecerse cuando ya es muy tarde (después de una fractura), la estrategia consiste en empezar a luchar de forma preventiva contra la pérdida de masa ósea.

Como verá a continuación, dispone de un nutrido arsenal para combatir esta enfermedad.

HAGA EJERCICIO PARA FORTALECER LOS HUESOS. Si no hace ejercicio, pierde los huesos, pero, además, existe otra razón para hacerlo: numerosos estudios han demostrado que el ejercicio incrementa la masa ósea.

En uno de dichos estudios, llevado a cabo en la Universidad Stanford, se comparó a mujeres y varones corredores de larga distancia con otros que no lo eran. Tanto las mujeres como los hombres tenían un 40 % más de contenido mineral en los huesos que los no corredores.

Caminar también constituye un excelente ejercicio para los huesos. Se recomienda hacerlo 20 minutos al día, 3 o 4 veces a la semana.

Por supuesto, el efecto del ejercicio no se manifiesta inmediatamente.

Si usted es de aquellas personas que tienen que verlo para creerlo, considere el siguiente razonamiento.

Un jugador de tenis que utiliza el brazo derecho desarrolla un antebrazo derecho más vigoroso que el izquierdo «pasivo». Esto es una prueba evidente de que si usted usa sus músculos y somete sus huesos a cierta tensión, la densidad de sus huesos se incrementará.

MIDA SUS RIESGOS

Usted puede disminuir los riesgos de sufrir osteoporosis. Sin embargo, como en todos los aspectos de la salud, hay factores que usted *no* puede controlar. Entre ellos se incluyen:

- Si tiene antecedentes familiares de osteoporosis o alguna otra enfermedad de los huesos.
- Si tiene la tez muy clara.
- Si es de raza blanca y sus antepasados proceden de Europa o del Lejano Este.
- Si tiene una estructura ósea pequeña.
- Si tiene un bajo porcentaje de grasa en el cuerpo.
- Si tiene más de 40 años.
- Si le han extirpado los ovarios.
- Si nunca ha tenido hijos.
- Si ha tenido una menopausia precoz.
- Si es alérgico a los productos lácteos.

Recuerde que estos factores de riesgo no significan que usted necesariamente tendrá osteoporosis. Se trata simplemente de una advertencia, para que haga todo lo posible para prevenirla.

AÑADA CALCIO A SU DIETA. Algunos científicos creen que la reducción crónica de calcio en la dieta es un factor que contribuye al desarrollo de la osteoporosis.

Un estudio realizado en la antigua Yugoslavia ofrece una clara evidencia de la importancia del calcio. En una región de la antigua Yugoslavia en la que no se ingerían productos lácteos, las mujeres consumían la mitad de calcio diario que las mujeres de otra región en la que se consumían estos productos todos los días. Aquellas que ingerían calcio regularmente tenían huesos mucho más grandes y sufrían menos fracturas después de los 65 años que las otras.

Se recomienda la ingesta de 1.000-1.500 mg diarios de calcio. La leche contiene fosfato cálcico, que es una excelente fuente de calcio.

Sin embargo, la leche no es la única posibilidad. Los quesos y los yogures bajos en calorías son también fuentes de calcio. La leche desnatada brinda la misma proporción de calcio que la leche entera pero con menos grasas. Otras comidas ricas en calcio son el salmón rojo, las sardinas y las nueces. Actualmente, se venden zumos cítricos reforzados con calcio.

ENRIQUEZCA SUS COMIDAS. Añada a sus sopas y estofados bebidas como leche deshidratada y desnatada en polvo. Cada cucharada tiene 50 mg de calcio y ¡no tiene grasa!

HAGA UNA SOPA. Si añade un poco de vinagre cuando prepara un caldo con huesos, aquél ayudará a disolver el calcio de los huesos. El calcio obtenido en 500 ml de caldo será igual al contenido en 250 ml de leche.

AGREGUE QUESO. Tanto por el sabor como por el contenido de calcio, el queso parmesano constituye un buen sustituto de la mantequilla.

VIVIR CON LA OSTEOPOROSIS

Quizás alguien que usted conoce ha sufrido una fractura de cadera. Si ha logrado recuperarse, puede considerarse muy afortunado. La mayor parte de los casos de fractura de cadera, relacionados con la osteoporosis en personas mayores de 65 años, presentan una recuperación muy complicada; en algunos de ellos, el paciente muere en el transcurso de un año. La osteoporosis puede ser una cuestión de vida o muerte. A continuación le brindamos una serie de consejos para ayudar a que la osteoporosis sea más una cuestión de vida que de muerte. Para ello, es importante prevenir las caídas y las fracturas consiguientes.

Cuando se ponga de pie:

• Use los muebles, como los bordes de las mesas, para sostener su cuerpo.
• Use un calzado con buena protección.

Cuando esté sentado:

• Mantenga las rodillas más altas que las caderas. Si esto no es posible, inclínese hacia delante y sostenga su espalda colocando sus brazos sobre una mesa.
• No se agache. Si se le cae algo, levántese de la silla para recogerlo.

Además, le brindamos unas sugerencias para transformar su casa en un lugar más seguro:

• Evite las alfombras ya que pueden ser causa de caídas.
• Tenga una lámpara cerca de su cama para evitar levantarse en la oscuridad por la noche cuando quiera ir al lavabo.
• No coloque los muebles demasiado próximos entre sí, ya que debe moverse entre ellos sin tropezar.
• Utilice un bastón si siente que tiene poca estabilidad.

SI SU DIETA NO CONTIENE SUFICIENTE CALCIO, INGIERA UN SUPLEMENTO. Los suplementos de calcio pueden hacer maravillas, especialmente en las personas que tienen dificultad para absorber alimentos ricos en este elemento. Existen muchos en el mercado; el hecho de que uno de ellos sea adecuado para una persona no significa que necesariamente lo sea también para otra. El carbonato de calcio es en general bien absorbido por la mayoría de los individuos si las dosis se distribuyen entre las comidas.

A pesar de que existen otros suplementos, los médicos recomiendan, en principio, el carbonato de calcio debido a que es más barato y ofrece una mayor cantidad de calcio por comprimido. Consulte a su médico si este programa de refuerzo puede ser beneficioso para usted.

CONTROLE EL SUPLEMENTO DE CALCIO EN SU CASA. Muchas de las marcas de suplementos de calcio genéricas no están bien formuladas, puesto que no se desintegran adecuadamente.

Para verificar el suplemento de calcio se recomienda colocar 2 comprimidos en 180 g de vinagre y esperar durante 30 minutos, mientras revuelve cada 2 o 3 minutos. Si los comprimidos se desintegran en fragmentos más pequeños, significa que se disolverán muy bien en su estómago. En cambio, si el comprimido no se disuelve, es mejor que busque otro.

CONSUMA SUFICIENTE VITAMINA D. La vitamina D es esencial para la absorción del calcio. Actúa por medio de dos mecanismos: incrementa su absorción en los intestinos y aumenta su reabsorción en los riñones.

Si usted pasa muchas horas bajo el sol, puede suponer que está incorporando suficiente vitamina D. Sin embargo, debido a la presencia de la ropa, del sol sólo se obtiene el 10 % de la vitamina D que el organismo necesita.

¿Cuánta vitamina D necesitamos? Un mínimo de 400 unidades internacionales (UI) diarias. Las personas mayores de 65 años pueden requerir 800 UI diarias si no se exponen con frecuencia al sol y no consumen suficientes productos lácteos.

La vitamina D está presente en los mismos alimentos que contienen calcio. Un vaso de leche de 250 ml contiene aproximadamente 125 UI.

Las mejores fuentes naturales de vitamina D son el salmón, las sardinas y el atún. Por ejemplo, una lata de salmón de aproximadamente 120 g contiene unas 565 UI.

Asegúrese de leer las etiquetas de los suplementos de calcio ya que alguno de ellos contiene también vitamina D.

Los médicos no suelen recomendar suplementos de vitamina D, puesto que la ingestión de dosis elevadas puede ser tóxica.

DISMINUYA EL CONSUMO DE ALCOHOL. El alcohol reduce la formación de hueso y contribuye a la pérdida de densidad ósea. Beba sólo con moderación (los hombres, no más de una o dos copas diarias y las mujeres, no más de una).

NO FUME. Si necesitaba otra razón para dejar de fumar, aquí la tiene: el tabaco reduce los niveles de estrógeno. Las mujeres con bajos niveles de estas hormonas corren mayor riesgo de desarrollar la osteoporosis.

LIMITE LA CAFEÍNA. Numerosos estudios han demostrado que la cafeína aumenta ligeramente la pérdida de calcio por la orina. No obstante, 2 o 3 tazas de café diarias no constituyen un problema.

NO COMA DEMASIADA CARNE. Esto no significa que deba eliminar completamente la carne de su dieta, sino que no debe abusar de ella. Actualmente, se sabe que las proteínas aumentan sobre todo la excreción de calcio y, en menor grado, su absorción. Por lo tanto, se produce una pérdida neta de calcio.

CUIDADO CON EL CONSUMO DE FIBRAS. Las fibras de la dieta pueden unirse al calcio en el estómago y, por consiguiente, reducir su absorción.

Se desconoce cuáles son las fibras que pueden unirse al calcio, así como la cantidad en que lo hacen.

Por lo tanto, si su dieta no es exageradamente rica en fibras, no reduzca de forma drástica su consumo; se trata de ir disminuyendo la cantidad paulatinamente. Después de todo, también tiene que evaluar los efectos positivos de las fibras: ayudan a disminuir el colesterol y favorecen la movilidad intestinal.

OLVÍDESE DE LA SAL. Cuanto más sodio tenga su dieta, más sodio excretará y, en consecuencia, eliminará también más calcio. El proceso es probablemente el siguiente: al excretarse más calcio por la orina, los niveles sanguíneos de calcio disminuyen, lo que provoca la liberación de la hormona paratiroidea, que estimula la degradación del hueso para restaurar el calcio sanguíneo.

CONTROLE LA INGESTIÓN DE FÓSFORO. Existe la creencia generalizada, pero no una prueba evidente, de que el fósforo contenido, por ejemplo, en las bebidas no alcohólicas se une al calcio en el intestino e impide su absorción.

En unos estudios llevados a cabo con animales, las dosis elevadas de fosfato parecían contribuir a la pérdida de los huesos. El problema fundamental reside en que las personas que toman estas bebidas suelen consumir poca leche y, por consiguiente, no ingieren la cantidad de calcio necesaria. Lo ideal es que la proporción de calcio y de fósforo sea igual. Para lograr este equilibrio, debe incorporar más calcio que fósforo a su dieta, ya que aquél es más difícil de absorber.

Padrastros

7 CONSEJOS PARA MANTENER SUS DEDOS EN BUEN ESTADO

Parecen intrascendentes, pero sólo hasta que se enganchan en alguna cosa, lo cual con seguridad ocurre a cada momento.

Cada vez que toca el pelo, la ropa, el periódico o el gato, el dolor le recuerda que tiene padrastros.

¿Cómo se producen? Se trata de trocitos de piel muy molestos que se parten alrededor de la base de las uñas. La piel que rodea las uñas contiene poco aceite, por lo que tiende a secarse y desprenderse. Los padrastros son, pues, piel muerta.

¿Quién los padece? Son particularmente comunes entre las mujeres que tienen las manos durante mucho tiempo en agua o que se cortan las uñas con los dientes. Sin embargo, pueden producirse en cualquier persona que, debido a su ocupación o trabajo, presenta las manos muy secas. Los padrastros (así como las manos agrietadas y con eccemas) son especialmente frecuentes en los empleados de correos, puesto que trabajan todo el tiempo con papel, el cual absorbe el aceite de las manos. A menudo, la gente piensa que es alérgica a la tinta del papel, pero se trata simplemente del efecto físico que produce la piel seca.

Si sus padrastros son una pesadilla constante, intente seguir estos consejos:

CÓRTELOS. Si tiene padrastros, córtelos en cuanto aparezcan para evitar que empeoren. No realice una cirugía mayor. Simplemente recórtese los pequeños trocitos de piel con unas tijeras afiladas y esterilizadas. Antes de cortarse un padrastro, se recomienda sumergir la mano en una solución de agua sola o de agua con aceite para ablandarlo. Mucha gente comete el error de cortarlos cuando están duros y causan más daño a la piel.

SIGA LOS CONSEJOS DE SU MADRE. No se muerda las uñas. Si lo hace le aparecerán profundos cortes alrededor de los dedos, que pueden infectarse.

REMOJE LAS MANOS. Sumerja las manos en una solución de agua y aceite, como si estuviera haciendo una manicura. Se recomienda mezclar 4 tapones de aceite de baño por cada medio litro de agua caliente. Remoje las puntas de sus dedos durante 10-15 minutos.

SEA RADICAL CON EL PROBLEMA. Si los padrastros le causan muchos problemas, frótese el dedo afectado con una crema emoliente o ungüento y cúbrase con un plástico. Asegúrelo con una tirita. El plástico permite que se mantenga la humedad durante la noche. ¡Cuidado!, no se olvide de quitárselo por la mañana. Seguramente no le interesará que lo acompañe todo el día.

NO SE MUERDA LAS UÑAS. Si tiende a morderse las uñas cuando está nervioso, intente llevar prendas con bolsillos. Se recomienda poner una mano en cada bolsillo y dejarlas allí hasta recuperar la calma.

ADOPTE EL HÁBITO DE HUMEDECERSE LAS MANOS. Para prevenir los padrastros en primer lugar se debe humedecer las cutículas cada día. Haga de ello un hábito y no sólo cuando se haga la manicura. Aplique una loción sobre la carne que rodea las uñas y frote para mantener blanda la zona. Para obtener mayor alivio, caliente la loción a baño maría. Cada vez que se aplique el humectante sobre las manos, frótese las cutículas.

Nuestros expertos sugieren también frotar las cutículas con aceite de oliva o girasol, para evitar los padrastros.

TENGA CUIDADO CON LAS CUTÍCULAS. Debido a que los padrastros suelen producirse alrededor de la cutícula, mucha gente trata de evitarlos utilizando reblandecedores de cutícula. Nuestros expertos no aconsejan su empleo, puesto que el hidróxido de sodio que contienen es cáustico y puede destruir la piel, causando irritación si se lo deja durante un tiempo prolongado. Si los utiliza, hágalo de tanto en tanto y siga siempre las instrucciones cuidadosamente. Tenga presente que la cutícula protege las uñas de la agresión de bacterias y hongos.

Aunque parezcan inocentes, los padrastros pueden infectarse y causar una intensa inflamación de las cutículas y de otros tejidos alrededor de las uñas.

Pelos encarnados

10 MANERAS DE SOLUCIONAR EL PROBLEMA

Puede parecer que las pinzas son el único remedio para esos molestos pelos que se hunden de nuevo en la piel. Pero si sigue leyendo, verá que hay otras formas de evitar este problema.

UTILICE LAS PINZAS PARA ELIMINAR LOS PELOS ENCARNADOS. Si usted descubre un pequeño pelo escondido debajo de la piel, aplíquese una compresa caliente y húmeda durante un par de minutos para ablandar la piel. Luego esterilice una aguja o pinzas y arránquelo. Pásese un antiséptico como el peróxido de hidrógeno, o bien, frote con alcohol.

EN PRIMER LUGAR, VISUALICE EL PELO. Si usted no puede ver el pelo, no intente adivinar dónde está. Es posible que no se trate de un pelo encarnado. Aplique una compresa hasta que lo vea aparecer. Luego utilice la aguja esterilizada o las pinzas. Después no olvide pasar un antiséptico por la zona afectada.

DÉJESE CRECER LA BARBA. Cuanto más rizado sea su pelo, más probabilidades tiene de que se encarne. Si este tema constituye un problema para usted, considere seriamente la posibilidad de dejarse la barba. Los expertos opinan que es una alternativa legítima. Si en su trabajo no está permitido usar barba, pídale a su médico que certifique que, por razones médicas, es necesario que usted se la deje.

CUIDE SUS PELOS. Si usted no puede llevar barba, trate los pelos adecuadamente para que no se encarnen cuando se afeite. Lave su cara con jabón y agua durante 2 minutos, para liberar los pelos. Enjuáguese bien, aplíquese crema de afeitar o gel y deje que actúe durante 2 minutos para aflojar aún más los pelos.

NO USE MAQUINILLAS DE AFEITAR DE DOBLE HOJA. Si no desea usar una máquina de afeitar eléctrica, tenga cuidado con las maquinillas de doble hoja. La primera cuchilla corta y afila el pelo, la segunda corta por debajo de la piel. El resultado: el pelo afilado se riza alrededor y vuelve a crecer dentro de la piel. Por lo tanto, se recomienda usar una maquinilla de una sola hoja y no rasurarse tanto.

ENTRENE SUS PELOS. ¿Acaso su barba crece en todas las direcciones? Si es así, eduque a sus pelos para que crezcan en la misma dirección de la siguiente manera: aféitese en dos direcciones distintas, hacia abajo en la cara y hacia arriba en el cuello (para prevenir un corte). No se afeite en cualquier dirección o hacia atrás y hacia delante. Al principio, no logrará un buen rasurado, pero al cabo de unos meses de afeitarse hacia arriba y hacia abajo conseguirá que el pelo crezca verticalmente.

USE UNA CREMA ESPECIAL DESPUÉS DE AFEITARSE. Es una buena idea ponerse una toalla húmeda sobre su cara durante unos minutos después de aféitarse. De esta forma los pelos se ablandan y pierden la capacidad para penetrar la piel. Use una crema o loción después del afeitado que suavice su piel y mantenga los pelos húmedos (no la típica loción que contiene alcohol).

LUCHE CONTRA LA INFECCIÓN. Si a pesar de todos sus esfuerzos, un pelo se las ingenia para esconderse, usted puede eliminar las bacterias que éste tiene. Use una solución de peróxido de benzoílo al 10 % que tiene efecto antibiótico. Si usted es propenso a tener pelos encarnados, utilice siempre esta solución como loción para después de afeitarse. También puede buscar algún producto comercial con elevado contenido de alcohol.

MUJERES, EL AFEITADO SIEMPRE PARA ABAJO, NUNCA PARA ARRIBA. Las mujeres suelen afeitarse las piernas hacia arriba, desde el talón hasta la rodilla. Esto puede provocar pelos encarnados. Se recomienda afeitarse hacia abajo, desde la rodilla hasta el talón.

Pérdida de memoria

24 MANERAS PARA MEJORAR LA MEMORIA

¿Tiene dificultades para recordar los nombres, los números de teléfono y las fechas importantes? ¿Olvida siempre dónde ha dejado su coche en los aparcamientos? Cuando se va de vacaciones ¿tiene que volver después de haber hecho unos cuantos kilómetros para asegurarse de que ha desconectado todos los artefactos eléctricos? Si sus respuestas son afirmativas, aquí le brindamos unos consejos y alégrese porque la pérdida de memoria se cura.

Eh..., déjeme pensar, ¿qué le estaba diciendo? Ah, sí. Hemos hablado con algunos especialistas de la memoria y con personas cuya profesión les exige tener buena memoria. Todos ellos nos confiaron sus secretos para mejorar la memoria.

Mediante ciertos trucos, todo el mundo puede tener una memoria excelente. ¿Cuáles son esos trucos? Enseguida lo sabrá.

CONSEJOS MÉDICOS

TENGA PRESENTE LOS SIGUIENTES SÍNTOMAS

La mayoría de los bultos de la piel no son tumores cancerosos, y la mayoría de los fallos de memoria no son signos de la enfermedad de Alzheimer. Pero la gente tiende a ser muy exigente consigo misma, especialmente a medida que envejece. ¿Cuándo la pérdida de memoria requiere consultar a un profesional? A continuación le brindamos una guía.

- ¿Pierde contacto con la realidad? Una cosa es olvidarse la fecha del día en curso y otra muy distinta la del año. Si no puede recordar dónde está, o si es la noche o la mañana, si se ha olvidado del nombre de su cónyuge (no el de alguien que acaba de conocer), vea inmediatamente al médico.
- ¿Está usted muy descontento consigo mismo? Si se siente ansioso por sus frecuentes olvidos, no se torture y acuda al médico.
- ¿Realiza sus actividades diarias con eficacia? Si la pérdida de memoria afecta a su trabajo, su papel de padre o de abuelo o a cualquier otra de sus actividades, evidentemente necesita ayuda.

Los médicos opinan que su memoria no tiene que ser perfecta, pues los pequeños olvidos forman también parte de la vida.

PIENSE EN UNA FORMA PARA RECORDAR. Piense que usted participa en un programa de televisión y está a punto de ganar un viaje alrededor del mundo con todos los gastos pagados. Todo lo que tiene que recordar es el nombre de la batalla en la cual Napoleón fue derrotado. Usted sabe la respuesta. La tiene en la punta de la lengua pero ¿cómo hacer para que salga?

Los expertos sugieren intentar recomponer al máximo la historia y todos los sucesos relacionados con el tema.

Así, Napoleón le puede conducir a Josefina, a Francia, al código napoleónico y, por último, a Waterloo. Cuantas más conexiones haga, más posibilidades tendrá de encontrar la respuesta.

HÁGASE UN DIBUJO MENTAL. En el transcurso de su vida, una persona suele perder un *año entero* buscando objetos perdidos. ¿Quiere ahorrarse un año de su vida? Usted puede. Hágase un dibujo mental de las llaves cuando las pone sobre la mesa. Levante las manos a la altura de sus ojos, imitando una cámara de fotos, y dispare.

HABLE CON USTED MISMO. Adelante, no tenga vergüenza. De esta forma tendrá un mensaje oral además de la imagen visual. Si deja su coche al final del aparcamiento, bajo un viejo roble, anímese y diga: «Dejo mi coche al final del aparcamiento, bajo el roble viejo». Decirlo en voz alta es otra manera de reforzar la memoria.

¿Existen píldoras para la pérdida de memoria?

Los científicos han investigado durante mucho tiempo las relaciones entre los nutrientes y la capacidad del cerebro para recordar. Se sabe que la falta de ciertos nutrientes puede conducir a la pérdida de memoria y de otras capacidades cognitivas; sin embargo, se ignora si el aporte de nutrientes suplementarios puede desarrollar una memoria suplementaria.

Las investigaciones de los últimos años han centrado la atención en los siguientes nutrientes, que parecen estar relacionados con la memoria: vitaminas B_1 (tiamina), B_6, B_{12} y C, colina, folato, niacina, calcio, cobre, yodo, hierro, magnesio, manganeso, potasio, cinc y sobre todo lecitina.

En el Instituto de Fisiología de Sofía, Bulgaria, se están llevando a cabo investigaciones sobre un nutriente nuevo y exótico: el ginseng. Se ha determinado que la raíz de esta planta china mejora el aprendizaje y la memoria, al menos en los ratones.

Todo hace pensar que llegará el día en que con una píldora cada mañana se podrá curar la pérdida de memoria. Por supuesto, ese día muchos de nosotros inevitablemente nos olvidaremos de tomar las píldoras.

ATE UNA CINTA AMARILLA ALREDEDOR DEL ROBLE. ¿Tiene miedo de recordar bajo qué roble ha dejado el coche? Coloque una cinta amarilla alrededor del árbol. Si tiene que comprar tiritas, péguese una tira plástica alrededor de su muñeca, y si debe recordar la fecha de cumpleaños de alguna tía, colóquese el reloj en el otro brazo.

HAGA LISTAS. Intente siempre escribir en un papel lo que necesita recordar. Si bien nuestra memoria dispone de un espacio considerable para almacenar, la memoria a corto plazo tiene capacidades limitadas. Al confeccionar una lista no sólo nos aseguramos de recordarlas, sino que además liberamos nuestra mente para que pueda dedicarse a pensamientos más trascendentes.

DIVIDA EN CATEGORÍAS. Cuando no dispone de papel y lápiz, tiene que hacer una lista mental, pero no librada al azar. Si va de camino a un supermercado y sabe que necesita 20 artículos, probablemente nunca los recordará todos, excepto si los agrupa de forma lógica. Piense: 5 vegetales, 4 de librería, 3 frutas, etc.

INVÉNTESE UNA HISTORIA SIN SENTIDO. Si debe recordar varios objetos y tiene miedo de no poder hacerlo, simplemente invéntese una historia que los incluya. Por ejemplo, suponga que necesita chuletas de cerdo, albaricoques, leche y pan. De camino a la tienda invéntese una historia en la cual un cerdo está bebiendo leche en un campo de trigo bajo la sombra de un albaricoquero.

PIENSE EN EL ROSTRO. Recordar los nombres es probablemente una de las tareas más difíciles. El truco consiste en grabarse en la mente una asociación permanente entre el nombre y la cara. También puede escoger un rasgo destacado del rostro y concentrarse en él. Si Alberto Esquivel, el nuevo compañero de trabajo, tiene una nariz alargada, visualice un hombre pequeño esquiando por ella.

CÓMO EVITAR LA ETAPA DE ALARMA

En general, todo lo que pedimos a nuestra memoria a corto plazo es que recuerde una docena de números de teléfono, la lista de la compra y los horarios de nuestros programas favoritos. Pero ¿qué debe hacerse para recordar una promoción publicitaria, una conferencia o el guión de una pieza teatral o deletrear una palabra en cualquier momento que se lo pidan? Un actor profesional (especializado en Shakespeare) y campeón en concursos de deletreo nos ha contado cómo lo hace:

- Para poder memorizar el guión, éste tiene que tener sentido para mí. Para ello, leo las líneas y añado mis propias palabras.
- Busco el ritmo de las frases, por ejemplo, «Ser o no ser»... sen, sensen.
- Busco pistas alfabéticas, por ejemplo, en *Macbeth*, tuve que decir lo siguiente: «Pero no tuve ninguna; el rey nos brindó justicia, verdad, temperamento y estabilidad...». Para recordarlo me centré en que las dos primeras estaban en orden alfabético, mientras que las dos restantes estaban en el inverso.
- Intento asociar el texto con los movimientos. Por ejemplo si debo decir «vino», en el escenario muevo la mano para coger un vaso, como ocurre en *El mercader de Venecia*.
- Muchas personas que deletrean tratan de memorizar las listas para los concursos de deletreo, pero a mí no me resulta útil. Se trata de aprender las palabras y no, simplemente, de memorizarlas. La nueva palabra que aprendo trato de incorporarla a mi vida cotidiana.
- El deletreo constituye un proceso lógico. Si la palabra no me es conocida, intento segmentarla y encontrar alguna parte de ella que me resulte familiar.
- Gran parte de nuestra memoria es visual. Si no recuerdo una nueva palabra, la escribo varias veces.

HAGA ASOCIACIONES CON LOS NOMBRES. Es muy fácil recordar los nombres si efectúa asociaciones. Si debe recordar el nombre de alguien que no tiene una nariz prominente, invéntese una historia. Por ejemplo, si ha de recordar a Eduardo Sastre, imagínelo sentado con un trozo de tela y unas tijeras en la mano.

BUSQUE PUNTOS DE REFERENCIA. Siempre es posible asociar hechos del pasado o otros que ocurrieron en la misma época. Por ejemplo, si usted se ha olvidado cuándo trabajó para la compañía constructora ABC, piense en cualquier signo o clave que le permita focalizar el tema. Puede pensar en quién era su pareja en esa época, recordar que a ambos les gustaba ir al cine y que una de las películas que habían visto juntos era *Tiburón*. Puede llamar por teléfono al cine y preguntar en qué fecha estaba en cartel dicha película.

Subraye sus pensamientos. Muchos estudiantes se han familiarizado con el uso de rotuladores de colores. Usted no necesita un rotulador para subrayar sus pensamientos. Lo puede hacer mentalmente, seleccionando lo que es importante y lo que no.

Lea, lea y lea. Si su problema es que olvida las palabras, esto se debe probablemente a que no las utiliza lo suficiente. Nuestros expertos han hablado con un intérprete con mucha experiencia, que debe almacenar un enorme vocabulario en su memoria y estar preparado para emplear las palabras en cualquier momento. Solamente en inglés (este hombre también domina el francés, el alemán, el ruso y el español) hay unas 200.000 palabras, pero en nuestra vida diaria no utilizamos más de 5.000. Si no encuentra la palabra correcta cuando trata de expresarse, es muy probable que su vocabulario esté un poco oxidado. ¿Cuál es la solucion? Leer, leer y leer. Los especialistas recomiendan leer libros de ciencia ficción y los clásicos.

Hágase una prueba. Muchas personas no saben con exactitud cuál es el alcance de su memoria. A menudo creen que recuerdan las cosas, pero no es así. Seguro que usted ha pasado por esa experiencia antes de un examen. Para que no le vuelva a ocurrir, elabore un cuestionario antes y compruebe si sabe o no las respuestas.

Mantenga la calma. El estrés y la ansiedad pueden perjudicar la memoria. Se requiere una gran concentración para descodificar las cosas, y la ansiedad no permite concentrarse. Según los expertos, si usted es una persona olvidadiza, es posible que su mente esté pidiendo vacaciones. En un ambiente calmo y relajado, la memoria se estimula con mayor facilidad

Controle el consumo de medicamentos y de alcohol. Muchos factores pueden contribuir a la pérdida de memoria, entre ellos el alcohol y ciertos fármacos, como las anfetaminas, los antihipertensivos y los antihistamínicos.

Picaduras

38 PISTAS PARA ALIVIAR EL DOLOR

Cuando Hamlet se lamentaba de los ultrajes del destino y de las afrentas que su cuerpo debía soportar, ciertamente no se quejaba de los abejorros ni de las medusas. Tenía otros enemigos que vencer y muchas decisiones que tomar. Pero si usted acaba de sufrir una picadura de una de esas malditas criaturas, tendrá también que tomar una decisión: ser o no ser vencido por el dolor. Elija no sufrir considerando los siguientes consejos.

ABEJAS, AVISPAS Y SUS PARIENTES

Cuando estos insectos pican, inyectan veneno en los tejidos cutáneos, causando dolor, color rojizo e hinchazón en el lugar de la picadura. El malestar puede durar varias horas o un día, dependiendo del tipo y la cantidad de insectos que le hayan picado.

IDENTIFIQUE A SU AGRESOR. Si sabe qué clase de insecto produjo la picadura, será más fácil decidir el tratamiento y evitar nuevas picaduras. La abeja (obrera), con un cuerpo marrón dorado muy velloso, puede picar una sola vez, debido a que muere al introducir el aguijón en la piel de su víctima.

En cambio, los abejorros y las avispas tienen un aguijón más pequeño, pero pueden atacar repetidas veces ya que no mueren al desprenderse de él.

Las avispas con pintas amarillas plantean un problema adicional. ¡Cuidado! Si aplasta a una de ellas, sus compañeras del nido se abalanzarán sobre usted. Al romper el saco de veneno, se desprende una sustancia química que incita a sus compañeras a atacar.

ATAQUE CON RAPIDEZ. La clave para que el tratamiento sea efectivo es actuar con rapidez. Cuanto antes se apliquen los primeros auxilios, antes podrá controlar el dolor y la hinchazón.

QUÍTESE EL AGUIJÓN. En el caso de una picadura de abeja, debe quitarse el aguijón lo antes posible. De lo contrario, el saco de veneno continúa penetrando en la piel durante 2 o 3 minutos. Debe tener cuidado de no aplastar el aguijón ni el saco, ya que se desprendería más veneno dentro de sus tejidos.

Para quitarse el aguijón, empújelo suavemente hacia fuera.

LIMPIE LA ZONA. El veneno de las abejas y avispas suele contener bacterias. Por consiguiente, debe lavarse el área de la picadura con agua y jabón o con un antiséptico.

ALIVIE EL DOLOR. Con seguridad, usted deseará aliviar rápidamente el intenso dolor causado por la picadura. Las siguientes sustancias son muy eficaces para ello, pero siempre que las aplique de inmediato.

Frío. Un cubito de hielo sobre la picadura puede disminuir la hinchazón e impedir la diseminación del veneno.

Calor. Aunque parezca paradójico, el calor también puede proporcionar alivio, al neutralizar una de las sustancias químicas causantes de la inflamación. Simplemente coja un secador de pelo y oriéntelo hacia la picadura.

Aspirina. Una de las medidas más sencillas y efectivas consiste en aplicarse una aspirina. Humedezca el área de la picadura y luego frótela con un comprimido de aspirina. Ésta tiene la propiedad de neutralizar ciertos componentes inflamatorios del veneno. Las personas sensibles o alérgicas a la aspirina no deben utilizarla.

Amoníaco. A menudo el amoníaco de uso doméstico alivia el dolor inmediatamente. Aplíquelo sobre la picadura. En el caso de que se vaya de paseo, llévese consigo un producto denominado After Bite®, el cual contiene amoníaco.

Bicarbonato de sodio. Algunos médicos recomiendan el uso de una pasta de bicarbonato de sodio con agua.

Carbón activado. La pasta de carbón activado en polvo extrae el veneno muy rápidamente y, en consecuencia, no se producen hinchazón ni dolor. Vierta con sumo cuidado el contenido de dos cápsulas de carbón activado y humedézcalo con agua. Aplique la pasta obtenida sobre la picadura y cubra con una gasa o plástico.

Barro. Si no dispone de ninguna de las sustancias mencionadas, puede mezclar un poco de tierra con agua para formar barro. Aplíquelo como si fuera carbón activado y cúbrase con una venda o pañuelo. Déjelo hasta que el barro se seque.

Tome un antihistamínico. Los antihistamínicos de venta libre pueden aliviar el dolor. Producen una ligera sedación y disminuyen la hinchazón, la sensación palpitante y el dolor rojizo causado por el veneno del insecto.

Intente evitar las picaduras. Si es precavido, puede ahorrarse muchos problemas y dolores más tarde. A continuación le brindamos unas sugerencias para evitar que los insectos le piquen.

Vístase de blanco. Los insectos que pican prefieren los colores oscuros. Por esta razón, los que trabajan en las colmenas siempre utilizan ropas de colores claros.

No huela demasiado bien. Evite los perfumes, las lociones para después de afeitarse y cualquier otra fragancia que pueda atraer a las abejas como si se tratara del néctar de una flor.

Aumente el consumo de cinc. A los insectos les atraen las personas con déficit de cinc. Se recomienda la ingesta de 60 mg al día durante un año. (No obstante, debe consultar a su médico antes de tomar suplementos de cinc.)

Use aceite como repelente. Algunos baños de aceite pueden repeler a los insectos, como Skin-So-Soft de Avon. Frótese el aceite sobre la piel descubierta antes de salir al aire libre.

Busque protección. Si lo persigue un ejército zumbante, métase dentro de la casa, salte a la piscina o adéntrese en un bosque. A los insectos que pican, les resulta difícil seguir a sus presas dentro de un bosque denso.

Intente pintar. Como último recurso, puede pintar, ya que la trementina de la pintura actúa como repelente.

MEDUSAS

Las medusas y los sifonóforos son dos de los animales marinos causantes de picaduras más comunes. Sus largos tentáculos contienen células urticantes. Cuando pasan a su lado y se frotan contra usted, las células destruyen la piel y le inyectan su veneno. Incluso los tentáculos dañados pueden provocar heridas graves. He aquí lo que debe hacer si tiene un desagradable encuentro con una de esas criaturas.

¡LÁVESE! Lávese la herida inmediatamente con agua salada. *No use agua fresca* puesto que activará las células urticantes que aún no se hayan quebrado. Por la misma razón, no se frote la piel.

CONSEJOS MÉDICOS

SIGNOS DE UNA REACCIÓN GRAVE

Las picaduras de abejas causan más muertes que las de las víboras. La picadura normal de una abeja produce un dolor intenso durante unos breves minutos y una hinchazón que habitualmente disminuye al cabo de unas horas. La presencia de síntomas más graves puede indicar una alergia, que, en ocasiones, conduce a un *shock* anafiláctico mortal. Debe estar atento a los siguientes signos: opresión en el pecho, urticaria, náuseas, vómitos, respiración dificultosa, ronquera, mareos, lengua o cara hinchada, desmayos o *shock*. Cuanto más tempranos son los síntomas, mayor es el riesgo.

Si presenta alguno de estos síntomas, intente aplicar cualquiera de los procedimientos indicados y acuda a un hospital con la mayor brevedad posible. Si no cuenta con ninguno de los productos señalados aplique hielo y llame a un servicio de urgencias inmediatamente.

Las picaduras graves de las medusas pueden acompañarse de dolores de cabeza, calambres musculares, tos, dificultad para respirar, náuseas y vómitos. Si los síntomas persisten o empeoran, contacte con un médico o con el servicio de urgencias más próximo.

NEUTRALICE LAS CÉLULAS URTICANTES. Para aliviar el dolor límpiese el área con uno de los productos que se indican a continuación. Cuanto antes lo haga, mejor será el resultado. Sin embargo, el alivio durará sólo un par de horas. Se recomienda aplicar el producto tantas veces como sea necesario.

Alcohol. Rocíe con alcohol las zonas afectadas. Si no dispone de alcohol de uso externo, también puede utilizar vino, licor o cualquier otro producto que contenga alcohol.

Vinagre. Algunos médicos recomiendan el uso del vinagre (incluso sugieren que vaya a la playa con una botella).

Amoníaco. También es efectivo.

QUÍTESE LOS TENTÁCULOS PRENDIDOS EN LA PIEL. Si aún tiene tentáculos colgando de su piel, ahora es el momento de quitárselos. ¡Cuidado! No los toque con las manos desnudas; intente con los siguientes procedimientos:

- Envuélvase la mano en una toalla o paño y quite los tentáculos.
- Use crema de afeitar y aféitese suavemente sobre los tentáculos.
- Si no le resulta práctico, aplíquese una pasta de arena y agua de mar. Luego, con un cuchillo, tarjeta de crédito o cualquier otro instrumento plano, rasque sobre la piel para sacarlos.
- Aplíquese una pasta de bicarbonato de sodio y agua de mar y luego rasque en la forma indicada antes.

TRATE LOS SÍNTOMAS. Trate el picor y la inflamación con una medicación específica.

- Alivie el escozor en la piel con antihistamínicos.
- Reduzca la hinchazón con cremas que contengan hidrocortisona.
- Tómese un calmante para el dolor si éste persiste.

VACÚNESE CONTRA EL TÉTANOS. Si bien el agua salada le limpiará la picadura, no esterilizará la herida. Controle si está vacunado contra el tétanos.

USE MALLAS EN LA PLAYA. Si usted quiere evitar a toda costa que le piquen las medusas, póngase unas mallas cuando vaya a nadar al mar.

Pie de atleta

18 MANERAS DE ERRADICARLO

Este tipo de hongos puede afectar a cualquiera, ya se trate de un gran deportista, un concertista sedentario o, incluso, la mujer del concertista. (Aunque los hombres son más propensos a padecer esta engorrosa infección.)

El pie de atleta es causado por un organismo que vive en la piel y que crece mejor en un lugar cálido y húmedo. Si bien los climas suaves estimulan su desarrollo, es el calzado húmedo por el sudor el principal causante de su aparición. Una vez que se produce la infección deben transcurrir al menos 4 semanas de tratamiento para poder comprobar una mejoría. Además, si no se eliminan por completo las causas que lo originaron, la infección volverá a producirse. A continuación le brindamos unos consejos para ayudarle a vencer el pie de atleta y para prevenir su reaparición.

CUIDE SUS PIES CON ESMERO. El pie de atleta puede aparecer de repente y acompañarse de grietas en la piel, ampollas rezumantes y una sensación urente intermitente. En esta fase de la infección debe extremar el cuidado de sus pies. Manténgalos descubiertos y en constante reposo, aunque esto le suponga tener que ausentarse del trabajo y desatender todas sus obligaciones domésticas. A pesar de que la inflamación *per se* no es peligrosa, puede empeorar y convertirse en una infección bacteriana.

ALIVIE EL DOLOR. Use compresas frías para calmar el dolor, reducir la inflamación, disminuir el picor y secar las llagas. Aplique Hexomedin® o disuelva 2 cucharaditas de té de solución de Burow en 500 ml de agua fría (ambos de venta libre). Humedezca un paño de algodón en el líquido y aplíquelo 3 o 4 veces al día durante 15-20 minutos.

PRUEBE UNA SOLUCIÓN SALINA. Añada 2 cucharaditas de sal a 500 ml de agua caliente y sumerja el pie en la solución durante 5-10 minutos. Repítalo hasta que desaparezca el problema.

La solución salina crea una atmósfera desagradable para los hongos y reduce el exceso de sudor. Además, suaviza la piel irritada, permitiendo que los medicamentos antifúngicos penetren más profundamente y, en consecuencia, actúen con más eficacia.

UTILICE MEDICAMENTOS. Ahora es el momento de aplicar una medicación antifúngica de venta libre. Los principales fungicidas contienen nitrato de miconazol (Dermisdin®), tolnaftato (Wasserdermina®) o ácidos grasos. La medicación se debe aplicar ligeramente sobre la zona afectada 2 o 3 veces al día, frotando con mucha suavidad. Continúe el tratamiento 4 semanas (o 2 semanas en caso de que el problema parezca solucionado).

CUIDE SUS DEDOS. Si el pie de atleta se localiza entre los dedos del pie, aplique una solución de cloruro de aluminio. Este líquido no sólo mata los hongos, sino que también contribuye a secar el área y previene la reaparición de la infección.

Pida a su farmacéutico que le prepare una solución de cloruro de aluminio al 25 % en agua y aplíquela con un trozo de algodón entre los dedos del pie 2 o 3 veces al día. Efectúe este tratamiento durante 2 semanas hasta que el problema se haya solucionado.

Se recomienda tener cuidado con el uso del cloruro de aluminio sobre la piel lastimada o agrietada, ya que provoca un intenso picor. En estos casos, debe primero curar la piel con un agente antifúngico.

FROTE CON BICARBONATO DE SODIO. En las infecciones micóticas de los pies, especialmente entre los dedos, es muy efectivo el bicarbonato de sodio. Forme una pasta con éste, añadiéndole un poco de agua a temperatura ambiente. Frote la mezcla sobre el área afectada, enjuague y luego seque con cuidado. Por último, aplique polvos de talco o fécula de maíz.

QUITE LA PIEL MUERTA. Una vez superada la fase aguda, es necesario eliminar la piel muerta, ya que contiene hongos vivos que pueden volver a infectarlo.

Cuando se bañe, pase un cepillo por todo el pie, de forma suave pero vigorosa. Ponga especial atención a los espacios entre los dedos. Utilice un cepillo redondo y alargado para esta parte.

Si restriega sus pies en la bañera, dése luego una ducha para que los trocitos de piel caídos no queden adheridos a su cuerpo y le provoquen una nueva infección.

PRESTE ESPECIAL ATENCIÓN A LAS UÑAS DEL PIE. Las uñas de los dedos del pie son unos de los lugares favoritos para el crecimiento y desarrollo de los hongos. Se recomienda limpiarlas o limarlas, al menos, cada 2 o 3 días. Puede utilizar culquier objeto adecuado, como una cerilla de madera o un palillo de dientes, pero no debe emplear una lima metálica de uñas, ya que puede dejar pequeños orificios, que constituyen excelentes albergues para los hongos.

CONTINÚE CON LAS CREMAS. Cuando la infección haya desaparecido, continúe aplicando la crema o loción antifúngica para evitar la reaparición de los hongos sobre todo cuando hace calor. Puede utilizarla con menor frecuencia que antes, basándose en su propio criterio, desde una vez al día hasta una vez por semana.

ELIJA EL CALZADO APROPIADO. No use zapatos de plástico o impermeables, ya que ambos retienen el sudor y, en consecuencia, favorecen un clima cálido y húmedo, ideal para los hongos.

No utilice jamás un calzado muy ajustado y que no tenga ventilación. Tampoco use botas durante todo el día. Los materiales naturales, como el algodón o la piel, son los más adecuados para crear una atmósfera conveniente para su pie. En cambio, la goma y la lana pueden inducir el sudor y mantener la humedad. Las sandalias son excelentes para el verano.

CÁMBIESE LOS ZAPATOS A MENUDO. No use 2 días seguidos los mismos zapatos. Éstos necesitan 24 horas para secarse por completo.

Cuando el sudor de los pies es muy abundante, se recomienda cambiar el calzado 2 veces por día.

OTRA ALTERNATIVA

USE UN POCO DE VINO

Un tratamiento excelente para erradicar el pie de atleta consiste en mezclar 30 g de salvia, 30 g de agrimonia (una hierba aromática) y 2 tazas de vino blanco. Se calienta la mezcla al baño maría durante 20 minutos. Se deja enfriar y se introduce varias veces el pie dentro del recipiente con el líquido. El tiempo de inmersión depende del criterio personal.

MANTÉNGALOS SECOS Y LIMPIOS. Aplique un polvo o aerosol antifúngico en el interior de sus zapatos con frecuencia. También puede utilizar un desinfectante. De esta forma acabará fácilmente con los hongos. Realice este procedimiento cada vez que se quite los zapatos.

AIRÉELOS. Se recomienda poner los zapatos al sol de vez en cuando para que se aireen. Quite los cordones y ábralos bien. También las sandalias deben secarse bien y tener limpias las tiras. El objetivo es reducir toda posibilidad de reinfección.

CÁMBIESE LOS CALCETINES. Si sus pies sudan demasiado, se aconseja cambiar los calcetines unas 3 o 4 veces al día. Use preferentemente calcetines de algodón y evite los que tienen fibras sintéticas. Asegúrese de enjuagarlos bien, puesto que los residuos de detergente pueden agravar su problema de piel.
Para eliminar los hongos por completo, lave los calcetines 2 veces seguidas con agua caliente.

UTILICE POLVOS DE TALCO EN LOS DEDOS DEL PIE. Para mantener los pies secos, deje que se aireen durante 5-10 minutos después del baño y antes de ponerse los zapatos y los calcetines. Para acelerar el proceso, puede utilizar un secador de pelo. Mueva los dedos y seque bien entre ellos y luego aplique los polvos de talco. Para no desperdiciarlos, llene con ellos una bolsa de plástico e introduzca el pie.

APLIQUE POLVOS MEDICINALES A SU CALZADO. Puede aplicar polvos, como Silidermil Polvo® o Talquissar®, en los zapatos antes de ponérselos.

CÚBRASE EN LUGARES PÚBLICOS. Para reducir la posibilidad de contagio en lugares públicos, como balnearios, gimnasios, clubes y piscinas, utilice zapatillas de playa o sandalias. Recuerde que, si es propenso a las infecciones, puede adquirirlas en casi todos los lugares húmedos. Por lo tanto, sea prudente.

Piel grasa

7 REMEDIOS PARA MEJORAR EL ASPECTO

Indudablemente, no tiene usted la culpa. Si quiere descargarse con alguien, hágalo con sus antepasados. En ellos, probablemente, la piel grasa sirviera para propósitos útiles, como para contrarrestar el efecto del sol mediterráneo y de las lluvias del monzón. Ahora, sin embargo, usted no necesita enfrentarse a un sol abrasador ni a lluvias diluvianas y su frente brillante sólo le causa molestias.

La herencia desempeña un papel decisivo en la piel grasa, pero también las hormonas. Las mujeres embarazadas a veces notan un aumento de grasitud en su piel, que se debe a los cambios hormonales. Lo mismo ocurre en el caso de las mujeres que toman ciertos anticonceptivos. El estrés también puede aumentar la secreción de las glándulas sebáceas. El uso de cosméticos inadecuados puede agravar un caso leve de piel grasa.

Usted puede controlar algunos de estos factores, pero debe aprender a convivir con otros que se hallan fuera de su control.

No existe cura mágica alguna para la piel grasa, pero nuestros consejos lo ayudarán a mejorarla. Los expertos opinan que la piel se debe mantener siempre limpia.

La piel grasa no presenta sólo desventajas. Los expertos opinan que el proceso de envejecimiento es menos evidente. En efecto, las pieles grasas envejecen mejor y presentan menos arrugas. ¡La maldición de hoy será la bendición de mañana!

UTILICE EL BARRO. Las máscaras de arcilla o de barro son muy efectivas. Sin embargo, su efecto es sólo temporal. Cuanto más oscura es la arcilla o el barro, más aceite puede absorber. Sin embargo, para las pieles sensibles se recomienda usar arcillas blancas o rosas porque son más suaves.

Las máscaras pueden limpiar las superficies grasas de la piel, pero no espere que los poros se limpien en profundidad. Algunos expertos afirman que sólo se logra una mejoría temporal de la piel.

LÁVESE CON AGUA CALIENTE. El agua caliente es un excelente disolvente. A las personas con la piel grasa se les recomienda lavarse la cara con agua caliente y mucho jabón. El agua caliente y el jabón son siempre más eficaces que el agua fría.

ESCOJA JABONES QUE SEQUEN LA PIEL. Con los productos disponibles en la actualidad para tratar la piel grasa, las posibilidades son limitadas. Poco puede hacerse además de eliminar el aceite de la piel. Para ello deben usarse con frecuencia astringentes y jabones para secar la piel.

No resulta difícil encontrar jabones que sequen la piel (lo difícil es encontrar alguno que no lo haga). Se recomienda el gel Multidermol.

NO BUSQUE SU ORIGEN EN LA COMIDA

A pesar de que algunas revistas y libros especializados en el cuidado de la piel recomiendan seguir dietas especiales para reducir los problemas de la piel grasa (habitualmente eliminando los fritos y las comidas grasas), nuestros expertos consideran que esto no es más que pura fantasía y una pérdida de energía.

No existe relación entre las dietas y la piel grasa. Ésta se halla genéticamente determinada: usted puede heredarla o no. No es posible inactivar las glándulas sebáceas mediante una dieta. Todo lo que puede hacer es intentar absorber la grasa.

Si una persona con la piel seca come alimentos grasos, el estado de su piel no cambia. El mismo razonamiento es válido para la situación inversa.

CONTINÚE CON ASTRINGENTES. Los astringentes con acetona son los mejores, ya que ésta es un excelente disolvente de grasas y aceites. Casi todos los astringentes contienen cierta proporción de acetona. Si los usa regularmente es posible que consiga eliminar parte de la grasa de la piel.

Asegúrese que, además de alcohol, el astringente también contiene acetona. Puede usarse, asimismo, el alcohol común. Los que prefieren algo más suave pueden optar por el agua de hamamelis.

Los astringentes que no contienen alcohol no son tan efectivos como los que contienen alcohol y acetona, pero pueden resultar buenos para las personas con piel sensible.

Un consejo: los dermatólogos dicen que, en lugar de lavarse el rostro varias veces al día, es mejor usar toallitas astringentes para limpiarse la cara.

SELECCIONE LOS COSMÉTICOS CON CUIDADO. Los cosméticos se dividen en dos grandes categorías: los que tienen base oleaginosa y los que son de base acuosa.

Existen muchos cosméticos para combatir las pieles grasas. Tienen la función de absorber y cubrir la superficie para que no se note la grasa de la piel. Pero ningún cosmético contiene el ingrediente mágico que reducirá o eliminará la producción.

Se recomienda que no se tiente comprando productos que se adjudiquen tales propiedades.

PÓNGASE POLVOS. Use polvos de talco para bebé. Muchas mujeres han descubierto que la aplicación de este talco sobre el maquillaje ayuda a disimular el brillo y protege la cara.

Piel seca e irritada por el frío

10 OPCIONES PARA EL FRÍO

Si usted está leyendo este libro en su casa de la playa, no necesitará leer este capítulo. Salga y tome el sol bajo el calor húmedo. Disfrute y tenga un buen día. Pero los que vivimos en climas fríos y secos, expuestos de la mañana a la noche al aire seco de los sistemas de calefacción, debemos luchar contra las agresiones invernales. ¿Qué podemos hacer? Muy simple: apagar la estufa y marchar a la playa. ¿Acaso usted no puede? Entonces, al menos, apague la estufa: éste ya es un paso muy saludable. Pero, en verdad, hay muchos más que usted puede hacer. Aquí le ofrecemos algunas soluciones, que siguen una premisa básica: la sequedad se debe a la falta de *agua* en la piel (no de aceite). Tenga este concepto presente mientras lea estas líneas y, también, cuando esté en su rutina diaria. ¡Su piel se lo agradecerá!

NO TRATE DE BEBER PARA COMBATIR LA SEQUEDAD. Muchas revistas y libros de belleza recomiendan beber al menos 7 u 8 vasos de agua diarios para mantener la piel hidratada y prevenir la sequedad. ¡No lo crea! Si usted está totalmente deshidratado, su piel, por supuesto, se seca, pero si su estado de hidratación es normal, la sequedad de la piel no se modificará en absoluto por el hecho de beber agua.

PONGA EL AGUA EN SU LUGAR. La mejor manera de tener agua en la piel es mojándola. Los especialistas recomiendan mojarse durante 15 minutos diarios con agua tibia, nunca caliente. Olvídese de la recomendación de bañarse todos los días. La regla de oro para la piel seca es la siguiente: báñese menos y use agua más fría.

LUBRIQUE LA PIEL. Después de cada baño aplíquese una loción humectante. Su función es evitar que se evapore el agua de la piel. Muchas personas creen que las lociones hidratantes proporcionan aceite, pero esto no es totalmente cierto. Recuerde la premisa básica: la piel seca indica una falta de agua, no de aceite. Todo el mundo sabe que después de bañarse resulta muy fácil cortarse las uñas. Esto ejemplifica lo que es la hidratación. Lo mismo ocurre con su piel cuando se baña. En resumen, las sustancias humectantes después del baño permiten mantener el agua en la piel y ayudan a prevenir la sequedad.

NO SEQUE TOTALMENTE LA PIEL. Es mucho más efectivo aplicar un humectante sobre la piel húmeda inmediatamente después de bañarse, que sobre la piel seca. Esto no significa salir apresuradamente de la ducha y ponerse la loción, sino secarse apenas con la toalla y, luego, aplicarla.

NO SE DEJE CONVENCER POR LA PUBLICIDAD. Ningún producto humectante es mejor que la vaselina o el aceite mineral. No obstante, para los que lo toleran, cualquier aceite vegetal (de girasol, de cacahuete) o hidrogenado (Crisco) resulta efectivo para combatir la piel seca y la irritación por el frío. Son efectivos, seguros y lubricantes puros de la piel. También tienen un precio asequible.

Estos productos, sin embargo, presentan la gran desventaja de que tienden a ser muy grasientos. La mayoría de las personas prefieren un producto que huela bien y sea agradable al tacto, en definitiva, que no le haga sentir como si fuera un cerdito grasoso. Todo depende de cuánto dinero quiera gastarse, cómo quiera oler y sentirse. Todos los humectantes, en principio, ejercen el mismo efecto, y no existe forma alguna de demostrar que uno es mejor que otro. La respuesta es estrictamente su decisión personal.

USE AVENA PARA CURARSE. Algunos investigadores sostienen que el hombre descubrió los efectos curativos de la avena hace unos 4.000 años. De todas maneras, todavía hay quien sigue investigando al respecto. La avena aplicada en el baño actúa como un agente calmante. Vierta dos tazas de avena coloidal en una bañera con agua tibia. (El término *coloidal* significa que la avena se ha molido en un polvo fino que queda en suspensión en el agua.) Puede también utilizar la avena como sustituto del jabón. Coloque un poco de avena coloidal en un pañuelo, sumérjalo en agua, extraiga el exceso de ésta y úselo como si fuera un jabón normal.

ESCOJA JABONES GRASOS. La mayoría de los jabones contienen lejía, sustancia excelente para la limpieza pero irritante para la piel seca. Los expertos recomiendan a las personas con la piel seca evitar los jabones fuertes y, en cambio, escoger los jabones y geles grasos como Dove o Neutrogena. Los jabones grasos contienen gran cantidad de sustancias grasas: crema para el cutis, cacahuete, aceite de coco o lanolina (los cuales se agregan durante el proceso de elaboración).

Un producto como el Dove, por ejemplo, no se considera realmente un jabón, sino una crema para el cutis. Para un mejor cuidado de la piel hay que pagar el precio de una menor limpieza, puesto que los jabones grasos no limpian bien, pero en compensación causan menos irritación a las pieles secas.

NO SE ENJABONE CON TANTA FRECUENCIA. Los dermatólogos opinan que el jabón no tiene propiedades terapéuticas. Las personas que se lavan con mucha frecuencia, se perfuman demasiado y usan el jabón en exceso, incrementan el problema de la piel. El jabón debe usarse sólo cuando se está sucio, no como hábito. El abuso del jabón causa más problemas que su falta.

AYÚDESE CON UN HUMIDIFICADOR. Gran parte de la sequedad y de las irritaciones de la piel se deben al uso de la calefacción durante el invierno. Ésta reduce la humedad dentro de la casa hasta el 10 % o menos, en tanto que se requiere una humedad relativa del 30-40 % para mantener la piel bien hidratada. Por este motivo, nuestros expertos recomiendan el uso de un humidificador ambiental, pero con las precauciones pertinentes.

La gente cree que es suficiente con colocar un humidificador en la casa, pero no es así. Sólo los grandes humidificadores son eficaces. No obstante, si coloca uno cerca de su cama le será muy útil (siempre que recuerde cerrar la puerta para que se mantenga la humedad).

Piense si sirve dejar la puerta del baño abierta cuando se da una ducha. En verdad, siempre es útil, puesto que incluso una cantidad mínima de humedad resulta de ayuda. La calefacción consume toda la humedad del aire.

MANTENGA UNA TEMPERATURA FRESCA. Una de las formas más fáciles de combatir la irritación del invierno consiste en bajar la temperatura del termostato. Mantener la casa fresca puede ayudarle mucho. El aire fresco tiene un efecto anestésico y proporciona una sensación agradable a la piel. En cambio, cuando la casa se calienta demasiado, los vasos sanguíneos se dilatan y la piel se irrita.

Posición adecuada

20 MANERAS PARA MANTENERSE ERGUIDO

La posición es el lenguaje del cuerpo. Informa al resto del mundo cómo se siente con respecto a los otros, a su vida y a usted mismo.

La posición de su cuerpo refleja su personalidad. Por lo tanto, no resulta extraño que las palabras posición y actitud sean intercambiables.

Entonces, ¿qué dice su posición? ¿Acaso expresa que se hunde a los pies del mundo? ¿Está su espalda tan rígida que parece no inclinarse jamás? ¿Acaso camina con aire de resignación, con los hombros caídos? ¿Se pavonea, con la cabeza hacia arriba, como un pavo real, aventurero, sociable y siempre dispuesto a enfrentarse con las adversidades?

Tal vez su postura no sea una actitud intencional, sino el resultado de un mal hábito. Si éste es su caso, está dando a la gente un mensaje incorrecto.

Baje los hombros, curve la espalda hacia delante e intente transmitir una sensación de entusiasmo. No, no podrá. Es necesario estar erguido para poder expresar ese sentimiento. ¡Una buena posición favorece la respiración y la inspiración!

La buena posición es también importante por otras razones. Es la manera perfecta de prevenir los dolores de espalda. Sus huesos de la espalda, 33 segmentos denominados vértebras, son el fundamento de su cuerpo. La columna vertebral, que es la que le permite erguirse, rodea y protege la médula espinal y es el punto de inserción de los músculos y ligamentos de la espalda. Puede soportar el peso y, a la vez, tener gran flexibilidad de movimientos, lo que permite no tener que caminar rígido como un autómata.

Los músculos son la clave para una buena posición. Cuando los músculos de la espalda se encuentran en buenas condiciones, sostienen la columna vertebral por atrás. Los músculos abdominales, por su parte, contribuyen a sostenerla por delante.

¿Alguna vez se ha preguntado por qué le duelen el cuello y los hombros al final de un día de trabajo? Probablemente, usted se pase todo el día sentado en su escritorio con los músculos de la base del cuello luchando por mantener su cuerpo erguido.

Una posición inadecuada desgasta los discos vertebrales, que son los que amortiguan los golpes en la columna. También fatiga y relaja los ligamentos y contrae y estira todos los músculos de manera irregular.

Toda una vida en una posición inadecuada tiende a provocar fatiga crónica, dolores de cabeza y, a veces, deformaciones físicas. No permita que esto le suceda.

He aquí unos consejos para mantener una postura adecuada.

COMIENCE CADA MAÑANA EN EQUILIBRIO. Empiece el día alineando el esqueleto. Para ello, no hay nada como seguir los consejos de nuestros expertos que han elaborado una serie de ejercicios. Se trata de unos estiramientos básicos para encontrar la posición adecuada.

- Extensión total de la columna vertebral. Póngase de pie con las rodillas ligeramente flexionadas. Junte las manos por delante. Mientras respira, estire las manos hacia arriba, con las palmas dirigidas hacia el techo, y levante los hombros por arriba de la caja torácica. Espire mientras baja los hombros y la caja torácica recupera la posición previa. Relaje los hombros mientras baja los brazos lentamente.
- Flexión lateral. En posición de pie, incline la cabeza hacia la derecha hasta tocar el hombro con la oreja. Vaya flexionando intentando acercarse todo lo posible a la cadera. Recupere la posición inicial y repita el ejercicio hacia el otro lado.
- Repita el primer ejercicio.
- Rotación de la columna vertebral. Gire lentamente la cabeza hacia atrás intentando mirar por encima de su hombro derecho. Vuelva la cabeza hacia el centro. Gire la cabeza para mirar por encima de su hombro izquierdo. Vuelva al centro.
- Repita el primer ejercicio.
- Flexión de la columna vertebral hacia delante. En posición de pie, inclínese hacia delante, dejando caer la cabeza y los brazos hacia el suelo. Flexione y estire la columna.
- Repita el primer ejercicio.
- Hiperextensión de la columna vertebral. Sentado o de pie, coloque sus manos sobre las caderas e inclínese hacia atrás muy suavemente. Su pelvis tiene que quedar hacia dentro.
- Finalice repitiendo el primer ejercicio.

Mírese en el espejo. Relájese y practique mantenerse erguido. Recuerde que no debe adoptar una posición rígida tipo militar, ya que la parte inferior de su espalda quedaría entonces demasiado encorvada.

Párese frente a un espejo en el que se pueda ver el cuerpo entero y controle su postura. Distribuya el peso entre los dos pies y lleve los hombros ligeramente hacia atrás, pero manteniéndolos rectos. El pecho no debe estar hundido. Al llevar la pelvis hacia dentro ligeramente, el vientre se hundirá. Su trasero se contraerá y la parte inferior de su espalda se arqueará muy levemente.

Se dará cuenta de que ha alcanzado la postura correcta cuando pueda dibujar una línea recta imaginaria que pase por detrás de la oreja, a través del hombro, detrás de la cadera y la rodilla y a través del talón.

Libere tensión. Si usted arquea la espalda, la cabeza se dirige hacia delante; esta postura provoca tensión en los músculos de los hombros y del cuello. Para eliminar esta tensión, lleve los hombros hacia delante y hacia atrás y efectúe rotaciones con la cabeza.

Comience con los hombros en su lugar y llévelos hacia delante unas 10 o 15 veces, como si intentara remar con ellos, y luego, hacia atrás. Después mantenga la cabeza alta y rótela en el sentido de las agujas del reloj. Repita 6 u 8 veces y luego efectúe el mismo ejercicio hacia el otro lado.

Controle la curvatura de su columna. Una espalda perfecta es ligeramente curva. Controle la curvatura de su espalda apoyando la espalda y el trasero contra la pared. Debe poder deslizar su mano entre la cintura y la pared. Si no puede hacerlo o el espacio es muy reducido, significa que tiene la espalda plana. Si, por el contrario, tiene una curvatura muy pronunciada, es decir, puede poner más de una mano entre su cuerpo y la pared, usted padece una enfermedad denominada lordosis.

Eleve la pelvis. Puede corregir la curvatura de la espalda mediante un ejercicio muy simple que consiste en elevar la pelvis. Existen tres maneras de hacer el ejercicio. Usted puede hacer una o las tres.

- Túmbese sobre la espalda con las rodillas flexionadas a 45° y los pies apoyados en el suelo. Coloque su mano por debajo de la parte inferior de la espalda, a la altura de los riñones. Empuje la espalda contra su mano contrayendo los músculos abdominales y llevando las caderas hacia abajo. Practique este ejercicio varias veces por día.
- Siéntese con los muslos paralelos al suelo. Coloque una mano por debajo de la parte inferior de la espalda y la otra sobre el abdomen, justo por encima de los huesos del pubis. Inhale y luego exhale, mientras contrae los músculos abdominales y gira la parte inferior de la espalda hacia abajo de manera que los huesos del pubis se dirijan hacia arriba. Repita este ejercicio varias veces durante el día, sobre todo si permanece mucho tiempo sentado.

• Mientras esté controlando la curvatura de su espalda de la manera descrita anteriormente, coloque un pie sobre una silla situada frente a usted. Su pelvis se elevará naturalmente, de manera que su espalda se enderezará y se acercará más a la pared que cuando tenía los dos pies apoyados sobre el suelo.

No ande encorvado. Cuando sus hombros caen hacia delante, la respiración resulta menos eficaz por lo que puede sentirse soñoliento y decaído. Para corregir esa joroba póngase de pie con los brazos colgando a ambos lados. Lleve las manos hacia atrás y colóquelas sobre el trasero. Levante los hombros y luego bájelos, llevando los codos hacia atrás. Esto acercará los omóplatos. De esta forma, estirará los músculos del tórax y contraerá los de la espalda. Hágalo varias veces y repítalo con frecuencia a lo largo del día.

Eleve una pierna. Si permanece de pie durante largos períodos, coloque una caja en el suelo frente a usted y apoye un pie sobre ella. Esta posición aliviará la tensión de la espalda.

Siéntese con las rodillas a la altura de las caderas. Adapte la silla de su escritorio para que le resulte más fácil sentarse erguido. Para ello, modifique la altura de la silla de manera que sus muslos queden paralelos al suelo y las rodillas a la altura de las caderas o un poco más arriba. Si esto no ocurre, su cuerpo se inclina hacia delante y la espalda se hunde, puesto que los músculos deben trabajar más de la cuenta para tratar de enderezarla.

Use una almohada. Consiga una posición adecuada sentándose en una silla moldeada de forma que su espalda se vea forzada a arquearse saludablemente. Si no puede conseguir este tipo de silla, coloque una almohada entre la parte inferior de su espalda y la silla.

Conduzca en una posición correcta. Siga el mismo consejo para el asiento del coche. Llévelo hacia delante hasta que sus rodillas flexionadas se hallen apenas más arriba que sus caderas y controle que sus muslos queden paralelos al suelo. Coloque una pequeña almohada detrás de la parte inferior de su espalda o adecue el asiento del coche a la curvatura de su espalda.

No cruce las piernas. Las piernas cruzadas impiden que su cuerpo se mantenga alineado. Los barberos y estilistas lo saben hace mucho tiempo, y por ello insisten en que no cruce las piernas cuando le cortan el pelo. Mantenga los pies planos sobre el suelo.

Una buena sugerencia. ¿Quiere asegurarse de que su postura es perfecta? Siéntese en el borde de la silla para mantener la espalda erguida. Esta posición le obliga a mantener el equilibrio y no le permite caer en la tentación de apoltronarse indebidamente en el asiento y hundir los hombros.

SIÉNTESE CORRECTAMENTE. Siéntese erguido hasta que sienta que los huesos se hallan bien apoyados contra la silla. Si tiene esta sensación, significa que está en el camino correcto para encontrar la posición perfecta. En cambio, si no siente los huesos quiere decir que está doblando la espalda e inclinando el cuerpo hacia delante.

MANTENGA LA DISTANCIA. No debe apoyar los brazos y codos en la mesa o escritorio. Para trabajar, siéntese a unos 15-20 cm de la mesa, es decir, a suficiente distancia para no adoptar una postura incorrecta. Sólo apoye las muñecas sobre el borde de la mesa frente a usted. Si se deja caer o se hunde en la silla, se dará cuenta de lo desequilibrada que es su postura.

Mantenga esta distancia para lograr la posición adecuada, sobre todo si trabaja con un ordenador o una máquina de escribir durante muchas horas.

LLEVE EL PIE DERECHO HACIA DELANTE. He aquí un truco que utilizan los presentadores de televisión para mantener la espalda erguida mientras hablan y gesticulan. Mientras está sentado en el borde de la silla, coloque un pie por debajo de ésta y lleve el otro hacia delante para lograr un equilibrio. Su espalda se mantendrá erguida.

DUERMA BIEN. Una postura correcta durante el sueño ayuda a tenerla durante el día. Dormir en una posición inadecuada puede causar problemas en la espalda, que le impiden un alineamiento natural. Lo peor es dormir sobre el estómago, puesto que esta porción acentúa la curvatura de la espalda.

Se recomienda dormir de lado, con las rodillas flexionadas y una almohada suficientemente gruesa para mantener la cabeza a la misma altura que los hombros. En esta posición el cuello se encuentra alineado con el resto del cuerpo.

Si duerme sobre la espalda, póngase una almohada muy delgada bajo la cabeza y otra pequeña bajo las rodillas.

Escoja un colchón suficientemente firme para no hundirse cuando se tumba. Si duerme de costado, las caderas y los hombros pueden hundirse un poco, pero siempre mantendrá recta la columna vertebral. El colchón no debe permitir que usted o su compañero se deslicen hacia la línea media.

PRACTIQUE EJERCICIO. Camine, corra, nade, haga ciclismo o *aerobic*. Estire sus músculos cada día. La postura es tan importante como mantener los músculos en forma. Realice regularmente una actividad física. ¡Mantendrá los músculos fuertes!

INTENTE EL MÁXIMO ALIVIO. Al final del día o, si es posible, durante un momento de descanso, relaje la espalda y, al mismo tiempo, perfeccione su postura. Túmbese en el suelo con las piernas apoyadas en un banquillo y permanezca en esta posición durante 15 minutos.

DEJE SU PIE BIEN PLANTADO. Cuando se ponga de pie, apoye bien los pies sobre el suelo. El hábito de descargar todo el peso en una sola pierna puede originar una curvatura pronunciada en la espalda.

ARQUEE LA ESPALDA. Antes de empezar el día y de finalizarlo, arquee la espalda para contrarrestar los movimientos inadecuados. A continuación le sugerimos una manera de hacerlo: póngase a cuatro patas y arquee la espalda como si fuera un gato enfadado. Luego vuelva a la posición inicial.

Presión arterial

17 MANERAS PARA MANTENERLA BAJO CONTROL

La presión arterial elevada (hipertensión) ocupa el tercer lugar entre las enfermedades crónicas de EE.UU., después de la sinusitis y la artritis.

No obstante, más importante que su situación con respecto a otras enfermedades es su significado en las personas de edad avanzada. De todos los factores de riesgo de un ataque de corazón, la hipertensión arterial es un indicativo de una precisión sorprendente para predecir quién tendrá una enfermedad cardiovascular después de los 65 años.

Por otra parte, alrededor del 70 % de los pacientes tienen hipertensión leve, es decir, que los niveles de presión diastólica son de 90-105 mmHg. Se han producido algunos cambios importantes para el tratamiento de esta población. La atención se ha centrado en las terapias sin medicamentos.

La mayoría de las personas con hipertensión leve se muestran favorables a la propuesta de las terapias sin fármacos u opinan que, al menos, se debería intentar.

Los siguientes remedios están concebidos para ayudar a las personas con hipertensión leve a alcanzar un buen control de su afección. Si usted ya está tomando medicamentos para la presión arterial, necesitará adecuar su dosis, para lo cual se recomienda consultar al médico antes de hacer cualquier cambio.

CONTROLE EL PESO. Si bien muchos hipertensos son delgados, las personas obesas tienden a padecer hipertensión 3 veces más que la gente de peso normal.

La obesidad comienza cuando el peso está un 20 % por encima del peso ideal para su altura y estructura de los huesos. Sin embargo, los individuos obesos no necesitan bajar esa cantidad para reducir la presión arterial alta. En un estudio realizado en Israel se comprobó que las personas obesas hipertensas pueden alcanzar niveles de presión normales con sólo bajar la mitad de su exceso de peso, incluso si siguen siendo obesas.

La pérdida de cantidades de peso relativamente menores puede asociarse a una caída de la presión arterial. Por lo tanto, aunque una persona no pueda reducir todo su exceso de peso, cualquier pérdida, por mínima que sea, ayudará a disminuir la presión arterial.

ELIMINE LA SAL. La relación entre el sodio y la presión arterial nunca ha podido demostrarse fuera de toda duda. Sin embargo, se sabe que existe un grupo de hipertensos sensibles a la sal, y usted puede pertenecer a él. Para saberlo, no existe otra manera que someterse a una dieta baja en sodio y observar cuál es su efecto en la presión arterial. Se recomienda disminuir la sal en unos 5 g diarios, lo cual representa la mitad de la ingesta normal de cada día. Cuando comienzan a disminuir la sal, la mayoría de las personas descubren que les resulta más fácil de lo que creían. En resumen, elimine la sal, pero no crea que esto es todo lo que ha de hacerse.

DISMINUYA EL ALCOHOL. En este caso, la relación entre el consumo de alcohol y la presión arterial elevada ha sido bien comprobada. Por lo tanto, los hipertensos deben reducir el consumo de alcohol.

¿Por qué no se les recomienda que eliminen completamente el consumo de alcohol? Porque las investigaciones han demostrado que las personas que beben una cantidad moderada de alcohol tienen la presión arterial más baja que los que beben mucho, pero también que los que no beben en absoluto.

Uno o dos vasos por día no causan probablemente un efecto perjudicial sobre la presión arterial, pero una cantidad superior ya entraña riesgos.

AUMENTE LA INGESTIÓN DE POTASIO. Incrementar los niveles de este mineral puede ayudar mucho a controlar la presión arterial. El número de hipertensos que responde al potasio parece depender de la duración de los estudios efectuados. En un estudio de 2 semanas se comprobó una reducción en el 30 % de los casos, pero si se prolongara hasta 8 semanas, probablemente la cifra alcanzaría el 70 %.

Algunos médicos opinan que la cantidad total de potasio que se consuma no es tan importante como mantener la proporción correcta de sodio/potasio en la dieta. El beneficio parece evidente cuando la ingestión de potasio es 3 veces mayor que la de sodio. Si usted está llevando a cabo una dieta baja en sal y consume 2 g diarios de sodio (lo cual representa 5 g de sal de mesa), debe consumir 6 g de potasio.

¿Cómo saber si es suficiente? Bien, en realidad es prácticamente imposible hacer una dieta baja en sal que no sea rica en potasio. Asimismo, es difícil evitar el potasio si se come mucha cantidad de alimentos naturales. Ejemplos de ellos son las patatas, la fruta fresca y el pescado. Para calcular las proporciones, tal vez sea necesario consultar las tablas nutritivas de los alimentos.

RELACIÓN CON EL CALCIO. Este elemento parece tener un efecto positivo sobre la hipertensión en algunas personas. Sin embargo, las investigaciones aún continúan con el objetivo de determinar quién responderá favorablemente al calcio. Al parecer, los hipertensos sensibles a la sal (alrededor de la mitad de los casos) responden bien al calcio. De modo que si la sal no es buena para usted, sí lo es el calcio.

EVITE LOS EJERCICIOS ISOMÉTRICOS. Haga ejercicio como parte de un programa para reducir la hipertensión. Se recomienda eliminar los ejercicios isométricos (p. ej., levantar pesas) del tratamiento, ya que pueden elevar de forma súbita la presión arterial.

HIPERTENSIÓN MALIGNA: UNA PRESIÓN MORTAL

Sin tratamiento, la presión arterial tiende a aumentar lenta y firmemente a lo largo de los años. A veces, sin embargo, la presión arterial se eleva en forma súbita, alcanzando la presión diastólica niveles superiores a los 130 mmHg durante horas o días. Las presiones sistólicas pueden alcanzar los 250 mmHg o más.

Un aumento tan agudo puede ser el principio de una hipertensión maligna. Aunque no es muy común, es una situación grave que requiere tratamiento médico inmediato. La hipertensión maligna puede causar daño a los vasos sanguíneos de los riñones, los ojos o el cerebro. Si no se trata, puede ser mortal al cabo de sólo 6 meses.

Por fortuna, la hipertensión maligna puede controlarse muy rápidamente con inyecciones intravenosas de los fármacos adecuados, pero lo esencial es un rápido diagnóstico y, en consecuencia, un tratamiento efectivo.

EN CAMBIO, PRACTIQUE *AEROBIC*. Aunque los estudios han demostrado que los ejercicios de *aerobic* son muy beneficiosos para la presión arterial, los hipertensos siempre deben practicarlos con precaución.

Por lo general, se comienza caminando 400 m a marcha rápida, aumentando gradualmente hasta 2 km. Más adelante, se empieza a correr (siempre y cuando haya superado las pruebas médicas e, incluso, un electrocardiograma).

Este ejercicio es efectivo porque estimula a que los vasos sanguíneos se abran (vasodilaten) y, en consecuencia, la presión arterial baja. Aunque durante la práctica del ejercicio la presión aumenta, al finalizar tiende a bajar y, después, cuando vuelve a subir, su ascenso es menor.

La natación, el ciclismo y caminar son buenos ejercicios para los hipertensos. No es necesario correr; caminar a paso rápido lleva un poco más de tiempo, pero los resultados son similares. Lo importante es que la caminata sea enérgica. Comience haciendo los 400 m en 4 minutos, y acabe los 2 km en 15 minutos o menos.

HÁGASE VEGETARIANO. Se ha comprobado que los vegetarianos tienen la presión más baja que la mayoría de la gente (10-15 mmHg), tanto la diastólica como la sistólica. Lo curioso es que nadie sabe por qué. Probablemente se debe a que sus dietas no incluyen el cigarrillo, la bebida y el exceso de comida.

TÓMESE LA PRESIÓN USTED MISMO. Debería adquirir el hábito de tomarse usted mismo la presión. Esto permite seguir paso a paso la evolución de la hipertensión.

Este seguimiento significa mucho más que un control del estado de salud: permite determinar y comprender la influencia de la dieta, los ejercicios y la medicación en el curso de la enfermedad. Además, puede ayudar a sobreponerse a la reacción que muchas personas experimentan en el consultorio del médico: se ponen tensos y la presión sube drásticamente.

Los aparatos para medir la presión pueden ser de tres tipos: mecánicos, electrónicos con un manguito inflable manualmente y electrónicos con un manguito inflable de forma automática. El tipo manual requiere el uso de un estetoscopio, en cambio el electrónico no lo necesita y, de alguna manera, resulta más fácil de usar.

Los expertos opinan que el más práctico es el tipo electrónico con inflado manual. No se necesita tener mucha experiencia para efectuar la lectura.

LA HIPOTENSIÓN ARTERIAL

Para muchas personas, el problema no es la presión arterial elevada, sino baja: la hipotensión. Pueden experimentar una sensación de mareo o, incluso, un desmayo si se ponen en pie con brusquedad. Normalmente, la hipotensión se define por un descenso de más de 20 mmHg de la presión sistólica medida tras permanecer un minuto de pie. Antes se pensaba que la hipotensión, al igual que la hipertensión, afectaba a las personas de edad avanzada. Sin embargo, los estudios han demostrado que en la gente mayor sana que no toma medicamentos, sólo el 6 % sufre hipotensión y que, después de los 55 años, no aumenta con la edad.

En muchos casos, aparentemente, la hipotensión se debe a la medicación ingerida para tratar la hipertensión. (Ejemplos de ello son los diuréticos, el alcohol, así como también cierto tipo de medicamentos para enfermedades cardiovasculares, tranquilizantes y antidepresivos.) Si advierte que la medicación le produce mareos, debilidad, fatiga, dolores de cabeza o desmayos asociados a la hipotensión, debe consultar a su médico para que cambie la prescripción. Si esto no es posible, a continuación le brindamos una serie de sugerencias para aliviar su situación.

Intente apretar con mucha fuerza. Se ha demostrado que algunas acciones físicas relativamente fáciles pueden momentáneamente elevar la presión arterial y, con ello, eliminar la hipotensión. Por ejemplo, apretar con fuerza un instrumento isométrico antes de ponerse de pie puede elevar la presión arterial y compensar la caída momentánea de la presión al levantarse.

Haga cálculos mentales. Aunque parezca sorprendente, se ha comprobado que a veces es más efectivo realizar un ejercicio mental (p. ej., tratar de contar hacia atrás, desde el número 100 de 7 en 7 tan rápido como pueda) que un ejercicio isométrico como el mencionado antes. Esto eleva la presión y evita la hipotensión.

Coma menos, más veces. Si usted experimenta la hipotensión después de las comidas, intente comer menos cantidad y más veces a lo largo del día. Consulte a su médico acerca de la cantidad de sal y líquidos que debe consumir. Si ingiere la cantidad correcta, esto redundará en su beneficio.

Duerma inclinado. La forma de dormir también puede ayudar a controlar la hipotensión. Trate de dormir con la parte superior de la cama elevada unos 30 cm (coloque unos tacos de madera bajo las patas). Cuando se levante, siéntese lentamente y deje caer las piernas a un lado de la cama durante unos minutos y, luego, incorpórese.

SEA UNA PERSONA FELIZ. Los estudios han demostrado que las emociones desempeñan un papel específico en la presión arterial.

En estudios llevados a cabo en pacientes hipertensos sin medicación mediante el uso de monitores de alta tecnología, se ha comprobado que el bienestar disminuye la presión arterial sistólica, mientras que la ansiedad eleva la presión diastólica.

También se observó que los cambios en la presión arterial estaban directamente relacionados con la intensidad emocional, de forma que cuanto más feliz se sentía una persona, más descendía su presión sistólica. A la inversa, cuanto más ansiedad experimentaba, más alta era la presión diastólica.

Las investigaciones también han mostrado que la ansiedad vivida fuera de casa aumenta más la presión arterial que la ansiedad experimentada en casa. En resumen, el consejo es: evite las preocupaciones y sea feliz, pero, si no puede dejar de preocuparse, hágalo en casa.

INTENTE HABLAR MENOS. Evidentemente, una discusión con su mujer o con su jefe puede hacer que su presión aumente, sin embargo, las investigaciones han demostrado que prácticamente *cualquier* tipo de comunicación puede causar un aumento de presión.

Se ha demostrado que el simple hecho de hablar puede elevar la presión entre un 10 y un 50 %, siendo este aumento mayor en los hipertensos. Este efecto no se limita a la palabra oral, sino que comprende cualquier forma de lenguaje (p. ej., de los sordos).

Este razonamiento ha llevado a los científicos a plantear la hipótesis de que el «estado de comunicación» que existe entre los seres humanos puede estar de alguna manera conectado con el corazón, produciendo un aumento de su actividad. Si esta teoría es cierta, este incremento de la actividad puede derivar en un aumento de la presión arterial, incluso cuando usted esté hablando con su médico.

CONTROLE TAMBIÉN LA PRESIÓN DE SU PAREJA. Probablemente ha escuchado que un marido y su mujer comienzan a parecerse después de varios años de matrimonio, pero los investigadores han descubierto algo aún más extraño: cuanto mayor es el tiempo de vida en común, más similares son sus presiones arteriales.

Este efecto de mimetismo puede estar relacionado con el hecho de compartir el mismo estado de estrés u otros factores emocionales. La comunicación, particularmente cuando se plantea para tratar conflictos y expresar emociones, puede alterar la presión en ambos miembros de la pareja. Por lo tanto, cuando el médico le diga que su presión está alta, es conveniente que su pareja controle también su presión.

JUEGUE CON SU PERRO Y VISÍTEME POR LA MAÑANA. Plinio, escritor y filósofo romano, fue el primero en escribir esta receta (o algo parecido) hace algunos siglos, y la ciencia moderna ha demostrado que es un tratamiento válido para la presión arterial alta.

En un estudio universitario se midió la presión arterial de 92 alumnos. A continuación se les pidió que leyeran en voz alta o en silencio o que jugaran con un perrito. Leer en voz alta provocó aumento de la presión, mientras que leer en silencio o jugar con un perro se asociaron a un descenso. Este trabajo confirma la idea de que la terapia con animales domésticos es muy beneficiosa. Otra investigación ha demostrado que los pacientes con enfermedades coronarias que tienen animales domésticos presentan más posibilidades de estar vivos un año después de ser dados de alta del hospital que aquellos que no tienen animales. Los estudios en niños han revelado que la presencia de un animal doméstico reduce su presión arterial mientras leen o descansan. Entonces, ¿qué importa si Plinio escribió esta receta para curar a mujeres que sufrían de dolores abdominales? Gracias a la ciencia moderna, sabemos que los animales domésticos son beneficiosos también en los casos de hipertensión.

Problemas relacionados con animales domésticos

33 TRATAMIENTOS PARA GATOS Y PERROS

Tobi, el bobtail de Sara, ha estado persiguiendo conejos entre las plantas del jardín. Estos conejitos llevaron al perro hasta el Campo de la Cola del Zorro, atravesando la Ciudad de las Garrapatas y hasta la puerta de su amiga *Tina* la Mofeta, la representante local de una firma de cosméticos. «¡Ding, dong!», exclamó *Tina*. «Prueba esta nueva fragancia, *Tobi*. Se llama Te He Pillado. ¿Te gusta?». A *Tobi* no, pero ella lleva una muestra a casa de Sara. Mientras tanto, Sara, después de un agotador día de trabajo, cayó en el sofá. Ésta es la señal para la Carga de la Brigada de las Pulgas, la cual accedió al castillo de Sara por su gata *Dorotea*. Mientras Sara se rasca los tobillos, *Tobi* se echa sobre su falda. *Dorotea* huye. Sara se desmaya.

LA MOFETA TRABAJA

Con un perro como *Tobi*, es difícil saber por dónde empezar. Por lo tanto, deberemos comenzar con lo más obvio.

RECURRA A LA DUCHA PARA PERROS. Una ducha de vinagre y agua resulta muy útil. El vinagre es útil para enmascarar el olor de la mofeta, según los veterinarios.

Aplíquelo *externamente* por todo el animal y frote enérgicamente para que el producto penetre. Utilice una esponja para la cara. Use guantes de látex para protegerse del olor a mofeta. No permita que el animal se moje nuevamente, ya que el vinagre perdería efecto y el olor reaparecería.

Probablemente será necesario usar gran cantidad de líquido y, además, el tratamiento debe repetirse.

CONSEJOS MÉDICOS

PROBLEMAS QUE REQUIEREN AYUDA INMEDIATA

El problema con los perros y gatos es que no pueden utilizar otro lenguaje que el corporal. No pueden decir: «Voy a vomitar hoy, pero estaré mejor mañana. Debe de haber sido la basura que comí». Muchos síntomas son comunes tanto a enfermedades graves como a dolencias pasajeras.

A continuación le brindamos una guía con los síntomas que se consideran graves y que, en consecuencia, requieren de una atención especial. Estos síntomas pueden significar que la vida del animal doméstico está en peligro y que usted debe llamar al veterinario de inmediato.

- La presencia de sangre en las heces, la hemorragia por la boca o el recto, los vómitos y la diarrea con sangre pueden ser signos de muchos problemas, incluida una hemorragia interna causada por una intoxicación alimentaria.
- Las diarreas abundantes y frecuentes (cada 30-60 minutos), al tiempo que el animal no bebe ni come, pueden causar un shock.
- La dificultad para respirar, sobre todo si las encías están azules, puede ser un signo de un problema cardíaco.
- La hinchazón abdominal acompañada de intentos de vómito, sobre todo en las razas de perros con tórax grande, puede ser un signo de un coágulo, dolencia grave que suele requerir una intervención quirúrgica inmediata.
- La necesidad de beber y orinar con frecuencia, acompañada de depresión, vómitos, diarrea y un moco rojizo, a las 6-8 semanas del celo en una perra o gata virgen, son síntomas de una enfermedad muy común y mortal denominada piómetra. Se desarrolla muy lentamente, en meses o años, y se caracteriza por períodos irregulares de celo.
- La dificultad para parir es una urgencia. El parto siempre se acompaña de esfuerzos, pero, si éstos son vanos, la vida del animal corre peligro.
- Un ataque convulsivo también requiere atención veterinaria inmediata. La causa puede ser una intoxicación alimentaria. Se recomienda no intentar sujetar al animal que presenta convulsiones.

DÉLE ZUMOS. Debido a su gran acidez, el zumo de tomate es tan efectivo como el vinagre. Úselo con los mismos fines y de la misma manera. Una de sus desventajas es que es rojo (y por tanto, puede teñir temporalmente el pelo del animal) y pegajoso. También necesitará gran cantidad de zumo, pero siempre es mejor que el olor a mofeta.

LIBERTAD PARA LAS PULGAS

Lo desafiamos a que nos dé una buena razón para justificar la existencia de las pulgas en este mundo. En 9 meses dos pulgas pueden generar 222 *trillones* de descendientes. Llegan a vivir 2 años, están concebidas para sobrevivir en los inviernos más crueles y pueden pasarse varios meses sin comer. Pueden causar anemia y son transmisoras de enfermedades y parásitos.

DÉLE UN CHAPUZÓN. En algunas regiones las pulgas son tan grandes que uno se pregunta si son los perros los que tienen pulgas o son las pulgas las que tienen perros. Los baños tradicionales con insecticidas son los más eficaces contra las pulgas ya que penetran mejor que los aerosoles o los polvos. Además, cuando se secan se forma un polvo que prolonga el efecto. Sin embargo, pueden ser tóxicos y muchas veces no se los usa en forma correcta. No lo emplee para el perro si la etiqueta indica que es para gatos. De lo contrario puede ocurrir una tragedia.

TENGA CUIDADO CON LOS POLVOS. Los polvos son muy eficaces, pero resulta muy fácil usarlos incorrectamente. El problema está en las etiquetas, que suelen indicar «rocíe el animal con el insecticida». Rociar puede significar una pizca del producto para unos, y medio recipiente para otros.

ROCÍELO CON AEROSOL. Con los aerosoles no existe prácticamente el peligro de utilizar una cantidad excesiva, ya que son poco tóxicos, pero también son menos efectivos. No obstante, ayudan a prevenir nuevas infestaciones.

TENGA CUIDADO CON LOS COLLARES. Los collares son efectivos, pero también pueden resultar tóxicos para los animales debido a que sus efectos se acumulan durante largo tiempo. Al igual que los aerosoles, impiden que se produzca una nueva infestación.

MATE LAS PULGAS CON LINALOOL. Los que no desean emplear sustancias químicas potentes pueden utilizar los nuevos productos D-limoneno y linalool. Son probablemente los únicos insecticidas que eliminan las pulgas adultas, los huevos y las larvas. El linalool es más eficaz contra las pulgas y los huevos que contra las larvas, aunque su acción contra éstas es superior a la del D-limoneno.

No obstante, tienen limitaciones. Ninguno de los dos es tan bueno como los polvos tradicionales para la eliminación de las colonias adultas. Además, no tienen efecto residual. Usted tiene que sopesar sus aspectos positivos, es decir, su toxicidad baja para los animales y alta para los huevos y las larvas, y sus aspectos negativos.

UTILÍCELOS ADECUADAMENTE. Ni los aerosoles ni los baños ni los polvos en el perro son suficientes para tratar las pulgas. También se deben aplicar en los lugares que el perro suele utilizar para dormir o jugar, incluida la cama de su dueño. El uso de todos estos productos es más fácil en lugares pequeños, donde es posible cubrir toda la superficie. No obstante, es importante utilizarlos en toda la casa y en el coche.

TRATE A LOS GATOS DE FORMA DIFERENTE. Cuando se acicalan, los gatos pueden comerse las pulgas y, de esta forma, adquieren la tenia solitaria de la cual las pulgas son portadoras. Los gatos odian el agua, por lo que no suelen agradarles los baños ni los aerosoles. En su lugar puede efectuarse un baño seco de espuma especial para gatos. Los preparados para perros son demasiado potentes para los gatos.

BUSQUE AVON. El baño de aceite Skin-So-Soft de Avon ha demostrado ser un eficaz repelente de pulgas. Investigadores de la Universidad de Florida bañaron a perros infestados de pulgas con una solución de 45 g de Skin-So-Soft en 4 litros de agua. Al día siguiente la población de pulgas había disminuido en un 40 %. Las pulgas tienen un sentido del olfato muy desarrollado, por lo que los investigadores han concluido que no les agrada la fragancia de este producto. A pesar de que no es tan eficaz como los baños tradicionales, los expertos sugieren añadir este aceite al baño con insecticida común para disimular su olor y darle al animal brillo en la piel.

PARA ALIVIAR EL PICOR

Usted lo llamará eccema de verano o de otra forma, pero con seguridad querrá aliviar el picor de su perro cuando observe las lesiones que se produce al rascarse.

No existe tal eccema de verano producido por las pulgas en los perros. En la mayoría de los casos se trata de una reacción alérgica a las pulgas. No son las picaduras las que vuelven loco al animal sino la saliva de las pulgas (y sólo con una es suficiente). Debe consultar al veterinario, porque otras alergias, parásitos o enfermedades sí pueden causar eccemas de verano.

MATE LAS PULGAS. Si está seguro de que se trata de una alergia a las pulgas, sabrá qué debe hacer para eliminarlas si ha leído los párrafos precedentes. La alergia suele empeorar con la edad. Aunque no es posible curarla, sí se pueden erradicar las causas. Por lo general, la gente actúa contra las pulgas cuando éstas ya han infestado al animal. Las eliminan, sí, pero luego vuelven a aparecer, y sólo entonces vuelven a actuar para eliminarlas otra vez, y así sucesivamente. De esta forma, el animal sufre infestaciones repetidas y, como consecuencia, desarrolla una reacción alérgica. Por consiguiente, se debe actuar antes de que las pulgas infesten al animal.

TRATE LAS LESIONES. Corte el pelo de las zonas afectadas, lávelas con agua caliente y aplique un astringente para secarlas. Puede usarse alcohol, pero debe diluirse para evitar la sensación urente que provoca.

ALIVIE EL PICOR. Un producto que contenga áloe puede ser muy efectivo, puesto que alivia la sensación urente y seca las heridas. En general, tanto los polvos como los ungüentos empeorarán el cuadro.

MANTÉNGALO LIMPIO. Una herida abierta es el medio ideal para el desarrollo de una infección bacteriana. Se debe mantener limpia la zona.

OTRA ALTERNATIVA
CONTROL NATURAL DE LAS PULGAS

Si la guerra química no es para usted, existen métodos naturales para controlar las pulgas. Es posible que deba dedicar más tiempo y más esfuerzo, pero para los amantes de los animales es la única solución.

Cepíllelo cada día. Puede ser una tarea ardua (si su perro es grande), pero si quiere controlar la población de pulgas, resulta esencial. Use un peine para perros de dientes finos si su perro tiene el pelo demasiado corto.

Déle un baño de hierbas. Ante el primer signo de pulgas bañe a su animal con un champú natural para perros que contenga hierbas repelentes para pulgas. Añada aceite de eucalipto al agua para aumentar sus propiedades insecticidas. Si la infestación es grande, un perro necesitará un baño cada 2 semanas, y un gato, una vez al mes.

Mantenga todo muy limpio. En el verano, lave una vez a la semana el lugar donde el animal duerme con agua jabonosa y caliente. También pase la aspiradora cada 2 o 3 días por las alfombras. El 90 % de las pulgas se encuentran en el lugar donde el animal suele dormir.

Use polvos naturales. Estos polvos contienen hierbas como romero, ruda, ajenjo, eucalipto o citronela y, a menudo, polvo de tabaco. Puede simplemente espolvorear todas las grietas y los rincones a los que no acceda con la aspiradora.
La tierra de infusorios elimina las capas lustrosas de las pulgas y las seca, provocándoles la muerte. Prevención: utilice una máscara antipolvos para evitar la inhalación. La tierra de infusorios finamente molida que se usa para los filtros de las piscinas y el polvo del tabaco en grandes cantidades pueden ser tóxicos para usted y para su animal.

Ataque desde dentro. Finalmente, agregue ajo y levadura de cerveza a la dieta diaria de su perro. Puede intentar también frotar con levadura la piel del pecho. La combinación de estas dos sustancias resulta especialmente desagradable para los insectos. No existen pruebas científicas al respecto, pero los propietarios de los animales lo juran.

LA PESADILLA DE LOS NUDOS
Los criadores de bobtail, como *Tobi*, tienen unos consejos para darle.

CORTE EN SENTIDO VERTICAL. Muchas personas cortan los nudos de pelo horizontalmente, es decir, colocando las tijeras paralelas a la piel. Por supuesto, esto deja un gran agujero sin pelo. Los nudos deben cortarse verticalmente, comenzando cerca de la piel y alejándose de ésta. De esta forma, los nudos más grandes se van separando en nudos más pequeños y se dejan menos agujeros sin pelaje. Use tijeras con bordes afilados pero con los extremos redondeados.

AYÚDESE CON LOS DEDOS. Cuando llegue hasta las greñas más pequeñas, sepárelas con los dedos y luego pásele un peine o cepillo de dientes metálicos.

APLIQUE UN AEROSOL. Se aconseja usar un aerosol de lanolina y dejar que actúe durante 10 minutos. Los nudos se cortan entonces mucho más rápidamente.

NUDOS EN LOS DEDOS. Se cortan horizontalmente, quitando todo el mechón.

PARA ELIMINAR LAS GARRAPATAS

Las garrapatas son otros organismos cuya existencia es difícil de justificar. Chupan la sangre, contagian la fiebre manchada de las Montañas Rocosas y la enfermedad de Lyme. Son insectos muy feos pero, al menos, más fáciles de controlar que las pulgas.

CEPILLE HASTA SACARLAS. Cada vez que su perro vuelva de un paseo, pásele un peine con dientes finos para pulgas. De esta forma le quitará las garrapatas que aún no estén cogidas. Céntrese alrededor del cuello, la cabeza y debajo de las orejas.

ARRÁNQUELAS. Con sus dedos, cójala lo más cerca que pueda de la piel de su animal. Tuérzala y tire de ella suavemente. Una vez que la tenga, dé un grito de victoria y lávese las manos inmediatamente. Si tira lentamente, también logrará extraer la cabeza; si no lo consigue y la cabeza de la garrapata queda enterrada en la piel de su perro, no se preocupe, ya que sólo causará una leve inflamación, que enseguida desaparecerá.

MATE DOS PÁJAROS DE UN TIRO. La mayoría de los baños para pulgas también eliminan las garrapatas.

LA SUCIEDAD DE LOS PELOS

Los pelos de los perros atraen la suciedad y todo tipo de residuos como si fueran de velcro. En general, son difíciles de eliminar y, cuanto más tiempo pasa, más se complica el asunto, llegando incluso a resultar peligrosos. La cola de zorra, por ejemplo, puede horadar dentro de las orejas, la piel y otras aberturas del cuerpo causando graves infecciones. Se recomienda quitar estos insectos.

USE UN PEINE O CEPILLO. Use un peine de acero inoxidable con dientes anchos para eliminar la suciedad de los pelos antes de que se formen nudos.

AYÚDESE CON LOS DEDOS. Si su perro tiene sólo algunos restos de hojas y tierra o la suciedad está en las orejas o entre los dedos, use sus dedos para quitarlos (al menos no son garrapatas). Si tiene algún resto en el interior del oído y no lo distingue con claridad, no intente sacarlo puesto que puede empujarlo hacia el tímpano. Se recomienda poner aceite vegetal y mineral en el oído para ablandar la zona y llevar al animal al veterinario con urgencia.

PARA ELIMINAR LOS ÁCAROS DE LOS OÍDOS

Los ácaros de los oídos son unos bichos pequeños y molestos que pueden llegar a volver locos a los animales.

Una vez que se instalan en un oído pueden quedarse en él toda la vida. Debe sospechar su presencia si el perro se rasca con frecuencia la oreja y ésta tiene un olor extraño.

A pesar de que existen medicamentos adecuados, nuestros expertos recomiendan el siguiente remedio natural:

LA HIERBA QUE AYUDA. Mezcle 15 g de aceite de almendra y 400 unidades internacionales (UI) de vitamina E en una botella. Coloque unas gotas en cada oído una vez al día durante 3 días y masajee bien. Deje que su animal sacuda la cabeza y luego seque con algodón.

Esta mezcla de aceite ahoga los ácaros y favorece la curación. Ponga la mezcla en la nevera entre las aplicaciones y caliéntela antes de cada uso.

Deje que el perro descanse del tratamiento durante 3 días antes de volver a intentar con otro preparado. Agregue una cucharada de romaza amarilla a un poco de agua hervida y cubra el recipiente durante 30 minutos. Fíltrelo y deje enfriar. Coloque el contenido en una botella transparente y manténgalo en la nevera.

Comience un nuevo tratamiento de 3 días de duración y luego interrúmpalo durante 10 días. Repítalo durante 3 días, y así sucesivamente. Caliente la solución de romaza amarilla cada vez que la aplique en los oídos de su animal.

Si los oídos del animal parecen irritados, ya sea por las hierbas o por los ácaros, use sólo el aceite de almendra y la vitamina E hasta que disminuya la irritación. En caso de que los oídos estén muy inflamados o muy sensibles, se aconseja el uso de gel de áloe en botella en lugar del aceite hasta que la inflamación desaparezca.

Problemas para la visión nocturna

11 MANERAS DE ORIENTARSE EN LA OSCURIDAD

Después de dar una vuelta por el parque en un día soleado, usted entra en una sala de cine oscura y cerrada. Evidentemente, apenas puede reconocer a la persona que camina junto a usted. Los médicos opinan que todo el mundo tiene problemas de visión momentánea en estas situaciones, debido a que la retina tarda un tiempo en adaptarse a la diferencia de luz.

Pero algunas personas presentan problemas de visión nocturna más serios. Los individuos hipermétropes suelen adaptarse más lentamente a los cambios de luz y a la oscuridad. Algunas personas simplemente no pueden ver cuando oscurece, por ejemplo, las que padecen ceguera nocturna, un raro trastorno congénito que se manifiesta desde el nacimiento y que no entraña peligro alguno para los ojos.

Por desgracia, los médicos no disponen de los medicamentos necesarios para una recuperación definitiva. Si no ve bien por la noche y su médico ha descartado la posibilidad de que se trate de un trastorno ocular, a continuación le brindamos una serie de ideas y prácticos consejos para conducirse con seguridad por la noche.

EFECTÚE UNA AUTOEVALUACIÓN. Mucha gente se preocupa demasiado por sus ojos. Tiene miedo de quedarse ciega. Realice el siguiente ejercicio: entre en una habitación oscura y compruebe si, al cabo de 5 minutos, puede reconocer a la persona que está a su lado.

ASEGÚRESE DE TOMAR SUFICIENTE VITAMINA A. Este nutriente es importante para la visión nocturna. De hecho, si una persona con deficiencia de esta vitamina recibe una dosis elevada, su visión nocturna mejora significativamente en las horas siguientes. Sin embargo, la deficiencia de vitamina A no es muy frecuente. Antes de ingerir un suplemento rico en vitamina A debe consultar a su médico.

CONSEJOS MÉDICOS

DEJE EL DIAGNÓSTICO PARA SU MÉDICO

A veces, los problemas de visión nocturna pueden ser un síntoma temprano de una enfermedad ocular progresiva. Un ejemplo de ello es la retinitis pigmentaria. No se conoce ningún tratamiento efectivo para esta enfermedad hereditaria y cuya causa aún representa un misterio. Se la considera grave, ya que puede conducir a la ceguera.

Si usted tiene problemas de visión nocturna debe consultar a un oftalmólogo. Es la mejor manera de proteger su visión.

CUANDO CONDUZCA POR LA NOCHE, TOME TODAS LAS MEDIDAS NECESARIAS PARA AUMENTAR LA VISIBILIDAD. En un día claro, es posible ver en línea recta entre 360 y 450 m. Por la noche, en condiciones ideales y sólo con la iluminación de los faros del coche, la visibilidad se reduce a 90-120 m. Por consiguiente es importante hacer todo lo posible para incrementar la visibilidad. Asegúrese de que los faros delanteros estén bien alineados y limpios.

No use gafas de sol a la caída de la tarde, aunque sean de una marca reconocida, porque reducen la cantidad de luz que llega a sus ojos.

REDUZCA LA VELOCIDAD. De esta forma, tendrá más tiempo para reaccionar frente a situaciones inesperadas.

LLEVE UN PAR DE GAFAS DE USO NOCTURNO

Los búhos, famosos por sus hábitos nocturnos, tienen una excelente visión por la noche. Por desgracia, los humanos, incluidos los noctámbulos, no están tan bien dotados. Ello no significa que no pueda mejorarse la visión nocturna. Millones de personas usan gafas para corregir la visión y no existe razón alguna por la que las gafas no puedan mejorar la miopía nocturna (visión nocturna defectuosa, especialmente de los objetos distantes).

Los pilotos refieren dificultades para ver las pistas de aterrizaje y de despegue por la noche. Para solucionarlas usan gafas de diferente graduación por la noche. Si los pilotos logran aterrizar en una estrecha pista de asfalto con ellas, también usted podrá usarlas en la autopista o, simplemente, cuando sale de su casa.

Considere la posibilidad de usar unas gafas diferentes por la noche o, incluso, si durante el día no lleva gafas, cómprese unas especiales para la noche.

ESPERE LO INESPERADO. En la actualidad las carreteras no son exclusivamente para los coches, sino también para caminantes, corredores y ciclistas. Por lo tanto, es su responsabilidad advertir la presencia de los peatones.

RESPETE LA LLUVIA Y LA NIEBLA. En estas dos circunstancias, la conducción por la noche es especialmente peligrosa. Se recomienda el uso de los faros delanteros del coche con la luz de cruce cuando hay niebla para mejorar la visibilidad.

PLANIFIQUE EL ITINERARIO. Si usted planifica su ruta con antelación, facilitará la conducción por la noche. Si es posible, escoja carreteras con más de un carril de circulación en ambos sentidos que sean poco concurridas.

NO CORRA RIESGOS. Si la niebla o las condiciones meteorológicas son francamente malas, retrase la salida o, si ya se encuentra en la ruta, deténgase en una estación de servicio o, simplemente, aparque el coche en un lugar seguro. No se detenga en la carretera.

MIRE HACIA LA DERECHA. Siempre debe mirar al borde derecho de la carretera para evitar la luz intensa y molesta de los faros de los coches que vienen en sentido contrario.

DEJE LA CONDUCCIÓN PARA MAÑANA. Conduzca sólo durante el día. Aun con buenas condiciones de visibilidad (p. ej., en las grandes ciudades), la conducción nocturna puede resultar difícil para los que tienen problemas de visión nocturna.

Problemas por desfase horario (jet lag)

22 TRUCOS PARA LLEGAR EN CONDICIONES

Imagínese que, en lugar de adelantar una hora el reloj en primavera para aprovechar más la luz solar, lo adelantáramos 3 horas. ¿Qué cree que sucedería?

Además de crear unas interminables noches de verano, crearíamos una población de zombis. Ajustar nuestro propio reloj interno no es tan fácil como ajustar el reloj de la pared.

Al volar en avión, pueden cruzarse varios husos horarios; cuando esto ocurre, pretendemos que nuestro cuerpo se ajuste al nuevo tiempo y espacio al momento. Realmente esto no es posible y, como consecuencia, sufrimos un desfase horario, que es tanto mayor cuanto más zonas horarias se crucen.

Algunos investigadores de cronobiología (ciencia que estudia el efecto del tiempo en las plantas, los animales y los seres humanos) piensan que el tiempo habitual de adaptación cuando se cambia de zona horaria es un día.

El reloj interno mencionado anteriormente es en realidad una serie de relojes internos controlados por un reloj central. Cada célula del cuerpo es un reloj, y todos ellos están sincronizados por un centro regulador localizado en el cerebro.

Normalmente, los relojes internos operan en ciclos de 24 a 25 horas de duración. Los cambios rápidos de tiempo rompen este equilibrio, dando como resultado el denominado síndrome de *jet lag*, que consiste en fatiga, letargia, incapacidad para dormir, problemas para concentrarse y tomar decisiones, irritabilidad e incluso diarrea y falta de apetito.

Esto no es lo que usted esperaba cuando firmó el cheque en la agencia de viajes para realizar el viaje de sus sueños.

Aunque no puede hacer que el tiempo se detenga, sí puede tomar medidas para evitar los trastornos producidos por el desfase horario.

SIGA UN HORARIO. Unas semanas o, al menos, unos días antes de iniciar el vuelo, debe mantener un horario razonable. Está demostrado que las personas que no siguen un orden fijo (p. ej., los que se acuestan tarde por ver una película o los que se ponen a limpiar a las 2 de la madrugada) tienen más problemas con el desfase horario. Asegúrese de que su ritmo circadiano se halla bien sincronizado.

DUERMA LO SUFICIENTE. Si duerme pocas horas los días previos al viaje, empeorará los trastornos producidos por el desfase horario. Un buen consejo es dormir 15 minutos más diarios en los días anteriores al viaje.

COMBATA EL *JET LAG* CON
COMIDAS ABUNDANTES Y AYUNOS

A partir de estudios en animales se ha desarrollado una dieta que pretende eliminar los efectos del *jet lag*.

En realidad es algo más que una dieta, ya que tiene en cuenta una serie de factores, como la luz solar, las actividades sociales, los comportamientos en el dormir y los ejercicios físicos y mentales.

El elemento central de la dieta consiste en la alternancia de comidas abundantes y ayunos durante los 4 días previos al viaje.

Para nuestros propósitos, comida abundante significa comer tanto como quiera, y ayuno, comer ligeramente.

A continuación le ofrecemos una muestra de menú para un día de ayuno. En el desayuno, 2 huevos y una tostada con mantequilla baja en calorías (214 calorías). En la comida, una pechuga de pollo sin piel, una taza de caldo y media taza de queso bajo en grasas (245 calorías). En la cena, una porción de pasta cocinada con un poco de margarina, una taza de verduras (brécol, judías, calabazas o zanahorias) y, opcionalmente, una bebida alcohólica (355 calorías).

Los experimentos realizados con animales han demostrado que la cafeína puede utilizarse para reajustar el reloj biológico.

Cambie sus hábitos con la cafeína. Tres días antes del vuelo deje de consumir cafeína (excepto de las 15.00 a las 16.30). El día antes del vuelo, tome cafeína sólo entre las 7.00 y las 8.00. El día del vuelo tómese 2 o 3 tazas de café solo antes de las 11.30 y no tome más cafeína durante el resto del día.

Ajuste su reloj de acuerdo con la hora del lugar de destino. Empiece aclimatándose usted mismo al cambio horario; permanezca mentalmente activo durante la media hora previa al desayuno en su destino.

No desayune al mismo tiempo que los demás pasajeros. Arrégleselas para desayunar en el horario que corresponda a su país de destino. En nuestro ejemplo será mucho antes de aterrizar.

Coma en abundancia junto con todo el mundo. Aunque llegue a destino muy temprano por la mañana, no debe comer hasta la hora de la comida. Pero ya estará en un día de comida abundante, así que disfrútelo.

VUELE DE DÍA, LLEGUE POR LA NOCHE. El mejor plan es llegar a su destino a media tarde, comer algo ligero y acostarse a las 23.00 horas del lugar de destino.

De esta forma brinda a su cuerpo las condiciones óptimas para aclimatarse al cambio de horario.

BEBA LÍQUIDO EN ABUNDANCIA DURANTE EL VUELO. El aire interior de los aviones es extremadamente seco; la ingestión de líquidos lo ayudará a combatir la deshidratación, efecto que es muy desfavorable para combatir el *jet lag*.

EVITE EL ALCOHOL. Dado que el alcohol es un diurético, favorece la deshidratación. En lugar de alcohol, tome zumos.

IMAGINE QUE NO ESTÁ EN EL AVIÓN. Esto hacen muchos pilotos y azafatas cuando viajan en calidad de pasajeros. Apoye su cabeza en la almohada, cierre los ojos sin llegar a dormirse, e imagine que no está en el avión. Sueñe despierto con ideas positivas o, simplemente, haga planes para la próxima semana. Este método es muy adecuado sobre todo para viajes cortos, que sólo implican cruzar 1 o 2 husos horarios.

PERMANEZCA EN CALMA Y RELÁJESE. Trate de utilizar el vuelo para gozar de la soledad y para relajarse. De esta forma, no estará estresado cuando su organismo deba adaptarse a un brusco cambio horario.

HAGA COMO LOS ROMANOS. Cuando llegue a destino, intente adaptarse lo más rápidamente posible al nuevo entorno. Sumérjase en el lugar, conozca los nombres de las calles y el lenguaje de la gente. Esto lo ayudará a ajustarse físicamente.

COMUNÍQUESE CON LA GENTE. La adaptación social es especialmente importante si está ansioso por dormir pero en el lugar de destino sólo es media tarde. Al conversar y relacionarse con los demás, su cuerpo recibe la señal de que es de día, puesto que las relaciones humanas son por naturaleza diurnas. Ésta es la razón por la que el cambio de turno produce *jet lag* en muchos trabajadores.

NO HAGA LA SIESTA. Si duerme la siesta retrasará la adaptación al nuevo horario. No obstante, si decide hacer la siesta, procure que no exceda de una hora.

TOME EL SOL. Muchos piensan que hay que exponerse a la luz solar durante el mayor tiempo posible para estimular el reloj biológico y permanecer despierto.

Cuando los rayos solares entran en el ojo, se liberan unos neurotransmisores que envían señales a una zona específica del cerebro. Ésta, a su vez, avisa al resto del organismo que es el momento de estar despierto.

TOME EL SOL A LA HORA ADECUADA. Algunos expertos creen que la hora en la que se expone al sol es también importante. Si lo hace temprano por la mañana, el reloj biológico cambia a una hora más temprano, mientras que si lo hace por la tarde, ocurre lo contrario.

Por consiguiente, si viaja hacia el Este, se recomienda tomar el sol por la mañana temprano. En cambio, si viaja hacia el Oeste es mejor tomarlo por la tarde. Esta técnica tiene resultados positivos solamente si en su viaje atraviesa seis husos horarios o más.

EJERCICIO. Si usted practica *jogging* de forma regular, es lógico que lo haga también en el lugar de destino. Esto activará su corazón, lo ayudará a estar despierto y, de paso, tomará el sol.

Un estudio efectuado en la Universidad de Toronto sugirió que el ejercicio reduce el número de días necesarios para adaptarse al desfase horario. Los investigadores expusieron *hámsters* dorados (especie nocturna con ritmos de actividad estables) a la luz artificial, adelantando el crepúsculo 8 horas (simulando así un largo vuelo hacia el Este). Tras la llegada de la noche, un grupo de *hámsters* se dedicó a hacer ejercicio en una rueda giratoria, mientras que a otro grupo se le permitió dormir libremente. El resultado fue que los *hámsters* dormilones tardaron 4,5 días en superar los efectos del *jet lag*, mientras que los que practicaron ejercicio sólo tardaron 1,6 días hasta recuperar su actividad normal.

OTRA ALTERNATIVA

TRES FAMOSOS TROTAMUNDOS QUE INTENTARON SALIR ADELANTE

¿Qué tienen en común Henry Kissinger, Dwight D. Eisenhower y Lyndon Johnson? Que cada uno de ellos aplicó su técnica personal para combatir el *jet lag*. Aunque algunos especialistas dudan de la eficacia de estos métodos, se los exponemos a continuación por si los quiere probar.

Siga una ruta diplomática. Varios días antes de iniciar el viaje empiece a acostarse una hora más temprano y a levantarse una hora más tarde. Ésta era la técnica utilizada por Henry Kissinger. Su principal desventaja es que requiere mucha rigidez. El propio Kissinger tuvo problemas para seguirlo rigurosamente. No hay prueba alguna de que este método reduzca el *jet lag*.

Llegue lo antes posible. El ex presidente Eisenhower trataba de llegar varios días antes a destino cuando debía entrevistarse con líderes de otros países.
El problema de este plan reside en que a menudo no es posible cumplir la regla de un día de descanso «por cada zona horaria atravesada» para adecuarse al cambio horario.

Ríjase por su horario. Cuando el ex presidente Lyndon Johnson llegaba a su lugar de destino, seguía haciendo su vida de acuerdo con sus horarios (comía, bebía y dormía a las horas habituales). Incluso concertaba las reuniones siguiendo el horario de Washington.
Quizá pudiera emplear este método, pero a usted puede resultarle algo difícil efectuar una reserva para comer a las 2.00 de la madrugada.

PIENSE ANTES DE ACTUAR. No tome decisiones importantes hasta que hayan transcurrido 24 horas desde su llegada o, al menos, hasta que se sienta descansado. Su mente no estará suficientemente clara después del viaje.

Muchos hombres de negocios cometen errores que luego atribuyen al *jet lag*.

INVIERTA EL PROCESO. Si es posible, siga los mismos consejos para preparar el viaje de regreso. Los trastornos por el desfase horario se producen en ambos sentidos.

Prótesis dentales

14 IDEAS PARA UNA SONRISA MÁS FELIZ

Muchos estadounidenses saben que su primer presidente George Washington llevaba dentadura postiza. Pero son muy pocos los que saben que unas prótesis mal ajustadas arruinaron el crucero por el mundo de otro gran presidente estadounidense, Ulysses S. Grant. Mientras admiraba quizá las olas del mar apoyado sobre una barandilla, de pronto su dentadura desapareció en las profundidades de las aguas.

¡Pobres de los que entonces utilizaban dientes postizos! Como no existían las cremas y pastas de fijación, siempre estaban mal ajustados y solían caerse al comer.

Gracias a Dios las cosas han cambiado. Sin embargo, si usted lleva una nueva prótesis dental, es posible que deba hacer frente a algunas de las dificultades de épocas pasadas: dolor en la boca, dificultad para comer o hablar, dentaduras que se aflojan y el sentimiento de que probablemente no parezcan reales.

Hoy los que usan prótesis dentales tienen muchas opciones. Existen dentaduras completas o parciales, las que se pueden quitar y poner y las que se pueden implantar en los huesos, que parecen verdaderas.

Todas ellas, como cualquier otro cuerpo externo en el organismo, requieren tiempo para acostumbrarse. A continuación, le brindamos algunos consejos médicos de nuestros especialistas.

MÍRESE EN EL ESPEJO. Sonría, frunza el entrecejo, ponga cara de estar feliz, triste y serio. Practique con todas las caras que usted tiene habitualmente. De esta forma, cuando esté delante de los otros se sentirá más seguro.

PRACTIQUE EL HABLAR. Diga las vocales y luego las consonantes. Esta práctica le ayudará a aprender a hablar con un aparato extraño en la boca.

GRABE UN VÍDEO. Los vídeos son útiles por muchas razones. Le brindan la posibilidad de verse a usted mismo con más objetividad. Además, el dentista puede identificar defectos de las prótesis en sus mandíbulas o en los movimientos de sus labios.

CUIDADO CON LOS PALILLOS. Los pequeños mondadientes de madera son especialmente peligrosos para los que usan prótesis. El empleo de éstas reduce la sensibilidad. Así, si usted rompe un trocito de palillo con los dientes, es probable que no se dé cuenta y que aquél se le clave en la garganta.

LEA UN LIBRO. Lea en voz alta. Una dentadura postiza es como un miembro protésico: se requiere mucha práctica para usarlo correctamente. Lea en voz alta para oírse a usted mismo. Preste atención a su pronunciación y dicción y corríjase.

USE UN ADHESIVO. Si siente que su dentadura nueva no está bien ajustada puede usar un adhesivo bucal durante el período de adaptación. Pero si lo necesita permanentemente, es mejor que haga reajustar su prótesis.

Los adhesivos dentales se adquieren sin receta médica en cualquier farmacia. Son pastas que forman un vacío entre las encías y las prótesis para mantenerlas unidas.

COMIENCE SUAVE Y LENTAMENTE. No, usted no está condenado a comer alimentos para bebé por el resto de su vida, pero debe comenzar con alimentos blandos y, gradualmente, ir añadiendo otros más sólidos para que sus encías se adapten en forma progresiva. Con el tiempo, podrá comer lo que le apetezca.

LAVE CON JABÓN Y AGUA. Cuando termine de comer, quítese la prótesis y lávela con jabón neutro y agua a temperatura ambiente.

CEPILLE BIEN LOS IMPLANTES. Si lleva implantes, debe lavarlos 2 veces al día, igual que si fueran sus verdaderos dientes.

En la actualidad es posible construir dentaduras perfectas, pero éstas no durarán si no se cuidan adecuadamente.

El cepillo usado para los implantes puede ser diferente, pero el principio es el mismo: todos los dientes deben estar bien limpios.

CEPILLE LAS ENCÍAS. Los niños tienen placa en la boca en el momento del nacimiento.

Aunque usted no tenga dientes se ha de limpiar muy bien las encías para eliminar la placa.

Use un cepillo dental suave y, con gran cuidado, cepille sus encías. No lo haga con fuerza.

Una buena limpieza de las encías evita el mal aliento y ayuda a mantener una boca sana.

INTENTE CON UN CARAMELO. Una de las quejas más comunes es el exceso de saliva durante las primeras semanas de usar la prótesis dental. Solucione el problema chupando con frecuencia un caramelo durante los primeros días, para tragar el exceso de saliva.

MASAJEE LAS ENCÍAS. Coloque los dedos pulgar e índice sobre sus encías (el índice debe quedar hacia fuera) y masajéelas. Esto estimula la circulación y fortalece las encías.

ENJUAGUE CON AGUA SALADA. Para limpiar las encías, enjuague su boca diariamente con un vaso de agua caliente mezclada con una cucharadita de sal.

DEJE QUE SUS ENCÍAS DESCANSEN. Siempre que pueda, quítese la prótesis y deje que sus encías descansen.

Psoriaris

19 REMEDIOS ÚTILES

Juana Santos tiene cinco cosas en común con millones de otras personas que también padecen psoriaris.

1. Su psoriaris es como la de los otros, porque es diferente y única.
2. Lo que da resultado a los demás puede no ser efectivo para ella.
3. Lo que a ella le da resultado puede no dárselo a los demás.
4. Un tratamiento puede ser eficaz la primera vez, un poco menos la segunda vez y totalmente ineficaz después.
5. No sabe cuál es la causa de su enfermedad.

A una causa desconocida añada un remedio desconocido y obtendrá la receta de la frustración.

Algunos médicos opinan que la medicina moderna es totalmente ineficaz para tratar la psoriasis.

Esta enfermedad se caracteriza por una alteración grave de las células de la piel. Normalmente, éstas se renuevan cada 30 días, que es el tiempo que tarda una nueva célula de la piel para desplazarse desde la capa más interna hasta la superficie. En la psoriasis, las células alcanzan la superficie en sólo 3 días, como si el organismo hubiera perdido los frenos.

El resultado se traduce en placas rojas y pruriginosas. Una vez que las células llegan a la superficie, mueren como las células normales, pero son tan numerosas que se vuelven blanquecinas y se descaman.

La psoriaris suele manifestarse en episodios de ataques y remisiones. Normalmente, los ataques sobrevienen en el invierno. A menudo desaparecen durante meses o años, pero puede empeorar con la edad.

Usted puede hacer muchas cosas para aliviar esta enfermedad. Tenga siempre presente que una medida eficaz para otros puede no serlo para usted. Por ello, se recomienda que pruebe varios métodos y escoja su propia línea de batalla. He aquí algunas estrategias que puede intentar.

TENGA UNA ACTITUD MÁS POSITIVA. Lo más importante es aceptar el hecho de que usted tiene psoriaris y centrarse en aprender a convivir con ella y a evitar que empeore. No pierda tiempo dedicándose a cada mancha individualmente.

Al ser una enfermedad con características individuales en cada paciente, no existe ninguna ley que rija su evolución.

Cuando haya intentado todos los tratamientos, vuelva a comenzar desde el primero. Las psoriasis leves pueden controlarse totalmente con los siguientes remedios.

LUBRIQUE LA PIEL. Los emolientes encabezan la lista de los remedios de venta libre recomendados por los dermatólogos. La piel con psoriasis es seca y puede derivar en escamas y escozor.

Los emolientes favorecen la retención de agua. Con este objetivo puede utilizar el aceite habitual empleado para el cuerpo o, simplemente, aceite vegetal o vaselina.

Son más eficaces si se aplican después del baño, cuando aún no está totalmente seco. (Por su propia seguridad, evite darse baños de aceite ya que podría resbalarse.)

Algunos médicos recomiendan las lociones empleadas para la sarna, puesto que contienen mentol y alcanfor, sustancias que alivian el picor.

LA CREMA MÁGICA

Hollywood al rescate. Los especialistas cosmetólogos nos han brindado las siguientes recomendaciones:

- En principio, nunca trate de disimular una lesión abierta.
- Para los codos y las rodillas se recomienda la tierra india mezclada con su emoliente preferido. Debe extenderla por toda la superficie escamada con una esponja. Este producto es un polvo de roca molido que se puede adquirir en salones de belleza, grandes almacenes o tiendas de productos dietéticos. Una minúscula cantidad es suficiente para todo el cuerpo. El emoliente mantendrá húmedas las placas, y la tierra india las disimulará. Si debe llevar ropa sobre las zonas afectadas, séquelas y elimine el exceso de polvo.
- Si consigue tierra india, busque una base de maquillaje que contenga muchos pigmentos. Lo mejor es acudir a una tienda de cosmetología y escoger la más adecuada para su piel.

BUSQUE EL SOL. La exposición regular al sol intenso mejora considerablemente la psoriasis en el 95 % de los pacientes. (La región del mar Muerto en Israel es famosa por su climoterapia, y muchas personas viajan regularmente hacia los climas cálidos.)

Al parecer, la enfermedad empeora mucho en el invierno o en climas variables y húmedos. Por lo tanto, debe considerar la posibilidad de mudarse a un clima más cálido y seco, si procede. Los rayos ultravioletas son los que combaten la psoriasis, siendo los B los más rápidos. Sin embargo, también son los que pueden provocar golpes de calor y los que aumentan el riesgo de padecer un cáncer de piel. Incluso, pueden hacer que la psoriasis se extienda hacia regiones del cuerpo no afectadas.

No obstante, existe una solución: las pantallas solares. Los beneficios de los baños de sol pueden ser mayores que los riesgos de contraer un cáncer de piel o extender la psoriasis, siempre que proteja las áreas no afectadas por la enfermedad mediante pantallas solares cuando se exponga al sol más intenso.

ENCIENDA LA LÁMPARA. Puede tratarse en su casa mediante la exposición a los rayos ultravioleta B de lámparas solares artificiales. Dado que las necesidades varían de una persona a otra, debe consultar al médico. Puede escoger los rayos ultravioleta A de un salón de bronceado, pero éstos son más débiles y, en consecuencia, requerirá más tiempo de exposición.

USE ALQUITRÁN. El alquitrán de carbón es muy efectivo en las psoriasis leves. Se puede aplicar directamente sobre las placas o tomar un baño con aceite de alquitrán. También se recomienda el uso de champú de alquitrán. Debido a su intenso olor y a las manchas que producen, hay que enjuagarse varias veces para quitarlos. Algunos de estos productos pueden dejarse en la piel para aumentar el efecto del sol o del tratamiento con rayos ultravioleta B. El alquitrán lo hace más sensible al sol, ¡sea prudente! Existen nuevos productos de alquitrán más cómodos y aceptables desde el punto de vista cosmetológico, que se presentan en forma de gel. No huelen como los otros, se pueden usar a diario y son fáciles de limpiar. Si alguno de estos productos le provoca una irritación o quemadura, deje de usarlo. Nunca los emplee sobre una placa abierta.

HUMEDAD Y CALOR. Los baños y las piscinas con agua caliente son excelentes para los que padecen la enfermedad, ya que reducen el grosor de las placas y su desprendimiento. Sin embargo, pueden aumentar el escozor.

CORTISONA EN LAS PLACAS PEQUEÑAS. Las cremas tópicas con bajo contenido en cortisona pueden ser útiles. Son las más seguras para la cara y el área genital. Si las aplica siempre, perderán eficacia y, cuando deje de usarlas, la psoriasis reaparecerá. Úselas hasta que note mejoría y, entonces, disminuya lentamente su aplicación.

CÚBRASE LAS PLACAS DE PSORIASIS. Algunos investigadores han descubierto que cubrirse las lesiones con una cinta plástica durante unos días o semanas puede ayudar a controlar la enfermedad, especialmente si antes se aplica una crema con cortisona. Las células de la superficie resultan afectadas y pierden la capacidad de proliferación. Este tratamiento, sin embargo, se recomienda sólo para las zonas pequeñas (menos de 2 cm de diámetro). Tiene que tener sumo cuidado ya que la piel puede infectarse o agravar la enfermedad.

NO SE LASTIME. Sobre la piel dañada suelen aparecer nuevas lesiones. Los investigadores explican que el traumatismo de la piel puede hacer que el cuerpo pierda el control y agravar la psoriasis. Las personas con psoriasis no deben ir a recoger setas, así como las que padecen dolores de espalda no tienen que cargar un piano. También pueden dañar la piel un calzado ajustado, una correa de reloj estrecha, las hojas de afeitar sin filo y los productos químicos muy potentes.

BAJE DE PESO SI LE SOBRAN UNOS KILOS. Aunque los científicos no pueden asegurar que la obesidad afecta a la psoriasis, se cree que existe una estrecha relación. La pérdida de peso suele ayudar mucho a los que padecen esta enfermedad.

REDUZCA EL ESTRÉS. Muchos casos de psoriasis ocurren tras sufrir un fuerte golpe emocional. Existen pruebas irrefutables de que el estrés puede provocar la psoriasis. Si se toma unas vacaciones en el Caribe, la enfermedad mejorará. Incluso el ingreso en un hospital para una operación quirúrgica puede mejorar la psoriasis. El estrés de la rutina diaria es el peor enemigo. Intente evitar las fuentes habituales de estrés.

VAYA A PESCAR. No, no se trata de pescar para reducir el estrés, sino de añadir a su dieta unas cápsulas de aceite de pescado que contiene el ácido graso eicosapentaenoico (EPA). En un estudio realizado se obtuvieron resultados positivos en el 60 % de los pacientes. Se redujo el grosor de las placas y disminuyeron el picor y el enrojecimiento. Sin embargo, se debe ser cauteloso y considerar otros aspectos. Un número pequeño de personas no mejorará y otra se pondrá peor. No existe modo alguno de saber qué efecto tendrá. El estudio incluyó un número reducido de pacientes y duró poco tiempo, de forma que sus resultados no son concluyentes. Así pues, aunque no se observaron efectos adversos, no puede asegurarse que éstos no ocurran a largo plazo. Por ejemplo, el aceite de pescado puede disminuir la coagulación sanguínea, sumando su efecto al de los anticoagulantes, en el caso de que se estén tomando. Antes de tomar aceite de pescado debe consultar al médico. La cantidad de EPA en las cápsulas de aceite de pescado puede variar entre el 1 y el 17 %.

En el estudio mencionado se administraron entre 11 y 14 g diarios. Se recomienda la mitad de esta dosis. También puede comer salmón o caballa, pero recuerde que para llegar a unos 5 g de EPA necesitará ingerir 400-900 g diarios.

TRÁTESE LAS INFECCIONES. Existe una relación demostrada, pero no bien explicada, entre las infecciones y el inicio de la psoriasis. Asimismo, ésta puede empeorar en el curso de una infección. Juana Santos sufrió varias picaduras de insecto en la parte inferior de sus piernas e, inmediatamente, tuvo un ataque de psoriasis en el cuero cabelludo, codos y rodillas. En algunos niños la psoriasis aparece después de una infección por estreptococos en la garganta. Se recomienda el tratamiento adecuado e inmediato de las infecciones, prestando especial atención a la psoriasis.

Punzada de costado

9 MANERAS DE EVITAR LOS INCONVENIENTES

Una punzada de costado —vulgarmente denominada flato— es un dolor agudo y temporal causado por un espasmo en el diafragma. Esto ocurre cuando su diafragma, el músculo que separa el tórax y el abdomen, no puede conseguir el oxígeno que necesita.

A veces, al correr se obstruye el flujo sanguíneo del diafragma. Cada vez que se eleva la rodilla se contraen los músculos del abdomen, lo cual incrementa la presión en su interior.

Cuando usted respira profundamente, sus pulmones se expanden y se agrandan más que cuando respira en la forma habitual. La presión ejercida por los músculos contraídos del abdomen y por los pulmones expandidos puede impedir el flujo de sangre hacia el diafragma. Debido a la imposibilidad para conseguir el oxígeno necesario, usted tendrá un fuerte calambre y dolor.

Si no respira normalmente, puede tener flatos cuando corre, camina o, incluso, cuando ríe.

He aquí cómo hacerles frente.

DETÉNGASE. En cuanto sienta dolor, interrumpa lo que esté haciendo, puesto que es necesario que se relaje para calmar el espasmo de los músculos.

PRESIONE. Presione con sus dedos el área donde el dolor sea más intenso hasta que éste desaparezca. También puede masajear suavemente con los dedos la zona dolorida. A menudo esto resulta suficiente para aliviar las molestias.

EXHALE PROFUNDAMENTE. Cuando comience a masajear el diafragma, efectúe una inspiración, luego frunza los labios y elimine el aire con toda la fuerza que pueda. Repítalo una vez más. La inhalación seguida de una exhalación profunda hace las veces de un ejercicio de yoga, ya que está efectuando un masaje interno a su músculo acalambrado.

INSPIRE, ESPIRE. Mientras continúa con el masaje, concéntrese en reducir la respiración hasta alcanzar un ritmo normal. Si logra que la respiración alcance un ritmo estable, el dolor desaparecerá.

DEJE DE CORRER Y CAMINE. Si al correr presenta punzadas de costado, a veces simplemente dejando de correr se calma el músculo acalambrado. Cuando la punzada desaparezca siga corriendo.

RESPIRE CON EL ABDOMEN. Antes de salir nuevamente a caminar o a correr, intente aprender a respirar para evitar que aparezcan flatos.

Los expertos sugieren efectuar la siguiente prueba. Observe con atención el tórax cuando realiza una inspiración profunda y trate de contestar la siguiente pregunta: ¿qué se ha movido? Si sólo se ha movido el tórax, usted está respirando con la cavidad pectoral y no es suficiente. Para prevenir las punzadas se debe respirar con el diafragma. Si utiliza este músculo cuando respira se moverán tanto el tórax como el abdomen. Observe su vientre mientras inhala y exhala: se tiene que mover hacia dentro y hacia fuera.

Mientras practica la respiración abdominal, inspire y espire profundamente. Recuerde: sea consciente de su forma de respirar mientras hace los ejercicios y, en pocas semanas, adquirirá el hábito de hacerlo con su diafragma.

Masajee el diafragma. El diafragma, como cualquier otro músculo, necesita precalentarse antes de hacer ejercicios. Por lo tanto, antes de estirar las piernas, hágale un masaje con la respiración y déjelo en condiciones para funcionar. Siéntese en el suelo y coloque una mano sobre el pecho y la otra sobre el abdomen. Cuando respire, se moverán hacia arriba y hacia abajo, lo que indicará que está utilizando su capacidad respiratoria completa, incluido el diafragma. Si éste está caliente tiene menos probabilidades de que se produzcan flatos.

Respire en todo momento. De forma natural, las personas mantienen una respiración constante cuando están asustadas, tienen frío o quieren evitar el dolor. Los especialistas recomiendan que trate de manifestar sus emociones y que no intente evitarlas conteniendo el aliento. Si lo hace de esta manera, podrá respirar con más naturalidad cuando los ejercicios le demanden un flujo constante de aire.

Preste atención a las comidas. Si bien los flatos se producen a causa de un calambre del diafragma, algunas personas que habitualmente caminan o comen tienen sensaciones similares cuando se produce un atrapamiento de gas.

Cualquier ejercicio de *aerobic* disminuye o interrumpe el proceso digestivo, debido a que la sangre debe acudir en ayuda de los músculos. Por esta razón, los corredores no deben comer al menos 2 horas antes de una carrera, y por ello también suelen tener diarrea si beben mucha agua mientras corren.

El consejo de nuestros expertos: antes de hacer ejercicios, tenga cuidado con lo que come y cuándo lo come. Ingiera mucha fibra y trate de mover los intestinos antes de comenzar con los ejercicios, especialmente si es propenso a padecer punzadas.

Pupas

17 PISTAS PARA CURAR EL HERPES SIMPLE

Ese hormigueo que siente en el labio superior es inconfundible. ¡Oh cielos! Ya sabe de qué se trata: el comienzo de un herpes febril. Ya ha pasado por esto. Primero aparece una mancha roja que pica y luego se hincha.

Usted no puede dejar de mirarse al espejo (quizá con la esperanza de que la vesícula ya no esté y que todo sea producto de su imaginación). Pero no hay suerte. «¿Por qué —se pregunta— tiene que sucederme esto a mí?».

Estas lesiones son causadas por el virus herpes simple. Con toda probabilidad, algún familiar le transmitió el virus cuando usted era un niño, al besarlo en un momento en que su virus era infeccioso.

El virus se instaló en su boca y buscó una célula anfitriona hospitalaria, probablemente una célula nerviosa. Una vez instalado, el virus «ordenó» al ADN de la célula hacer múltiples copias exactas de sí mismo.

Normalmente, estos virus son inactivos y hogareños, pero de vez en cuando les agrada ir de paseo. Así, cogen la autopista de los nervios y se presentan en la superficie de la piel. Cuando esto sucede, usted empieza a sentir el terrible hormigueo.

¿Qué puede hacer?

MANTENGA LAS PUPAS LIMPIAS Y SECAS. Si la lesión no es muy molesta, déjela que siga su curso. Asegúrese de que está limpia y seca. Si, por el contrario, supura, cosa que raras veces ocurre, busque asistencia médica para tratar adecuadamente la infección bacteriana.

CAMBIE SU CEPILLO DENTAL. Su cepillo dental puede refugiar el virus del herpes durante varios días, reinfectándolo una vez que la lesión se ha curado.

En un estudio se expuso un cepillo dental estéril, durante 10 minutos, al virus. Al cabo de 7 días la mitad de los virus permanecían en el cepillo.

¿Cómo eliminar el virus del cepillo de dientes? Simplemente, libérese de él. Se recomienda sustituir el cepillo cuando empiece a notar los síntomas de una infección. Si la enfermedad persiste, tire el cepillo una vez que haya aparecido la lesión. De esta forma evitará nuevas lesiones. Una vez curada la infección, cambie otra vez el cepillo. Con este procedimiento se logra disminuir el número de pupas en un año.

NO GUARDE SU CEPILLO DENTAL EN EL BAÑO. Un hermoso cepillo húmedo en un ambiente húmedo es el lugar ideal para los virus herpes simple. La humedad ayuda a prolongar la vida de los virus en su cepillo. Por lo tanto, guarde el cepillo en un lugar seco.

USE TUBOS DE PASTA DENTÍFRICA PEQUEÑOS. Los tubos de pasta dentífrica también pueden transmitir la enfermedad. Piense en la cantidad de veces que pone el cepillo en contacto con la boca del tubo para coger pasta dentífrica. Si usa tubos pequeños, disminuye las posibilidades de que estén infectados.

PROTÉJASE CON VASELINA. Puede proteger la pupa cubriéndola con vaselina. No utilice para ello el mismo dedo con el que se tocó la lesión. Lo mejor es aplicar la vaselina con un trozo de algodón.

UTILICE EL CINC. Varios estudios han demostrado que la aplicación de una solución acuosa de cinc en cuanto se siente el hormigueo acelera la curación.

Un estudio de 6 años de duración realizado en Boston sobre 200 pacientes confirmó la eficacia de una solución de sulfato de cinc al 0,025 %, que se aplicó cada 30-60 minutos desde el inicio de las lesiones. Éstas se curaron, en promedio, a los 5,3 días.

En Israel, los investigadores han hallado que también es muy efectiva una solución de cinc al 2 % aplicada varias veces al día.

¿Cómo ayuda el cinc? Los iones de cinc se unen a las moléculas de ADN del virus del herpes e impiden la separación de la doble hélice del ADN. Así, el virus no puede replicarse.

Algunos expertos señalan que el gluconato de cinc es más conveniente para la piel que el sulfato de cinc. Este mineral está disponible en las tiendas de dietética.

TRÁTELAS CON LISINA. Los pacientes que presentan pupas más de 3 veces al año, deben suplementar sus dietas con 2-3 mg del aminoácido lisina. También se recomienda duplicar la dosis ante los primeros síntomas de picor y hormigueo, que indican el inicio de una nueva lesión. (Por supuesto, no use este suplemento sin el debido consentimiento de su médico, en particular si está embarazada o alimenta al pecho a su hijo. Algunos estudios en animales han revelado que el exceso de lisina puede interferir en el crecimiento normal.) Todos los estudios no han demostrado el beneficio de la lisina para la curación de pupas. No obstante, en un estudio realizado en 41 pacientes la administración de una dosis diaria de 1,248 mg de lisina ayudó a reducir el número de lesiones que padecían en un año. Los productos lácteos, las patatas y la levadura de cerveza son buenas fuentes de lisina.

IDENTIFIQUE LOS FACTORES DESENCADENANTES. ¿Qué hizo justo antes de que le aparecieran las últimas pupas? ¿Y antes de las anteriores? Si hace un poco de detective, quizá descubra cuál fue el desencadenante de las lesiones. Si identifica la causa de sus pupas, tome más lisina en los períodos en que se considere más vulnerable a sufrir nuevos episodios.

CONGÉLELAS Y SÉQUELAS. Algunos pacientes recurren al hielo cuando sienten los primeros hormigueos. Aunque no existe la certeza de que este método sea efectivo, es posible que el hielo reduzca la inflamación.

APLIQUE AGUA DE HAMAMELIS. Algunos pacientes pinchan las vesículas y aplican agua de hamamelis o alcohol para secarlas.

UTILICE UN PRODUCTO DE VENTA LIBRE. Existen numerosos productos a los que se atribuyen propiedades curativas para las lesiones causadas por herpes. En general, estos productos contienen algún emoliente para reducir la desecación y suavizar las costras y un agente anestésico como el fenol o el alcanfor. El fenol desnaturaliza las proteínas, por lo que es posible que tenga capacidad para matar los virus.

PROTÉJASE DEL SOL Y DEL VIENTO. Una de las medidas esenciales para prevenir estas lesiones es protegerse de las quemaduras solares y de la exposición al viento.

EVITE LOS ALIMENTOS RICOS EN ARGININA. La arginina es un aminoácido esencial para el metabolismo del virus del herpes. Así pues, elimine los alimentos ricos en arginina: el chocolate, las colas, los cacahuetes, las almendras y la cerveza.

PERFECCIONE SUS HABILIDADES DE AFRONTAMIENTO. Los estudios han demostrado que el estrés puede desencadenar episodios recurrentes del virus herpes simple. En realidad, es posible que la causa no sea el estrés sino la forma de enfrentarse a él. Es decir, importante es la manera en que se percibe, puesto que el estrés no es una cosa tangible, sino un concepto.

Para luchar eficazmente contra el estrés, hay que contar con un soporte en la vida social. También es muy importante sentir que se ejerce el control de la situación. Si adopta una actitud favorable hacia su salud, será más capaz de modificar sus síntomas.

RELÁJESE. En el momento en que aparecen los síntomas ya es demasiado tarde para actuar sobre la reducción del estrés. No obstante, algunos ejercicios de relajación pueden ayudar a reducir la intensidad del episodio. Se aconsejan técnicas de relajación muscular profunda, de biorrealimentación, de visualización y de meditación.

EJERCICIO. Hay evidencias de que el ejercicio ayuda a estimular el sistema inmunológico. Cuanto más fuerte sea su sistema inmunológico, mejor será la capacidad de su organismo para luchar contra los virus. El ejercicio es, además, una forma excelente para relajarse.

CAMBIE SU PERCEPCIÓN. A nadie le gusta tener pupas. Si las tiene, obsesionarse y preocuparse en exceso por su aspecto las empeorará. Minimice sus percepciones negativas. Dígase a sí mismo que se trata sólo de un grano que no interfiere en su vida de ninguna forma.

Quemaduras

10 TRATAMIENTOS PARA ACCIDENTES MENORES

¡Fuego! ¡Fuego! ¿Qué hacer? Apagar el fuego. Éste es también un buen consejo para las quemaduras. Cuando sin querer coge con las manos la bandeja caliente del horno o se vierte ácido de la batería del coche sobre el pecho o recibe un chorro de vapor, cuando destapa una olla o se salpica un producto de limpieza en los ojos, debe apagar urgentemente el fuego. He aquí la forma de hacerlo.

MOJE LA LLAMA. La primera medida es detener la combustión. Sumerja en agua fría la parte quemada, durante 15 o 30 minutos o hasta que desaparezca la sensación urente. No utilice hielo ni agua helada, ya que pueden empeorar la quemadura.

Si se trata de una quemadura por contacto, coloque la zona afectada bajo el chorro de agua fría. En cambio, si la quemadura se debe a una sustancia caliente derramada sobre la piel, como grasa, ácido de la batería o sopa, quítese primero la ropa, lave luego la piel, y moje la parte afectada con abundante agua fría. Si la ropa está adherida a la quemadura, límpiela por encima y vaya al médico. No intente quitarse la ropa usted mismo. Una vez que logró apagar el fuego, se encuentra a mitad de camino de la curación. El frío evita que la quemadura se propague por el tejido y actúa también como un calmante temporal.

CONSEJOS MÉDICOS

RECONOZCA LAS QUEMADURAS QUE REQUIEREN ATENCIÓN MÉDICA

Usted, sin lugar a dudas, puede tratar las quemaduras de primero y segundo grado, pero las de tercer grado requieren una atención médica especial. He aquí unos consejos para evaluar la gravedad de una quemadura.

- Las quemaduras de primer grado, como las de sol o las escaldaduras, son rojas y dolorosas.
- Las quemaduras de segundo grado, que incluyen las del sol muy graves o las causadas por un contacto breve con objetos o líquidos muy calientes, producen ampollas rezumantes y dolor.
- Las de tercer grado son grisáceas y blancas o de color crema. Pueden deberse a causas químicas, eléctricas o a un contacto prolongado con una superficie caliente. Generalmente, no son dolorosas debido a que las terminaciones nerviosas han sido destruidas, pero siempre requieren atención médica.

Otras quemaduras que también necesitan atención médica son:

- Las quemaduras en la cara, las manos, los pies, la pelvis, la zona genital y los ojos.
- Cualquier quemadura si no está seguro de que sea de primero o segundo grado.
- Quemaduras con signos de infección, incluyendo una ampolla llena de líquido verdoso y amarronado o una quemadura que se vuelve caliente o roja.
- Toda quemadura que no cicatriza en 10 días o, a lo sumo, 2 semanas.

Si decide consultar al médico, lávese la herida, pero no se aplique ningún ungüento, antiséptico o aerosol. Sólo cubra la quemadura con una compresa seca y estéril.

DEJE LA MANTEQUILLA PARA EL PAN. ¿Verdad que no intentaría apagar un fuego con un trozo enorme de mantequilla? Lo mismo se puede decir con respecto a una quemadura. Un alimento sobre la quemadura retiene el calor en el tejido y, en consecuencia, puede empeorar el proceso. Asimismo, puede causar una infección. Se recomienda no emplear ninguno de los remedios que antiguamente usaban nuestros abuelos. Jamás use vinagre, miel o patata rallada.

EXAMINE Y EVALÚE LA QUEMADURA. Por lo general puede tratar usted mismo las quemaduras de primero y segundo grado menores de 2 cm de diámetro en un niño o de 4 cm en un adulto. Cuando las quemaduras son más grandes y ocurren en niños menores de un año o individuos mayores de 60 años debe consultar a un especialista.

CUBRA LA QUEMADURA. Después de lavar y limpiar bien la quemadura, cúbrala con una gasa gruesa, seca y limpia.

A CONTINUACIÓN, NO HAGA NADA. Al menos durante las primeras 24 horas, deje la quemadura tranquila. Las quemaduras deben seguir el proceso de curación por sí mismas.

AYUDE A CURARLA. A las 24 horas de haber sufrido la quemadura, lávela cuidadosamente con jabón y agua o con una solución suave, como Betadine Capilar, una vez por día.

Manténgala cubierta, seca y limpia entre lavado y lavado.

ALIVIE EL DOLOR CON ÁLOE. Dos o tres días después de haberse quemado, corte una ramita fresca de áloe y utilice sus propiedades naturales humectantes para la curación o, simplemente, aplique una crema de áloe de venta libre sobre la herida.

Tanto la planta natural como la crema tienen propiedades analgésicas que aliviarán el malestar.

No use áloe si está tomando algún tipo de anticoagulantes o tiene problemas cardíacos.

PREPARE UNA SOLUCIÓN CALMANTE. Cuando la quemadura comienza a cicatrizar, vierta el contenido de una cápsula de vitamina E y frote el líquido de la misma sobre la piel irritada. Esto produce un gran alivio e impide que quede una cicatriz.

APLIQUE UNA CREMA ANTISÉPTICA. Un ungüento antibiótico de venta libre que contenga sulfato de poliximina B o bacitracina lo ayudará a evitar una infección y acelerar la curación. (Para una lista más exhaustiva de ungüentos sin receta médica, véase pág. 107.)

DEJE LAS AMPOLLAS INTACTAS. Estas burbujas de piel constituyen el mejor vendaje natural, de manera que es conveniente no tocarlas. Si una ampolla se revienta, limpie el área con agua y jabón, luego apliquese un poco de ungüento antibiótico y, seguidamente, cúbrala.

Quemaduras solares

37 TRATAMIENTOS REFRESCANTES

Está furioso consigo mismo. Se había jurado que esta vez tendría cuidado con el sol. Ya conoce sus consecuencias negativas para la piel y sabe que existen cremas para protegerse de los daños solares. Peor: no tuvo cuidado y ahora lo está pagando con el malestar que le produce su cuerpo ardiendo. Por fortuna, ha aprendido la lección y la próxima vez no le pillará descuidado sin su protector solar. Ahora preste atención a los consejos de los expertos.

TOME UN ANALGÉSICO. El dolor, el picor y la hinchazón provocados por quemaduras suaves o moderadas pueden aliviarse con aspirina. Tome 2 comprimidos cada 4 horas. Una dosis equivalente de Tylenol® es igualmente efectiva. Si su estómago lo tolera, puede probar con 3 o 4 comprimidos de ibuprofeno cada 8 horas.

ANTICÍPESE A LA QUEMADURA. Si ha tomado mucho sol, ingiera aspirina antes de que la piel se ponga roja. Se recomienda tomar unos 650 mg (2 comprimidos) inmediatamente después de la exposición solar. Repita la misma dosis cada 4 horas hasta completar 6 tomas.

APLÍQUESE COMPRESAS. Después de una quemadura la piel queda inflamada. Para enfriarla, aplique compresas embebidas en cualquiera de las sustancias que a continuación indicamos. Si lo desea también puede exponer la zona inflamada a un ventilador para acelerar el enfriamiento.

CONSEJOS MÉDICOS

CONSULTE AL MÉDICO

Una quemadura solar intensa puede provocar un debilitamiento general. Debe consultar al médico si experimenta náuseas, escalofríos, fiebre, desmayos, ampollas, debilidad, manchas de color púrpura o un picor intenso. Si la quemadura parece extenderse, es posible que sufra una infección añadida.

Agua fría. Use agua del grifo y, si lo desea, añádale unos cubitos de hielo. Embeba un paño en el agua fría y extiéndalo sobre la zona quemada. Repita la operación a medida que el paño se vaya calentando. Hágalo varias veces al día durante 10-15 minutos.

Leche desnatada. La proteína de la leche es un buen calmante para las quemaduras. Mezcle una taza de leche desnatada con 4 tazas de agua y añádale unos cubitos de hielo. Aplíquela mediante compresas en la zona afectada durante 15-20 minutos, cada 2 o 4 horas.

Harina de avena. Es recomendable el agua de harina de avena porque calma la piel. Envuelva la harina de avena en una gasa y póngala en un recipiente con agua fría. A continuación elimine la harina de avena, embeba la gasa en el líquido obtenido y aplíquela en la zona afectada cada 2-4 horas.

Agua de hamamelis. Humedezca un paño en agua de hamamelis, y aplíquelo a menudo sobre las quemaduras. En áreas pequeñas puede utilizar bolitas de algodón previamente mojadas en el líquido.

UN BAÑO PARA REDUCIR EL DOLOR. Una alternativa a las compresas, especialmente en áreas extensas, es un baño de agua fría. Añada tanta agua como haga falta para mantenerla a temperatura constante. Séquese suavemente con una toalla procurando no frotar la piel para no provocar más irritaciones. Las sustancias que se citan a continuación añadidas al baño contribuyen a reducir el dolor, el picor y la inflamación.

OTRA ALTERNATIVA
EL BOTIQUÍN DE LA COCINA

Algunos alimentos comunes de cocina pueden ser muy útiles para las quemaduras solares. Recurra a ellos en caso de urgencia.

Maicena. Añada suficiente agua a la maicena hasta formar una pasta y aplíquela directamente en la zona efectada.

Rodajas de verdura. Algunas personas obtienen alivio con la aplicación de rodajas de pepino o patata en las zonas quemadas. Proporcionan una sensación de frescor y reduce la inflamación cuando se aplican en pequeñas áreas. Las rodajas de manzana parecen ser también efectivas.

Lechuga. Una solución calmante casera consiste en hervir hojas de lechuga en agua, colarlas y dejar enfriar el líquido en el congelador varias horas. Se introduce un paño en el líquido y se pasa suavemente por la piel irritada.

Yogur. El yogur natural tiene un efecto a la vez refrescante y calmante. Aplíquelo en las zonas quemadas y luego quítelo con una ducha de agua fría. Séquese suavemente.

Bolsitas de té. Si sus párpados están quemados por el sol, cúbralos con unas bolsitas de té mojadas en agua fría para disminuir la hinchazón y ayudar a reducir el dolor.

Vinagre. Vierta 250 ml de vinagre blanco en la bañera llena de agua fría.

Bicarbonato de sodio. Esparza generosamente bicarbonato de sodio en la bañera llena de agua tibia; tome un baño y luego deje que la solución se seque en su piel.

NO UTILICE DEMASIADO EL JABÓN. El jabón puede irritar la piel. Por lo tanto, es conveniente usar jabones suaves y enjuagarse bien con agua. No tome baños en agua jabonosa y evite los baños de espuma.

LUBRIQUE LA PIEL. Los baños y las compresas proporcionan bienestar y alivio temporal, pero pueden resecar la piel si no se aplica enseguida una crema hidratante. Séquese y aplíquese un baño de aceite.

ENFRÍE LA CREMA HIDRATANTE. Para aumentar la eficacia de la crema, enfríela antes de aplicarla.

RECURRA A LA HIDROCORTISONA. Calme la irritación y la inflamación de la piel mediante una loción tópica, un aerosol o un ungüento que contenga un 0,05 % de hidrocortisona.

DIGA ADIÓS A LAS QUEMADURAS. Existen evidencias crecientes de las propiedades cicatrizantes del áloe. Simplemente, deshaga una hoja y aplique el jugo obtenido sobre la quemadura. Antes de hacerlo, aplique una pequeña cantidad en un área de piel sana para asegurarse de que no es alérgico al áloe.

PREVENGA LA INFECCIÓN. Si tiene una infección o sospecha que ésta puede desarrollarse, utilice un ungüento antibiótico, por ejemplo Bacisporin®.

PRUEBE UN ANESTÉSICO LOCAL. Si las quemaduras no son muy intensas, un anestésico de venta libre puede aliviar el dolor y el picor. Escoja una marca que contenga benzocaína, alcohol bencílico, lidocaína o hipocloruro de difenhidramina. Los aerosoles son más fáciles de aplicar que las cremas o los ungüentos. Humedezca un poco una gasa o un algodón y páselo por el rostro, evitando el contacto con los ojos.

PRUEBE UNA COMPRESA DE HIELO. Si la quemadura es leve, una bolsa de hielo puede ser calmante: envuélvala con ropa húmeda y colóquesela sobre la zona afectada. En este caso puede improvisar y, en vez de una bolsa de hielo, puede utilizar una bolsa de guisantes congelados, pero siempre con la precaución de no aplicar el hielo directamente sobre la piel.

BEBA EN ABUNDANCIA. Es una buena idea beber mucho para contrarrestar el efecto secante de la quemadura.

COMA ALIMENTOS ADECUADOS. La alimentación debe ser ligera y equilibrada para proporcionar a la piel los nutrientes que necesita para regenerarse por sí misma.

¿ES USTED FOTOSENSIBLE?

No le preguntamos si le gusta que le tomen una fotografía. La pregunta es si ciertos fármacos, jabones o cosméticos aumentan su sensibilidad al sol y, por tanto, pueden provocarle quemaduras por dermatitis.

Los antibióticos, tranquilizantes y antifungicidas, así como los anticonceptivos por vía oral, los diuréticos e incluso el PABA que contienen los protectores solares pueden causarle algún tipo de reacción. Acuda siempre al médico para consultar sobre los potenciales efectos secundarios de los fármacos que va a tomar por vía oral.

Incluso los alimentos normales pueden ocasionar reacciones adversas. Así les ocurrió a dos muchachas que para aclarar su cabello usaron zumo de lima, un potente fotosensibilizador que les produjo una intensa dermatitis en todas las zonas de la piel que estuvieron en contacto con el zumo (éste había corrido por sus brazos y piernas).

LEVANTE LAS PIERNAS. Si sus piernas están quemadas y sus pies hinchados, levante las piernas por encima del nivel del corazón. Se sentirá mejor.

DESCANSE BIEN POR LA NOCHE. Dormir con quemaduras puede ser una tortura; sin embargo su cuerpo necesita mucho descanso para recuperarse. Así pues, trate de espolvorearse con polvos de talco para disminuir el roce y la fricción de las sábanas. Un colchón de aire o de agua puede también favorecer el descanso.

TENGA CUIDADO CON LAS AMPOLLAS. Una quemadura acompañada de ampollas reviste mayor gravedad. Si las ampollas le molestan y sólo cubren un área pequeña de su cuerpo, puede pincharlas para que drene el líquido, pero teniendo siempre cuidado de no arrancar la piel que las cubre. Las ampollas serán menos dolorosas y presentarán menos riesgo de infección si el aire no entra en contacto con las terminaciones nerviosas subcutáneas. Para drenar el líquido, primero coja una aguja y esterilícela con una llama de cerilla. A continuación, pinche el borde de la ampolla y apriete ligeramente para que el líquido fluya hacia fuera. Repita esta operación 3 veces en las primeras 24 horas y luego deje que la ampolla siga su curso natural.

CUIDADO CON EL HIELO Y LA NIEVE. No baje la guardia en invierno, puesto que la luz solar reflejada en el hielo y en la nieve pueden provocarle quemaduras aún más intensas que en verano. Así, no son infrecuentes las quemaduras en los excursionistas durante el invierno, cuando se exponen a los rayos solares reflejados en la nieve. Incluso pueden producirse quemaduras en los labios cuando, debido al gran esfuerzo, respiran por la boca. Cúbrase y use protector solar en todas las zonas expuestas.

NO COMETA EL MISMO ERROR DOS VECES. Tras sufrir una quemadura por el sol, su piel tarda de 3 a 6 meses en recuperar su estado normal. Cuando se quema, las capas superiores de la piel se caen, y la nueva piel que aparece debajo es aun más sensible que la primera. Esto significa que se quemará más rápidamente que antes si no es prudente.

SIGA LAS REGLAS. Mientras su quemadura esté dolorosamente fresca en su memoria, refresque su sentido del sol con los siguientes consejos:

- Aplique un protector solar 30 minutos antes de salir al exterior, incluso si está nublado (los rayos más dañinos pueden atravesar las nubes). No se olvide de aplicárselo en los labios, las orejas, las manos y la nuca. Aplíqueselo otra vez, si es necesario, después del baño o si ha sudado mucho.
- Preste especial cuidado entre las 10.00 y las 13.00 horas, que es cuando los rayos del sol son más verticales.
- Si insiste en broncearse, hágalo gradualmente. Empiece con 15 minutos e incremente el tiempo de exposición en unos pocos minutos por día de forma gradual.
- Use prendas protectoras cuando no esté nadando o tomando un baño de sol. Llevar sombrero, telas de hilado tupido y mangas largas lo ayudarán a mantener el sol alejado de su piel.

Resaca

18 MANERAS PARA RECUPERARSE

Es una hermosa mañana, pero usted se quiere morir. Los gorriones que cantan fuera lo exasperan, y los rayos del sol que entran por la ventana lo enceguecen. Usted tiene la sensación de que todo se está derritiendo. Usted tiene, lamentable y definitivamente, resaca. La pregunta es: ¿qué puede hacer para sentirse un poco mejor? Desgraciadamente, no mucho. Salvo el tiempo, no hay nada que cure la resaca. No obstante, algunas cosas pueden ayudarlo a aliviar los síntomas (el dolor de cabeza, las náuseas y la fatiga) y a tener un día pasable.

BEBA ZUMOS DE FRUTAS. Los zumos contienen fructosa, un azúcar que ayuda al organismo a metabolizar el alcohol. Un gran vaso de zumo de naranjas o de tomate acelerará el proceso de eliminación del alcohol que aún se encuentra en su cuerpo.

COMA GALLETAS SALADAS Y MIEL. La miel es una fuente de fructosa concentrada, por lo que lo ayudará a metabolizar el alcohol de su organismo.

TOME ANALGÉSICOS. Otro de los signos que inevitablemente acompaña a la resaca es el dolor de cabeza. Puede tomar aspirina, paracetamol o ibuprofeno, pero nunca ingiera algo más fuerte. Con calmantes más potentes corre el riesgo de habituarse y así añadir un segundo problema.

LA BEBIDA AFECTA AL COMPORTAMIENTO DEL DÍA SIGUIENTE

Usted asiste a muchas fiestas, pero esto no representa un problema: beba lo que beba, siempre se siente bien al despertarse.

Si éste es su caso, ¡tenga cuidado! Sentirse bien no significa estar bien.

En un estudio llevado a cabo con pilotos de aviones cazasubmarinos P-3 de la fuerza aérea estadounidense se utilizaron simuladores de vuelo para medir sus habilidades cuando estaban sobrios y a las 14 horas de beber suficiente cantidad de alcohol como para considerarlos legalmente ebrios.

Resultado: los pilotos que afirmaban sentirse en plena forma y no tener el menor resto de alcohol en la sangre no demostraron la misma competencia que cuando se hallaron totalmente sobrios.

¿Qué significa todo esto? Que usted puede tener alcohol en la sangre y no ser consciente de ello.

Si tiene una importante reunión de trabajo, debe hacer una presentación impecable o cualquier otra tarea que requiere su mejor rendimiento, se recomienda que no beba la noche anterior.

Los pilotos de avión no son los únicos que corren el riesgo de sufrir los efectos nefastos de la resaca. Los conductores de coches sufren el mismo deterioro en la ejecución de sus tareas.

Investigadores suecos realizaron una prueba en 22 conductores, que consistía en una carrera de obstáculos; al volante de un Volvo, por supuesto. Al recibir una señal debían girar el coche hacia la derecha o la izquierda. El resultado se estimó teniendo en cuenta la rapidez y la cantidad de obstáculos golpeados: 19 de los 22 puntuaron peor como consecuencia de la resaca.

VUELVA A LA CORTEZA. La corteza de sauce constituye una buena alternativa, en el caso de que usted quiera un calmante orgánico. Esta corteza contiene una forma natural de silicilato, el ingrediente activo de la aspirina, que se libera cuando lo mastica.

BEBA CALDO. El caldo ayuda a reponer la sal y el potasio que su cuerpo pierde cuando bebe.

TOME AGUA EN ABUNDANCIA. El alcohol causa la deshidratación de las células de su cuerpo. Tomar mucha agua antes de irse a dormir y cuando se levante por la mañana lo ayudará a calmar las molestias debidas a la deshidratación.

TOME VITAMINAS DEL COMPLEJO B. La bebida quita estas valiosas vitaminas al cuerpo. Los estudios han demostrado que el organismo necesita vitamina B para luchar contra el estrés.

La ingestión de este complejo vitamínico en forma de cápsulas lo ayudará a acortar la duración de la resaca.

CÓMO EVITAR UNA RESACA

Una vez que uno ha experimentado una resaca, no quiere otra. Eso no significa que deba eliminar por completo el alcohol para sentirse bien al día siguiente de una juerga. Investigaciones recientes sugieren que la causa principal de la resaca es la interrupción de la ingestión de alcohol. Éste provoca una modificación en las células del cerebro. Cuando el alcohol desaparece de su cuerpo, las células cerebrales deben volver a adaptarse a la falta de aquél.

Si a esto le añade los efectos que el alcohol tiene sobre los vasos sanguíneos de la cabeza (se pueden hinchar significativamente dependiendo de la cantidad), comprenderá el porqué de su estado. Entonces, ¿cómo puede evitarse?

Beba lentamente. Cuanto más despacio beba, menos alcohol llegará a su cerebro, aunque, al final, beba más cantidad de la habitual. Su cuerpo quema el alcohol a una velocidad determinada, que es de unos 30 g por hora. Si le da más tiempo para quemar el alcohol, menos cantidad llegará a su cerebro y a su sangre.

Beba con el estómago lleno. Es probablemente lo mejor que puede hacer para beber menos y, además, para reducir la intensidad de la resaca. La comida disminuye la absorción de alcohol y, cuanto menos alcohol absorba, menor cantidad de éste alcanzará el cerebro. El tipo de comida no tiene mayor importancia.

Preste atención a lo que bebe. Lo que usted beba tendrá un papel decisivo en cómo se sentirá a la mañana siguiente.

Las sustancias etílicas son otro tipo de alcohol (el etanol es el que produce la borrachera) presentes en todas las bebidas alcohólicas. No se sabe cómo funcionan, pero sí que están estrechamente relacionadas con el dolor que usted experimenta después de beber.

El alcohol menos peligroso es el vodka. Por el contrario, los más peligrosos son el coñac, el whisky y los champañas de todo tipo. El vino tinto es también malo, pero por diferentes razones. Contiene tiramina, que es una sustancia parecida a la histamina, que produce un intenso dolor de cabeza. Si alguna vez se ha pasado la velada con una botella de vino tinto en la mano, sabe de lo que estamos hablando.

Evite las burbujas. Esto no significa sólo champaña, sino cualquier bebida que contenga burbujas, como la Coca-Cola. Las burbujas hacen que el alcohol llegue más rápidamente a la sangre. El hígado intenta combatirlo, pero no puede, y el exceso de alcohol se vierte en su corriente sanguínea.

Sea razonable con la cantidad. Salvo excepciones, una persona que pesa 60 kg no puede beber la misma cantidad que otra que pesa 120 kg. Así pues, tenga en cuenta la cantidad que debe tomar. El que pesa 60 kg puede beber exactamente la mitad que el que pesa 120 kg.

Tome un Alka-Seltzer® antes de irse a la cama. Aunque no está demostrado científicamente, la experiencia clínica indica que un Alka-Seltzer mezclado con agua antes de irse a la cama disminuye la resaca. Algunos recomiendan tomar dos aspirinas.

TOME AMINOÁCIDOS. Los aminoácidos constituyen la piedra fundamental de las proteínas. Como las vitaminas y los minerales, pueden disminuir a causa del alcohol. Si consume aminoácidos reparará los estragos de la resaca. Una pequeña cantidad de hidratos de carbono ayudará a que los aminoácidos vuelvan a la corriente sanguínea. Los aminoácidos se consiguen en cápsulas en las tiendas de productos dietéticos.

TÓMESE DOS TAZAS DE CAFÉ. El café es un vasoconstrictor, es decir, reduce el calibre de los vasos sanguíneos, cuya dilatación es responsable del dolor de cabeza. Unas cuantas tazas de café pueden ayudar a calmar los dolores de cabeza asociados a la resaca. Pero, no beba demasiado, recuerde que no es muy inteligente añadir el nerviosismo del café a los problemas del alcohol.

CÓMASE UNA BUENA COMIDA. Si puede tolerarla, una comida equilibrada reemplazará la pérdida de los nutrientes esenciales. Sin embargo, no incorpore grasas ni comidas fritas.

DEJE QUE EL TIEMPO ACTÚE. La única medida que realmente sirve para curar una resaca es, por supuesto, dejar pasar 24 horas. Trate sus síntomas lo mejor que pueda, duerma bien por la noche y, con suerte, en 2 días todo habrá pasado.

Resfriados

29 REMEDIOS PARA GANAR LA BATALLA

Un día u otro todos sucumbimos al resfriado común; los más fuertes, los más débiles y los más inteligentes. Poco le importan nuestras virtudes a estos virus que nos condenan a toser y estornudar sin tregua.

Pero lo peor es que no existe curación alguna. Los antibióticos, campeones en dejar fuera de combate a las infecciones bacterianas, son ineficaces contra los virus del resfriado. Así, no nos queda otro remedio que seguir respirando por la congestionada nariz y tomar una o dos píldoras, esperando que los síntomas desaparezcan, como es de costumbre, en una semana.

Sin embargo, es posible reducir el malestar causado por el resfriado. Algunos remedios pueden, incluso, hacer que el resfriado se cure con más rapidez. A continuación, les exponemos los consejos de nuestros expertos.

TOME VITAMINA C. La vitamina C actúa como basurero, recogiendo toda clase de desechos, incluyendo los virus. Puede acortar la duración de un resfriado de 7 días a 2 o 3.

PUEDE SER MÁS QUE UN RESFRIADO

Si el resfriado se acompaña de uno o más de los síntomas que a continuación se describen, acuda al médico. Su problema puede ser mucho más serio que un simple resfriado.

- Fiebre superior a 38,5 °C durante más de 3 días o cualquier fiebre que sobrepase los 39,5 °C. Los niños con fiebre alta deben ver al médico en el plazo de 24 horas.
- Cualquier dolor agudo, como el dolor de oídos, el dolor en los senos, las amígdalas inflamadas o dolores en el pecho o en los pulmones.
- Presencia de esputo abundante, verdoso o con restos de sangre.
- Dificultad extrema para tragar.
- Respiración ruidosa.
- Dificultades para respirar.

La vitamina C puede también eliminar síntomas como la tos, los estornudos y otros.

En un estudio realizado, los pacientes con resfriado que tomaron 500 mg de vitamina C 4 veces por día, padecieron la mitad de los síntomas que los que no la tomaron.

A corto plazo, dosis elevadas de esta vitamina no producen efectos secundarios. No obstante, debe consultar a su médico antes de iniciar cualquier suplemento de vitamina C. Mejor aún, tome de forma simple su dosis de vitamina C, bebiendo zumos de naranja, de pomelo o de arándano, puesto que son frutos muy ricos en esta vitamina.

TRATE EL RESFRIADO CON CINC. Las tabletas de cinc pueden acortar el resfriado, un promedio de 4 días. Los investigadores han descubierto que el cinc también reduce otros síntomas, como la sequedad y la irritación de la garganta. No siempre es efectivo en todas las personas, sin embargo cuando funciona, lo hace muy bien.

La cara amarga de este tratamiento es el mal sabor del cinc. No obstante, existen en el mercado tabletas que contienen miel y/o cítricos que facilitan su ingestión. Procure no pasarse con la dosis y limítese a la que el médico le haya recomendado, puesto que el cinc en grandes dosis puede ser tóxico.

SEA POSITIVO. Una actitud positiva sobre la capacidad de su cuerpo para curarse a sí mismo puede movilizar el sistema inmunológico. Algunos especialistas recomiendan las técnicas de visualización para combatir el resfriado. Después de haberse relajado profundamente, imagine un tornado blanco que limpia sus abarrotados senos o a una armada de mujeres de la limpieza con cubos llenos de desinfectante, limpiando los gérmenes.

DESCANSE Y RELÁJESE. Un descanso extra le permitirá dedicar toda su energía a mejorarse. También le evitará posibles complicaciones, como la bronquitis o la neumonía.

Los especialistas aconsejan tomarse 1 o 2 días de descanso, si se siente realmente muy mal. Como mínimo reduzca sus actividades diarias y reorganice su tiempo. Tratar de mantener su rutina habitual puede resultar infructuoso. Al no sentirse bien, su concentración disminuye y probablemente necesitará el doble de tiempo para hacer las cosas.

LA VERDAD DEL RESFRIADO

¿Tiene un resfriado persistente y le gustaría saber quién es el culpable? Los especialistas nos exponen a continuación los principales hechos erróneamente incriminados.

• Compartir comidas o bebidas con una persona resfriada.
• Besar a una persona resfriada.
• No protegerse frente al resfriado.
• Permanecer expuesto a una corriente de aire.
• Salir al exterior con la cabeza mojada.

El *verdadero* responsable es, por supuesto, un virus que se transmite por el aire. El contagio puede producirse cuando alguien resfriado estornuda o se suena de forma descuidada, diseminando el virus por el aire.

OLVÍDESE DE LAS FIESTAS. Cuando está enfermo, las fiestas y reuniones pueden fatigarlo, además de comprometer su sistema inmunológico, y prolongar su resfriado.

Deje las diversiones para cuando se sienta mejor.

ABRÍGUESE. Manténgase abrigado para luchar contra el resfriado. Esto permitirá a su sistema inmunológico centrarse en la lucha contra la infección del resfriado, en lugar de gastar parte de su energía intentando protegerlo del frío.

DÉ UN PASEO. El ejercicio ligero mejora la circulación y, por consiguiente, el transporte de anticuerpos elaborados por su sistema inmunológico para combatir la infección. Salte sobre un pequeño trampolín durante 15 minutos o dé un paseo de 30 minutos.

Evite los ejercicios extenuantes, ya que podrían agotarlo.

ALIMÉNTESE LIGERAMENTE. El resfriado que padece puede indicar que su alimentación es «demasiado congestionante» y exigente para su metabolismo. Invierta la situación comiendo menos alimentos grasos, productos cárnicos y lácteos y aumentando la ingestión de frutas y verduras.

BEBA SOPA DE POLLO. Esta vieja receta popular es ahora un remedio demostrado. Una sopa de pollo le ayudará a descongestionar las vías nasales. Ya sea por el aroma o por el sabor, lo cierto es que la sopa de pollo contiene, al parecer, una sustancia que aumenta la eliminación de la mucosidad nasal. Esta secreción (que aparece cuando se suena la nariz o estornuda) constituye la primera línea de defensa para eliminar los gérmenes de su organismo.

BEBA LÍQUIDOS EN ABUNDANCIA. Beba 6-8 vasos de agua, zumo, té u otros líquidos lo más claros posible diariamente. Esto ayudará a reemplazar los líquidos perdidos por el resfriado y a eliminar las impurezas de su cuerpo.

EVITE EL TABACO. El cigarrillo agrava la irritación de la garganta. También interfiere en la actividad de los cilios, que son como «deditos» microscópicos que barren las bacterias fuera de los pulmones y garganta. Si no puede quitarse el hábito para siempre, déjelo al menos mientras esté resfriado.

CÁLMESE CON AGUA SALADA. Mezcle en un vaso lleno de agua caliente una cucharadita de sal y haga gárgaras por la mañana, a mediodía y por la noche (o en cualquier momento en que le duela mucho). Esto aliviará su garganta.

BEBA UN SORBO DE PONCHE. Para descargar las vías nasales y tener un buen sueño, bébase un ponche caliente o medio vaso de vino 30 minutos antes de acostarse. Pero ¡tenga cuidado!, puesto que más cantidad de alcohol puede provocar estrés y retrasar la recuperación de la enfermedad.

TOME UN BAÑO DE VAPOR. El vapor de agua o una ducha caliente puede ayudarlo a descongestionarse. Caliente una tetera o un recipiente con agua en su hornillo, apague la llama, póngase una toalla encima de la cabeza y de la tetera e inhale el vapor hasta que éste se agote. Esto aliviará su resfriado, ya que humedece la garganta reseca.

LUBRIQUE LA NARIZ. Alivie su nariz irritada mediante la aplicación de vaselina en la punta de la nariz y en el interior de los orificios nasales.

TOME LOS MEDICAMENTOS POR LA NOCHE. Hay numerosos productos para combatir el resfriado en el mercado que no necesitan prescripción médica. Algunos de ellos están diseñados para combatir unos síntomas determinados. Otros contienen una combinación de fármacos (más alcohol, en algunos casos) con el propósito de tratar un amplio abanico de síntomas. No obstante, estas combinaciones de fármacos pueden tener efectos secundarios bastante molestos, como náuseas y somnolencia. Mientras esté durmiendo no sentirá los efectos secundarios, pero si tiene que tomar medicamentos durante el día, se recomienda tomar aquellos que tratan sólo los síntomas específicos que usted está padeciendo. Asegúrese de que sigue rigurosamente las instrucciones y, en el caso de los niños, de que administra las dosis correctas.

- Para calmar el dolor del cuerpo o la fiebre que acompaña a un resfriado, tome *aspirinas* o *paracetamol* (Tylenol®). Recuerde que las personas menores de 21 años no deben tomar aspirinas, puesto que lo que parece un resfriado, puede ser una gripe o un sarampión. Los investigadores han demostrado que la ingestión de aspirina aumenta el riesgo de desarrollar el síndrome de Reye, una enfermedad relativamente rara del cerebro y del hígado que puede ser mortal en personas menores de 21 años que padecen ciertas infecciones víricas. Lo mismo cabe decir de todas las medicaciones que contengan aspirina.
- Para aliviar los estornudos, la secreción nasal y el lagrimeo, tome un *antihistamínico*, el cual inhibirá la producción de histamina, sustancia química que causa dichos síntomas. Busque productos como Biodramina® o Polaramine®. Los antihistamínicos causan muy a menudo somnolencia, por lo que debe tomarlos antes de acostarse o cuando no tenga que conducir o hacer cualquier cosa que requiera coordinación.
- Para limpiar las vías nasales, tómese un *descongestionante*. Busque productos que contengan fenilproponalamina, fenilefrina o seudofedrina. Pruebe Rinoretard®, Fluxal® o Sudafed®.
- Los *aerosoles nasales* y las *gotas*, como Respir® o Rin Up®, son también descongestionantes efectivos, pero no se deben usar durante más de 3 días. Su abuso puede provocar un efecto «rebote», es decir, aumentar la congestión nasal.

- Para calmar la tos, pruebe las gotas para la tos y los jarabes. Busque un producto que contenga antitrusivos supresores de la tos como dextrometorfano, difenhidramina o noscapina. Entre estos productos se pueden incluir Fludren® o Diptol Antihist®.
- Algunas *tabletas* son útiles para calmar la tos. Muchas de ellas contienen anestésicos tópicos que entumecen suavemente su garganta dolorida.
- Las *friegas de mentol y alcanfor* tienen un efecto suavizante que puede calmar la congestión y ayudarlo a respirar más fácilmente, especialmente a la hora de acostarse. Aplíquese Vicks Vaporub® o un producto similar en el pecho, tápese y pase una buena noche.

NO DISEMINE LOS GÉRMENES. Cuando necesite toser, hágalo. Cuando necesite sonarse la nariz, hágalo. Pero tosa y estornude en pañuelos desechables en lugar de dejar los gérmenes libres flotando en el aire. Después tire los pañuelos y lávese las manos. Sus amigos y familiares que gozan de buena salud se lo agradecerán.

Ronquidos

---

10 CONSEJOS PARA UNA NOCHE SILENCIOSA

Existen distintos niveles de ronquidos. Si su mujer abandona el dormitorio, usted ronca de una manera moderada. En cambio, si son los vecinos los que se marchan, significa que usted es un roncador «de los fuertes».

Los hombres suelen roncar más que las mujeres. En un estudio realizado en la ciudad de Toronto, en una muestra de 2.000 personas, se demostró que el 71 % de los hombres roncaban, mientras que sólo lo hacía el 51 % de las mujeres.

Los que roncan de forma moderada cada noche lo hacen únicamente cuando duermen sobre la espalda o sólo durante parte de la noche.

El ronquido no es la más bella música, pero requiere una orquesta de instrumentos de viento en la parte inferior de su garganta. El tejido de la parte superior de las vías respiratorias se relaja durante el sueño. Cuando usted inhala aire, el tejido vibra, produciendo un efecto similar al de los instrumentos de viento.

SIGA UNA DIETA. La mayoría de los roncadores suelen ser de mediana edad y, en general, con exceso de peso. La mayoría de las mujeres roncadoras suele haber pasado la menopausia. Si se adelgaza, los ronquidos suelen desaparecer. Los especialistas opinan que los ronquidos están relacionados con el sobrepeso. Si un roncador moderado pierde peso, los ronquidos se vuelven menos ruidosos e, incluso, en algunos casos desaparecen.

No es necesario pesar más de dos toneladas para roncar. El exceso de unos pocos kilos ya es suficiente. Los varones con un 20 % más del peso ideal ya suelen roncar. En cambio, en las mujeres se requiere un 40-50 % más del peso ideal. De todas maneras, cuanto más peso tenga, más probabilidades tendrá de que sus vías respiratorias se colapsen.

HAGA CASO OMISO DE LOS ESPÍRITUS DE MEDIANOCHE. El alcohol antes de irse a la cama empeora los ronquidos. Se recomienda no beber y dormir.

NO TOME SEDANTES. Las píldoras para dormir, efectivamente, lo harán dormir, pero mantendrán a su compañera despierta.

Todo aquello que le relaje los tejidos de la cabeza y el cuello aumentará los ronquidos. ¡Incluso los antihistamínicos!

CONSEJOS MÉDICOS

CUANTO MÁS FUERTE RONQUE MAYOR SERÁ EL PROBLEMA

La ciencia moderna está ahora probando lo que Shakespeare ya decía hace más de 300 años, cuando escribió las siguientes líneas en *La tempestad*: «Tú realmente roncas con claridad. Hay sentido en tus ronquidos».

Los médicos opinan que cuanto más fuertes sean los ronquidos mayores son las probabilidades de que conduzcan a un problema médico.

Uno de los peores problemas asociados a los ronquidos es la enfermedad denominada apnea del sueño, en la que literalmente se interrumpe la respiración. Los grandes roncadores que por la noche dejan de roncar pueden llegar a tener episodios durante los cuales no respiran.

Las personas más propensas a la apnea del sueño son los hombres de edad mediana con sobrepeso. Si usted se encuentra dentro de esta categoría y, además, ronca bastante fuerte (lo suficiente para que se le oiga desde fuera de la habitación), tiene muchas probabilidades de sufrir apneas. Acuda al médico.

La apnea del sueño se puede controlar mediante un dispositivo que fuerza el aire por la nariz y la parte inferior de la garganta, evitando que las vías respiratorias se colapsen. Muchas veces en los casos más graves se requiere de la cirugía.

Si usted ronca mucho y/o sospecha que tiene apnea del sueño, puede acudir a una clínica del control del sueño.

APAGUE EL CIGARRILLO. El humo puede ser responsable de los ronquidos. Por ello, los fumadores tienden a roncar.

Se aconseja dejar de fumar.

NO DUERMA SOBRE LA ESPALDA. Cuando duerma, hágalo de lado. Los grandes roncadores roncan prácticamente en cualquier posición, pero los moderados sólo lo hacen cuando duermen sobre la espalda.

UTILICE UNA PELOTA. Cosa una pelota de tenis en la espalda del pijama; de esta manera, cuando se ponga de espalda le molestará e, incluso dormido, se volverá a poner de costado.

PELÉESE CON SU ALMOHADA. Deshágase de ella. Las almohadas sólo elevarán el nivel de los ronquidos.

Una almohada bajo el cuello puede provocar tortícolis, además de aumentar los ronquidos.

EN BUSCA DE LA SOLUCIÓN

Mark Twain escribió en una ocasión: «No existe manera de saber por qué el que ronca no puede oírse».

No obstante, existen centenares de curiosos dispositivos que supuestamente hacen que un roncador deje de roncar.

Por ejemplo, un pequeño aparato electrónico que se coloca en el oído externo. Cuenta con un micrófono en miniatura incorporado para detectar los ruidos de los ronquidos y los medios para generar una señal disuasiva mediante la transmisión del sonido. Esto significa que cuando usted ronque, sonará una alarma en el oído que lo despertará. (Se basa en la teoría de que cuando la gente está despierta rara vez ronca.)

Otro curioso sistema antirronquidos consiste en un dispositivo que se coloca en una muela de cada lado de la boca con un botón conector que ejerce presión sobre el paladar blando para impedir la vibración.

Los expertos opinan que algunos de estos sistemas están basados en la transmisión de los sonidos de los ronquidos y, por lo tanto, tienen muchas probabilidades de llegar a ser efectivos.

Sin embargo, advierten que la mayoría de ellos aún no han sido experimentados y, en consecuencia, tampoco aprobados. Recuerde que existe muy poca evidencia científica al respecto.

LEVANTE LA CAMA. Si eleva la cama, disminuirán los ronquidos. Eleve también la parte superior del torso, no sólo la cabeza. Para ello coloque unos cuantos ladrillos bajo las patas de la cabecera de la cama.

CULPE A LA ALERGIA. Estornudar y roncar van juntos. Los ronquidos pueden deberse a una alergia o un constipado.

Es muy aconsejable que usted use un descongestivo nasal, especialmente si sus ronquidos son intermitentes y suelen aparecer en la estación de la fiebre del heno.

PÓNGASE TAPONES. Cuando todo lo demás ha fallado, siempre puede recurrir a los tapones en los oídos.

Colóquese los tapones para ir a dormir, son baratos y se pueden adquirir en las farmacias.

Salpullido por pañales

5 SOLUCIONES FÁCILES

El salpullido causado por los pañales puede perturbar la pacífica tranquilidad de su bebé. Los bebés tienen la capacidad de hacer que sus problemas sean también de los demás. Así, si su bebé tiene salpullido, usted lo tiene también.

Durante los primeros 2 o 3 años de vida, cada padre tiene que compartir la experiencia del salpullido al menos una vez. Afortunadamente casi el 50 % de los salpullidos desaparece en forma espontánea al cabo de un día. ¿Qué ocurre con el otro 50%? Éstos pueden durar hasta 10 días o más (aunque es probable que parezca más tiempo). Si usted está leyendo ahora esto, es probable que esté compartiendo la experiencia del salpullido por pañales en estos momentos. ¿Sabía que los niños que son amamantados sufren menos salpullidos que los que toman el biberón? Aún más, las investigaciones han demostrado que esta resistencia al salpullido todavía continúa cuando el niño ya ha sido destetado. ¿Qué? ¿Su obstetra no le dijo nada de eso? Bien, tampoco nos lo dijo a nosotros. Pero encontramos a uno que sí lo hizo. A continuación les citamos algunas cosas que averiguamos.

DÉLE UN POCO DE AIRE. El viejo consejo es a veces el mejor. «Deje las nalgas de ese niño al aire.» Simplemente, sáquele el pañal y tienda al niño boca abajo, con la cara hacia un lado, sobre una toalla cubierta con tela impermeable. Déjelo en esta posición durante el mayor tiempo posible, vigilándolo cuidadosamente. Recuerde: un niño sin pañales y sin vigilancia es siempre una fuente potencial de problemas.

SUPERPAÑALES AL RESCATE. Los nuevos pañales superabsorbentes que últimamente proliferan en el mercado parecen ser una buena idea para prevenir el salpullido. Así lo confirman recientes estudios.

Los pañales que contienen materiales absorbentes gelatinosos presentan, en comparación con los pañales clásicos, mayor capacidad para reducir significativamente la humedad de la piel y dejarla con un pH muy cercano al natural de la piel.

USE UN SECADOR DE PELO. Hay que mantener la zona que cubre el pañal bien limpia para favorecer la curación, pero secarla con una toalla puede irritar la piel sensible.

¿Qué hacer? Pruebe con un secador. Utilícelo para secar la zona de los pañales, en el punto mínimo de calor para evitar una posible abrasión de la piel húmeda.

Una vez que la zona esté perfectamente seca puede aplicarle un ungüento de óxido de cinc.

ENJUAGUE LOS PAÑALES DE TELA EN VINAGRE. La adición de un poco de vinagre en el agua del último enjuague consigue que el pH de éstos se aproxime al de la piel del niño.

Las enzimas que irritan las nalgas del bebé son más activas en un ambiente con pH elevado, como el que, en algunas ocasiones, existe en los pañales después de lavarlos.

Añada 30 ml de vinagre a 4 l de agua para el enjuague.

EL ZUMO DE ARÁNDANOS. Cuando la orina y las heces del niño se mezclan en el pañal, el resultado es una mezcla de pH elevado que irrita la piel y provoca el salpullido.

Aunque pueda parecerle extraño, la administración de 50-75 ml de zumo de arándanos a los bebés un poco mayores deja un residuo ácido en la orina que ayuda a reducir el pH y, por consiguiente, disminuye la irritación.

EL MISTERIO DE LAS BURBUJAS

En una revista especializada de medicina se publicó que numerosos padres habían consultado a los pediatras a causa de un extraño salpullido consistente en pequeñas y brillantes burbujas que cubrían el trasero del bebé. Los pediatras que investigaron la misteriosa irrupción de las «burbujas» advirtieron que todos los bebés afectados usaban pañales superabsorbentes desechables. ¿Existía una relación entre estos hechos?

Sí, las «burbujas» eran en realidad el material gelatinoso que hace que estos pañales sean superabsorbentes. Al parecer, pequeñas cantidades de material pueden desprenderse y alcanzar la piel del niño. Los médicos dicen que el material no es tóxico y que no hay motivo para preocuparse.

Sarro y placa dentaria

23 CONSEJOS PARA EL CUIDADO DENTAL

Rasque con la uña de su dedo sobre la cara interna de una de sus muelas. Después mírese el dedo. ¿Ve esa cosa blanca sobre su uña? Eso es la placa. La placa es una película pegajosa de bacterias vivas y muertas que se deposita en sus dientes. Cuando la placa no se elimina, empieza a endurecerse (el 50 % de la placa lo hace en 48 horas), convirtiéndose en algo duro como una roca después de 12 días. Esta roca, llamada cálculo, es más conocida como sarro.

Hay muchas razones para evitar la acumulación de estas sustancias. El sarro y la placa producen un aspecto desagradable y mal olor. ¿Es suficiente? Hay una razón más: el sarro y la placa se incrustan en los dientes y las encías y pueden causar problemas aún más graves, como la gingivitis y las enfermedades periodontales.

Usted no puede quitarse el sarro. Requiere ayuda profesional. En cambio, sí puede quitarse la placa y, de esta manera, evitar la aparición del sarro en sus dientes. Quitarse la placa es fácil. Así pues, límpiese el dedo y siga leyendo.

CEPÍLLESE, CEPÍLLESE, CEPÍLLESE. Imagine que su cepillo es su espada, y la placa, su enemigo. Su objetivo es barrer al enemigo hacia fuera.

Si se cepilla correctamente, la fricción del cepillo de dientes interrumpe el crecimiento de la placa en sus dientes. Por desgracia mucha gente no se cepilla de manera correcta.

De arriba hacia abajo y de adelante hacia atrás es incorrecto. Las cerdas del cepillo deben inclinarse formando un ángulo de 45° en la zona de unión de las encías y los dientes. Entonces, suavemente, mueva de forma circular el cepillo, cubriendo uno o dos dientes al mismo tiempo.

ATAQUE DESDE ATRÁS. Los dientes posteriores del maxilar inferior suelen ser la principal localización donde se acumula la placa. Se pone mucho empeño en cepillarse los dientes que se muestran al sonreír, es decir, los superiores, que son los más accesibles, pero se descuidan los dientes que están en contacto con la lengua y las mejillas. En éstos precisamente debe centrar sus esfuerzos.

TÓMESE DOS MINUTOS PARA CEPILLARSE. Dos minutos, eso es suficiente. La mayoría de la gente sólo se cepilla bien los dientes que se muestran al sonreír. Los estudios revelan que suelen emplearse unos 30 segundos en cepillarse los dientes, mientras que los especialistas (los cuales deberían ser más rápidos que nosotros) tardan 2-4 minutos. ¡Vaya despacio!

CEPÍLLESE POR LA NOCHE. No deje que los restos de la comida de un día duerman en su boca. Si puede cepillarlos sólo una vez por día, hágalo por la noche, así evitará darle a la placa 8 horas ininterrumpidas para fabricarse su hogar.

CÓMPRESE UN CEPILLO ADECUADO. El cepillo dental debe ser pequeño. Tiene que llegar bien a todas las zonas, incluido el fondo de la boca. Un cepillo grande no lo ayudará a cepillarse más rápidamente, y con él no alcanzará los pequeños escondrijos y grietas en los que suelen esconderse los gérmenes.

ESCOJA UN CEPILLO CON CERDAS SUAVES Y ROMAS. Las cerdas de nailon son suficientemente suaves para el esmalte y duras para la placa. Las cerdas deben ser romas y no en punta, ya que éstas a menudo son cortantes y pueden lastimar las encías.

SUJETE SU CEPILLO COMO UN BOLÍGRAFO. Los investigadores finlandeses han demostrado que si se coge el cepillo como si fuera una pluma, se produce menos abrasión dental y se consiguen encías más saludables y mayor limpieza de la placa que si se coge como si fuera una raqueta de tenis.

UTILICE CORRECTAMENTE EL HILO DENTAL. Algunos especialistas creen que para controlar la placa es mejor el hilo dental que el cepillo. Pero debe usarlo correctamente; a continuación se explica cómo hacerlo. Corte unos 45 cm de hilo dental y enrolle un extremo en el dedo medio de la mano y el otro en el dedo medio de la otra mano, dejando aproximadamente unos 2,5 cm de seda dental entre ellos. Pase la seda dental con un suave movimiento hacia delante y atrás entre dos dientes. Cuando alcance la línea de las encías, curve la seda en forma de C contra un diente y deslícela entre el diente y la encía hasta que note una resistencia. Después cúrvela alrededor del otro diente de la misma forma. Debe rascar con la seda hacia abajo en los dientes superiores, y hacia arriba en los dientes inferiores.

ÚSELO SUAVEMENTE. No pase el hilo bruscamente de arriba abajo hundiéndolo en la encía como si estuviera librando un combate a muerte con la placa. Podría lastimar los tejidos de las encías. Así, vaya más despacio y tómese su tiempo.

ELIJA CUALQUIER HILO DENTAL. Escoja la seda dental que más le guste. Con sabor o sin sabor, encerada o sin cera, hilo o cinta. ¿Es importante la elección? Los especialistas dicen que no tiene la menor importancia. La cinta puede ser mejor para las personas con espacios grandes entre los dientes. Los hilos con sabor refrescan la boca.

FRÓTESE LOS DIENTES CON BICARBONATO DE SODIO. Se trata de un viejo remedio muy eficaz. Puede sumergir directamente el cepillo en bicarbonato de sodio y un pellizco de sal en una taza de agua, humedezca el cepillo y frótese los dientes.

USE SÓLO AGUA. No deje de limpiarse los dientes por falta de pasta dentífrica. Moje su cepillo con agua y elimine la placa.

SEA PRÁCTICO. Imagínese que su equipaje está camino de Hawai y usted se halla en Madrid. ¡No hay excusas! Puede usar el hilo de coser de la cesta de la costura (en su hotel o su azafata deben disponer de alguna). Úselo como si fuera seda dental.

ENJUÁGUESE. Después de cada comida, especialmente si no puede usar su cepillo corra al baño y enjuáguese bien los dientes con agua. Esto le evitará la embarazosa situación de tener restos de comida entre los dientes.

HÁGASE SU PROPIA LIMPIEZA BUCAL. Para un lavado bucal casero, puede preparar una mezcla de agua oxigenada al 3 % y agua, en partes iguales.

ENJUÁGUESE CON AGUA A PRESIÓN. Enjuáguese la base de los dientes y las encías con un vaporizador de agua dental para eliminar la comida que sirve de alimento a la placa. Pero tenga cuidado. Si aplica demasiada presión puede dañar las encías. Recuerde que el uso de estos aparatos no lo exime del empleo del cepillo y de la seda dental.

FABRÍQUESE UN INDICADOR DE PLACA. Es muy fácil de realizar. Primero cúbrase los labios con vaselina para evitar que se manchen. Llene una cucharadita con colorante alimentario y póngalo en la boca. Distribúyalo por la boca y luego escúpalo en un recipiente. Enjuáguese con agua. Entonces busque la placa, que será visible merced al colorante, y cepille esa zona.

COMA QUESO. Según algunos estudios dentales hay que evitar las patatas fritas y reemplazarlas por los aperitivos de queso. Los investigadores han descubierto que comer 5 g de queso antes de las comidas elimina la producción de ácido de la placa. Pero debe escoger quesos fermentados, como el cheddar. ¿Por qué? Pues, en realidad, no se sabe con certeza. Es posible que el queso actúe como un agente amortiguador, pero este efecto no se produce con los quesos tiernos. Algo debe de ocurrir en el proceso de fermentación, pero aún no se ha descubierto. Con los quesos fermentados ocurre que, cuanto más huelen, más efectivos son.

HAGA QUE SU ÚLTIMO BOCADO SEA GOMA DE MASCAR SIN AZÚCAR. Cuando después de una comida no se puede lavar los dientes, mastique un chicle sin azúcar durante unos 20 minutos. De esta forma lavará sus dientes y neutralizará el ácido de la placa antes de que ataque sus dientes. Moviendo la goma de mascar por su boca, puede conseguir arrancar comida pegada en sus dientes.

PRUEBE EL CEPILLO ELÉCTRICO. Olvídese de los cepillos convencionales que eliminan la placa de sus dientes. Existe una nueva clase de cepillos eléctricos cuyas cerdas rotan sin que lo haga el resto del cepillo. Funcionan igual que los que usan los profesionales de la higiene dental. Son excelentes para las personas con artritis o con alguna dificultad para usar el cepillo convencional de forma adecuada.

De acuerdo con las investigaciones, con estos cepillos se elimina hasta el 98,2 % de la placa, frente al 48,6 % que se elimina con el cepillo manual.

Secreción nasofaríngea

13 CONSEJOS PARA PARARLA

Es probable que usted considere más adecuado denominarla «torrente» nasofaríngeo. ¿De dónde proviene todo ese líquido? Bien, pues comencemos desde el principio. Durante el transcurso de un día pasan aproximadamente 11.000 l de aire a través de la nariz de un adulto. No importa si el aire es seco y frío, la nariz lo calienta y humedece para que esté a una temperatura de 37 °C y con una humedad del 100 % después de completar su trayecto hasta los pulmones (unos 20 cm). Si el aire no está adecuadamente húmedo y caliente, dañará el tejido pulmonar.

La humidificación depende sobre todo de las glándulas situadas en la pared de las cavidades nasales y de los senos. Cada día estas glándulas producen 2 l de líquidos para lubricar las mucosas de los senos, la nariz, la boca y la garganta. Normalmente, estas secreciones fluyen por la parte posterior de la nariz y la garganta, arrastradas por los cilios, células en forma de hilo que se mueven hacia delante y hacia atrás en la superficie del tejido. También ayudan a mantener las vías nasales libres de partículas.

De vez en cuando, especialmente en invierno, la mucosidad se seca. Comienza a adquirir una consistencia pegajosa, que dificulta el movimiento de los cilios. Un virus puede detenerlos completamente. Cuando éstos dejan de moverse las secreciones se acumulan en la parte posterior de la nariz y se vuelven más espesas. Así, de pronto, usted advierte que tiene secreciones nasofaríngeas.

¿Cómo puede hacer para que el moco vuelva a ser claro y acuoso como antes, sin que la parte superior de las vías respiratorias se seque completamente? A continuación le brindamos los consejos de nuestros expertos.

SUENE LA NARIZ REGULARMENTE. Esto le parecerá demasiado obvio, pero el mero hecho de sonarse la nariz elimina parte del exceso de la secreción nasofaríngea. Nunca deben colocarse dentro de la nariz discos de algodón o pañuelos de papel.

HÁGASE UNA LIMPIEZA CON AGUA SALADA. Todo lo que necesita para extraer el moco que obstruye sus conductos nasales y causa mal aliento es sal, agua y un aspirador de tamaño infantil.

Disuelva media cucharada de sal en 240 ml de agua caliente (si usted tiene la presión sanguínea elevada coloque sólo un tercio de sal). Llene el aspirador con el agua y ponga la punta en una fosa nasal. Incline la nariz ligeramente hacia atrás y sujete el aspirador formando un ángulo recto con la cara, paralelo al paladar. Luego, inhale para que el agua entre en la fosa nasal.

Puede resultarle un poco molesto al principio, pero con la práctica se irá acostumbrando. Haga lo mismo con la otra fosa nasal y elimine el agua en el lavado. Es probable que deba practicar unas cuantas veces este procedimiento antes de notar cierto alivio. Cuando haya terminado, suénese la nariz para quitar el agua que todavía quede en su interior.

Se recomienda irrigar las fosas nasales 3 veces al día durante 5 días.

HAGA GÁRGARAS CON AGUA SALADA. Use la misma solución: media cucharada de sal (o un tercio en el caso de los hipertensos) en 240 ml de agua caliente. Este tratamiento ayuda a limpiar la garganta y evita problemas en las cuerdas vocales causados por el exceso de secreción nasofaríngea.

ELIMINE EL CURRY. Quizá su plato favorito sea el cordero al curry o el chili mexicano. Pero si usted tiene un problema de secreción nasofaríngea, es probable que le convenga abstenerse. Los irritantes como los pimientos, los picantes y las especias como el curry pueden provocar problemas nasales crónicos.

OLVÍDESE DE LA LECHE. Algunos expertos dicen que los productos lácteos como la leche y el helado estimulan la producción de moco. Otros no lo creen así.

La leche de vaca es una sustancia totalmente diferente a la leche humana. Contiene gran cantidad de un azúcar, la lactosa, que es el principal nutriente de las bacterias de la garganta y del tracto intestinal. La superpoblación de estos organismos puede afectar negativamente el sistema inmunológico.

RELÁJESE. El estrés es una de las causas principales de los trastornos nasales crónicos. ¿Por qué? El trabajo de calentar y mantener un revestimiento adecuado para la nariz recae en el sistema nervioso parasimpático, el cual esta íntimamente relacionado con el estrés. Éste puede estimular el proceso y, como consecuencia, el revestimiento nasal produce más mucosidad de la necesaria.

Si nota que la secreción nasofaríngea empeora cuando tiene estrés, se recomienda que practique técnicas de relajación. La meditación y la relajación progresiva de los músculos le harán sentir mejor.

BEBA MUCHO LÍQUIDO. Para que los cilios realicen su tarea es importante que el moco esté húmedo. Si bebe mucho líquido ayudará a que el agua llegue hasta el moco que está pegado en la parte superior de la faringe. El té de hierbas con limón y miel o, simplemente, el agua caliente con limón resultan excelentes. Permiten que las secreciones bajen, en lugar de intentar combatirlas en la garganta. De todas maneras, la secreción es destruida por el ácido clorhídrico en el estómago.

ENCIENDA EL HUMIDIFICADOR. Un buen humidificador, el cual requiere varios litros de agua para llenarse, puede ayudarlo a mantener los conductos nasales húmedos durante los meses secos del invierno y, de esta forma, evitar que el moco se seque y se vuelva muy denso.

Use agua destilada para llenar los humidificadores con el fin de evitar las impurezas. Asegúrese de limpiar los aparatos semanalmente con agua mezclada con un poco de vinagre blanco. Este tratamiento con vinagre evita la formación de moho.

OTRA ALTERNATIVA
TENGA A MANO SU «NETI»

Si usted desea una pureza absoluta en la nariz, haga lo que hacen los yoguis: use un pote de «neti» cada día mezclado con agua salada para extraer la mucosidad de sus conductos nasales. El pote de «neti» se parece a una pequeña tetera con un largo cuello. Generalmente entran en él unos cuantos litros de agua.

Los estudiantes de yoga creen que si se mantienen los conductos de aire del cuerpo limpios, es decir sin moco seco, se aumenta la vitalidad de todos los sistemas. También atribuyen al «neti» la posibilidad de reducir los problemas de sinusitis causados por las obstrucciones nasales.

¿Cómo se usa un pote de«neti»?

Llene el recipiente con agua caliente y una pizca de sal. Intente que la proporción de sal y agua sean equiparables a la de sus propias lágrimas. Si la solución escuece, quiere decir que está utilizando demasiada sal.

Incline la cabeza hacia un costado por encima del lavabo, coloque el cuello del recipiente en una de las fosas nasales y vierta el líquido hasta que no quede nada en el recipiente. El líquido debe pasar por dentro hacia la otra fosa.

Vuelva a llenar el recipiente, incline la cabeza hacia el otro lado e irrigue la otra fosa nasal. Seguramente necesitará tener un poco más de práctica para realizar este procedimiento correctamente.

Cuando haya terminado, suénese la nariz insistiendo para que salga el aire libremente por ambas fosas nasales.

Puede repetir este proceso 2 veces al día, si siente que es necesario.

Los especialistas lo recomiendan y opinan que se trata de un procedimiento divertido y simple. Inténtelo hacer usted mismo si siente densa mucosidad en una de las partes más importantes de su cuerpo: la nariz. Cuando ésta se obstruye, todo su sistema se resiente.

NO ABUSE DE LOS DESCONGESTIONANTES. Se utilizan gotas para la nariz para controlar las secreciones nasofaríngeas; sin embargo, los médicos no las recomiendan. Son muy efectivas en el caso de una infección del seno.

De todas formas, las gotas nasales o los aerosoles sólo deben usarse unos pocos días.

PIENSE EN SU ESTÓMAGO. Lo que usted considera que es una secreción nasofaríngea excesiva puede realmente ser un reflujo esofágico, más comúnmente llamado acidez. Ésta provoca los mismos síntomas que las secreciones nasofaríngeas. Algunos nuevos antihipertensivos pueden causar los síntomas de una secreción nasofaríngea cuando en realidad se trata de una acidez gástrica.

CONTROLE LOS NIVELES DE ESTRÓGENOS. Los estrógenos afectan el revestimiento mucoso de la cavidad nasal. Algunos anticonceptivos orales son ricos en estrógenos. Si se incrementa la cantidad de estrógenos circulantes, el revestimiento nasal puede hincharse más y, en consecuencia, producir un exceso de moco. Si tiene problemas de secreción nasofaríngea y toma píldoras anticonceptivas consulte a su ginecólogo.

EVITE LOS ANTIHISTAMÍNICOS. Generalmente no son tan buenos y producen somnolencia. Se recomienda el uso de un descongestionante común.

Síndrome de las piernas inquietas

20 TÉCNICAS PARA REDUCIR EL MOVIMIENTO

No está en una fiesta, ni oyendo música, ni está imitando a Gene Kelly. Pero el hecho es que usted está tumbado en la cama, ansioso por dormirse y sus piernas tienen ganas de bailar. ¿Qué está ocurriendo? Bien, pues tal vez usted nunca quiso admitir su verdadera vocación: ser una estrella del rock. Sin embargo, es más probable que usted sea uno más entre el 5 % estimado de la población que padece el síndrome de las piernas inquietas.

Esta enfermedad, conocida como síndrome Ekbom, es más una molestia crónica que un síntoma de un trastorno neurológico serio. Se caracteriza por una irresistible urgencia de mover las piernas acompañada de sensaciones extrañas.

En la mayoría de los casos, la enfermedad afecta sólo la parte inferior de las piernas, si bien puede extenderse a los muslos y los brazos. No siempre ambos lados del cuerpo se afectan de forma simétrica.

El origen de estas sensaciones es desconocido. Algunos investigadores sospechan que se debe a un desequilibrio químico en el cerebro. Todos coinciden en que la enfermedad resulta bastante más molesta que ir a bailar. Por ello, a continuación le brindamos algunos consejos para reducir los inconvenientes de este síndrome.

LEVÁNTESE Y CAMINE. El síndrome de las piernas inquietas suele atacar por la noche. Por lo tanto, la manera más rápida de satisfacer el deseo de movimiento de sus piernas es moverse. Puede dar una vuelta por su habitación.

Por supuesto, muchas personas sin el síndrome de las piernas inquietas tienen dificultades para dormir. Por ello, aunque resulta muy efectivo caminar para prevenir un ataque serio, también puede intentar las siguientes medidas.

CONSEJOS MÉDICOS

SEA PRUDENTE: CONSULTE AL MÉDICO

Si padece el síndrome de las piernas inquietas, probablemente no tenga por qué preocuparse, excepto por la falta de sueño que a veces provoca.

Pero si experimenta los síntomas por primera vez (es decir, sensaciones raras en las piernas, especialmente por la noche), consulte al médico. Los síntomas del síndrome de las piernas inquietas pueden ser una advertencia de problemas médicos más graves, como enfermedades pulmonares, trastornos del riñón, diabetes, enfermedad de Parkinson y muchas otras enfermedades neurológicas.

Para su seguridad, además de su tranquilidad, vaya al médico para que efectúe el diagnóstico.

CAMINE ANTES DE IRSE A DORMIR. En algunos casos esto reduce los ataques del síndrome de las piernas inquietas durante la noche. El ejercicio modifica el equilibrio químico del cerebro —se liberan las endorfinas—, en consecuencia se promueve un sueño más reparador.

MUEVA LAS PIERNAS. Tanto moverse como torcer los pies hacia delante y hacia atrás resulta efectivo cuando sobreviene un ataque.

CAMBIE DE POSICIÓN. Al parecer algunas personas presentan síntomas más agudos al dormir en una posición determinada. Trate de cambiar de posición al dormir. No le causará daño y puede que le solucione el problema.

REMOJE SUS PIES EN AGUA FRÍA. A algunos les da resultado. Pero, ¡cuidado!, no introduzca sus pies en un cubo con hielo. Si los deja durante mucho tiempo se puede dañar los nervios.

CALIÉNTESE. Mientras que para algunos el frío es efectivo, otros prefieren el uso de compresas calientes.

BEBA UN COMPLEJO MULTIVITAMÍNICO CADA DÍA. Una de las causas del síndrome de las piernas inquietas puede ser la deficiencia de hierro. Algunos estudios han demostrado que existe una relación entre la falta de hierro y esta enfermedad. Asimismo, se sospecha que existe la misma relación con el folato.

Si sospecha que tiene una deficiencia en alguno de estos nutrientes, consulte al médico.

Los médicos recomiendan la ingesta de un comprimido multivitamínico diario para evitar la falta de ambos nutrientes.

TOME DOS ASPIRINAS ANTES DE IR A DORMIR. Los médicos no saben por qué, pero lo cierto es que dos aspirinas antes de dormir reducen los síntomas.

No cene una comida abundante muy tarde. Si come mucho por la noche, es posible que sus piernas sientan el deseo de saltar. La intensa actividad requerida por la digestión de una comida abundante provocaría alguna reacción en su organismo que, a su vez, cause los síntomas.

Disminuya el estrés. Es más fácil decirlo que hacerlo, pero, seguramente, vale la pena intentarlo.

El estrés empeora el problema. Si usted se organiza, se toma un tiempo de tranquilidad, respira con profundidad y practica varias técnicas de relajación, logrará reducir el estrés.

Descanse. Los síntomas empeoran cuando el cansancio es excesivo.

OTRA ALTERNATIVA
DIFERENTES HÁBITOS NOCTURNOS

El síndrome de las piernas inquietas puede ser crónico y molestar durante años. Por ello, la mayoría de la gente intenta diferentes rituales.

Algunos de ellos, por más extraños que parezcan, en algunas ocasiones pueden dar resultado.

¿Por qué dan resultado? Los médicos ni siquiera quieren aventurar una respuesta. Sin embargo, dado que estos rituales no causan daño, puede que a usted le interese probarlos:

Use calcetines de algodón para dormir. Hágalo en invierno; al menos no tendrá frío en los pies.

Use pijamas de seda. La seda es muy suave para la piel. Si tiene que levantarse en mitad de la noche para caminar, ¡estará muy elegante!

Frótese las piernas con un vibrador eléctrico. Algunos opinan que reduce los síntomas; sin embargo, en otros puede empeorarlos.

Hágase masajes en las piernas. Un masaje en las piernas justo antes de dormir puede ser muy beneficioso. Un estiramiento moderado también puede ser efectivo.

Evite las píldoras para dormir. Pueden dar resultado a corto plazo, pero la mayoría de las personas desarrollan tolerancia a estos fármacos; de esta forma además del síndrome de las piernas inquietas, presentará el problema de la dependencia de los fármacos.

No beba alcohol como sedante. En este caso, también estaría agregando otro problema más.

ELIMINE DRÁSTICAMENTE LA CAFEÍNA. Algunos estudios han demostrado la relación entre el síndrome de las piernas inquietas y el consumo de cafeína.

DEJE EL TABACO. Algunos médicos canadienses citan el siguiente caso: una mujer de 70 años, fumadora empedernida y que sufría del síndrome de las piernas inquietas, al mes de dejar el tabaco notó una mejoría. Después de 4 meses aún seguía sin presentar síntomas.

EVITE EL FRÍO. Se ha demostrado que la exposición prolongada al frío puede desencadenar la enfermedad.

Síndrome del colon irritable

22 SUGERENCIAS PARA ALIVIAR LOS SÍNTOMAS

Al igual que algunas personas, ciertos intestinos protestones son irritables. ¿Qué significa tener un colon irritable? Significa que algunas comidas, bebidas y situaciones conflictivas, que no alteran a otras personas, a usted le provocan episodios de diarrea, estreñimiento y dolores abdominales.

Algunos médicos piensan que el síndrome del colon irritable, también denominado colon espasmódico, ocupa el segundo lugar, después del resfriado, entre la lista de las enfermedades más comunes. Si su médico acaba de diagnosticarle el síndrome del colon irritable, no se inquiete. Hay muchas cosas que usted puede hacer para reducir o eliminar la irritabilidad.

RESPIRE PROFUNDAMENTE. Existe una estrecha relación entre el estrés y el colon irritable. Por consiguiente, debe evitar el estrés, puesto que tiene un colon irritable y, en consecuencia, crearía un círculo vicioso. Durante los ataques de dolores abdominales, es importante respirar profundamente. Piense en lo que está sucediendo. Reconozca que ya ha sucedido antes y se le pasará. Sea consciente de que no se morirá, puesto que la gente no muere a causa de un ataque de colon irritable.

RELÁJESE. Cualquier cosa que usted pueda hacer para lograr relajarse lo ayudará a aliviar sus síntomas. Las técnicas de relajación pueden ser de gran utilidad. Puede practicar la meditación, la autohipnosis o la biorretroalimentación. Si el estrés en su vida es particularmente intenso, es probable que necesite ayuda psicológica.

OTRA ALTERNATIVA
IMAGÍNESE SIN DOLOR

¿Recuerda la última vez que su colon irritable le provocó un ataque de dolor abdominal? Usted estaba aterrorizado. Todo usted era un gran estrés. ¿Acaso exageró? El estrés hizo que su intestino se volviera más tenso y, en consecuencia, el dolor empeoró.

¿Cómo romper este círculo vicioso?

Mediante la visualización, puesto que es una herramienta efectiva para tratar el dolor y la ansiedad. Aprender las técnicas de visualización con un profesional es, probablemente, el mejor camino.

Los médicos sugieren que, si siente dolor, interrumpa lo que esté haciendo, busque un lugar confortable para sentarse o tumbarse, cierre los ojos y, en lugar de centrarse en su dolor, se imagine:

- Buceando como un experto en el cálido océano, cerca de una isla tropical de arena blanca.
- De pie en la cima de una montaña nevada, respirando el aire fresco.
- Sentado en una gran bañera de madera, conversando sin prisa con sus mejores amigos.
- Caminando por un frondoso jardín, en una lejana y exótica tierra.

LLEVE UN DIARIO DEL ESTRÉS. El intestino de las personas con el colon irritable reacciona excesivamente frente a los alimentos, el estrés y los cambios hormonales. Piense en su colon irritable como un barómetro interno y úselo para determinar cuáles son las cosas en su vida que le producen mayor estrés. Si, por ejemplo, tiene dolor de estómago cada vez que habla con su jefe, significa que debe trabajar para mejorar esa relación (tal vez hablándolo con el propio jefe, con amigos, con algún miembro de su familia o con un terapeuta).

APUNTE EL CONSUMO DE ALIMENTOS Y DE BEBIDAS. Al igual que el estrés, algunos alimentos y bebidas pueden activar su colon irritable. Por lo tanto, es una buena idea llevar un registro diario de todas las comidas y bebidas que le causan problemas. Recuerde que todas las personas son diferentes y que lo que es bueno o malo para una, puede no serlo para otra.

AGREGUE FIBRA A SU DIETA. Muchas personas con el colon irritable obtienen alivio simplemente añadiendo fibra a su dieta. La fibra es muy efectiva en las personas propensas al estreñimiento y a las evacuaciones pequeñas y duras, pero también puede ayudar si tiene diarrea. La mejor fibra para agregar a su dieta es la del tipo no soluble que se encuentra en el salvado, en los cereales integrales, la fruta y las verduras.

INCORPORE SEMILLA DE PSILIO. Una manera fácil de incrementar el consumo de fibra consiste en incorporar semillas de psilio (*plantago*), que tiene propiedades laxantes. Se vende en farmacias, supermercados y tiendas de productos dietéticos. A diferencia de otros laxantes químicos, los que contienen psilio como el Agiolax®, no causan adicción y son seguros, incluso, cuando se toman durante largos períodos.

BEBA LÍQUIDOS EN ABUNDANCIA. Para asegurar el buen funcionamiento de su intestino no sólo necesita fibra sino también líquidos. Éstos son decisivos en los meses de verano, pero, como regla general, debe beber 6-8 vasos de líquido cada día.

RECONSIDERE LOS PRODUCTOS LÁCTEOS. Una de las bebidas que no se debe tomar es la leche. Muchas personas con el síndrome del colon irritable son realmente intolerantes a la lactosa. Esto significa que el organismo tiene una gran dificultad para absorber la lactosa, sustancia presente en la leche. Para saber si éste es su caso, puede eliminar los productos lácteos de la dieta durante unos días y observar los resultados. En cualquier caso, este cambio en la dieta puede redundar en otros beneficios colaterales (para más información, véase Intolerancia a la lactosa, pág. 280).

REDUZCA LAS GRASAS. Existen muchas razones para seguir una dieta baja en grasas. Aquí tenemos una más. La grasa constituye uno de los principales estímulos para la contracción del colon. En otras palabras, puede agravar el estado del colon irritable. Comience por eliminar las salsas fuertes, los fritos y los aceites para las ensaladas.

CUIDADO CON LOS GASES. Mucha gente con el colon irritable es especialmente sensible a los alimentos que producen gases. Si usted pertenece a este grupo, puede ser conveniente que elimine de su dieta los siguientes alimentos: los guisantes, el repollo, las coles de Bruselas, el brécol, la coliflor y las cebollas.

NO ABUSE DEL SALVADO. Si está incorporando salvado a su dieta, hágalo gradualmente hasta acostumbrarse. El aumento demasiado rápido de fibra puede producirle gases.

ATENCIÓN CON LAS COMIDAS PICANTES. Algunas personas que sufren el síndrome del colon irritable son sensibles a los alimentos que contienen pimienta y otras especias. Ingiera gran cantidad de comidas picantes durante una semana y, a la semana siguiente, mucha comida insípida y, luego, compare los resultados.

CUIDADO CON LOS ÁCIDOS. Los alimentos ácidos tienden a causar molestias en los que padecen colon irritable. Se recomienda evitar el consumo de naranjas, pomelos, tomates y el vinagre en las ensaladas, al menos durante algún tiempo, y observar los resultados.

NO AUMENTE LOS PROBLEMAS CON EL CAFÉ. El café es una de las mayores causas de trastornos en las personas con este síndrome. La principal culpable es la cafeína, pero también pueden intervenir la resina de los granos de café. Puede obtener cierto alivio con el café descafeinado. De lo contrario, elimine definitivamente el café.

ALGUNAS BEBIDAS ALCOHÓLICAS SON PEORES QUE OTRAS. Las bebidas alcohólicas pueden exacerbar sus problemas, pero es probable que la causa no sea propiamente el alcohol, sino los hidratos de carbono complejos de la cerveza y el tanino en el vino tinto. Los que padecen del colon irritable deberían tomar cualquier otra bebida con excepción de estas dos.

RENUNCIE AL CIGARRILLO. Gran cantidad de gente experimenta los síntomas del colon irritable debido al cigarrillo.

El culpable es, al parecer, la nicotina. Si está intentando eliminar el tabaco y para ello consume goma de mascar de nicotina, sus problemas intestinales no se aliviarán.

ESCUPA LA GOMA DE MASCAR. La goma de mascar de nicotina no es la única goma de mascar que ocasiona problemas.

Los chicles y los caramelos artificialmente edulcorados con sorbitol son difíciles de digerir y pueden empeorar el síndrome del colon irritable.

Si usted consume más de 10 unidades diarias de estas golosinas, se recomienda que corte con ellas.

COMA EN HORARIOS REGULARES. El colon irritable reacciona no sólo frente a las comidas sino también a la forma en que se come.

La digestión de gran cantidad de comida sobreestimula el aparato digestivo. Por ello, se recomienda comer con frecuencia pequeñas cantidades de alimentos, distribuidos de forma regular.

PRACTIQUE *JOGGING*. El buen tono corporal incide en el buen tono de los intestinos. El ejercicio vigoriza el cuerpo (incluido el intestino). Ayuda a eliminar el estrés y libera las endorfinas que, a su vez, favorecen el control del dolor. En resumen, el ejercicio regular ayudará a calmar su colon irritable. Pero tenga cuidado, no abuse de él. Demasiado ejercicio puede causarle diarrea.

TOME UN ANALGÉSICO. Los cambios hormonales pueden a veces excitar un colon irritable. Por esta razón, muchas mujeres padecen ataques durante los períodos menstruales. El ibuprofeno (Altior®) puede ayudar a aliviar el problema al inhibir la liberación de hormonas. Por otra parte, este medicamento ayuda a calmar el dolor.

CÁLMESE CON UNA BOTELLA DE AGUA CALIENTE. Si sufre una crisis aguda de dolor abdominal, lo mejor que puede hacer es sentarse o tumbarse y respirar profundamente e intentar relajarse. Algunas personas obtienen alivio con una botella de agua caliente o un paño sobre el estómago.

Síndrome del túnel carpiano

15 TÉCNICAS PARA ALIVIAR LOS SÍNTOMAS

Cuando está a punto de comenzar a escribir el tercer párrafo de la carta a su nieto, de pronto siente una molestia, como un cosquilleo, que lo obliga a dejar el bolígrafo. Se ha pasado semanas buscando la pintura apropiada para su cocina, pero, después de unas cuantas pinceladas, un dolor insoportable en las muñecas y las manos lo obliga a interrumpir el trabajo. Por la noche se despierta con las manos y las muñecas entumecidas sin motivo aparente. Si le ocurren incidentes como éstos, es muy probable que usted padezca el síndrome del túnel carpiano.

No se trata de una enfermedad que aparezca de un día para otro. Es un trastorno causado por traumatismos acumulativos que se producen durante cierto tiempo debido a los movimientos de tensión repetidos de sus manos y muñecas.

Las mujeres tienen el doble de probabilidades que los hombres de contraer esta enfermedad. El promedio de edad oscila entre los 40 y 60 años. Los síntomas normalmente afectan una mano, pero pueden estar presentes en las dos. A veces se perciben hormigueos o entumecimiento de la mano afectada. En general estas sensaciones se localizan en el área del pulgar y del índice, pero pueden aparecer en toda la mano.

Cuando existen estos signos, lo mejor es intentar aliviarlos. Para ello, le proponemos las siguientes sugerencias.

ROTE LA MUÑECA. Cuando el hormigueo comience es el momento de hacer ejercicios suaves con la mano. Uno de ellos es tan simple como rotar la muñeca. Para ello mueva sus manos describiendo un círculo durante 2 minutos. Este ejercicio favorece todos los músculos de la muñeca, restaura la circulación y permite modificar la posición curvada de la muñeca que normalmente es la causante de los síntomas del síndrome del túnel carpiano.

LEVANTE LA MANO. Si trabaja con un ordenador, intente retirar las manos del teclado y moverlas un poco hacia arriba. Levante el brazo por encima de su cabeza y rótelo al mismo tiempo que rota la muñeca.

HAGA UNA PAUSA. Interrumpa lo que está haciendo y tómese un descanso. Se recomienda colocar las manos sobre una mesa y, luego, rotar la cabeza durante 2 minutos. Incline el cuello hacia atrás y hacia delante y luego la cabeza hacia ambos lados. También se recomienda girar el cuello de forma que pueda ver por encima de su hombro derecho y luego por encima del izquierdo.

LAS VENTAJAS DE LA VITAMINA B$_6$

Estudios científicos recientes han demostrado que el tratamiento con vitamina B$_6$ bajo control médico ayuda a aliviar los síntomas del túnel carpiano. En un estudio llevado a cabo durante un período de 12 años se demostró que el 68 % de 494 pacientes que padecían este síndrome mejoraban cuando ingerían vitamina B$_6$ diariamente.

Muchos médicos opinan que el síndrome del túnel carpiano se debe pura y simplemente a una deficiencia, que en la mayoría de los casos afecta la vitamina B$_6$. Ésta no tiene efectos secundarios.

El tratamiento con vitamina B$_6$ no proporciona un alivio inmediato, por lo que se aconseja ser paciente.

Por lo general deben transcurrir unas 6 semanas hasta que los cambios enzimáticos son suficientemente importantes para disminuir los síntomas.

Al cabo de 6-12 semanas usted notará una gran diferencia en sus manos y dedos. El entumecimiento, el hormigueo, la rigidez y el dolor en sus manos se habrán aliviado.

En algunos pacientes el síndrome del túnel carpiano reaparece cuando se interrumpe la ingestión de vitamina B$_6$.

Sin embargo, dado que la vitamina B$_6$ puede ser tóxica si se ingiere en dosis muy elevadas, se recomienda la supervisión del médico. En general, la dosis permitida es de 2 mg diarios.

CÓMO REDUCIR EL DOLOR

Existen una serie de gremios más propensos a padecer el síndrome del túnel carpiano, especialmente, los cortadores de carne, las cajeras, los que trabajan con ordenador o en líneas de montajes, los camioneros, los operadores de herramientas neumáticas y todas las personas que utilizan sobre todo las manos en su trabajo.

Las personas que trabajan en el hogar también son propensas a contraerlo. Las amas de casa o las mujeres que trabajan haciendo las tareas domésticas como por ejemplo barrer, cortar la carne en trocitos, pelar judías, etc., suelen padecer este síndrome.

Tampoco están exentos los que realizan trabajos y arreglos en el hogar los fines de semana.

Por ejemplo, el uso excesivo de la grapadora durante un fin de semana puede desencadenar el síndrome.

Si el uso de las manos es fundamental para el tipo de tarea que usted realiza, siguiendo nuestros consejos puede evitar contraer esta enfermedad y aun felicitarse por el trabajo realizado.

El túnel carpiano se debe a la presión constante sobre el nervio mediano que ejerce la flexión de muñeca.

Si la muñeca se flexiona y se extiende repetidamente, la presión aumenta. Se recomienda mantener las manos y las muñecas en posición neutra. Puede que a usted le parezca imposible no flexionar las muñecas para escribir a máquina o conduciendo. Sin embargo, con el tiempo y la práctica podrá conseguirlo.

PRACTIQUE LOS EJERCICIOS A DIARIO. Es importante hacer ejercicios y relajar todos los músculos que le causan problemas cada día, aun cuando no sienta dolor. Los ejercicios descritos deben practicarse al menos 4 veces al día.

CONSEJOS MÉDICOS

PUEDE SER ARTRITIS

No siempre el dolor de las manos y las muñecas es el resultado del síndrome del túnel carpiano. También puede ser el signo de una enfermedad más importante. Si al hacer ejercicios siente un chasquido en su muñeca, es probable que se trate de un signo de artritis. Se recomienda consultar al médico.

TOME UNA ASPIRINA. Para reducir el dolor y la inflamación se recomienda ingerir una medicación antiinflamatoria no esteroidea, como la aspirina o el ibuprofeno. No tome paracetamol, puesto que éste se recomienda para el dolor de cabeza, pero no para el síndrome del túnel carpiano. El paracetamol puede reducir el dolor, pero no disminuirá la inflamación.

APLIQUE HIELO. El hielo ayuda a reducir la hinchazón; en cambio, una compresa de calor la aumenta.

LEVANTE LAS MANOS. Cuando tome un descanso, coloque las manos por arriba del nivel de los hombros. Siempre que pueda, mantenga las manos hacia arriba ya que así aliviará el dolor.

APRIETE LOS DEDOS. Con suavidad, aplique una ligera presión sobre los dedos para aliviar el hormigueo. Presiónelos contra las palmas de la mano, luego estírelos al máximo y manténgalos así unos minutos. Repita el ejercicio varias veces.

CONTROLE SU POSICIÓN AL DORMIR. Cuando duerma, coloque los brazos cerca del cuerpo, y las muñecas derechas. Si sus manos cuelgan en el borde de la cama incrementará la presión. Si en mitad de la noche se despierta con mucho dolor en las manos, se recomienda que practique los ejercicios mencionados. Si suele presentar un dolor intenso u hormigueos cuando duerme, puede utilizar una tablilla.

RECURRA A UNA TABLILLA SUJETADORA. Para aliviar los síntomas del síndrome del túnel carpiano intente usar una tablilla sujetadora para que la muñeca se mantenga en posición neutra y se reduzca la presión sobre el nervio. Nuestros expertos recomiendan las tablillas metálicas, puesto que brindan soporte sin ser totalmente rígidas. Las plásticas suelen ser duras y el calor las vuelve pegajosas. Cualquiera que sea el tipo de tablilla empleado, éste debe adecuarse a la palma de su mano, dejando los dedos en libertad. Puede asimismo consultar a un fisioterapeuta o un ergoterapeuta para que confirme si su tablilla es adecuada para su mano.

NO COMPRIMA DEMASIADO LA MUÑECA. El objetivo no es interrumpir la circulación en la muñeca. Por consiguiente, no se recomienda un vendaje elástico porque puede impedir la circulación.

USE EL ASA CORRECTA. Si tiene que levantar un objeto con asa asegúrese de que su tamaño se adecua perfectamente a su mano. Si es demasiado pequeña, auméntela mediante cinta adhesiva o un tubo de plástico. Si es demasiado grande, sustitúyala por otra.

TRABAJE CON CUIDADO. Si siente dolor después de trabajar con algún objeto, intente sostenerlo de otra manera. Cuando use herramientas manuales trate de no concentrar toda la presión en la base de su muñeca. Se recomienda que, en lo posible, utilice el hombro y el codo.

Síndrome de Raynaud

18 CONSEJOS PARA SU SALUD

Usted conoce muy bien el síndrome de Raynaud. En cuanto abre la puerta de la nevera, sus manos se congelan, y cuando sus dedos teclean el ordenador, los siente entumecidos.

Los vasos sanguíneos de sus dedos se contraen bruscamente (a veces también los de los dedos del pie). Al principio se trata de un espasmo. La sangre fluye con lentitud hacia el área afectada; la falta de sangre oxigenada confiere ese aspecto pálido, incluso a veces azulado. En ocasiones experimenta una sensación de entumecimiento por la falta de sangre. Sus dedos se ponen rojos nuevamente cuando la sangre vuelve.

En una etapa avanzada de la enfermedad de Raynaud, el escaso aporte de sangre puede debilitar los dedos y afectar el sentido del tacto.

El frío no es el único culpable. Esta extraña pero común afección puede ser provocada por una lesión en los vasos sanguíneos debida a la vibración de equipos muy potentes, como las sierras de cadena o el taladro neumático, a hipersensibilidad a los fármacos que afectan los vasos sanguíneos o a otros trastornos del tejido conectivo. También los trastornos nerviosos pueden causar la enfermedad.

¿Cómo puede protegerse usted del síndrome de Raynaud? A continuación le brindamos las sugerencias de nuestros expertos:

INTENTE SUPERAR EL FRÍO. Entrene a sus manos para que se puedan calentar en el frío utilizando la siguiente técnica. Elija una habitación que tenga una temperatura agradable y coloque sus manos en un recipiente con agua caliente durante 3-5 minutos. Vaya entonces a una habitación donde la temperatura sea *muy baja* y, otra vez, remoje sus manos en agua caliente durante 10 minutos.

Normalmente el ambiente frío contraería sus vasos sanguíneos periféricos, pero el contacto con el agua caliente los abre. Si usted entrena sus vasos sanguíneos para que se abran a pesar del frío, finalmente logrará contrarrestar el reflejo de contracción aun sin agua caliente. Este procedimiento fue practicado 3-6 veces diarias en días alternos por 150 miembros del ejército. Después de 54 tratamientos, los resultados fueron sorprendentes: la temperatura de las manos era 4 °C más elevada en el frío que anteriormente.

MUEVA LOS BRAZOS PARA GENERAR CALOR. Puede conseguir que sus manos se calienten realizando el siguiente ejercicio. Imagínese que es un lanzador de béisbol. Balancee su brazo hacia abajo y hacia atrás del cuerpo, luego hacia arriba y hacia delante, unas 80 veces por minuto (no es tanto como parece).

El efecto de molino de viento que se produce hace que la sangre llegue a los dedos por la fuerza de gravedad y la centrífuga.

Estos ejercicios son eficaces para los enfriamientos repentinos de las manos, cualquiera que sea su causa.

COMA ALIMENTOS RICOS EN HIERRO. El déficit de hierro puede alterar el metabolismo de la glándula tiroides, órgano que regula la temperatura del cuerpo. En un estudio se introdujo a 6 mujeres sanas en una cámara fría. Las mujeres que habían consumido sólo 1/3 de la cantidad de hierro recomendada durante 80 días perdieron un 29 % más del calor corporal que las que habían seguido una dieta completa de hierro durante 114 días.

Los alimentos ricos en hierro incluyen las aves, el pescado, las carnes rojas magras, las lentejas y las verduras de hoja verde. También es muy recomendable el zumo de naranja, puesto que aumenta la capacidad del cuerpo para absorber hierro.

VÍSTASE CON LA ROPA APROPIADA. Para mantener el calor, usted se tiene que abrigar apropiadamente. Tiene que aplicar el sentido común. No obstante, con frecuencia las personas llevan guantes y botas, pero no usan ropas adecuadas para mantener la temperatura corporal.

ESCOJA TEJIDOS QUE PERMITAN LA EVAPORACIÓN DEL SUDOR. El sudor es un factor más importante que la temperatura en el enfriamiento de las manos y los pies. El sudor es el aire acondicionado del cuerpo, y puede funcionar en el frío si usted no es cuidadoso. Las manos y los pies son especialmente susceptibles, ya que las palmas y los talones (junto con las axilas) tienen la cantidad mayor de glándulas sudoríparas del cuerpo. Los calcetines de lana gruesos que usted se pone para mantener calientes los pies, en realidad, los enfría.

USE CALCETINES DE ALGODÓN Y FIBRA SINTÉTICA. Los calcetines que sólo contienen algodón pueden absorber el sudor y enfriar los pies.

Se recomienda usar los que combinan algodón y orlón.

NO USE ROPAS CEÑIDAS. No debe llevar nada ajustado. Cualquier prenda ceñida puede obstruir la circulación y eliminar las bolsas de aire aislantes.

UTILICE VARIAS PRENDAS DE ROPA. Si va a salir al frío, lo más sensato es abrigarse con varias capas de ropa. Además de mantener el cuerpo caliente, ello permite quitarse parte de la ropa si la temperatura aumenta. El tejido en contacto con la piel debe ser sintético, como el polipropileno, que permite la evaporación del sudor. La mezcla de seda y lana también es recomendable. La capa siguiente ha de ser de un tejido que permita atrapar el calor, por ejemplo, una camisa de lana.

IMPERMEABILICE SU CUERPO. Escoja una chaqueta resistente a la humedad. Las botas resultan muy útiles para mantener los pies calientes y secos.

LLEVE SOMBRERO. El sombrero también lo ayudará a mantener los pies y las manos calientes. Su cabeza es el lugar del cuerpo por donde se pierde más calor. Los vasos sanguíneos de la cabeza están controlados por el esfuerzo cardíaco y no se contraen como los de sus manos y pies. Por lo tanto, si quiere que sus manos y pies se mantengan calientes, nuestros expertos recomiendan el uso de un sombrero, así como también el de guantes y calcetines.

USE GUANTES ESPECIALES. Los guantes que sólo tienen una división para el pulgar, son los mejores, ya que ayudan a conservar todo el calor de su mano.

PRUEBE EL POLVO PARA LOS PIES. No sólo la ropa ayuda a mantener el cuerpo seco. Los polvos absorbentes son excelentes para conservar los pies secos. Los diabéticos y las personas con trastornos vasculares periféricos deben utilizar polvos secos y evitar los que llevan un atomizador, puesto que la niebla que éstos desprenden puede congelar los pies.

NO FUME. Cada vez que encienda un cigarrillo las manos y los pies se le enfriarán. El humo del cigarrillo produce enfriamiento de dos maneras distintas. Por una parte, estimula la formación de placa en las arterias y, por otra, la nicotina provoca espasmos vasculares que estrechan los pequeños vasos sanguíneos.

Estos efectos pueden ser particularmente graves en las personas que padecen el síndrome de Raynaud.

CONSERVE LA CALMA PARA CONSERVAR EL CALOR. Si está tranquilo, estará también caliente. ¿Por qué? El estrés causa la misma reacción en el cuerpo que el frío. Se trata de un fenómeno de lucha. El flujo de sangre hacia las manos y los pies disminuye para dirigirse al cerebro y los órganos internos, a fin de que usted piense y actúe con más rapidez.

Existen muchas técnicas para calmarse. Las de relajación progresiva consisten en contraer y relajar sistemáticamente los músculos desde la frente hasta las manos y los pies. Este ejercicio puede practicarse en cualquier momento y lugar.

INGIERA UNA SUSTANCIOSA COMIDA CALIENTE. El mero hecho de comer provoca un aumento de la temperatura del cuerpo. A este proceso se lo denomina termogénesis. Se recomienda comer algo caliente para alimentar el horno de su cuerpo antes de salir al exterior. Un plato de cereales, una sopa rápida o una comida caliente mantendrán las manos y los pies calientes aun en un clima riguroso.

BEBA EN ABUNDANCIA. La deshidratación puede empeorar el enfriamiento, llegando incluso a la congelación por reducción del volumen de sangre. Evite los enfriamientos fuertes bebiendo sidra caliente, infusiones de hierbas o caldos.

RENUNCIE AL CAFÉ. El café y otros productos que contienen cafeína contraen los vasos sanguíneos. Si usted padece el síndrome de Raynaud, lo último que desea es que algo interfiera en su circulación.

EVITE EL ALCOHOL. El alcohol calentará sus manos y pies, pero su efecto perjudicial es mucho mayor que este beneficio pasajero. El alcohol incrementa el flujo sanguíneo de la piel, brindándole la percepción inmediata del calor. Pero éste se pierde muy pronto por el aire, reduciendo la temperatura de su cuerpo. En otras palabras, el alcohol causa más frío. El mayor peligro se produce cuando usted bebe una cantidad pequeña de alcohol y se expone involuntariamente al frío durante un período prolongado. Esto puede provocar graves problemas, como congelaciones.

Síndrome premenstrual

28 MANERAS DE TRATAR LOS SÍNTOMAS

Imagine que se trata de una guerra biológica y que el campo de batalla lo constituyen el cuerpo y la mente de la mujer. Una vez al mes, alrededor de 2 semanas antes de la regla, los ejércitos enemigos de estrógenos y progesterona comienzan a agruparse. Estas hormonas femeninas, que controlan el ciclo mensual y afectan el sistema nervioso central, normalmente trabajan juntas (una tras otra). Cuando una de ellas intenta vencer a la otra, se producen los conflictos.

Algunas mujeres superan el problema rápidamente: sus hormonas proponen un equilibrio pacífico antes de que se desenvaine una sola espada. Otras tienen menos suerte. En algunas mujeres, los niveles de estrógenos aumentan de forma desmesurada, causando ansiedad e irritación. En otras, por el contrario, predomina la progesterona, que conduce a la depresión y la fatiga.

Las batallas pueden librarse durante días. Es probable que usted conozca sus efectos: hinchazón, aumento de peso, dolor de cabeza, dolor de espalda, acné, alergias o malestar en los senos. Usted puede experimentar algunos de estos síntomas o todos ellos. También puede presentar un deseo irreversible de comer helados o patatas fritas. Su estado anímico puede cambiar sin ningún motivo, pasando de la euforia a la depresión. Luego, de pronto, las tropas se retiran y usted recupera la paz de su espíritu. ¡Finalmente tiene la regla!

Se estima que el síndrome premenstrual (SPM) afecta de diferente manera al 30-50 % de las mujeres norteamericanas de 20 a 50 años. Algunos factores parecen aumentar el riesgo de padecer SPM como la multiparidad o el hecho de estar casada. Asimismo, estos síntomas son, al parecer, una causa frecuente de divorcio. El problema puede ser heredado genéticamente.

No todas las mujeres con SPM presentan los mismos síntomas y la misma intensidad de malestar. Tampoco todas responden a los mismos tratamientos. Para encontrar la mejor terapéutica se recomienda aplicar el método del ensayo y error. Se aconseja tener en cuenta las siguientes sugerencias.

NO SE PREOCUPE Y SEA FELIZ. Una actitud positiva y de confianza en sí misma puede ayudarla a tratar estos síntomas y, quizá, prevenir futuros episodios. Si siente que los síntomas premenstruales están acabando con usted, recite algunas afirmaciones positivas. Para ello, siéntase cómodamente y repita lo siguiente unas 2 o 3 veces: «Mi cuerpo es fuerte y saludable, mis niveles de estrógenos y progesterona están regulados perfectamente y yo controlo mi estrés con facilidad y mucha competencia».

COMA POCO, PERO A MENUDO. Una alimentación deficiente no causa SPM, pero ciertos factores de la dieta pueden acentuar el problema. Los malos hábitos para comer empeoran los síntomas. Muchos médicos recomiendan una dieta hipoglucémica (es decir, pocas comidas bajas en azúcar varias veces al día), para que la mente y el cuerpo se mantengan en equilibrio.

EVITE LOS PRODUCTOS BAJOS EN NUTRIENTES. Manténgase lejos de las comidas escasamente nutritivas como los refrescos y los dulces que contienen azúcar refinado. Si se deja arrastrar por los dulces sólo logrará sentirse peor, lo cual le causará más ansiedad y cambios de estado anímico. Intente comer fruta fresca como sustituto.

DIMINUYA LOS PRODUCTOS LÁCTEOS. No coma más de una o dos porciones diarias de leche desnatada o baja en calorías, queso fresco y yogur. La lactosa de los productos lácteos puede obstruir la absorción de magnesio, un mineral que ayuda a regular los niveles de estrógeno e incrementa su excreción.

ELIMINE LAS GRASAS. Reemplace la grasa animal, como la mantequilla y derivados, por los aceites poliinsaturados, como el de maíz o de girasol. La grasa animal aumenta los niveles de estrógenos, principales responsables de los síntomas premenstruales.

OTRA ALTERNATIVA
LA SOLUCIÓN DE LOS SUPLEMENTOS

Una cantidad de vitaminas, minerales e, incluso, aminoácidos puede ayudar a aliviar los síntomas del SPM. A continuación les brindamos un informe con soluciones nutricionales.

Vitamina B$_6$. Los estudios han demostrado que el aumento de la ingestión de vitamina B$_6$ puede contribuir a aliviar los síntomas del SPM, como el mal humor, la retención de líquidos, las molestias en los senos, la hinchazón, el impulso por comer azúcar y la fatiga. Los médicos advierten que no se deben ingerir estos nutrientes sin control. En dosis elevada, la vitamina B$_6$ es tóxica. Cualquier terapia con vitaminas, incluyendo las que se mencionan a continuación, debe ser supervisada por el médico.

Vitaminas A y D. Estas dos vitaminas trabajan en conjunto para mejorar la salud de la piel. Debido a su importancia en el mantenimiento de la piel, es posible que también tengan la propiedad de suprimir el acné y la grasitud durante el ciclo premenstrual.

Vitamina C. Se cree que la vitamina C, un antioxidante, contribuye a reducir el estrés, especialmente durante el ciclo premenstrual. Además, se sabe que es un antihistamínico natural, que puede ser útil en mujeres cuyas alergias empeoran antes de la regla.

Vitamina E. Se trata de otro antioxidante con potentes efectos sobre el sistema hormonal. Ayuda a aliviar los síntomas de los senos sensibles, la ansiedad y también la depresión.

Calcio y magnesio. Estos dos minerales trabajan juntos para combatir el SPM. El calcio ayuda a prevenir los calambres premenstruales y el dolor, mientras que el magnesio ayuda a que el cuerpo absorba el calcio. Algunos médicos creen que el magnesio ayuda a controlar los antojos de comidas premenstruales y que estabiliza el estado anímico.

L-Tirosina. Este aminoácido es necesario para la síntesis cerebral de la sustancia química dopamina, que es un antidepresivo natural. Se ha demostrado que ayuda a aliviar la ansiedad y la depresión asociadas a los síntomas premenstruales.

Píldoras contra el SPM. Estas píldoras contienen suplementos de varios nutrientes que constituyen una excelente opción para hacer frente a los síntomas. Se deben ingerir a diario.

Reduzca la sal. Intente seguir una dieta baja en sodio durante los 7-10 días previos al inicio de la menstruación para equilibrar la retención de agua. Esto quiere decir evitar los restaurantes, las comidas procesadas, las comidas chinas, las sopas elaboradas y los aderezos preparados para ensaladas.

Llénese de fibras. Las fibras ayudan al cuerpo a eliminar el exceso de estrógenos. Coma muchas verduras, habas, cereales de grano entero, mijo, trigo sarraceno y cebada. Todos éstos son, además, ricos en magnesio.

ESTOS ANTOJOS EXTRAÑOS

¿Ha terminado la cena con una barra gigante de chocolate o con un enorme postre de nata? No se sienta culpable, especialmente si la regla está próxima. Existen muchas posibilidades de que sea su propio cuerpo el que la haya forzado a hacerlo.

La causa de que necesite aumentar la ingesta en este momento del mes no reside en una debilidad de carácter. Algunas investigaciones han demostrado que se trata de una reacción del cerebro a la progesterona. Así los niveles elevados de progesterona liberados por los ovarios en la mitad del ciclo menstrual parecen afectar áreas del cerebro relacionadas con los antojos de hidratos de carbono.

Es muy probable que esta reacción constituyera un mecanismo primitivo de protección integrado en la biología femenina. Comer alimentos ricos en hidratos de carbono, como las patatas fritas y los helados, los días previos ayuda a retener el líquido y a tener más energía. Los antojos de chocolates, muy comunes en los SPM, pueden deberse a los requerimientos cerebrales de los aminoácidos contenidos en dicha sustancia. Se recomienda que intente controlar sus antojos, puesto que si da rienda suelta a ellos se sentirá peor. Nuestros expertos le aconsejan:

Esté preparada. Sepa que los antojos duran entre 7 y 10 días al mes. Intente marcarlos en su calendario, teniendo siempre presente que son limitados.

Intente combatirlos. Duerma bien, beba muchos líquidos y coma frutas frescas y vegetales cuando su cuerpo le pida dulces y féculas.

Corte el hábito del café. Consuma cantidades limitadas de café, té, chocolate y otras sustancias que contengan cafeína. Se ha comprobado que ésta aumenta la sensibilidad en los senos, la ansiedad y la irritabilidad.

Evite el alcohol. La depresión que normalmente acompaña a los síntomas premenstruales se acentúa con el alcohol. También puede empeorar los dolores de cabeza y la fatiga, además de provocar antojos de azúcar.

Diga no a los diuréticos. Como medida temporal de prevención frente a la hinchazón, muchas mujeres que padecen estos síntomas consumen diuréticos. Sin embargo, nuestros expertos recomiendan que se abstenga debido a que estos medicamentos eliminan valiosos minerales de su cuerpo junto con el agua.

Es preferible evitar simplemente la sal y el alcohol, que provocan retención de líquidos.

SEA MÁS ACTIVA. El ejercicio moderado incrementa el flujo sanguíneo, relaja los músculos y combate la retención de líquidos. Además, favorece la producción de endorfinas —los opiáceos naturales— del cerebro.

Camine a paso ligero, nade, corra, tome clases de baile, haga kárate o lo que sea que le permita disfrutar con el movimiento.

Intente incrementar el nivel de actividad 1 o 2 semanas antes de que aparezca el SPM.

ELIMINE EL ESTRÉS DEL ENTORNO. Las mujeres con SPM parece que son particularmente sensibles al estrés del entorno.

Rodéese de colores suaves, música relajante y lo que sea necesario para calmarse durante este período.

RESPIRE PROFUNDAMENTE. La respiración superficial, que es la forma habitual de respirar de la mayoría, disminuye la energía y provoca tensión, empeorando el SPM. Practique inhalar y exhalar lenta y profundamente.

TOME UN BAÑO. Sea complaciente consigo misma. Dése un baño con minerales para relajar los músculos desde la cabeza hasta los pies. Añada al agua caliente de la bañera una taza de sal y una de bicarbonato de sodio y sumérjase durante 20 minutos.

MUÉSTRESE ROMÁNTICA. Los músculos doloridos y la mala circulación que normalmente acompañan al SPM pueden aliviarse con una relación sexual satisfactoria. La estimulación y el orgasmo ayudan a evacuar la sangre y otros líquidos de los órganos congestionados.

TOME MEDIDAS CONTRA EL INSOMNIO. Si el insomnio es parte de su SPM, prepárese yéndose a dormir unas horas antes de lo habitual, al menos unos días antes de que aparezcan los síntomas. De esta forma, aliviará la sensibilidad y la irritabilidad que acompañan al insomnio.

ADÁPTESE A UN HORARIO. Póngase objetivos razonables y horarios que le permitan no estar agobiada, aunque para ello deba modificar su rutina diaria.

DEJE LAS REUNIONES SOCIALES PARA OTRO MOMENTO. Posponga los grandes planes, como un cena en su casa, hasta que se sienta con más energías. Evite en general todas las situaciones agotadoras y agobiantes.

NO ESCONDA LA VERDAD. Hablar de sus problemas del SPM con su marido, amigos o compañeros de trabajo la ayudará. También puede informarse acerca de los grupos de autoayuda.

Sinusitis

16 CONSEJOS PARA COMBATIR LA INFECCIÓN

Durante el día su cabeza está tan llena de presión que usted se siente como un globo de *Snoopy*. Más tarde, cuando intenta dormir, un manantial nasal constante corre gota a gota por su garganta y le produce espasmos de tos. Su esposa tampoco parece muy feliz.

¡Bienvenido a la pesadilla de la sinusitis! Esta afección consiste en una infección de los senos que rodean los ojos y la nariz produciendo presión, dolor y saliva amarillenta o moco verde. ¿Cómo pudo usted —y unos cuantos millones más— haberla cogido?

Para entender mejor, primero se debe saber cuál es la función de los senos en condiciones normales. Los científicos creen que los senos alrededor de los ojos y la nariz actúan como pequeños centros de control de calidad del aire. Su función es calentar, humedecer, purificar y, generalmente, acondicionar el aire que usted respira antes de que llegue a sus pulmones. Cuando entran bacterias, éstas quedan atrapadas y son filtradas a través de la mucosidad y los diminutos pelos de las fosas nasales, conocidos como cilios.

Este pequeño sistema de flujo de corriente de aire puede inutilizarse si se impide la movilidad de los cilios, si un constipado obstruye las aberturas de los senos o si un alergeno irrita el recubrimiento de los senos. Entonces el aire queda atrapado y ejerce presión, la mucosidad se estanca y las bacterias crecen. ¡Ha ocurrido! La infección se ha establecido y usted padece una sinusitis aguda. Si este proceso ocurre a menudo, las membranas de los senos pueden afectarse de forma permanente y el proceso hacerse crónico.

Antes de llegar hasta ese punto, es mejor que siga los consejos de nuestros expertos.

Ellos le dirán cómo debe hacer para limpiar los senos, reducir el dolor y la presión y facilitar el flujo de aire.

CAMBIE SUS HÁBITOS, NO SU DIRECCIÓN

Si los síntomas visuales comienzan a aparecer cuando los capullos se transforman en flores, usted sentirá deseos de irse al desierto del Sahara o a algún otro lugar de clima seco. Sin embargo, eso no solucionaría la sinusitis.

Si usted es propenso a la alergia, su mayor sensibilidad lo seguirá dondequiera que vaya. En otras palabras, podría incluso desarrollar una alergia al polvo del desierto o, si se va a un clima húmedo, al moho.

¿Cuál es la solución? Controle la exposición a los alergenos allí donde vive ahora. (Para más detalles sobre cómo hacerlo, véase Alergias, en la pág. 28.)

APLÍQUESE VAPOR. La humedad es la clave para mantener la movilidad de los cilios, el flujo de la mucosidad y el drenaje de los senos.

Dése una ducha caliente 2 veces al día (de esas que empañan el espejo) o respire el vapor de una olla con agua caliente, cubriendo su cabeza a modo de tienda.

PONGA SU NARIZ EN EL TRABAJO. Si sufre un ataque en el trabajo o mientras corre, consiga una taza de café caliente, té o sopa, ahueque las manos, colóquelas por encima de la jarra e inhale. No es tan bueno como un baño de vapor, pero le proporcionará cierto alivio.

CONSEJOS MÉDICOS

CUANDO EL AUTOTRATAMIENTO NO ES SUFICIENTE

Si se ha autotratado durante 3 o 4 días y aún tiene dolores en los senos, presión y pesadez, es evidente que necesita un médico para que lo ayude a limpiar la infección y a drenar los senos. De lo contrario, la infección puede afectar los ojos o, peor aún, el cerebro.

Quizá necesite tomar antibióticos o, si sus síntomas persisten, es probable que tenga que recurrir a la cirugía para desobstruir los senos. Un especialista puede tomar una radiografía y descubrir cuál es la causa de la congestión: un virus, una obstrucción por pólipos, una alergia o la hipersensibilidad a los medicamentos, como las píldoras anticonceptivas o las aspirinas.

HUMIDIFIQUE SU CASA. Un aparato generador de vapor frío en su dormitorio lo ayudará a disminuir las secreciones nasales y sinusales.
Revise la instalación una vez a la semana para asegurar que no se desarrollen colonias de hongos.

LAVE LAS FOSAS NASALES DIARIAMENTE. Para lavar las fosas nasales puede usar un producto comercial de sales o, en su defecto, una cucharada de sal de mesa mezclada en 2 tazas de agua caliente con una pizca de bicarbonato sódico. Vierta la mezcla dentro de un vaso, incline su cabeza hacia atrás, cierre una de las fosas nasales con su pulgar e inhale la solución con la otra. Luego, suénese la nariz suavemente. Repita el procedimiento en la otra fosa.

BEBA EN ABUNDANCIA. Beba todo lo que quiera, frío o caliente. Esto lo ayudará a fluidificar el moco.

Los tés calientes de cáñamo de la India, anís o salvia lo ayudarán a mover el moco.

SUENE UNA A UNA LAS FOSAS NASALES. Esto evitará que aumente la presión en sus oídos, lo cual podría arrastrar las bacterias de los senos más atrás.

Olvídese de las maneras «finas». Sonarse con fuerza es una excelente forma de lograr que los senos drenen las secreciones hacia la garganta.

Descongestiónese con comprimidos. La mejor medicación de venta libre para la sinusitis es un comprimido que sólo contenga un descongestionante, como Sudafed®. La acción de los descongestionantes es contraer los vasos sanguíneos, favorecer la entrada de aire por la nariz y aliviar la presión. Si tiene una gran congestión causada por una infección, debe evitar el uso de fármacos que contengan antihistamínicos. Éstos actúan secando las secreciones nasales y pueden aumentar la obstrucción.

OTRA ALTERNATIVA
COMA ALIMENTOS PICANTES

Una de las formas de aliviar la sinusitis consiste en comer alimentos que contienen cierto tipo de especias y condimentos.

Ajo. Esta hierba contiene los mismos componentes químicos que los fármacos cuya acción es hacer que el moco sea menos pegajoso.

Rábano picante. Esta raíz es otro excelente medio para quitar el moco, puesto que contiene una sustancia química similar a la que se encuentra en los descongestionantes. La variedad que viene en botella es muy recomendable.

Pimienta de Cayena. Usted con seguridad no se equivocará si pide platos elaborados con pimienta de Cayena, los cuales contienen capsaicina, una sustancia que estimula las fibras nerviosas y que puede actuar como un descongestionante nasal natural.

No debe pensar que todos los alimentos picantes que lo hacen estornudar o le llenan los ojos de lágrimas son descongestionantes. No todas las especias contienen sustancias químicas favorables para estos fines. Es probable que alguno lo haga estornudar, pero no lo ayudará en absoluto a liberar sus senos y, en cambio, puede agregar un problema más.

Use los aerosoles nasales con prudencia. Las gotas nasales resultan eficaces cuando se usan de forma esporádica, pero su empleo frecuente puede prolongar o empeorar la sinusitis. Esto es lo que los especialistas denominan efecto rebote. Dicho efecto se produce porque, inicialmente, los aerosoles encogen los revestimientos nasales, pero luego la mucosa reacciona hinchándose más que antes y se origina un círculo vicioso.

Camine para aliviarse. El ejercicio puede ser beneficioso, puesto que al caminar usted libera adrenalina, que contrae los vasos sanguíneos y ayuda a reducir la hinchazón de los senos.

PRESIONE PARA LIBERARSE DEL DOLOR. Frote los senos doloridos con el fin de proporcionarles sangre fresca para aliviar las molestias. Presione con los pulgares firmemente a ambos lados de la nariz y manténgalos durante 15 o 30 segundos. Repita el procedimiento.

LÁVESE PARA SENTIRSE MEJOR. La aplicación de calor húmedo sobre los senos sensibles proporcionará cierto alivio. Coloque un paño caliente sobre los ojos y los pómulos y déjelo hasta que sienta que el dolor ha disminuido. Puede ser que sólo lo necesite unos minutos.

Tapones de cera

4 FORMAS DE IRRIGAR LOS OÍDOS

Debería sentirse contento, nunca ha necesitado que el médico le extrajera una cucaracha de su oído. Esto puede pasar (pero rara vez sucede). El problema más frecuente es la formación de un tapón de cera cerca del tímpano, que debe ser retirado por el médico. He aquí unos consejos para prevenir que vuelva a suceder.

NO SE PONGA NADA EN EL OÍDO. Hay un viejo adagio que dice que no debe ponerse nada más pequeño que un codo dentro del oído. No se ponga nada punzante, como un pin, un clip o la punta de un lápiz, puesto que puede dañar el tímpano. No use un bastoncillo de algodón, ni tampoco su dedo. Aun cuando piense que está limpiando su oído, lo que está haciendo es empujar la cera hacia dentro, de manera que forma un tapón sobre el tímpano.

UTILICE GOTAS PARA AFLOJAR. Unas gotas de un líquido que usted seguramente tiene en su casa lo ayudarán a ablandar el tapón de cera. Pruebe con agua oxigenada, aceite mineral o glicerina (si no quiere gastar) o, de lo contrario, compre un limpiador de venta sin receta como Cerumenol® u Otocerum®.

Póngase 1 o 2 gotas del producto escogido en cada oído, permitiendo que fluya el exceso de líquido. De esta forma el tapón de cera se ablandará y moverá. Inténtelo durante unos días.

Cuando la cera esté blanda, es el momento de enjuagarse. Llene un recipiente con agua a temperatura ambiente. Llene una jeringa de goma con agua y coloque una cubeta bajo el oído. Introduzca el chorro de agua suavemente por el conducto auditivo (el agua no tiene que entrar con mucha presión), e incline la cabeza hacia el lado del oído tratado para que caiga el agua.

SEQUE EL OÍDO. No frote los oídos para secarlos. En su lugar, utilice el secador de pelo o, incluso, con unas gotas de alcohol en cada oído para completar el secado. Realice este procedimiento cada vez que se duche.

TRANSFÓRMELO EN UN HÁBITO. Lávese los oídos una vez al mes y será suficiente. Si lo hace más veces, se estará lavando la protección natural de los oídos.

Taquicardia

12 FORMAS DE CALMAR LOS LATIDOS CARDÍACOS

Aparece de forma súbita. Su corazón late normalmente y, de pronto, comienza a hacerlo a un ritmo acelerado. De 72 pulsaciones por minuto pasa a 120, 180 o 200 latidos en pocos segundos. Su respiración se acelera y una oleada de náuseas se apodera de usted. El pánico lo invade y usted empieza a sudar.

Su médico le dice que tiene taquicardia, más específicamente, taquicardia paroxística auricular. Usted no es estúpido. La primera vez que esto sucedió se hizo un reconocimiento completo. Su médico descartó una taquicardia ventricular (una amenaza potencial para su vida) y todas las formas de enfermedades orgánicas del corazón, alteraciones del tiroides, insuficiencia respiratoria, etc. Eso fue reconfortante. Sin embargo, de vez en cuando, sus aurículas (las cámaras del corazón que reciben sangre de las venas y la bombean hacia los ventrículos) quedan fuera de control. Las aurículas mantienen un ritmo regular, pero 3 veces más rápido de lo normal. (Para su información taquicardia significa más de 100 latidos por minuto.)

Hay formas de poner freno a la taquicardia. A continuación se describen los procedimientos que lo ayudarán a enfrentarse a la taquicardia y algunos consejos sobre la forma de prevenirla.

DESACELERE. Considere toda aceleración del ritmo cardíaco como una luz roja que le indica que debe detenerse, descansar y relajarse. De hecho el descanso es la forma más efectiva para frenar el ataque.

PRUEBE LA MANIOBRA VAGAL. La frecuencia de los latidos cardíacos y la intensidad de las contracciones están reguladas por los nervios simpáticos y parasimpáticos (o nervio vago). Cuando el corazón late con rapidez el sistema nervioso simpático es el dominante (es el sistema de aceleración del organismo). Por lo tanto, lo que usted necesita es pasar el control al sistema parasimpático. Al estimular el nervio vago, se desencadena un proceso químico sobre el corazón similar al que resulta de pisar los frenos de un coche.

Una forma de estimular el nervio vago consiste en hacer una respiración profunda y agacharse como si fuera a mover el intestino.

MASAJEE LA ARTERIA CARÓTIDA. Un ligero masaje sobre la arteria carótida también estimula el nervio vago. Pida a su médico que le indique el punto exacto donde debe efectuar el masaje y el grado de presión que ha de aplicar. El masaje debe realizarse en el punto en que la carótida entra en el cuello lo más lejos posible de la mandíbula.

CONFÍE EN SUS REFLEJOS DE BUCEO. Cuando los mamíferos marinos bucean en las frías aguas, sus ritmos cardíacos se ralentizan inmediatamente. Ésta es la forma que tiene la naturaleza de preservar el cerebro y el corazón. Usted también puede recurrir a sus reflejos de inmersión. Llene un recipiente de agua fría y sumerja la cabeza en él durante 1 o 2 segundos.

Con este método a veces es posible interrumpir la taquicardia.

EVITE EL CAFÉ. Elimine el café, la cola, el té, el chocolate, las píldoras para adelgazar y cualquier estimulante. El abuso de estimulantes agrava el pronóstico de una taquicardia paroxística auricular.

CUIDE SU HIPOTÁLAMO. Lo que ocurre en su cerebro (más exactamente en el centro del cerebro) regula su corazón. Por ello es muy importante darle a su hipotálamo el soporte que necesita (a través de una dieta adecuada, ejercicio, y una actitud positiva) para mantener el control sobre el sistema nervioso autónomo.

El sistema nervioso autónomo se divide en dos subsistemas: el simpático, el cual básicamente acelera todos los procesos orgánicos, excepto la digestión, y el sistema parasimpático, que ejerce el efecto contrario.

El estrés, una dieta deficiente y los elementos polucionantes pueden hacer que el hipotálamo pierda el control del sistema nervioso autónomo, permitiendo que éste se desboque. A este fenómeno se lo denomina *sobrecarga simpática*.

Usted puede ayudar a que su hipotálamo mantenga el control.

COMA ALIMENTOS SANOS REGULARMENTE Y NO ABUSE DE LOS DULCES. Si se salta comidas y después llena su estómago con dulces y gaseosas, aumenta la secreción de enzimas pancreáticas que deben digerir el exceso de azúcar. Como consecuencia, se dispara la insulina y usted sufre una hipoglucemia de rebote. Las glándulas suprarrenales segregan entonces adrenalina para movilizar el glucógeno almacenado en el hígado. La adrenalina causa un aumento repentino del ritmo cardíaco y provoca un sentimiento de pánico.

ADAPTE SUS COMIDAS A SU METABOLISMO. Las personas que tienen un metabolismo rápido deben comer más comida rica en proteínas. Éstas requieren más tiempo para ser digeridas, por lo que evitan que el nivel de azúcar en la sangre disminuya demasiado. Cuando la glucemia alcanza niveles muy bajos, se desencadenan los mecanismos explicados en el apartado anterior.

LIBÉRESE. Se ha observado una relación entre la taquicardia paroxística auricular y las personalidades perfeccionistas, ambiciosas u orientadas al éxito. También podría establecerse esta relación con los que padecen migraña. En este tipo de persona los mecanismos de conducción del corazón son muy exagerados. Existe una sobreestimulación crónica de adrenalina. En los casos de gran estrés, la conducción autónoma del corazón resulta en una pérdida del ritmo cardíaco.

¿Cómo compensarlo? Adopte un programa progresivo de relajación, practique la biorrealimentación o aprenda a visualizar «serenidad, tranquilidad, calma y paz».

CONSEJOS MÉDICOS

EL ASPECTO GRAVE DE LA ARRITMIA

No deseamos alarmarlo, pero si su corazón ha perdido el sentido del ritmo, debe acudir pronto al médico. Sólo un médico puede distinguir entre la taquicardia paroxística auricular y otro tipo de arritmia más grave para su corazón.

Un ejemplo de arritmia más grave es la taquicardia ventricular. Ésta se produce cuando los ventrículos empiezan a latir rápidamente y de forma irregular. (Los ventrículos son las cámaras del corazón que bombean la sangre hacia las arterias.) La cantidad de sangre que su corazón envía a las arterias puede entonces disminuir considerablemente. Usted puede sentirse débil y sudoroso e, incluso, llegar a desmayarse.

La fibrilación ventricular, que a veces constituye una complicación de la taquicardia ventricular, es a menudo mortal. Por consiguiente, es esencial tratar sin demora cualquier anormalidad en el ritmo cardíaco. El tratamiento apropiado depende de la naturaleza de la afección.

TOME LA CANTIDAD NECESARIA DE MAGNESIO. El magnesio es un elemento protector de las células. En las células musculares del corazón el magnesio ayuda a equilibrar los efectos del calcio. Cuando éste penetra en las células, estimula su contracción muscular. El magnesio es un elemento esencial de las enzimas encargadas de sacar el calcio de las células, que permite una contracción y una relajación rítmicas. Así el corazón resulta menos irritable. El magnesio se puede encontrar en la soja, las nueces, los guisantes y la avena.

MANTENGA NIVELES ELEVADOS DE POTASIO. El potasio es otro de los elementos que ayudan a desacelerar el corazón y a disminuir la irritabilidad de las fibras musculares del corazón. Este mineral se puede encontrar en las frutas y las verduras, por lo que su aporte suele ser suficiente. Pero si su alimentación es rica en sodio, toma diuréticos o abusa de los laxantes, puede requerir un suplemento de potasio.

EJERCICIO. La buena forma física puede hacer milagros. Al realizar ejercicios que incrementan los latidos del corazón, éste se estabiliza a un ritmo más lento. Las personas que no hacen ejercicio regularmente tienen un ritmo de 80 latidos por minuto. Cuando empiezan a practicar, por ejemplo, *jogging*, sus pulsaciones se incrementan hasta 160 o 170. Pero, a medida que se entrenan, pueden disminuir el ritmo en reposo a 60 o 65.

El ejercicio ayuda también al organismo a resistir la secreción excesiva de adrenalina. Le permite expulsar la agresividad al exterior de una forma sana y utilizar la adrenalina en el marco de una función normal.

Tendinitis

14 REMEDIOS RECONFORTANTES

Al igual que el simple dolor muscular por sobreesfuerzo, la tendinitis o inflamación del tendón puede ser muy dolorosa. Pero mientras que el simple dolor muscular puede ser temporal, la tendinitis es tenaz (su dolor no desaparece).

De hecho, si la tendinitis crónica tuviera un credo, podría ser parecido a éste: «Aquí hoy, aquí mañana, aquí para siempre».

Pero ¿es realmente el panorama tan desolador? ¿O hay alguna esperanza para algo que, después de todo, no parece más que un problema menor?

Sí hay una solución. Pero si usted continúa haciendo el mismo movimiento repetitivo que lo causó, tendrá dificultades para mejorar. Esto es aplicable para todo el mundo, ya sean corredores internacionales de maratón, limpiacristales o mecanógrafos.

Todavía es posible disminuir los efectos de la tendinitis y evitar sus crisis agudas. La clave es no cerrar la mente y liberarse para cambiar alguna de sus antiguas costumbres.

TOME UN DESCANSO. Esto es algo difícil para la mayoría de la gente. Por ejemplo, un corredor con tendinitis en el tendón de Aquiles no puede, de manera realista, esperar alguna mejoría si no se toma, al menos, un par de días de descanso.

Por supuesto, en algunos casos, el descanso es más fácil de anunciar que de cumplir, por ejemplo, para una persona que se pasa la vida limpiando cristales y tiene una tendinitis en el hombro, provocada por el constante movimiento de sus brazos por encima de su cabeza.

Pero si la tendinitis es un efecto secundario provocado por su trabajo, no sería mala idea reservar 1 o 2 días de sus vacaciones para los momentos en que la tendinitis es dolorosamente persistente.

PERO NO SE TOME DEMASIADO DESCANSO. No se recomienda nunca el descanso absoluto, puesto que puede conducir a una atrofia muscular.

CAMBIE DE EJERCICIO. Si su tendinitis ha sido causada por el ejercicio, es probable que su tendón inflamado necesite un nuevo tipo de ejercicio. Por ejemplo, los corredores con problemas en los tendones de la región inferior de las piernas pueden seguir haciendo ejercicio, si están dispuestos a montar en una bicicleta, ejercicio que les permitirá también trabajar la parte superior de sus piernas.

CONSEJOS MÉDICOS

EL PRECIO DE PASAR POR ALTO LOS AVISOS DE SU CUERPO

Si usted siente el dolor de la tendinitis sólo al practicar ejercicio o después de éste y no es muy intenso, usted puede pensar que sería capaz de correr una carrera o nadar a pesar del dolor (si tuviera que hacerlo). Quizá ya lo haya hecho.

En cualquier caso, debe cambiar su forma de pensar. No debe pasar por alto su dolor, a menos que su médico fisioterapeuta le diga otra cosa.

Si el dolor es intenso y usted continua abusando de su tendón, éste puede sufrir una rotura. En este caso puede ser necesario un largo período de reposo en cama e, incluso, la cirugía o la incapacidad permanente.

En otras palabras, ejercitar un tendón con dolor puede significar permanecer inactivo para el resto de sus días.

TOME UN BAÑO. Tomar un baño de burbujas o, simplemente, un baño de agua templada es una buena manera para elevar la temperatura del cuerpo e incrementar el flujo sanguíneo.

El calentamiento de los tendones antes de realizar una actividad física lo ayudará a disminuir las molestias asociadas a la tendinitis.

SIGA EL EJEMPLO DE LAS BAILARINAS. El equipo de fútbol americano The New York Jets utiliza este método (inspirado en una bailarina de ballet que tenía tendinitis). Para una tendinitis de la rodilla, por ejemplo, el tratamiento consiste en colocar una toalla templada y húmeda sobre la rodilla, después una bolsa de plástico, una almohadilla térmica y, finalmente, una rodillera para sujetar todo en su lugar. Manténgalo así durante 2-6 horas. Para evitar quemarse regule la almohadilla al mínimo. Para lograr la máxima eficacia debe mantener la parte afectada por encima del nivel del corazón.

CALIÉNTESE CON ESTIRAMIENTOS. Los tratamientos mencionados son sólo una parte del calentamiento. Siempre debe hacer estiramientos antes de iniciar cualquier sesión de ejercicios fuertes.

Los estiramientos impiden las contracciones de músculos y tendones que siempre acompañan al ejercicio físico.

Además, ciertos estudios sugieren que las personas con menos flexibilidad son más propensas a desarrollar tendinitis. Así, los estiramientos deben formar parte habitual de su rutina.

LLEVE UN SOPORTE. Incluso el soporte y la calidez que brindan un braguero o una faja pueden ser de ayuda mientras está practicando ejercicio o bien después de él.

No hay nada de cierto en la vieja creencia de que el uso de bragueros debilita los tendones y los músculos, siempre que continúe ejercitándose.

CONGELE EL DOLOR. Después del ejercicio, el hielo es magnífico para disminuir el dolor y la hinchazón.

No obstante, las personas con problemas cardíacos, diabetes o problemas vasculares, deben tener cuidado con el hielo, puesto que éste constriñe los vasos sanguíneos y puede causar graves trastornos.

VÉNDESE. Otra forma de reducir la hinchazón después del ejercicio es vendar la zona dolorida.

El vendaje no debe quedar muy ajustado sobre el área inflamada ni tampoco dejarse por mucho tiempo, ya que podría interferir en la circulación.

ELEVE EL MIEMBRO. Elevar la zona afectada también ayuda a controlar la hinchazón.

CAMINE CON LAS PIERNAS ARQUEADAS. De acuerdo, quizá no tenga que llegar a tanto, pero para la tendinitis del tendón de Aquiles es una buena idea usar botas de campo o tacones altos.

De esta forma, se elevan los talones del suelo, y los músculos y tendones no tienen que trabajar tanto.

TOME UN MEDICAMENTO DE VENTA LIBRE. La aspirina y otros antiinflamatorios no esteroideos, disponibles en el mercado sin receta médica, son efectivos temporalmente como calmantes del dolor que produce la tendinitis y, además, reducen la inflamación y la hinchazón.

DESARROLLE SUS MÚSCULOS. Esto no significa que intente parecerse a Arnold Schwarzenegger, sino simplemente que obtenga una mejor y más definida musculatura.

Esto puede conseguirlo en su casa con unas pesas ligeras. Incluso puede usar unos calcetines con monedas en su interior para trabajar los músculos de sus brazos, y es más barato que un juego de pesas.

HAGA PAUSAS. Ésta es una forma simple de calmar, al menos temporalmente, el esfuerzo físico causado por el trabajo. Si trabaja en una posición incómoda, la tendinitis se puede desarrollar fácilmente; por ejemplo, si trabaja durante todo el día con una máquina de escribir o un teclado de ordenador, puede sufrir una tendinitis en los brazos y las muñecas.

Triglicéridos

9 FORMAS DE DISMINUIR LOS LÍQUIDOS DE LA SANGRE

Los triglicéridos, junto con el colesterol, son las mayores fuentes de grasa que circulan por su sangre. Ambos son necesarios —el colesterol para el crecimiento celular y los triglicéridos para obtener energía— pero los problemas surgen cuando los niveles de ambos permanecen elevados durante períodos prolongados.

El colesterol causa obstrucción de las arterias. En el caso de los triglicéridos, la forma de acción no está bien definida. Se sabe que por sí solos no constituyen un factor importante en las enfermedades cardíacas.

Sin embargo, en la práctica, los niveles altos de triglicéridos a menudo se asocian a niveles bajos de colesterol HDL (el colesterol bueno) y revelan la presencia en la sangre de partículas de grasas que causan enfermedades vasculares. Así, los triglicéridos deben considerarse como una señal de alarma.

Los niveles normales de triglicéridos se sitúan entre 40 y 250 mg/dl. Por lo general, niveles de 250 a 500 mg/dl se consideran el límite superior de normalidad. Para mayor seguridad se recomienda mantenerlos por debajo de 150 mg/dl.

Tenga presente que los triglicéridos pueden ser controlados de la misma forma que el colesterol. Mejorar uno significa mejorar el otro. Si su médico le ha indicado que debe reducir los niveles de triglicéridos, los consejos que se exponen a continuación lo ayudarán. Si le ha explicado que tiene que bajar su colesterol (LDL) (el malo), los consejos no lo perjudicarán. Es una de estas raras situaciones en las que usted nunca puede perder, siempre que siga los consejos.

REDUZCA LAS GRASAS. La dieta exenta de grasa es la mejor forma de reducir los triglicéridos. Cuando se trata de grasa, cuanta menos, mejor. Una buena forma de empezar es tratar de reducirla a menos del 30 % de las calorías totales de la dieta, aunque lo ideal es disminuir hasta el 20 % y bajar el aporte de grasas saturadas al 10 %.

VAYA POR ETAPAS. Una forma de reducir el consumo de grasas a menos del 20 % es proceder por etapas. Por ejemplo, reduzca su ingestión de grasa al 30 % durante un mes. Vuelva a su médico para comprobar si ha habido una mejoría en su nivel de triglicéridos. Si es así, probablemente lo felicitará y le pedirá que siga con su dieta. En el caso contrario, reduzca el nivel de grasa al 25 % durante un mes y luego compruebe los resultados.

Si no observa mejoría, reduzca su ingestión al 20 % durante 2 meses. Este nivel de grasas le asegura prácticamente que la mayor proporción de sus calorías provendrá de los hidratos de carbono complejos, lo que implicará una reducción automática del nivel de triglicéridos.

OTRA ALTERNATIVA
CUANDO EL ARROZ ES LA ÚNICA SOLUCIÓN

Incluso el que la desarrolló la denominó «medicina desagradable». Sólo hay una razón para usarla: ayuda.

Fue en el año 1944 cuando el doctor Kempner descubrió que muchos de sus pacientes en estado crítico se habían curado aparentemente comiendo una dieta compuesta sólo por arroz y fruta.

Algunas variantes de este régimen se utilizan en la actualidad y muchos lo consideran el precursor de numerosas dietas, como el régimen Pritkin para el corazón. En algunos lugares todavía se recomienda por su capacidad de reducir las grasas en la sangre y rebajar el peso corporal. Sin embargo, en general, la gente no suele tolerarla muy bien.

Las personas que siguen este régimen el tiempo suficiente para obtener resultados pueden reducir sus niveles de triglicéridos de 1.000 mg/dl a menos de 117 mg/dl en sólo 2 meses.

Sin embargo, como cualquier dieta estricta, no debe comenzarse sin la aprobación del médico. La mayoría de los profesionales de la salud no están convencidos de su eficacia.

¿Cuánto tiempo debe seguirse una dieta de arroz y fruta? No mucho. En realidad, usted puede empezar a obtener resultados al cabo de 2 o 3 días.

CONSUMA HIDRATOS DE CARBONO COMPLEJOS. Las poblaciones que ingieren dietas altas en hidratos de carbono no tienen problemas con los triglicéridos. Un consejo es sustituir las grasas por hidratos de carbono complejos siempre que sea posible. Pero preste atención a no añadir grasas a su dieta debido a los hábitos de la cocina tradicional. Las recetas para preparar hidratos de carbono complejos como pastas, arroces y otros granos suelen incluir gran cantidad de grasas.

Debe buscar recetas bajas en grasas de lasaña, ensaladas de pasta, patatas y cualquier otra comida rica en hidratos de carbono para evitar comer siempre un plato de pasta blanca sin salsa alguna. Pero ¿merece la pena el esfuerzo para preparar esos platos? Apueste a que sí.

ACABE CON LAS GOLOSINAS. Los hidratos de carbono simples de las golosinas, el azúcar y otros dulces son los principales responsables de los niveles elevados de triglicéridos, por lo que es recomendable olvidarse de ellos. Los hidratos de carbono simples bajos en fibra son probablemente los mayores enemigos de todo.

BAJE DE PESO. Perder peso es muy importante. La cantidad de peso que se debe perder depende del peso ideal, aunque no es necesario eliminar todo el exceso de peso para obtener cambios en los triglicéridos.

Sólo 5 kg pueden tener efecto en una persona con un exceso de peso del 30 %. Aunque no se requiere que alcance su peso ideal para disminuir los triglicéridos, debe tratar de mantener un peso que no sea superior en un 5-10 % del ideal.

QUEME CALORÍAS. Aunque no se sabe a ciencia cierta si es a causa de una mejoría del metabolismo o bien del ejercicio en sí mismo, la práctica de ejercicio reduce el nivel de triglicéridos.

Esta incertidumbre con respecto a los efectos del ejercicio deriva de estudios que han demostrado que una hora de ejercicio vigoroso 3 veces por semana puede reducir los niveles de triglicéridos, aunque no modifique el peso.

Sin tener en cuenta cómo se producen los resultados, está claro que el ejercicio físico actúa reduciendo los triglicéridos y que está altamente recomendado por nuestros expertos. No obstante, antes de iniciar cualquier programa de ejercicios físicos, consulte a su médico.

EVITE EL ALCOHOL. Evite beber alcohol, puesto que, según los expertos, es el principal responsable del aumento de los niveles de triglicéridos.

COMA PESCADO. Está perfectamente demostrado que el aceite de pescado tiene importantes efectos sobre los niveles de triglicéridos.

En varios estudios se ha comprobado la capacidad reductora de triglicéridos que tienen los ácidos grasos omega-3 presentes en el aceite de pescado. Aunque en la mayoría de los estudios se utilizan cápsulas de aceite de pescado para conseguir una mayor eficacia, usted puede conseguir una cantidad equivalente ingiriendo pescado regularmente o bien combinando una dieta con un alto contenido de pescado con la ingestión esporádica de cápsulas.

En la mayoría de los estudios se han usado alrededor de unos 15 g de aceite de pescado por día, lo que equivale a unos 240 g de salmón hervido, arenque o caballa. No obstante, en recientes estudios se han obtenido los mismos resultados con dosis de 10 g diarios.

Puede incluir suficiente pescado en su dieta para reducir los triglicéridos, ya que el aceite de éste parece ser más beneficioso en los pacientes que consumen dietas pobres en pescado.

Úlcera

15 TRATAMIENTOS CALMANTES

Hace sólo unos pocos años los médicos aconsejaban a los pacientes con úlcera renunciar a todos los alimentos y comidas que tuvieran un sabor ligeramente fuerte. Así, se sugería reemplazar la pimienta, la pizza y la guindilla por las tostadas, las galletas y toda clase de alimentos insípidos, recomendación que no resultaba muy grata para las personas que debían vivir con problemas recurrentes de sus estómagos.

Actualmente no se usan dietas insípidas como las mencionadas, puesto que no existe prueba alguna de que produzcan efectos terapéuticos beneficiosos.

Las recomendaciones actuales de los médicos con respecto a la úlcera se basan en un intercambio honesto con el paciente. «Doctor, siempre que me como un helado cubierto de salsa de kiwi, siento como si se encendiera un fuego en mi estómago».

«Bueno —responde el médico—. No coma helado cubierto de salsa de kiwi».

En otras palabras, hay que escuchar al estómago y usar el sentido común, tanto si se trata de una úlcera gástrica (en la pared del estómago) como de una úlcera duodenal (en el duodeno, la primera porción del intestino delgado).

Los científicos tienen aún que pronunciarse sobre las causas productoras de la úlcera. No obstante, el ácido del estómago es el primer sospechoso, con el que colaborarían ciertas bacterias y el estrés.

Desafortunadamente, las úlceras son bastante tozudas: vienen y van. A continuación proporcionamos algunos consejos para convivir con ellas e, incluso, para que desaparezcan más rápidamente.

CONSEJOS MÉDICOS

ESTÉ ATENTO A LOS SÍNTOMAS

Por lo general, la úlcera es sólo un dolor de estómago. Pero una úlcera sangrante puede ser grave e, incluso, una amenaza para la vida.

Por una úlcera sangrante se puede perder suficiente cantidad de sangre para reducir la presión sanguínea y afectar el funcionamiento de algunos órganos vitales.

Si tiene una úlcera, se marea y repentinamente expulsa sangre o un esputo de color café, acuda de inmediato a su médico.

Otro síntoma que debe alertarlo es la presencia de defecaciones negras o sanguinolentas. La persona con úlcera hemorrágica también puede marearse o perder el conocimiento.

EVITE LOS ALIMENTOS IRRITANTES. Tanto si se trata de un helado con nata como de una pizza, no lo coma si al hacerlo se desencadena un fuego en su estómago. Los alimentos que irritan el estómago varían de una persona a otra. No obstante, las comidas picantes son una causa común de molestias.

TENGA CUIDADO CON LA LECHE. Aunque durante mucho tiempo se pensó que la leche era un gran calmante, en la actualidad se conoce su posible efecto rebote. Durante cierto tiempo la leche reduce la cantidad de ácido en el estómago (calmando así el dolor), pero después estimula la secreción de ácidos, lo que exacerba el dolor.

USE UN ANTIÁCIDO DE VENTA LIBRE. Estos remedios no curarán la úlcera, pero son muy eficaces para aliviar sus síntomas.

RELACIÓN CON EL ESTRÉS

¿Puede el estrés *causar* úlcera?

Muchos médicos piensan que no hay pruebas evidentes de que el estrés pueda producir úlcera. No obstante, si ésta ya existe, el estrés puede agravarla.

Sin embargo, la incidencia de úlcera en la ciudad de Nueva York es más elevada que en las ciudades vecinas. Y nadie podrá negar que Nueva York es más estresante que, por ejemplo, Nueva Rochelle (a las afueras de Nueva York).

No es raro que las personas descubran que padecen una úlcera en períodos de intenso estrés o de problemas laborales.

Lo más importante no es el hecho estresante en sí mismo, sino la forma de interpretarlo y de reaccionar frente a él.

Con esto en mente, a continuación le damos algunos consejos para llevar mejor el estrés.

Tenga pensamientos placenteros y háblese a sí mismo. Por ejemplo, si una situación laboral es satisfactoria y esto lo ha ayudado al igual que la medicación prescrita por el médico, pero aún sufre tensiones, sea consciente de que sólo usted podrá eliminarlas. Tómese un tiempo para hablarse a sí mismo y calmarse.

Respire lenta y profundamente. Tres o cuatro inspiraciones profundas le proveerán de un sentimiento inmediato de calma en cualquier lugar y en cualquier momento.

Ejercicio. El ejercicio físico moderado es un excelente antídoto contra el estrés.

Practique técnicas de relajación. Cuando relaja el cuerpo relaja la mente, y viceversa. La meditación, el yoga, la visualización o las grabaciones para relajarse son procedimientos adecuados para reducir el estrés, siempre que se utilicen regularmente.

NO TOME MUCHOS ANALGÉSICOS. La aspirina es la que tiene peor reputación, pero los antiinflamatorios no esteroideos, muy populares en la actualidad, pueden ser tan perjudiciales para el estómago como la aspirina.

NO FUME. El tabaco puede tener efecto sobre la úlcera. Aunque no hay pruebas de que pueda provocarla, la experiencia indica que los fumadores son más propensos a sufrir úlceras que los no fumadores.

LIBÉRESE. Algunas evidencias sugieren que las personas que se sienten frustradas y que no dejan salir sus sentimientos son más propensas a presentar úlceras.

DUPLIQUE EL NÚMERO DE COMIDAS. Aunque muchos médicos recomiendan las tres comidas habituales por día, algunos pacientes tendrían menos molestias de úlcera si efectuaran seis comidas pequeñas por día.

No ingiera suplementos de hierro. El hierro es un irritante gástrico. Las personas con úlcera que toman suplementos de hierro pueden presentar molestias.

Viva con el *leitmotiv* de la moderación. El exceso de comida o bebida puede irritar una úlcera. Por cierto, el alcohol no es necesariamente un irritante. La ingestión moderada de alcohol no aumenta el riesgo de desarrollar nuevas úlceras.

Déle tiempo. Algunas veces es todo cuanto puede hacer. Las úlceras tienen ciclos. Muchas de las úlceras que ahora no le causan molestias lo harán dentro de unos años.

Uñas encarnadas

7 MÉTODOS DE TRATAMIENTO

Si usted tiene una uña encarnada, *sabe* muy bien el intenso dolor que puede causar, como si un elefante le hubiera pisado el dedo. Este problema se produce cuando una uña, generalmente la del dedo gordo del pie, se clava dentro del tejido blando.

Entonces ya no le interesa cómo ocurrió sino qué puede hacer para liberarse. Por supuesto también querrá saber cómo hacer para que no le vuelva a ocurrir. A continuación le brindamos algunos consejos para tener en cuenta en ambos casos.

¡MUCHO CUIDADO CON LO QUE ESTÁ HACIENDO!

En la mayoría de los casos, las uñas encarnadas son el resultado de haberse cortado mal las uñas, pero también pueden ocurrir por algunos accidentes. Dar un tropezón en casa que involucre los dedos del pie puede tener las mismas consecuencias que recibir el golpe de algo pesado sobre un dedo.

Se recomienda el uso de zapatos resistentes y cómodos para realizar el trabajo de la casa. Si suele manejar objetos pesados, como maquinaria y cajones de embalajes grandes en el trabajo, se aconseja el uso de zapatos con protectores de acero para los dedos. De esta forma sus dedos no estarán tan expuestos.

Use un remedio de venta libre. Existe una gran variedad de productos que no requieren prescripción médica que pueden aliviar el dolor y ablandar la uña y la piel circundante. Asegúrese de seguir las instrucciones *al pie de la letra*. Recuerde que no debe usarlos si es diabético o tiene mala circulación.

INTENTE UN LIGERO ALIVIO. El objetivo es que la uña encarnada crezca sin clavarse en la piel que la rodea. Comience por poner los pies en remojo en agua caliente para ablandar las uñas. Séquese con cuidado y luego introduzca con suavidad un trocito de algodón esterilizado por debajo del borde de la uña. El algodón ayudará a levantar ligeramente la uña. Aplíquese un antiséptico para prevenir una infección. Cámbiese el algodón cada día hasta que se haya superado el problema.

LA V NO INDICA VICTORIA. No intente seguir el consejo de cortar una cuña en forma de V en el centro de la uña. La gente cree que la uña encarnada se produce porque es demasiado grande y que levantando un trozo en el medio de la uña, ésta crecerá hacia el centro desde los bordes. Este razonamiento no tiene sentido. Las uñas crecen de atrás hacia delante.

DEJE QUE SUS DEDOS RESPIREN. Llevar un calzado inadecuado puede terminar en una uña encarnada, especialmente si las uñas tienden a encorvarse. Por esta razón, debe evitar el uso de zapatos en punta o ajustados que ejercen presión sobre las uñas. Opte por las sandalias, cuando sea apropiado, o por zapatos anchos a la altura de los dedos. Si es necesario, se recomienda quitar la parte del calzado que le cause molestias. Esto puede parecer un poco drástico, pero una uña seriamente encarnada le pondrá a usted en un estado anímico terrible. No use calcetines o medias ajustadas.

CONSEJOS MÉDICOS

TENGA CUIDADO CON LAS INFECCIONES

Si su dedo se infecta, debe acudir al médico. Mientras tanto, para reducir la inflamación coloque periódicamente su pie en una solución de yodo y luego aplique una crema antibiótica.

Una uña encarnada infectada puede causar graves problemas. Los médicos advierten que no se debe esperar hasta que los dedos se pongan rojos, hinchados y con pus. Si su circulación es pobre, podría correr el riesgo de sufrir una gangrena. Muchas veces se acumulan tejidos con gran cantidad de sangre al costado de la uña. Este tejido blando inflamado puede resultar muy doloroso cuando se extiende por debajo de la uña.

CÓRTESE LAS UÑAS CON PRECISIÓN. Nunca las deje demasiado cortas. Primero ablándelas en agua caliente para evitar que se rajen. Córteselas rectas mediante un cortador de uñas de bordes rectos y afilados. Nunca dé a las uñas forma ovalada con la intención de que las partes curvas no se claven en la piel. Siempre deje los bordes externos paralelos a la piel. Tampoco las deje más cortas que el dedo, puesto que las uñas deben ser suficientemente largas para proteger los dedos de la presión y la fricción.

CORRIJA LOS ERRORES. Si usted corta o rompe accidentalmente una uña y ésta queda demasiado corta, límela con cuidado para que no quede ningún extremo puntiagudo que pueda penetrar en la piel. Para ello utilice una lima de uñas. No emplee tijeras, aunque sean muy pequeñas, ya que éstas requieren un espacio más grande.

Urticaria

10 CONSEJOS PARA ALIVIAR EL PICOR

La urticaria es una reacción de la piel a una alergia, un agente irritante, el estrés y las emociones. Unas células especiales comienzan a liberar histamina, sustancia que provoca el paso de líquido desde los vasos sanguíneos en las capas más profundas de la piel. El resultado es la aparición de ronchas que provocan un intenso picor. Éstas suelen desaparecer en minutos, horas o, a lo sumo, en un par de días. Pero mientras tanto usted no quiere estar todo hinchado y rascarse en público.

Aquí le brindamos unos cuantos consejos para aliviar el picor y la hinchazón. Al igual que muchos remedios, lo que resulta para algunos no resulta para otros, de manera que se le recomienda que experimente y llegue a sus propias conclusiones.

OTRA ALTERNATIVA
LOS REMEDIOS NATURALES

Para los que estén deseosos de intentar algo diferente, he aquí algunas alternativas.

Beba té. Si usted sospecha que los problemas emocionales le están causando la urticaria y desea evitar la ingestión de medicamentos sintéticos como los antihistamínicos, puede intentar con una infusión de hierbas, que es buena como tranquilizante para los nervios. Se recomienda el té de granadilla o de menta. Otros tés sedativos son los de manzanilla y valeriana.

Haga una cataplasma o una pasta. Los herboristas a menudo recomiendan cataplasmas con distintos productos, por ejemplo, hojas trituradas de álsine (pica gallina o pamplina) para aliviar el escozor de la piel. Algunas personas hacen una pasta con agua y crema tártara y la aplican sobre las ronchas, sustituyéndola cuando se seca.

Practique la acupresión. Masajee profundamente el punto del trapecio (músculo entre el cuello y el hombro) situado en la mitad de su longitud. Si no siente dolor es que no ha localizado exactamente el punto.

UTILICE ANTIHISTAMÍNICOS. Los antihistamínicos de venta libre son la mejor opción entre los medicamentos de venta libre. Pueden emplearse los que se utilizan para el resfriado y la fiebre del heno (como el Benadryl®). Precaución: muchos antihistamínicos pueden causar somnolencia.

REFRÉSQUESE. Las compresas frías o los baños son el mejor y único tratamiento tópico para la urticaria. Otra manera de enfriarse es frotando cubitos de hielo sobre las ronchas. El frío contrae los vasos sanguíneos y evita que éstos se abran, se hinchen y liberen gran cantidad de histamina. Pero el alivio es sólo temporal. Si su urticaria se debe al clima o al agua fría, no tiene mucha suerte: el agua caliente empeora el escozor.

USE LOCIÓN DE CALAMINA PARA ALIVIAR LA COMEZÓN. Este astringente, conocido por sus efectos en los salpullidos por alergias a la hiedra, puede aliviar temporalmente el picor de la urticaria. Dado que los astringentes reducen las secreciones, pueden evitar la liberación de líquidos e histamina por los vasos sanguíneos. Otros astringentes que también sirven para las urticarias son el hamamelis (especialmente frío) y el óxido de cinc.

PRUEBE CON ALCALINOS. Todos los alcalinos, en general, ayudan a calmar el picor. Aplique leche de magnesia sobre las ronchas. Es menos densa que la calamina y, según algunos, más eficaz.

CONSEJOS MÉDICOS

LA ZONA PELIGROSA

La urticaria puede causar la muerte si provoca la obstrucción de las vías respiratorias. Si usted tiene urticaria en la boca o en la garganta, acuda a un servicio de urgencias.

Si usted sabe que es propenso a este tipo de reacción, debe estar bajo control médico y disponer siempre de adrenalina.

Las personas con urticaria crónica (más de 6 semanas) o con ataques agudos graves también deben consultar al especialista.

AYÚDESE CON HIDROCORTISONA. Si tiene pocas ronchas, la aplicación de una crema de hidrocortisona puede aliviar temporalmente el picor.

LAS PLANTAS PUEDEN AYUDARLO. Las hojas y la corteza del aliso, utilizadas en infusión muy fuerte, lo ayudarán a calmar el picor. Aplíquela sobre la zona afectada o ingiera un par de tabletas por vía oral. Repita hasta que se encuentre mejor. El aliso rojo contiene el astringente del tanino. Las hojas de la hierba mora también son efectivas. Lave y hierva las hojas en agua, colóquelas en un paño y aplíquelas como una cataplasma sobre las ronchas.

Recuerde que la prevención evita problemas. Las causas de las urticarias son numerosas y puede ser necesaria una búsqueda de detective para determinar la causa en cada caso. Entre las más comunes se incluyen los medicamentos, los alimentos, los insectos, las mordeduras, las plantas y las emociones. Una vez descubierta la causa, trate de evitar su exposición. Si advierte que corre el riesgo de tener urticaria por cualquier motivo, ingiera un antihistamínico como prevención.

Varices

15 FORMAS DE AYUDA

La mayoría de las personas consideran que las varices no son una enfermedad, sino un problema estético. Pero nada más lejos de la realidad. Las varices son una enfermedad, y uno de sus aspectos es estético.

Las venas azuladas, hinchadas y con bultos y sus primas, las telangiectasias rojas de tipo «araña», son sólo los signos más evidentes de las varices. Estos signos se acompañan de dolor y fatiga en las piernas.

Esta afección no suele representar una amenaza para la vida, por lo que no hay motivo para el pánico o para correr al médico. No obstante, si tiene varices se sentirá infinitamente mejor sabiendo cómo tratarlas.

A continuación se citan algunas de las sugerencias de nuestros expertos.

CONSEJOS MÉDICOS

COÁGULOS: UN MOTIVO DE PREOCUPACIÓN

Hace cien años, los médicos extirpaban las varices mediante unas pinzas. El tratamiento hoy en día es mucho más humano y útil. Consiste en inyecciones que son eficaces incluso en varices de gran tamaño.

Pero ¿cuándo las varices requieren visitar al médico? Cuando se presentan las dos mayores complicaciones: los coágulos y la rotura de las venas.

¿Cómo se reconoce un coágulo? Los coágulos se vuelven rápidamente dolorosos y sensibles. Aparecen como bultos rojos en las venas, que no disminuyen de tamaño aunque se eleven las piernas.

Las varices alrededor de los tobillos son más propensas a la rotura y hemorragia. Las roturas son mucho más peligrosas que los coágulos, puesto que puede perderse gran cantidad de sangre muy rápidamente.

Si esto ocurre ejerza presión sobre el punto sangrante para disminuir la hemorragia y acuda al médico.

NO SE SIENTA CULPABLE. El principal factor de riesgo para las varices es la incidencia familiar de esta afección.

Existe toda clase de creencias con respecto al origen de esta enfermedad (por ejemplo, creer que se producen por cruzar en exceso las piernas). Esto no tiene sentido. Usted forma parte, simplemente, del grupo de personas que poseen el gen culpable.

OTRA ALTERNATIVA
ADOPTE UNA POSTURA DIFERENTE

El viejo arte del yoga tiene mucho que ofrecer a los sufridores de las varices. La práctica de la respiración en el yoga puede efectuarse sin preparación previa alguna y sin el menor peligro y tiene muchas probabilidades de aliviar el malestar causado por las varices.

Pruebe este ejercicio desde ahora mismo. Acuéstese sobre su espalda y eleve los pies apoyándolos sobre una silla. Empiece a respirar lentamente y a partir del diafragma por la nariz. ¡Eso es todo!

APROVECHE LA GRAVEDAD: ELEVE LAS PIERNAS. Las venas varicosas son venas debilitadas que han perdido la capacidad para bombear la sangre de retorno al corazón. Las venas de las piernas son las más propensas a las varices puesto que son las que están más lejos del corazón y deben luchar contra la gravedad. Es posible facilitar su trabajo poniendo la gravedad de su parte. Es muy fácil con la ayuda de una silla almohadillada, una almohada o una simple silla; eleve sus piernas por encima de la altura de las caderas cada vez que sienta dolor. El malestar desaparecerá poco a poco.

USE MEDIAS DE SOPORTE. Ayudan a aliviar las molestias. Estas medias, de venta en las farmacias y grandes almacenes, evitan que la sangre se acumule en los pequeños capilares de la superficie de la piel. (La sangre se vierte en las venas más grandes y profundas, desde las cuales es más fácil el retorno al corazón.)

HAGA UN EJERCICIO COMBINADO. Los pacientes con varices pueden combinar el efecto de la gravedad y de las medias de soporte con el siguiente ejercicio. Colóquese las medias de soporte y tiéndase sobre su espalda. Levante las piernas y apóyelas contra la pared. Mantenga esta posición durante 2 minutos. Esto permite que la sangre fluya a través de sus venas hinchadas hacia el corazón. Repítalo durante el día tantas veces como sea necesario.

ELEVE LA CAMA. Para que la gravedad trabaje a su favor durante toda la noche, eleve los pies de la cama varios centímetros. Si padece problemas cardíacos o respiratorios durante la noche, es mejor que consulte a su médico antes de iniciar el tratamiento.

USE ZAPATOS ADECUADOS. Las varices son bastante molestas para sus piernas. No les dé más problemas usando tacones altos o botas de campo.

COMPRE UN PAR DE MEDIAS ELÁSTICAS. Estas medias, que se venden generalmente en tiendas especializadas, son bastante más eficaces que las medias de soporte.

Las medias elásticas a medida se usan hasta la rodilla y pueden calmar las varices.

Tenga en cuenta la buena calidad a la hora de comprar.

CONTROLE SU PESO. Añadir peso a su cuerpo significa más presión para sus piernas. Ésta es una de las razones de la presencia de varices en las mujeres embarazadas.

Mantenga un peso adecuado para reducir las posibilidades de sufrir complicaciones.

NO USE ROPAS CEÑIDAS. Evite sobre todo las ligas o las medias demasiado ajustadas en las ingles, que pueden actuar como torniquete y acumular la sangre en sus piernas.

¿TOMA LA PÍLDORA? ESTÉ ALERTA. Los desequilibrios hormonales que a veces ocurren debido a las píldoras anticonceptivas pueden ser la causa de las telangiectasias del tipo araña.

Si éstas aparecen después de iniciar este método anticonceptivo, es posible que exista una relación entre ambos hechos.

NO FUME. Un informe ha revelado una correlación entre el consumo de tabaco y la incidencia de varices.

Los investigadores han concluido que el cigarrillo puede ser un factor de riesgo en las personas con varices.

DÉ UN PASEO. Estar sentado o de pie durante largos períodos puede ocasionar problemas, debido a que en estas posiciones la sangre tiende a acumularse. Para evitarlo, practique ejercicio a diario, en particular caminar. Los estudios revelan que los adultos con vida sedentaria son más propensos a sufrir varices que los que tienen una vida más activa.

NO ESCONDA SU PROBLEMA. Gran parte del malestar y el dolor que sus varices le producen puede ser enmascarado mediante analgésicos.

El tratamiento más adecuado de las varices no consiste sólamente en eliminar el dolor.

Si ninguno de los consejos mencionados le ha dado resultado, busque atención médica.

Verrugas

26 FORMAS DE GANARLES LA GUERRA

Lo diremos una sola vez, así que preste atención. Los sapos no tienen nada que ver con las verrugas. No las causan, no las transmiten, ni siquiera saben lo que son. ¡Ya está! ¿Lo ha entendido?

Las verrugas son tumores benignos que pueden aparecer de forma aislada o en grandes zonas en cualquier parte del cuerpo. Aunque cada tipo de verruga tiene su propio nombre, todas ellas están causadas por las variadas formas del virus del papiloma. Éste engaña de forma magistral al cuerpo y se provee de un alojamiento protegido: la verruga.

CONSEJOS MÉDICOS

¿ESTÁ SEGURO DE QUE SE TRATA DE UNA VERRUGA?

Recuerde las palabras de Davy Crocket: «Asegúrese de que es correcto y, entonces, adelante».

Este consejo es aplicable al tratamiento de las verrugas como a ningún otro caso en la vida.

La primera y absoluta regla de oro es asegurarse de que se trata de verruga y no de una dureza, un callo, un lunar o una lesión cancerosa. Usted puede pensar que es muy fácil identificar una verruga, pero es sorprendente la cantidad de gente que se trata una lesión cancerosa u otros bultos como si fuera una verruga. Por lo tanto, si tiene la menor duda de lo que se trata, acuda al médico.

En general, las verrugas son pálidas protuberancias del color de la piel, con una superficie y orilla rugosa, con capilares superficiales oscurecidos. Las líneas normales de la piel no cruzan la superficie de las verrugas. En contra de la opinión popular, las verrugas no son profundas, no tienen raíces que lleguen al hueso.

Podemos afirmar que, en cualquier instante, el 10 % de la población tiene verrugas y que probablemente el 75 % de toda la población padecerá alguna en un momento de su vida. Después del acné, las verrugas son el problema dermatológico más importante.

Desafortunadamente, la mayoría de los tratamientos médicos para las verrugas se presentan en forma de desagradables métodos destructivos, como quemarlas, rasparlas, cortarlas, congelarlas, inyectarlas o eliminarlas con láser. Estas técnicas pueden, o no, ser efectivas y, en la mayoría de los casos, además de ser dolorosas dejan cicatrices. Por otra parte, las verrugas a menudo vuelven a aparecer, con independencia del método usado para eliminarlas.

Sabiendo todo esto, quizá decida probar algunos remedios caseros antes de acercarse a la consulta del médico. Pero trate de seguir un consejo: no se lastime con tratamientos para verrugas.

Empiece con medidas simples durante algunas semanas antes de seguir con las más fuertes.

A menos que se indique lo contrario, los consejos que siguen a continuación se muestran eficaces para combatir las verrugas comunes y las plantares.

DÉJELAS. Según una estimación, el 40-50 % de las verrugas desaparecen por sí solas al cabo de 2 años, y sobre todo en los niños.

Las verrugas permiten la salida constante de virus infecciosos y, sin tratamiento, pueden crecer o invadir otras zonas del cuerpo. Así, emprenda una acción si sus verrugas empiezan a multiplicarse.

LLAME AL EQUIPO A. Se ha obtenido un gran éxito al aplicar la vitamina A al tratamiento de las verrugas.

Tome cápsulas de 20.000 unidades internacionales de vitamina A natural extraída del aceite de pescado o del aceite de hígado de pescado. Una vez al día, abra una cápsula y vierta parte del contenido sobre la verruga y frótela.

La vitamina A debe aplicarse sólo en la piel, y de ningún modo tomarla por vía oral, puesto que en dosis elevadas puede ser tóxica.

Cada tipo de verruga responde de manera diferente a cada tratamiento. Las verrugas juveniles, por ejemplo, pueden desaparecer en un mes, aunque lo más normal es que lo hagan en unos 2-4 meses. En cambio, las verrugas plantares tardarán 2-5 meses o más en desaparecer.

Sirva como ejemplo el de una mujer que tenía más de 200 verrugas en su mano. Con el tratamiento basado en la aplicación de la vitamina A las eliminó todas en un período de 8 meses, excepto una muy tozuda que tenía debajo de la uña de un dedo.

PRUEBE OTRA VITAMINA. Aunque no se han efectuado estudios serios sobre el efecto de la vitamina C en las verrugas, todo parece indicar que el alto grado de acidez del ácido ascórbico (vitamina C) puede matar al virus responsable de la verruga.

Para aplicárselo coja una tableta de vitamina C, tritúrela y mézclela con agua. Ponga la pasta obtenida sobre la verruga y cúbrala con un vendaje. Tenga presente que la vitamina C (al menos en la forma de ácido ascórbico) puede irritar la piel, de manera que cubra con la pasta sólo la verruga.

MANTENGA LA VERRUGA PROTEGIDA. Puede tener éxito si aplica un vendaje sobre la verruga. Puede usar cualquier tipo de esparadrapo o vendaje de los que se usan en primeros auxilios. Póngalo muy ceñido sobre la verruga y déjelo todo el día durante una semana, cambiándolo solamente cuando esté sucio. Sea perseverante durante al menos 3 semanas. Este remedio es muy eficaz en algunos casos si se efectúa correctamente.

Pruebe una dosis de aceite de castor. Una variación de la técnica descrita en el apartado anterior consiste en aplicar una gota de aceite puro de castor sobre la verruga y después taparla en la misma forma. Otra aplicación consiste en formar una espesa pasta con bicarbonato de sodio mezclado con aceite de castor. Aplique esta pasta un par de veces al día. Para evitar las rozaduras, póngase un vendaje, un guante o un calcetín.

CÓMO EVITAR LAS VERRUGAS

Las verrugas son causadas por un virus presente en el aire y que usted puede coger como cualquier infección vírica. Si usted es sensible al virus o tiene cortes o grietas en la piel, aparecerá una verruga. Es así de simple. No obstante, puede tomar algunas medidas para disminuir las posibilidades de que le aparezca una verruga.

No se descalce. El virus causante de las verrugas se halla en los ambientes muy húmedos. Así pues, use sandalias de plástico en las cercanías de las piscinas, gimnasios y vestuarios para evitar el contacto con el virus. Al usar calzado también evita los cortes y grietas en las plantas de sus pies, a través de los cuales el virus podría entrar fácilmente.

Cambie de zapatos a menudo. Como el virus crece en ambientes húmedos, debe cambiarse de zapatos con frecuencia para permitir que éstos se sequen entre uso y uso.

Desinfecte. En un club deportivo o en un gimnasio es conveniente lavar las duchas con un desinfectante o con lejía para matar los virus y las bacterias.

Mire, pero no toque. Las verrugas se diseminan fácilmente. Si tiene una verruga, por ejemplo, en el pie, no la toque con las manos, puesto que si éstas tienen un corte, el virus puede instalarse en él y originar una nueva verruga.

Cuide las cutículas. Si el virus penetra en una cutícula a través de un corte, puede formarse una verruga muy desagradable y muy difícil de tratar que se conoce como verruga peringueal. Si le aparece una, póngase una crema antibiótica y véndela hasta que sane.

Tómelo con calma. La gente parece ser más susceptible a las verrugas cuando está estresada o con una mala alimentación. Así pues, el consejo es: tómelo con calma.

Permanezca seco. Las verrugas crecen con la humedad. Mantener los pies secos lo ayudará a eliminar las verrugas plantares. Si usted quiere combatir las verrugas plantares sin acudir a la química, puede probar cambiarse los calcetines 3 veces al día, aplicándose al mismo tiempo polvo para los pies, hasta unas 10 veces por día si es necesario. Existen otros agentes secantes para los pies que también pueden ser eficaces.

OPTE POR UN MEDICAMENTO DE VENTA LIBRE. Probablemente los remedios más populares contra las verrugas son los preparados de venta libre de ácido salicílico. Al parecer, éste ablanda y disuelve las verrugas. Estos productos se presentan en forma de gel, líquido, emplasto y ungüento. Los diabéticos y las personas con problemas circulatorios no deben usarlo.

Hay tres reglas básicas para utilizar estos fármacos. Primero, asegurarse de que efectivamente se trata de una verruga (véase recuadro en la pág. 457); segundo, seguir las instrucciones del prospecto al pie de la letra; y tercero, acudir al médico si la verruga no responde al tratamiento en un plazo de 1 o 2 semanas.

OTRA ALTERNATIVA
ALGUNOS REMEDIOS POPULARES SENCILLOS

Nunca se sabe qué puede curar una verruga en particular. Un remedio que elimina una verruga puede ser totalmente ineficaz en otra. Así, el arma más poderosa contra las verrugas es poseer una mente abierta. De manera que intente no pasar por alto algunos tratamientos populares; tratamientos que nunca han sido sometidos a un estudio riguroso, pero que para mucha gente han funcionado muy bien. A continuación les citamos algunos de los remedios que suelen considerarse efectivos:

- Aplique, directamente sobre la verruga, aceite de vitamina A, aceite de clavo, infusión de hierbas o el jugo de la semilla de cardo o de higos verdes.
- Tome cápsulas o tabletas de ajo.
- Sumerja rodajas de limón en sidra de manzana con un poco de sal. Déjelas durante 2 semanas y luego frote las rodajas de limón sobre la verruga.
- Frótese con una tiza o una patata cruda.
- Tápese una verruga plantar con la cara interna de una cáscara de plátano.

Los productos líquidos y los geles que contienen aproximadamente un 17 % de ácido salicílico pueden no ser efectivos en las verrugas plantares que tienen una gruesa capa que las cubre.

APLIQUE UN APÓSITO. Si tiene que escoger un apósito de venta libre, escoja uno que contenga un 40 % de ácido salicílico. Es muy efectivo en las verrugas plantares y también en las de las manos, aunque es difícil mantener el apósito en la mano.

El principal inconveniente de estos vendajes es que la mayoría de la gente los usa muy grandes, con lo que se expone la piel circundante a serias irritaciones. Por lo tanto, lo más recomendable es usar un apósito pequeño y cambiarlo cada 4 o 5 días.

Para asegurarse de que es correcto puede cortar una plantilla de cartón del mismo tamaño que la verruga y utilizarla como un molde para cortar el apósito. Aplique vaselina en el perímetro de la verruga, para evitar así el posible contacto del medicamento con la piel.

PROSIGA CON UN UNGÜENTO. Existen ungüentos con un 60 % de ácido salicílico. Para obtener mejores resultados, empape el área en agua templada durante unos 10 minutos para obtener mayor penetración. Séquela bien y aplique una gota de ungüento sobre la verruga y cúbrala con un vendaje. Si se trata de una verruga plantar, haga la misma operación pero a la hora de acostarse, para evitar que, al caminar, se pierda el ungüento. Por la mañana, empape el área otra vez y pase piedra pómez por la piel reblandecida.

SUGESTIÓN MENTAL
¿QUIÉN CONTROLA A QUIÉN?

Entre en trance. «Se está durmiendo profundamente, pronto estará en un profundo trance, pronto sus verrugas desaparecerán». ¿Son tonterías? No, es hipnosis, y puede ser una potente arma contra las verrugas.

Entre algunos psiquiatras, la hipnosis parece ser una herramienta válida científicamente para tratar las verrugas, aunque no se sabe el porqué. En la actualidad, el interés se centra en el área denominada psicoinmunoterapia. Es atractivo pensar que los fenómenos mentales puedan afectar las funciones inmunológicas.

En un estudio se hipnotizaron 17 personas que tenían verrugas en ambos lados del cuerpo. Durante 5 sesiones se les dijo a estas personas que sus verrugas desaparecerían sólo de un lado. Otras 7 personas no fueron hipnotizadas y se les dijo que no tomaran ningún remedio para las verrugas por su propia cuenta. Tres meses más tarde, más de la mitad de los que habían sido hipnotizados había perdido al menos el 75 % de las verrugas. Los que no habían sido hipnotizados conservaban intactas sus verrugas.

Aunque las verrugas que desaparecieron se localizaban en *ambos* lados del cuerpo, el experimento se consideró un éxito.

Imagine que sus verrugas desaparecen. El poder de la sugestión sola (sin hipnosis) puede ser igualmente efectivo para la desaparición de las verrugas. Se pide a los pacientes que imaginen que las verrugas se están arrugando, que sientan el hormigueo que éstas producen al disolverse y cómo su piel se vuelve limpia. Este tipo de ejercicio se practica durante unos 2 minutos y luego se pide a los pacientes que lo repitan en sus casas unos 5 minutos por día.

Lo crea o no, es posible predecir quién logrará resultados desde la primera sesión. Las personas que desde el primer día afirman visualizar claramente lo que se les pide tienen más posibilidades de conseguir resultados positivos que las que tienen imágenes relativamente débiles.

Crea en ello. Otros médicos han tenido mucho éxito con el poder de la sugestión. Por ejemplo se trató a un par de chicos que no toleraban la congelación, uno de los métodos habituales para quitar las verrugas. Se les dio una sustancia inofensiva y se los convenció de que se trataba de un potente medicamento que eliminaría las verrugas. Funcionó. La fe en una curación puede explicar también la popularidad de ciertos remedios populares extravagantes y pasados de moda, como el de restregar con una moneda la verruga y luego enterrar la moneda.

Vista cansada

10 CONSEJOS PARA EVITARLA

Alrededor de los 40 o 50 años, la capacidad de acomodación visual comienza a disminuir, lo que provoca fatiga de la vista. Los especialistas recomiendan que no se alarme, puesto que esto le ocurre a todo el mundo.

Pero usted puede tener la vista cansada en cualquier momento si lo que hace es estar frente a una pantalla de ordenador todo el día.

Si percibe que sus ojos deben realizar un esfuerzo para leer las tarjetas de cumpleaños o para ver las letras de la pantalla del vídeo, entonces le interesarán los consejos de nuestros expertos.

PRESTE ATENCIÓN A LA LUZ. El hecho de leer con una luz muy tenue no daña los ojos, pero si dicha luz no proporciona el contraste necesario, los ojos tienen que hacer un esfuerzo superior. Utilice una luz suave que haga contraste pero que no brille cuando usted lea. Tampoco use una lámpara que refleje la luz directamente en sus ojos.

INTENTE USAR GAFAS PARA LEER. Puede pedirle a su médico que se las prescriba o comprarlas directamente en la farmacia. Si su vista de lejos es buena en ambos ojos y su problema es precisamente para ver de cerca, vaya a la farmacia de su barrio y cómprese las gafas que están en exposición. Estas gafas son resistentes a los golpes y de buena calidad. Además, no son caras.

PROBLEMAS QUE NECESITAN UN MÉDICO

En ocasiones, la vista cansada se debe a un motivo mucho más serio que la edad; este problema también puede obedecer a una mala alineación de los ojos, cuando uno de ellos comienza a desviarse. En tal caso es imprescindible consultar a un oftalmólogo, que recomendará ejercicios específicos, prescribirá gafas especiales o, en caso necesario, lo someterá a cirugía para realinear los ojos.
Todos los especialistas coinciden en que si siente dolor en los ojos o sensibilidad a la luz, debe consultar a un oftalmólogo.

ESCÓJALAS USTED MISMO. Usted es el mejor juez para decidir qué tipo de gafas le conviene. Escoja las más débiles y con la graduación necesaria para leer a la distancia que usted quiera. Si compra unas cuya graduación supera a la que usted necesita quizá podrá ver de cerca, pero las cosas le aparecerán borrosas más allá de esa distancia.

INTERRUMPA SU TRABAJO. Archive cada tanto lo que tiene en la pantalla. Si usted está sentado frente al ordenador más de 6-8 horas diarias, interrumpa el trabajo cada 2 o 3 horas. Haga cualquier otra cosa, vaya al lavabo, tome un café o té.

Se trata simplemente de quitar la vista de la pantalla durante un intervalo de 10 o 15 minutos.

Piense también que es conveniente hacer las correcciones directamente en el papel impreso.

OSCUREZCA LA PANTALLA. Las letras que aparecen sobre la pantalla no son sólo letras o números, sino que son pequeñas luces diminutas que envían luz directamente a sus ojos. Por consiguiente, debe disminuir su intensidad. ¡No haga las letras muy brillantes! Oscurezca las letras, pero mantenga el contraste.

Un consejo: coja un lápiz y marque dónde ha hecho el ajuste, de esta manera ya tendrá la referencia en el caso de que alguna otra persona modifique el color.

OTRA ALTERNATIVA

EL YOGA

Para Meir Schneider, el yoga representó no sólo la llave para ganar el discernimiento espiritual, sino también para obtener la visión.

Este hombre, quien había nacido ciego, aseveraba que había curado su ceguera mediante la ejercitación del yoga. Dice que su visión ahora es de 20/60, y que aún sigue mejorando.

En la clínica del señor Schneider se enseñan las técnicas del yoga, y su libro *Self-Healing: My Life and Vision* es muy recomendado por los especialistas.

Estas técnicas ayudan no sólo en los casos de ceguera, sino también para la vista cansada.

Dése un descanso. En este descanso, en lugar de beberse un té, colóqueselo sobre los ojos. Para ello, coja una toalla y humedézcala en una infusión de eufrasia. Túmbese y coloque la toalla caliente sobre sus ojos cerrados y deje que actúe durante 10 o 15 minutos. Este proceso aliviará la fatiga visual. Tenga cuidado de que el té no entre en los ojos. Cuando haya terminado de prepararlo, déjelo enfriar antes de poner la toalla dentro del recipiente.

Intente un tipo diferente de coordinación ojo-mano. Si usted quiere ayudar a sus ojos, les tiene que echar una mano. Frote sus manos hasta que estén calientes. Luego cierre los ojos y ponga las palmas sobre las órbitas. No presione, sólo cúbralos. Respire profunda y lentamente mientras visualiza el color negro. Practique este ejercicio 20 minutos cada día.

Parpadee. Su ojo tiene su propio y personal masajista: el párpado. Hágase el hábito de parpadear más de 300 veces al día pero no tuerza los ojos. Cada vez que parpadee estará limpiando los ojos y dándoles un suave masaje. ¡Y con la ventaja de que no cuesta ni un duro!

TRABAJE EN LA OSCURIDAD. Cuando se trata de aliviar la fatiga visual, es mejor que coloque su ordenador en un lugar oscuro. Se puede oscurecer la pantalla colocando una funda sobre ella. En una tienda, compre una lámina pesada y oscura de cartón grueso. Colóquela por encima de la pantalla y dóblela hacia abajo a ambos lados. Así podrá moverlo hacia atrás y hacia delante. De lo que se trata es de poner su máquina en una especie de caja negra. Ahora podrá poner el brillo de las letras en el punto más bajo.

APAGUE LA LUZ, CERRANDO SUS OJOS. Nuestros expertos opinan que lo mejor para la vista fatigada es hacer descansar los ojos. Esto es más fácil de lo que usted se imagina. Lo puede hacer, por ejemplo, cuando habla por teléfono: si no necesita leer o escribir, cierre los ojos mientras habla (todo dependerá del tiempo que usted pase hablando por teléfono). Generalmente, la gente lo hace durante 1 o 2 horas diarias. ¡Hable por teléfono, así podrá descansar sus ojos!

Vómitos

13 REMEDIOS PARA SENTIRSE MEJOR

El vómito es la conclusión lógica de las náuseas. El estómago trata desesperadamente de atraer su atención. El objetivo del estómago es liberarse de cualquier cosa que lo dañe. El suyo es ayudar a calmarlo e impedir la deshidratación. Ahora siguen los consejos de los expertos.

OLVIDE LOS ANTIÁCIDOS. Es demasiado tarde. Los remedios tan familiares como el Maalox Concentrado® o el Gelotrisin® no se han formulado para impedir el vómito. Tómelos sólo si éste se debe a un exceso de acidez gástrica. Por ejemplo, si

---

CONSEJOS MÉDICOS

NO ESPERE MUCHO TIEMPO

El vómito puede ser la señal de algo más grave. Si es profuso y persistente o se acompaña de sangre, busque ayuda médica. También debe acudir al médico si el vómito no remite en 24 horas y no es capaz de ingerir ningún tipo de alimento o líquido.
Si su sed es excesiva, no orina normalmente y se marea cuando se pone de pie —síntomas todos ellos de deshidratación— acuda al médico, aunque no es muy urgente si usted sabe que tiene gripe o que ha ingerido algo un poco extraño.

---

usted tiene una úlcera de estómago o algo que comió le está produciendo irritación. Entonces pueden ser útiles, neutralizando el exceso de ácido o suavizando la irritación. Si no es éste el caso, olvídelos.

PROPONGA LOS LÍQUIDOS. Los principales objetivos para alguien que tiene vómitos son no deshidratarse y no perder peso. Puesto que durante el vómito se pierden muchos líquidos, lo mejor que puede hacer es beber para reemplazarlos.

Estos líquidos deben ser claros, como el agua, el té flojo y los zumos. Otros líquidos como la leche o una sopa fuerte pueden ser muy pesados para su estómago.

REPONGA LOS NUTRIENTES IMPORTANTES. Con el vómito también se expulsan sales minerales, por lo que se recomienda tomar bebidas minerales como Gatorade, sopas claras y zumos de manzana o de arándano, para reemplazar a los nutrientes perdidos. No obstante, el agua es el mejor de todos los líquidos, aunque resultaría ideal si le añadiera un par de pellizcos de sal y de azúcar en cada vaso.

SORBA, NO BEBA DE UN TRAGO. Beba los líquidos a pequeños tragos, para permitir que su estómago se adapte. No beba más de 30-60 ml por vez. De otra forma puede sufrir consecuencias adversas.

DETERMINE SUS PROPIAS NECESIDADES. Cuanto menos líquido ingiera de una vez, más a menudo tendrá que beber. La frecuencia con que debe beber depende de la reacción de su estómago. Una vez que lo sepa puede incrementar o disminuir la frecuencia.

USE UN CÓDIGO DE COLORES. Si su orina es muy amarilla significa que no toma suficiente líquido. Cuanto más clara es, mejor. Usted está previniendo la deshidratación.

BUSQUE LA CALIDEZ. Los expertos nos previenen contra las bebidas frías, que provocan un shock en nuestros estómagos. Las bebidas naturales son las más indicadas.

DEJE EL GAS. Pequeñas burbujas es lo que menos necesita su estómago. Deje en reposo las bebidas carbonatadas antes de ingerirlas hasta que pierdan el gas.

CÁLMESE CON UN JARABE. Un jarabe de cola es muy eficaz para calmar el estómago. Asimismo, constituye una buena fuente de hidratos de carbono (¡y su sabor es bueno!). La dosis para los niños es de 1-2 cucharaditas, y para los adultos 1-2 cucharadas, entre los vómitos, con la frecuencia que sea necesaria.

LA ALTERNATIVA DE LOS FÁRMACOS. Si desea un jarabe, puede probar Vogalen®.

EMPIECE CON HIDRATOS DE CARBONO. Tarde o temprano los vómitos cesarán. Los expertos aconsejan empezar entonces con alimentos gelatinosos. Otras comidas suaves como las tostadas sin mantequilla o las galletas son también adecuadas.

AÑADA PROTEÍNAS LIGERAS. Cuando se sienta un poco mejor, puede añadir proteínas ligeras, por ejemplo, pechuga de pollo o pescado. También el caldo de gallina y el arroz son muy adecuados.

DEJE LA GRASA PARA EL FINAL. La grasa permanece en su estómago durante mucho tiempo y, por lo tanto, puede contribuir a aumentar la hinchazón. Evite las comidas grasas y las sopas cremosas.

Asesores

Acidez. Larry I. Good, Francis S. Kleckner, Samuel Klein, Daniel B. Mowrey, Betty Shave.

Acné. James E. Fulton Jr., Thomas Gossel, Peter E. Pochi, Maurice Stein.

Alergia a la hiedra y al roble. James A. Duke, William L. Epstein, Robert Rietschel, Varro E. Tyler.

Alergias. David Lang, Thomas Platts-Mills, Richard Podell.

Alteraciones en la articulación temporomandibular. Sheldon Gross, Andrew S. Kaplan, Harold T. Perry, Owen J. Rogal.

Amamantamiento. Kittie Frantz, Carolyn Rawlins, Julie Stock.

Ampollas. Nancy Lu Conrad, Richard Cowin, Joseph Ellis, Douglas Richie, Clare Starrett, Suzanne Tanner.

Angina de pecho. George Beller, Monroe Rosenthal, R. Gregory Sachs, Sidney C. Smith, Julian Whitaker.

Arrugas. Jeffrey H. Binstock, Norman A. Brooks, Emil Corwin, Marshall Ho'o, Gerald Imber, Stephen Kurtin, Paul Lazar, Jack Myers, Marianne O'Donoghue, John F. Romano.

Artrosis. George Blackburn, Roderick Borrie, Robert H. Davis, Elson Haas, Nelson Hendler, Donna King, Art Mollen, Ilya Rubinov, Mary P. Schatz, Judith Turner, Varro E. Tyler, Beth Ziebell.

Asma. Allan Becker, William Busse, John Carlson, Peter Creticos, Sidney Friedlaender, Richard Lockey, Brenda Morrison, Clayton L. Natta, Norman Richard, Michael Sherman, William Ziering.

Bronquitis. Barbara Phillips, Daniel Simmons, Gordon L. Snider, Melvyn Tockman.

Bruxismo. Kenneth R. Goljan, Sheldon Gross, Andrew S. Kaplan.

Bursitis. Alan Bensman, Edward Resnick, Allan Tomson.

Cabello graso. David Daines, Lowell Goldsmith, Thomas Goodman, Philip Kingsley.

Cabello seco. Claudia Buttaro, Steven Docherty, Thomas Goodman, Jr., Joanne Harris, Jack Myers, Anja Vaisanen.

Cálculos renales. Peter D. Fugelso, Brian L. G. Morgan, Leroy Nyberg, Stevan Streem.

Callos y callosidades. Nancy Lu Conrad, Richard Cowin, Frederick Hass, Neal Kramer, Suzanne M. Levine, Elizabeth H. Roberts, Marvin Sandler, Terry L. Spilken, Mark D. Sussman.

Cardenales. Hugh Macaulay, Sheldon V. Pollack.

Caspa. Diana Bihova, Howard Donsky, Patricia Farris, Joseph F. Fowler, Louis Gignac, R. Jeffrey Herten, Maria Hordinsky, Philip Kingsley.

Celulitis. Paul Lazar, Dolores Schneider, Kim Ulen, Carole Walderman.

Cicatrización de heridas. Jeffrey H. Binstock, Gerald Imber, Stephen Kurtin, Paul Lazar, John F. Romano.

Cistitis. Elliot L. Cohen, Joseph Corriere, Richard J. Macchia, David Staskin.

Claudicación intermitente. Michael D. Dake, Robert Ginsburg, Jess R. Young.

Colesterol. James W. Anderson, James Cerda, Kenneth Cooper, Peter D. Hoagland, Aura Kilara, Paul Lachance, John LaRosa, Donald J. McNamara, Paul D. Thompson.

Cólicos. Morris Green, Linda Jonides, Helen Neville, Ann Price.

Congelación. Bruce Paton, Tod Schimelpfenig, James Sturm, Ruth Uphold.

Conjuntivitis. Peter Harsh, J. Daniel Nelson, Robert Petersen.

Cortes y rasguños. John Gillies, Richard A. Knutson, James J. Leyden, Hugh Macaulay, Patricia Mertz.

Dentición. John A. Bogert, Linda Jonides, Helen Neville.

Depresión. Robert S. Brown, Arnold H. Gessel, Robert Jaffe, William Knaus, Ellen McGrath, Priscilla Slagle, Jonathan W. Stewart, Fred Strassburger, Bonnie R. Strickland, C. Eugene Walker.

Dermatitis y eccemas. Howard Donsky, Hillard H. Pearlstein, John F. Romano.

Diabetes. Marc A. Brenner, Henry Dolger, Marion Franz, Paula Hartman-Stein, Ronald Hoffman, Roger P. Levin.

Diarrea. William Y. Chey, Harris Clearfield, David A. Lieberman, Lynn V. McFarland, Loraine Stern.

Diarrea del viajero. Stephen Bezruchka, Thomas Gossel, Khem Shahani, Thomas Squier.

Distensión en las piernas. Marjorie Albohm, Gary M. Gordon, Rich Phaigh.

Diverticulosis. Samuel Klein, Albert J. Lauro, Marvin Schuster, Paul Williamson.

Dolor de cabeza. Seymour Diamond, Harry C. Ehrmantrout, Jerome Goldstein, Robert Kunkel, Ninan T. Mathew, Joel Saper, Fred Sheftell, Patricia Solbach, Seymour Solomon.

Dolor de cuello. Steve Antonopulos, Joanne Griffin, Mitchell A. Price.

Dolor de dientes. Philip D. Corn, Roger P. Levin, Richard Shepard, Jerry F. Taintor.

Dolor de espalda. Edward Abraham, Richard A. Deyo, Milton Fried, David Lehrman, Ronald Melzack, Roger Minkow, Dennis Turk.

Dolor de garganta. Eleonore Blaurock-Busch, Donald Davis, Elf Fairservis, Richard T. Glass, Jerome C. Goldstein, Thomas Gossel, Hueston King, Norman Marshall, Geoffrey Moore, William Perley, George Wolf Reily, Jason Surow.

Dolor de oído. Gary D. Becker, Dan Drew, Donald Kamerer, Dudley J. Weider.

Dolor de pies. Judith Jackson, Neal Kramer, Lia Schorr, Mark D. Sussman, John F. Waller, Gilbert Wright.

Dolor de rodilla. Marjorie Albohm, Lisa Dobloug, James M. Fox, Gary M. Gordon, Rich Phaigh.

Dolor menstrual. Penny Wise Budoff, Susan Lark, Alexis Phillips.

Dolor muscular. Scott Donkin, Carol Folkerts, Allan Levy, Mike McCormick, Gabe Mirkin, Ted Percy, Bob Reese.

Endometriosis. Susan Anderson, Mary Lou Ballweg, Kay Evans, Nancy Fletcher, Camran Nezhat, Mary Sinn.

Enfisema. Henry Gong, Francisco Pérez, Robert Sandhaus, Robert B. Teague.

Enuresis. Linda Jonides, Ann Price, Bryan Shumaker.

Eructos. André Dubois, Samuel Klein, Richard McCallum, Marvin Schuster.

Esterilidad. G. William Bates, Neil Baum, Joseph H. Bellina, Beverly Green, Mitchell Levine, Marilyn Milkman, Andrew Toledo.

Estreñimiento. Alison Crane, Grady Deal, Edward R. Eichner, Patricia H. Harper, John O. Lawder, Paul Rousseau, Marvin Schuster, Lewis R. Townsend.

Estrés. Herbert Benson, Bradley W. Frederick, Emmett Miller, Ronald Nathan, Paul J. Rosch.

Fatiga. William Fink, Bill Foran, M. F. Graham, E. Drummond King, Rick Ricer, David Sheridan, Mary Trafton, Vicky Young.

Fiebre. Leonard Blanco, Eleonore Blaurock–Busch, Thomas Gossel, Mary Ann Pane, Stephen Rosenberg, George Sterne, Donald Vickery.

Fisuras anales. John A. Flatley, J. Byron Gathright, John O. Lawder, Edmund Leff, Marvin Schuster, Lewis R. Townsend.

Flatulencia. Samuel Klein, Richard McCallum, Dennis Savaiano.

Flebitis. Michael D. Dake, Robert Ginsburg, Jess R. Young.

Fobias y miedos. David H. Barlow, Harold Levinson, Christopher McCullough, Jerilyn Ross, Manuel D. Zane.

Furúnculos. Rodney Basler, Michael Blate, Adrian Connolly, Varro E. Tyler.

Gingivitis. Vincent Cali, Roger P. Levin, Robert Schallhorn, Eric Shapira, Richard Shepard.

Golpe de calor. Richard Keller, Larry Kenney, Lanny Nalder, Bob Reese, David Tanner, Danny Wheat.

Gota. John Abruzzo, Eleonore Blaurock-Busch, Robert H. Davis, Felix O. Kolb, Branton Lachman, Jeffrey R. Lisse, Gary Stoehr, Agatha Thrash, Robert Wortmann.

Gripe. Eleonore Blaurock-Busch, Suzanne Gaventa, Thomas Gossel, Pascal James Imperato, Mary Ann Pane, Jay Swedberg, Calvin Thrash, Donald Vickery.

Hemorragia nasal. Mark Baldree, Angelo Dundee, Christine Haycock, John A. Henderson, Alvin Katz, Gilbert Levitt, Jerold Principato.

Hemorroides. Grady Deal, J. Byron Gathright, John O. Lawder, Edmund Leff, Marvin Schuster, Lewis R. Townsend.

Herpes genital. Judyth M. Hurst, Sandy Moy, Stephen L. Sacks, C. Norman Shealy, Cristopher W. Stout, Will Whittington.

Herpes zóster. Jules Altman, John G. McConahy, James J. Nordlund, Leon Robb.

Hiperventilación. Stephen J. Harrison, Gabe Mirkin.

Hipo. André Dubois, Ronnie Fern, Richard McCallum, Betty Shaver.

Impotencia. Neil Baum, Richard E. Berger, James Goldberg, Irwin Goldstein.

Incontinencia. Cheryle Gartley, Katherine Jeter, Neil Resnick, Robert Schlesinger.

Infección de oído. George W. Facer, Dudley J. Weider.

Infecciones por hongos. Marjorie Crandall, Michael Spence.

Insomnio. Sonia Ancoli-Israel, Jean R. Joseph-Vanderpool, Mortimer Mamelak, Merrill M. Mitler, David Neubauer, Magdi Soliman, Edward Stepanski, Michael Stevenson, James K. Walsh.

Intolerancia a la lactosa. Theodore Bayless, Jeffrey Biller, Naresh Jain, Seymour Sabesin.

Intoxicación alimentaria. Bonnie Dean, Vincent F. Garagusi, Lynne Mofenson, Daniel Rodrigue.

Irritación ocular. Mitchell Friedlaender, Michael Marmor.

Irritaciones. Tom Barringer, Robert Boyce, Richard H. Strauss.

Labios agrietados. Joseph Bark, Rodney Basler, Diana Bihova, Thomas Goodman, Nelson Lee Novick, Glenn Roberts.

Laringitis. Robert Feder, Scott Kessler, Laurence Levine, George T. Simpson II.

Llagas en la boca. Beverly D'Asaro, Robert Goepp, Jerome Z. Litt, Harold R. Stanley, Varro E. Tyler, Craig Zunka.

Mal aliento. Roger P. Levin, Eric Shapira, Jerry F. Taintor.

Manchas en los dientes. John D. B. Featherstone, Roger P. Levin, Ronald I. Maitland.

Manos agrietadas. Joseph Bark, Rodney Basler, Diana Bihova, Howard Donsky, Thomas Goodman, Nelson Lee Novick, Stephen Schleicher, Lia Schorr, Trisha Webster.

Mareos. Patricia Cowings, Roderic W. Gillilan, Horst Konrad, Robert Salada, Rafael Tarnopolsky.

Mareos matinales. Deborah Gowen, Tekoa King, Wataru Ohashi, Gregory Radio, Yvonne Thornton.

Menopausia. Gloria A. Bachmann, Sadja Greenwood, Norma McCoy, Marilyn Poland, Irene Simpson.

Molestias en las mamas. Kerry McGinn, Christiane Northrup, Gregory Radio, Thomas J. Smith, Sandra Swain, Yvonne Thornton.

Mordeduras y picaduras. Joseph Benforado, Claude Frazier, Herbert Luscombe, Stephen Rosenberg, Jeff Rusteen, George Shambaugh.

Náuseas. Stephen Bezruchka, Joseph M. Helms, Samuel Klein, Kenneth Koch, Daniel B. Mowrey, Robert Warren.

Ojo amoratado. Jack Jeffers, Keith Sivertson, Dave Smith.

Olor corporal. Lenise Banse, Hridaya Bhargava, Nathan Howe, Randall Hrabko, Alice Kilpatrick, Kenzo Sato.

Olor de pies. Diana Bihova, Glenn Copeland, Richard L. Dobson, Frederick Hass, Neal Kramer, Suzanne M. Levine, Mark D. Sussman, Stephen Weinberg.

Osteoporosis. Kenneth Cooper, Robert Heaney, Conrad Johnston, Robert M. Levin, Paul Miller, Lila A. Wallis.

Otitis externa. Dan Drew, Brian W. Hands, John House, Donald Kamerer.

Padrastros. Joseph Bark, Rodney Basler, Diana Bihova, Trisha Webster.

Pelos encarnados (pelo enquistado). Rodney Basler, Jerome Z. Litt.

Pérdida de memoria. Stanley Berent, Irene B. Colsky, Edward Gero, Michael Pressley, Forrest R. Scogin, Frederic Siegenthaler, Patricia Sze, Robin West.

Picaduras. Claude Frazier, David Golden, Richard Hansen, Arthur Jacknowitz, Herbert Luscombe, Edgar Raffensperger, Stephen Rosenberg, Jeff Rusteen.

Pie de atleta. Diana Bihova, Glenn Copeland, Thomas Goodman, Frederick Hass, Neal Kramer, Suzanne M. Levine, Dean S. Stern.

Piel grasa. Howard Donsky, Kenneth Neldner, Hillard H. Pearlstein.

Piel seca e irritada por el frío. Howard Donsky, Kenneth Nelder, Hillard H. Pearlstein.

Posición adecuada. Jeff Puffer, Suki Jay Rappaport, Michael Spezzano.

Presión arterial. Robert Cade, Norman Kaplan, Roseann Lyle, Lawrence M. Resnick.

Problemas para la visión nocturna. Quinn Brackett, Jill C. Hennessey, Creig Hoyt, Alan Laties, Charles Zegeer.

Problemas por desfase horario (*jet lag*). Charles Ehret, Al Lewy, Timothy Monk, Jonie Nolan, Marijo Readey.

Problemas relacionados con animales domésticos. Dona Angarano, Fred Hink, Amy Marder, Laura Martin, Deborah Patt, Richard Pitcairn, Marvin Samuelson, Mary Ann Scalaro.

Prótesis dentales. George A. Murrell, Eric Shapira, Richard Shepard, Jerry F. Taintor.

Psoriasis. Philip Anderson, Joel Bernstein, Eugene Farber, Laurence Miller, Maurice Stein, Vincent Ziboh.

Punzada de costado (flato). David Balboa, Gabe Mirkin, Suki Jay Rappaport.

Pupas. Milos Chvapil, Richard T. Glass, Mark A. McCune, James F. Rooney, Cal Vanderplate.

Quemaduras. William P. Burdick, John Gillies.

Quemaduras solares. Rodney Basler, Butch Farabee, Thomas Gossel, Fredric Haberman, Carl Korn, Norman Levine, Lia Schorr.

Resaca. Kenneth Blum, John Brick, Seymour Diamond, Von Lierer, Mack Mitchell.

Resfriados. Diane Casdorph, Samuel Caughron, Elliot Dick, Elson Haas, Kenneth Peters, Martin Rossman, Keith W. Sehnert, Timothy van Ert.

Ronquidos. Earl V. Dunn, Philip Smith, Philip Westbrook.

Salpullido por pañales. Morris Green, Linda Jonides, Ann Price.

Sarro y placa dentaria. William Campoli, John D. B. Featherstone, Roger P. Levin, Robert Schallhorn, Eric Shapira, Richard Shepard, Jerry F. Taintor, James S. Wefel.

Secreción nasofaríngea. Mark Baldree, John A. Henderson, Alvin Katz, Gilbert Levitt, Jerold Principato.

Síndrome de las piernas inquietas. Richard K. Olney, Ronald F. Pfeiffer, Lawrence Z. Stern.

Síndrome del colon irritable. Donna Copeland, Douglas A. Drossman, James B. Rhodes, William J. Snape.

Síndrome del túnel carpiano. Stephen Cash, John Ellis, Colin Hall, Susan Isernhagen, John Sebright.

Síndrome de Raynaud. John Abruzzo, Marc A. Brenner, Murray Hamlet, Donald McIntyre, Frederick A. Reichle.

Síndrome premenstrual. Guy Abraham, Penny Wise Budoff, Susan Lark, Edward Portman, Peter Vash.

Sinusitis. Terence M. Davidson, Howard M. Druce, Stanley N. Farb, Bruce Jafek.

Tapones de cera. David Edelstein, George W. Facer.

Taquicardia. James Frackelton, John O. Lawder, Dennis S. Miura, Arthur Selzer.

Tendinitis. Scott Donkin, Terry Malone, Bob Mangine, Ted Percy, Bob Reese.

Triglicéridos. Sonja Connor, Robert DiBianco, Carl Hock, John LaRosa.

Úlcera. Thomas Brasitus, David Earnest, Steve Goldschmid, Georgianna S. Hoffmann, Michael Kimmey, John Kurata.

Uñas encarnadas. Glenn Copeland, F. Hass, Suzanne M. Levine.

Urticaria. Michael Blate, Leonard Grayson, Jerome Z. Litt, Thomas Squier, Varro E. Tyler.

Varices. Lenise Banse, John Clarke, Paul Lazar, Brian McDonagh, Dudley Phillips, Eugene Strandness.

Verrugas. Jeffrey Bland, Jane Bothwell, Marc A. Brenner, Robert Garry, Glenn Gastwirth, Thomas Goodman, Suzanne M. Levine, Christopher McEwen, Nicholas G. Popovich, Nicholas Spanos, Owen Surman, Alvin Zelickson.

Vista cansada. Samuel L. Guillory, David Guyton, Meir Schneider.

Vómitos. Stephen Bezruchka, Samuel Klein, Kenneth Koch, Robert Warren.

Índice

Alumbre, 295
Aluminio
  acetato, 25, 331
  cloruro, 330, 351
  hidróxido, 16, 132, 134
Alzheimer, enfermedad de, 343
Amamantamiento, 34-37, 270
Amargas, 17
Aminoácidos, 113, 401; *véanse también*
  Arginina; Lisina; L-tirosina
Amoníaco, 348, 349
Ampollas, 38-42
  por herpes, 255-258
  por quemaduras, 393
  solares, 397
Analgésicos, *véanse* Aspirina; Ibuprofeno;
  Paracetamol
Andrógenos, 66
Anestesia, 396
Angina, 42-46
Anhídrico carbónico, 258-259
Animales,
  mordeduras, 322-324
Animales domésticos
  collares, 370
  hipertensión y, 367
  pelaje, 28, 30, 31, 56
  problemas, 368-374
    ácaros en los oídos, 374
    alergias a las pulgas, 371-372
    garrapatas, 373
    nudos en el pelo, 372-373
    olor de mofeta, 368
    pulgas, 370-371
    suciedad, 373
Ansiedad, *véase también* Estrés
  diabetes y, 128, 129
  hipertensión, 367
  hiperventilación, 258
  insomnio, 278
  olor corporal, 329
  pérdida de memoria, 346
  separación, 228
Antiácidos
  afecciones tratadas con
    acidez, 16
    asma, 57
    eructos, 194
    úlceras, 448
  cálculos renales de, 71

diarrea de, 131
intoxicación alimentaria y, 285
Antibióticos
  afecciones tratadas con
    ampollas, 39
    diarrea, 136, 138
    furúnculos, 231
    hemorragia nasal, 247
    herpes, 257
    infecciones
      en las vías urinarias, 88, 89
      en los oídos, 268, 269
      en los senos, 36
    quemaduras, 393
  conjuntivitis de, 105
Anticonceptivos, orales, afecciones causadas
  por
    acné, 20, 22
    cabello graso, 67
    flebitis, 223-224
    hemorragia nasal, 249
    varices, 456
Antidepresivos, hipotensión por, 366
Antihistamínicos
  enfermedades tratadas con
    alergias, 29, 105
      a la hiedra y al roble, 25
    conjuntivitis, 105
    eccema, 119-120
    gripe, 243
    infecciones del oído, 269
    mordeduras, 320
    picaduras, 348, 350
    resfriados, 405
    urticaria, 452, 454
  ronquidos aumentados por, 407
  secreciones nasofaríngeas y, 415-417
  sinusitis y, 437
Antitranspirantes, 27, 117, 328, 330
Apnea del sueño, 407
Apósitos para heridas, 107, 108, 109
Aquiles
  tendinitis, 442, 444
  tendón, 141
Arándano, 137
Arañas, picaduras, 321
Arcilla, 26, 27, 137, 354
  orgánica, 27
Arginina, 390
Aromaterapia, aceites para, 84

Cicatrización, 85-87
Ciclismo, 175
Cigarrillos, *véase* Fumar, afecciones causadas o agravadas por
Cilios, 414, 435
Cinc
  afecciones prevenidas por
    labios agrietados, 290
    mordeduras y picaduras de insectos, 321, 348
    salpullido por pañales, 210
  afecciones tratadas con
    alergia a la hiedra y al roble, 24
    diabetes, 127
    dolor de garganta, 162
    heridas, 255, 256
    herpes, 254, 255
    pupas, 389-390
    resfriados, 402
    urticaria, 452
Circulación
  flebitis y, 224, 229
  síndrome de Raynaud y, 427-428
  vendaje y, 107-108
Ciruelas, zumo de, 144
Cistitis, 87-90
Claudicación intermitente, 90-93
Clima, asma y, 57, 58
Cloro, 69, 105, 320
Cloroformo, 256
Cloruro de potasio, 294
Cobre, pulseras, 53
Coches, asientos, 160
Cola, jarabe de, 308, 325, 465
Colágeno, 79, 249
Colchón, 160, 362
Colesterol, 93-99, 445
  angina y, 44, 46
  claudicación intermitente y, 93
  en la dieta para diabéticos, 122
  HDL, 93, 94, 95, 97, 98, 99
  impotencia debida al, 264
  LDL, 93, 94, 95, 97, 98
Cólicos, 100-101
Colon
  diverticulosis del, 143-145
  espasmo del (síndrome del colon irritable), 203, 420-423
  irritable, 420-423
Columna vertebral, 358

Comer en exceso, la depresión y el, 114
Comida(s)
  ayuno, hipo por, 260
  calor, 430
  eructos debidos a, 194
  especias, 18, 296, 415, 422, 437
  furúnculos tratados con, 231, 232
  llagas en la boca debido a, 293, 295
  mal aliento debido a, 296-297
  olor corporal debido a, 329
  pequeñas, acaloramientos y, 314
  por la noche, síndrome de las piernas inquietas y, 419
  quemaduras y, 392
  regulares, síndrome del colón irritable y, 423
  salteadas, dolor de cabeza por, 150
  temperatura corporal, 430
  tiempos, acidez y, 18
  yoduros en, 21
Comunicación
  presión sanguínea y, 367
  sobre la depresión y, 112
  sobre la impotencia y, 265
  sobre la menopausia y, 315
Concepción, *véase* Esterilidad
Conducir por la noche, 375-376
Confianza, 213
Congelación, 102-104
Congéneres, 400
Conjuntivitis, 104-106
Contacto, dermatitis por, 116, 118, 119
Contraste, baños de, 141
Corazón, ataque de, 43, 45
Correr, 184, 388
Cortes, 106-110
Cortisona, *véase también* Hidrocortisona, herpes y, 253
  picor tratado con, 26
  psoriasis tratada con, 385
Cosméticos, véase Maquillajes
Costras, 85, 109, 247
Cremas para las manos, 301, 302
Cuello
  dolor, 152-154
  uterina, cáncer, herpes y, 254
Cuero cabelludo
  exceso de aceite, 82
  masajes en, 66
Cutículas, 340, 459

celulitis y, 84

como síntoma del síndrome del colon
   irritable, 420, 421

incontinencia y, 266

Estrés, 204-209

  afecciones causadas o agravadas por
    acidez, 18
    angina, 44
    arrugas, 49, 50
    bruxismo, 62-63
    caspa, 82
    diabetes, 128
    dolor artrítico, 51
    herpes, 253
    insomnio, 278
    olor de pies, 332
    pérdida de memoria, 346
    psoriasis, 386
    pupas, 391
    secreción nasofaríngea, 415-417
    síndrome
      de las piernas inquietas, 419
      del colon irritable, 420-423
    úlceras, 449
    verrugas, 459
   fractura de, 139, 140, 142
   síntomas, 205

Estrógeno, *véase también* Síndrome
  premenstrual
  esterilidad y, 198
  hemorragias nasales debidas a, 249
  menopausia y, 313, 314, 315
  molestias en los senos debidas a, 317, 319
  osteoporosis y, 335, 338
  secreción nasofaríngea por, 417

Eucalipto-menta, aceite de, 52, 169

Eustaquio, trompas de, 166, 167, 268, 270

Evacuaciones, 219

Expectorantes, 61

F

Fármacos
  afecciones causadas por
    acidez, 18
    dermatitis, 397
    esterilidad, 199
    estreñimiento, 202

fatiga, 214

impotencia, 263

insomnio, 277

laringitis, 293

morados, 79

pérdida de memoria, 346

artritis y, 53-54

enriquecidos con lactosa, 282

para curar heridas, 107

resfriados tratados con, 404-406

Fatiga, 209-214, 307

Féculas, 256, 257

Fenilefrina, diabetes y, 130

Fenol, 26, 40, 162, 256, 390

Fertilidad; *véase* Esterilidad

Fibra
  afecciones tratadas con
    colesterol elevado, 97-98
    diabetes, 124
    diverticulosis, 143, 144
    estreñimiento, 200-201
    fisuras, 219-220
    hemorroides, 249
    síndrome
      del colon irritable, 421, 422
      premenstrual, 433
   absorción de calcio y, 339
   flatulencia debido a, 269

Fibrilación ventricular, 441

Fibroadenoma, 319

Fiebre, 111, 215-219
  ampollas, 388-391
  manchada de las Montañas Rocosas, 373

Fisuras anales, 219-221

Flatos, 386-388

Flatulencia, 221-223

Flebitis, 179, 223-226

Flexibilidad, 184

Flotación, tanques de, 52

Fobias, 226-230
  sociales, 226

Folato, deficiencia, 418

Fosfato, absorción de calcio impedida por,
  339

Furúnculos, 230-232

Frambuesa, infusiones de hojas de, 311

Frío
  como tratamiento, *véase* Hielo, afecciones
    tratadas con
  tiempo, 57, 420

Olor(es)
  boca, 296-298
  corporal, 327-329
  mofeta, 368-370
  pies, 329-332
Omega-3, ácidos grasos, 54, 125, 186, 447
Omega-6, ácidos grasos, 55
Opiáceo, diarrea del turista tratada con, 138
Ordenador, monitor, 150, 153, 452, 453
Orgasmo, 177, 434
Orina
  cálculos renales y, 71
  color, 138, 465
  pruebas, para diabéticos, 129
  sangre, 72, 89
Osteoartritis, 426
Osteoporosis, 335-339
  factores de riesgo, 336
  fractura de caderas y, 337
Otitis externa, 332-334
Ovulación, 197, 198
Oxalato, 71
Oxígeno en la sangre arterial, 44, 45

P

Padrastros, 339-341
Palillos de dientes, 381
Pánico, ataque de, 228
Pantorrilla
  calambres, 183
  dolor, 91-93
  estiramientos de la, 141
Paños sanitarios, 90
Papel higiénico, 221, 250, 274
Papiloma, virus, 457
Paracetamol
  animales, mordeduras de, 324
  asma, 59
  dolor
    de espalda, 161
    de garganta, 164
    de rodilla, 172
    menstrual, 178
  fiebre, 217
  gota y, 240

gripe, 243
infecciones en la vía urinaria, 88
ojo amoratado, 327
otitis
  externa, 333
  interna, 268
resfriados, 405
síndrome del túnel carpiano, 426
Parásitos, 134, 135, 136, 250, 273, 370, 371
Pasta dentífrica, 290, 389, 412
Pastillas, afecciones tratadas con
  dolor de garganta, 162, 243, 244
  exceso de saliva, 382
  gripe, 243
  resfriados, 402, 406
Pectina, 94, 96, 97
Pecho, dolor de, angina de, 43, 44
Pelos encarnados, 341-342
Pelvis inclinación, 360
Penicilina, 297
Pensamientos negativos, 227
Pérdida de la memoria, 342-346
Perejil, 298
Perfeccionamiento, 228
Periostitis, 139
Peróxido de benzoílo, 23
Perros, 322, 323; *véase también* Animales
    domésticos, problemas
      mordeduras de, 322, 323
      presión sanguínea y, 367
      pulgas y, 370-371
Pescados, 186, 297
Peso
  control, afecciones tratadas por
    celulitis, 83
    dolor de rodilla, 171
    enfisema, 189
    esterilidad, 198
    fatiga, 211
    hipertensión, 363
    incontinencia, 266
    molestias en los senos, 317
    psoriasis, 385
    triglicéridos (altos), 445
  diabetes y, 125
  fluctuaciones, arrugas causadas por, 48
Picaduras, 346-350; *véase también*
    Mordeduras
      arañas, 321

circadiano, 210-211, 276, 278

Rodillas
    dolor, 171-175
    heridas, 172
Rodilleras, 171
    tendinitis tratada con, 443
Ronquidos, 406-409
Ronchas, 30
Ropa
    enfisema y, 191-192
    infecciones por cándidas y, 272, 273
    irritaciones y, 287-288
    para el acaloramiento, 314
    para el ejercicio, 182
    para el síndrome de Raynaud, 428-429
    picor y, 117
    prevención
        de las quemaduras solares, 398
        del golpe de calor, 238
        venas varicosas y, 456
Rotavirus, 135
Ruido, cólico tratado con, 101

S

Sal
    afecciones causadas o agravadas por
        asma, 58
        cálculos renales, 72
        dolor de cabeza, 150
        hemorroides, 251
        hipertensión, 364
        malabsorción de calcio, 339
        molestias en los senos, 318
        síndrome premenstrual, 433
        deshidratación, 236
Salicilatos, hemorragias nasales por, 248
Salmonelas, 135, 282
Salpullido, *véanse también* Alergia a la
    hiedra y al roble; Herpes
        por pañales, 409-410
Salud dental, diabetes y, 128
Salvado, 96, 97, 144, 421-422
Salvia, 332
Sangre
    circulación, *véase* Circulación
    coágulos, 45, 79, 327, 454
    en el esputo, 291
    en el ojo, 285, 286

en la orina, 72, 89
    intoxicación, 230
    pruebas para diabéticos, pruebas de, 129
Sanguijuela, 326
Sarro, 411-413
Sauce, corteza de, 216, 399
Senos fibroquísticos, 316
Semillas, alimentos que contienen, 145
Shigelas, 135, 284
Shock anafiláctico, 30, 349
Simeticona, 223
Síndrome
    de inmunodeficiencia adquirida (SIDA),
        79
    de la articulación temporomandibular,
        32-34
    de Raynaud, 430
    del colon irritable, 422-423
    del túnel carpiano, 424-427
    premenstrual, 430-434
Sinusitis, 58, 435-438
Sistema nervioso autónomo, 440
Sitz, baños, 250, 273
Skin-So-Soft, 320, 371
Sobrepeso, afecciones causadas o agravadas
    por
        aumento de colesterol, 95
        dolor
            de artritis, 50
            muscular, 184
            hemorroides, 251
            ronquidos, 406-407
Sodio
    e hipertensión y el, 364
    hidróxido de, 340-341
Sol
    afecciones causadas por
        arrugas, 47
        daño en los labios, 289
        dolor de cabeza, 150
        golpe de calor, 235
        manos secas, 303
    afecciones tratadas con
        caspa, 82
        jet lag, 379
        psoriasis, 484
Solución rehidratante oral, 136
Soporte bucal, 33
Sorbitol, 124, 423
Spirulina, colesterol y, 96